国家卫生健康委员会"十四五"规划教材

全国高等学校教材

供医学影像技术专业用

本套理论教材均配有电子教材

新形态教材

医学影像诊断学

Diagnostic Medical Imaging

第2版

主　　编　高剑波　余永强

副 主 编　张雪宁　宋　彬　王绍武　丁莹莹

数 字 主 编　余永强　高剑波

数字副主编　张雪宁　宋　彬　王绍武　丁莹莹

人民卫生出版社

·北　京·

图书在版编目（CIP）数据

医学影像诊断学 / 高剑波，余永强主编. -- 2 版. -- 北京 ：人民卫生出版社，2025. 4. --（全国高等学校医学影像技术专业第二轮规划教材）. -- ISBN 978-7-117-37590-0

I. R445

中国国家版本馆 CIP 数据核字第 20258T1Q10 号

| 人卫智网 | www.ipmph.com | 医学教育、学术、考试、健康，购书智慧智能综合服务平台 |
| 人卫官网 | www.pmph.com | 人卫官方资讯发布平台 |

医学影像诊断学
Yixue Yingxiang Zhenduanxue
第 2 版

主　　编：高剑波　　余永强
出版发行：人民卫生出版社（中继线 010-59780011）
地　　址：北京市朝阳区潘家园南里 19 号
邮　　编：100021
E - mail：pmph @ pmph.com
购书热线：010-59787592　010-59787584　010-65264830
印　　刷：北京瑞禾彩色印刷有限公司
经　　销：新华书店
开　　本：850×1168　1/16　　印张：30
字　　数：846 千字
版　　次：2016 年 9 月第 1 版　　2025 年 4 月第 2 版
印　　次：2025 年 5 月第 1 次印刷
标准书号：ISBN 978-7-117-37590-0
定　　价：98.00 元

打击盗版举报电话：**010-59787491**　E-mail：WQ @ pmph.com
质量问题联系电话：010-59787234　E-mail：zhiliang @ pmph.com
数字融合服务电话：4001118166　E-mail：zengzhi @ pmph.com

编 委

(以姓氏笔画为序)

丁莹莹　（昆明医科大学第三附属医院）
于广会　（山东第一医科大学）
于静红　（内蒙古医科大学第二附属医院）
王　悍　（上海交通大学医学院附属第一
　　　　　人民医院）
王绍武　（大连医科大学附属第二医院）
王培源　（滨州医学院）
邢　健　（牡丹江医科大学附属红旗医院）
许乙凯　（南方医科大学南方医院）
李　欣　（华中科技大学同济医学院附属
　　　　　协和医院）
李宏军　（首都医科大学附属北京佑安医院）
杨中杰　（河南中医药大学第二附属医院）
杨冀萍　（河北医科大学第二医院）
肖喜刚　（哈尔滨医科大学附属第一医院）
邱士军　（广州中医药大学第一附属医院）
邱建星　（北京大学第一医院）

余永强　（安徽医科大学）
宋　彬　（四川大学华西医院）
张永高　（郑州大学第一附属医院）
张体江　（遵义医科大学）
张雪宁　（天津医科大学第二医院）
陈殿森　（河南科技大学第一附属医院）
罗　琳　（内蒙古科技大学包头医学院
　　　　　第一附属医院）
段玉霞　（温州医科大学附属第一医院）
侯　阳　（中国医科大学附属盛京医院）
夏瑞明　（绍兴文理学院附属医院）
高剑波　（郑州大学第一附属医院）
梁长华　（新乡医学院第一附属医院）
谢　晟　（中日友好医院）
褚志刚　（重庆医科大学附属第一医院）
熊　曾　（中南大学湘雅医院）

编写秘书
梁　盼　（郑州大学第一附属医院）

数字编委
（数字编委详见二维码）

数字编委名单

3

全国高等学校医学影像技术专业
第二轮规划教材修订说明

2012年，教育部更新《普通高等学校本科专业目录》，医学影像技术成为医学技术类下的二级学科。为了推动我国医学影像技术专业的发展和学科建设，规范医学影像技术专业的教学模式，适应新时期医学影像技术专业人才的培养和医学影像技术专业高等教育的需要，2015年，人民卫生出版社联合中华医学会影像技术分会、中国高等教育学会医学教育专业委员会医学影像学教育学组共同组织编写全国高等学校医学影像技术专业第一轮规划教材。第一轮规划教材于2016年秋季顺利出版，是一套共有19个品种的立体化教材，包括专业核心课程理论教材8种、配套学习指导与习题集8种，以及实验课程教材3种。本套教材出版以后，在全国院校中广泛使用，深受好评。

2018年至2020年，人民卫生出版社对全国开设了四年制本科医学影像技术专业的高等医学院校进行了调研。2021年成立了全国高等学校医学影像技术专业规划教材第二届评审委员会。在广泛听取本专业课程设置和教材编写意见的基础上，对医学影像技术专业第二轮规划教材编写原则与特色、拟新增品种等进行了科学规划和论证，启动第二轮规划教材的修订工作。通过全国范围的编者遴选，最终有来自全国80多所院校的近300名专家、教授及优秀的中青年教师参与到本轮教材的编写中，他们以严谨治学的科学态度和无私奉献的敬业精神，积极参与本套教材的编写工作，并紧密结合专业培养目标、高等医学教育教学改革的需要，借鉴国内外医学教育的经验和成果，努力实现将每一部教材打造成精品的追求，以达到为专业人才的培养贡献力量的目的。

本轮教材的编写特点如下：

（1）**体现党和国家意志，落实立德树人根本任务。**根据国家教材委员会印发的《习近平新时代中国特色社会主义思想进课程教材指南》要求，本轮教材将结合本学科专业特点，阐释人民至上、生命至上思想；培养学生爱国、创新、求实、奉献精神；建立学生科技自立自强信念；引导学生全面认识医学影像技术在保障人类健康方面的社会责任，提升学生的社会责任感与职业道德。

（2）**坚持编写原则，建设高质量教材。**坚持教材编写三基（基本理论、基本知识、基本技能）、五性（思想性、科学性、先进性、启发性、适用性）、三特定（特定对象、特定目标、特定限制）的原则。党的二十大报告强调要加快建设高质量教育体系，而建设高质量教材体系，对于建设高质量教育体系而言，既是应有之义，也是重要基础和保障。本轮教材加强对教材编写的质量要求，严把政治关、学术关、质量关。

（3）**明确培养目标，完善教材体系。**以本专业的培养目标为基础，实现本套教材的顶层设计，科学整合课程，实现整体优化。本轮修订新增了5种理论教材：新增《医学影像技术学导论》，使医学影像技术专业学生能够更加全面了解本专业发展概况，落实立德树人的育人要求；新增《核医学影像技术学》，满足核医学相关影像技术的教学；新增《医学影像图像处理学》，提升学生对医学影像技术人员必须具备的医学影像图像处理专业技能的学习；新增《口腔影像技术学》，满足了口腔相关特殊影像技术的教学；新增《医学影像人工智能》，推动"医学+X"多学科交叉融合，体现人工智能在医学影像技术领域中的应用。

（4）**精练教材文字，内容汰旧更新。**内容的深度和广度严格控制在教学大纲要求的范畴，精炼文字，压缩字数，力求更适合广大学校的教学要求，减轻学生的负担。根据医学影像技术的最新发展趋势进行内容删减、更新，涵盖了传统医学影像技术（如X线、CT、MRI等）以及新兴技术（如超声、核医学、人工智能等）的基本原理、临床应用和技术进展。做到厚通识，宽视野。

（5）**实现医工融合,注重理论与实践相结合。**编写过程中注重将医学影像技术与医学工程学科有机结合,深入探讨医学影像仪器设计与制造、影像质量评价与优化、图像处理与分析等方面的内容,培养学生的综合素质和跨学科能力。教材编写注重理论与实践相结合,增加临床实例和案例分析,帮助学生将理论知识应用于实际问题解决,培养他们的实践能力和创新思维。

（6）**推进教育数字化,做好纸数融合的新形态教材。**为响应党的二十大提出的"加强教材建设和管理""推进教育数字化",本轮教材是利用现代信息技术及二维码,将纸书内容与数字资源进行深度融合的新形态教材。特色数字资源包括虚拟仿真、AR 模型、PPT 课件、动画、图片、微课以及电子教材。本套教材首次同步推出电子教材,其内容及排版与纸质教材保持一致,支持手机、平板及电脑等多终端浏览,具有目录导航、全文检索等功能,方便与纸质教材配合使用,进行随时随地阅读。

第二轮规划教材将于 2024 年陆续出版发行。希望全国广大院校在使用过程中,多提宝贵意见,反馈使用信息,为下一轮教材的修订工作建言献策。

主 编 简 介

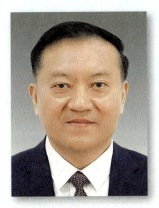

高剑波

高剑波,男,1963年7月出生于河南长葛。医学博士,教授,博士研究生导师。郑州大学第一临床医学院执行院长,兼任影像学科学术带头人。担任中华医学会影像技术分会第七、八届副主任委员,中华医学会放射学分会腹部学组副组长,中国医师协会医学技师专业委员会副主任委员,中国医学装备协会放射影像装备分会会长,河南省医学会影像技术分会主任委员等学术职务。《中华放射学杂志》等国内外10余种学术期刊的常务编委、编委或审稿人。

从事放射影像临床、教学、科研及管理工作至今39年。主要研究方向为胸腹部常见疾病影像诊断及新技术临床应用。共发表学术论文500余篇,其中SCI收录80余篇。主编、副主编及参编医学影像学高校教材10部、其他专著20余部。主持国家自然科学基金面上项目3项,两部委先进医疗装备应用示范项目2项,参与科技部课题2项。获省部级科学技术进步奖二等奖6项。享受国务院政府特殊津贴专家、国家卫生计生突出贡献中青年专家、河南省优秀专家,获评"国之名医·卓越建树"、"中原千人计划"中原名医,河南省优秀青年科技专家、河南省卫生系统先进工作者、河南省自主创新十大杰出青年、河南省优秀中青年骨干教师、河南省教育系统师德先进个人、河南省五一劳动奖章获得者、郑州市优秀教师。

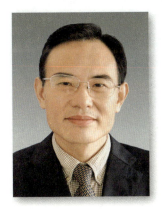

余永强

余永强,男,1964年12月出生于安徽颍上。现任安徽医科大学党委常委、副校长,兼任临床医学院院长,安徽医科大学医院管理研究所所长,安徽省影像临床医学研究中心、安徽省影像诊断医疗质控中心主任。中华医学会放射学分会委员兼神经学组副组长、中国医师协会放射医师分会常务委员、中国医院协会常务理事、中国研究型医院学会磁共振专业委员会副主任委员、安徽省医师协会放射医师分会会长。

从事神经影像临床和科教工作37年,作为首席科学家承担科技创新2030——"脑科学与类脑研究"重大项目,承担国家自然科学基金面上项目6项、省部级项目10余项。以第一作者或通信作者在国内外重要学术期刊上发表论文500余篇,主编及主审教材、专著5部,副主编教材、专著10余部,参编专著10部。获省部级科学技术进步奖一等奖1项、二等奖2项,获省教学成果奖特等奖1项、一等奖2项。2009年入选"新世纪百千万人才工程"国家级人选,首批安徽省学术和技术带头人,国家卫生计生突出贡献中青年专家,享受国务院政府特殊津贴,曾荣获全国青年岗位能手称号。

副主编简介

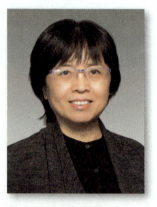

张雪宁

张雪宁，女，1963年4月出生于天津。医学博士，主任医师，教授，博士研究生导师，政协天津市第十三、十四届委员会常务委员，首届天津名医。现任国际医学磁共振学会中国区副主席，中华医学会放射学分会委员、磁共振学组副组长，中国医疗保健国际交流促进会放射治疗学分会常务委员，中国医学影像技术研究会理事，中国医学装备协会磁共振成像装备与技术专业委员会常务委员，天津市医学会放射学分会副主任委员，天津市医师协会放射医师分会副会长等。

从事教学工作30余年，参编的全国高等教材荣获首届全国教材建设奖全国优秀教材二等奖。主编/主译著作、参编国家级共识10余部，荣获第十二届天津市优秀图书奖、国家新闻出版总署"三个一百"原创出版工程奖等奖项。在 *Radiology*、*Advanced Functional Materials*、*Nano Letters* 等权威期刊发表论文247篇，授权发明专利3项，主持国家级、省部级项目5项，受邀在中华医学会放射学学术大会（CCR）、北美放射学会（RSNA）、美国化学会（ACS）等国内外医学影像领域重要会议发言50余次。

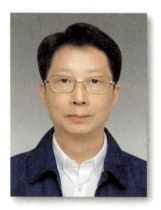

宋 彬

宋彬，男，1966年出生于四川乐山。医学博士，四川大学华西三亚医院/三亚市人民医院党委书记。现任亚洲腹部放射学会执行委员会副主席，中华医学会放射学分会第十六届委员会副主任委员，中国医师协会放射医师分会副会长，中国医院协会医学影像中心分会副主任委员，中国医学影像技术研究会第九届理事会常务副会长等。

从事教学工作30余年。作为第一作者或通信作者发表SCI论文190余篇，获得国家发明专利7项。多次获得四川省科学技术进步奖；曾获评四川省卫生计生领军人才、四川省学术和技术带头人、四川省"天府名医"、第四届"国之名医·优秀风范"、欧洲胃肠道与腹部放射学会（ESGAR）"荣誉会士"（Honorary Fellowship）称号。

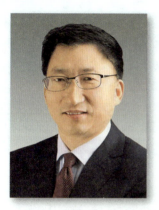

王绍武

王绍武，男，1962年9月出生于山东莱西。医学博士，教授，主任医师、博士研究生导师，辽宁省普通高等学校本科教学名师、辽宁省优秀研究生导师。大连医科大学医学影像学院原院长、大连医科大学附属第二医院原副院长。兼任中华医学会放射学分会骨关节学组副组长、中国医师协会放射医师分会委员、中国医院协会医学影像中心分会委员、中国康复医学会医学影像与康复专业委员会副主任委员、中国研究型医院学会放射学专业委员会副主任委员、教育部高等学校医学技术类专业教学指导委员会委员、教育部临床医学专业认证工作委员会委员。

从事教学和科研工作40年，主持国家自然科学基金项目4项。主编医学影像学全国高等学校iCourse教材、继续教育规划教材各1部，副主编及参编医学影像学、医学影像诊断学全国高等学校国家级规划教材、国家精品课程教材共16部，主译《肌肉骨骼影像学》，副主编《中华影像医学·骨肌系统卷》（第3版）、《中华影像鉴别诊断学·骨肌分册》等专著12部。获国家级教学成果奖二等奖2项、辽宁省教学成果奖一等奖4项，主编《医学影像学数字教程》1部，发表专业学术论文160余篇。

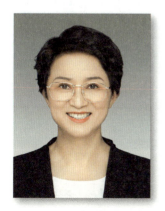

丁莹莹

丁莹莹，女，1964年4月出生于云南昆明。现任昆明医科大学第三附属医院放射科行政主任，昆明医科大学医学影像系副主任、临床肿瘤学院影像学教研室主任，云南省放射专业住院医师规范化培训基地主任，云南省"万人计划"名医获得者。担任中华医学会影像技术分会常务委员、乳腺学组组长，中华医学会放射学分会乳腺学组委员，中国抗癌协会肿瘤影像专业委员会常务委员，云南省医学会影像技术分会第一届委员会主任委员，云南省抗癌协会肿瘤影像专业委员会主任委员，云南省医学会放射学分会副主任委员等学术职务。

从事教学工作37年。迄今在国内外权威期刊及核心期刊发表学术论文60余篇，参编教材3部、著作4部，主译书籍1部。开展新技术6项。主持昆明医科大学与云南省科技厅联合专项课题2项，参与国家自然科学基金项目1项，获云南省卫生厅科学技术进步奖三等奖3项，并承担昆明医科大学教研教改项目3项。

前　言

党的二十大报告指出："教育、科技、人才是全面建设社会主义现代化国家的基础性、战略性支撑。"应培养高素质和专业技术技能的医学影像技术人才，服务于全民健康。我们必须以习近平新时代中国特色社会主义思想为指引，按照二十大报告要求，把医学影像技术教育事业放在优先发展的位置，砥砺奋进，开拓创新，为健康中国建设与卫生健康事业发展提供有力的支撑和可靠的人才保障。

《医学影像诊断学》作为全国高等学校医学影像技术专业规划教材之一，自出版发行以来，深受广大师生的好评。随着医学影像技术的迅速发展，新的检查技术和方法不断涌现，高端医学影像设备逐渐应用于临床，亟待培养大量掌握医学影像技术专业知识的专门人才，因此有必要进行《医学影像诊断学》(第2版)的修订，以适应医学影像技术专业培养目标的需要。

在《医学影像诊断学》(第2版)的修订中，我们仍努力遵循"三基"(基本理论、基本知识、基本技能)、"五性"(思想性、科学性、先进性、启发性、适应性)和"三特定"(特定对象、特定目标、特定限制)的教材编写原则，并在编写中参考了全国数十所高等医药院校医学影像技术专业使用上版教材的反馈意见，目的是使第2版教材适应医学教育改革不断深化的需要，进一步提高学生素质。同时，我们在修订中特别重视"内容全面，教学相长"的教材编写要求。

《医学影像诊断学》(第2版)主要进行了如下修订：在绪论中增加了医技融合与智能诊断的介绍；在编写内容上，体现检查方法、基本病变及常见疾病影像表现的重要性，是医学影像技术专业学生的必修内容；教材编写以真实病例为驱动，强调医学技师对于检查方法选择的要求。

本书作为新形态教材，还配有丰富的数字资源，在第1版网络增值服务基础上进行了修订，大幅度增加病种和病例图数，并且每章均增加授课内容的PPT。本书配套教材《医学影像诊断学学习指导与习题集》亦予以相应修订，编写完成《医学影像诊断学学习指导与习题集》(第2版)。

在第2版教材的修订过程中，尽管各位编委已倾尽全力，但难免存在疏漏之处，恳请广大师生和读者不吝指教。

高剑波　余永强

2025年2月

目　录

数字资源

数字彩图

第一章　绪　　论

第一节　不同成像技术的临床应用特点、比较与综合应用

一、不同成像技术的临床应用特点

现代医学影像设备和技术发展迅速,形成了包括 X 线摄影(X-ray imaging)、计算机断层扫描(computed tomography,CT)、超声成像(ultrasonography)、磁共振成像(magnetic resonance imaging,MRI)和核医学(nuclear medicine,NM)等多种成像检查体系。这些成像技术的出现,使临床诊断发生诸多新的变化,极大地促进医学影像技术及诊断学的发展。需要注意的是,由于成像原理的差异,医学影像技术各具优势和限度,因此,在临床上,其适用范围和应用价值不同。

1. X 线摄影检查的临床应用　数字化 X 线成像已经普及,其中数字 X 线摄影(digital radiography,DR)主要的适用范围包括:①具有良好自然对比的器官和部位发生的病变,如胸部、骨关节和乳腺疾病等;②与周围结构有明显密度对比的病变,如胆系和泌尿系统阳性结石、气腹和肠梗阻等。X 线造影检查技术主要适用于消化系统、泌尿系统和心血管系统疾病的诊断。

2. CT 检查的临床应用　CT 检查的密度分辨力高,易于发现病变;检查时间短,增加了受检者的流动量,尤其对危重患者更为适用;能一次快速完成全身扫描,实现运动器官的成像和动态观察;经过计算机后处理后,可行图像的多维重建;静脉注射对比剂后,可连续动态观察感兴趣区内组织结构多期相表现特征;CT 灌注成像可评估正常组织和病变组织的血流灌注状态,目前主要适用于急性和超急性脑缺血的诊断、脑梗死后缺血半暗带的诊断及肿瘤新生血管的观察、疾病治疗后疗效的评估等;能量 CT 成像可行物质的定性、定量分析,有助于鉴别肿瘤的良、恶性以及积液性质的量化成分;低剂量 CT 成像已逐渐应用于肺癌、结肠癌、冠状动脉狭窄等多种疾病的筛查。CT 检查的临床应用较广,适用于人体多个系统和解剖部位,其中在中枢神经系统、头颈部、胸部、心血管系统、腹盆腔和骨骼肌肉系统中应用较为广泛。

3. 超声检查的临床应用　超声检查凭借操作简单、无放射损害、实时动态成像等优势,在临床应用范围较广,可用于:①眼眶、颈部、乳腺、腹盆腔和肌肉软组织等疾病的检查;②心脏和四肢血管疾病的检查;③病变穿刺活检、抽吸引流等;④术中明确小病灶位置和周围结构的关系等领域。目前,超声检查主要包括多普勒彩色血流成像、三维超声、四维超声等技术。

4. MRI 检查的临床应用　MRI 检查的组织分辨力高,对于病变的检出及其特征显示有一定优势,且可行弥散加权成像(diffusion weighted imaging,DWI)、灌注加权成像(perfusion weighted imaging,PWI)、氢质子磁共振波谱成像(^{1}H magnetic resonance spectroscopy,^{1}H-MRS)、磁共振波谱成像(magnetic resonance spectroscopy,MRS)和磁敏感加权成像(susceptibility weighted imaging,SWI)等检查,极大地拓展了其临床应用范围。目前临床上主要用于:①中枢神经系统、头颈部、乳腺、纵隔、心脏大血管、腹盆腔、肌肉软组织和骨髓等病变的诊断和鉴别诊断;②一些 X 线、CT 和超声检查难以发现的疾病的诊断,如脑内微小转移瘤、骨挫伤、关节软骨退变和韧带损伤;③功能磁共振成像(functional magnetic resonance imaging,fMRI)和 ^{1}H-MRS 有利于疾病的早期发现和诊断及鉴别诊断,如应用 DWI 早期检出超急性期脑梗死、鉴别脑脓肿和脑转移瘤,应用 ^{1}H-MRS

诊断及鉴别前列腺疾病等。

二、不同成像技术和检查方法的比较

不同的医学影像技术,在检查方法的可操作性、检查时间、安全性及费用方面差异较大。需要注意的是,不同的医学影像技术对不同系统和解剖部位病变的检出和诊断能力亦存在明显不同。这与各成像技术的成像原理和成像性能密切相关,同时也取决于不同系统和解剖部位的组织结构差异。例如,在中枢神经系统疾病的诊断中,X线图像密度分辨力低且图像存在组织结构重叠效应的缺点,使其临床应用较为局限;颅骨可全反射超声波的特性,使得超声检查在该领域的临床应用受到限制;分别具有较高密度分辨力和组织分辨力的 CT 和 MRI 检查,是目前诊断中枢神经系统疾病常用的检查方法。对于乳腺病变,X线检查几乎不受邻近组织结构影像重叠的干扰,既可清晰显示腺体结构,又可灵敏检出腺体内的微小钙化(乳腺癌特征性表现之一),目前已成为乳腺病变首选的检查方法;超声检查同样为乳腺病变的重要检查技术,可确切发现乳腺结构、病变血流和弹性状况的改变,有助于乳腺疾病的筛查;多期 CT 增强检查,或者能谱、能量、光谱及灌注检查多用于乳腺癌转移灶的诊断;凭借较高组织分辨力的优势,MRI 检查可进一步行 ^{1}H-MRS、DWI 和 PWI 等检查,主要用于乳腺疾病的诊断和鉴别诊断。

为进一步拓展医学影像技术的临床适用范围和提高疾病的诊断能力,同一种成像技术,可包括多种检查方法。例如,尽管 CT 或 MRI 检查对中枢神经系统疾病的诊断有一定的优势,但超急性期脑梗死时,常规 CT 或 MRI 检查多难以发现病灶,应结合 CT 灌注成像或 MRI 的 DWI 检查,有助于早期发现病灶并明确诊断。又如,在对肝脏占位性病变进行鉴别诊断时,包括肝脏海绵状血管瘤、肝细胞癌、肝转移瘤等,CT 平扫检查仅可提供形态学方面的信息,多为相似的局灶性低密度病变,而进一步行多期 CT 增强扫描,根据病灶的强化特征,多可作出明确诊断。有鉴于此,不同检查方法的临床适用范围和应用价值存在差异,当确定选用的成像技术后,尚需结合临床拟诊情况和/或常规影像学表现,进一步选择适宜的检查方法,以观察病变的特征并作出明确的诊断。

三、不同成像技术和检查方法的综合应用

行影像学检查时,常常需综合两种或两种以上的成像技术和检查方法,有助于更好地检出病变、显示其范围和特征,以提高病变的诊断和分期准确性,帮助临床制订更合理、有效的治疗方案。这种综合应用主要为以下两种形式。

1. X线、CT、超声和 MRI 不同成像技术间的综合应用   初次行某一种成像技术检查后,根据临床实际需要,多进一步选用另一种成像技术以明确诊断。例如,胸部 X 线平片检查发现肺内孤立性结节,尚需行胸部 CT 平扫,以明确肺结节的形态学特征,包括形态、边缘和内部结构,以及邻近肺组织和胸膜是否发生改变,综合以上影像信息有助于肺结节的性质判定。又如,上消化道钡剂造影发现胃壁局灶性充盈缺损,且符合胃癌的影像学特征,可明确诊断为胃癌;但是,X线造影检查无法明确胃外的浸润情况、淋巴结和远隔脏器是否发生转移等,尚需结合 CT、超声、MRI及核医学检查,进一步明确肿瘤累及的范围,以利于肿瘤的分期诊断和治疗。

2. 综合应用同一种成像技术的不同检查方法   行影像学检查时,常需综合应用同一种成像技术的不同检查方法。例如,CT 平扫发现肾脏占位性病变,仅凭形态学特征难以判定肿瘤性质,可能为肿瘤性、炎性或其他性质病变,尚需进一步行多期 CT 增强检查,或者能谱、能量、光谱及灌注检查,结合病灶的动态强化特点,有助于明确肿瘤性质。又如,前列腺癌和良性前列腺增生为常见的前列腺病变,常规 MRI 检查对其诊断和鉴别诊断有较高价值,结合 DWI、^{1}H-MRS 和 PWI检查,可进一步明确病变性质和确切范围等,有助于分期和治疗。

第二节 影像诊断原则与步骤

一、影像诊断原则

医学影像诊断作为临床诊断的重要组成部分,在临床工作中的作用和地位日渐凸显。准确、及时的医学影像诊断对患者治疗和预后均有重要价值。为达到准确诊断的目的,医学影像诊断必须遵循一定的原则,即熟悉正常、辨认异常、分析归纳、综合诊断。

医学影像学专业医师必须具备充足的正常人体解剖知识,熟悉人体各系统可能存在的变异及年龄、性别差异;熟悉通过不同成像技术和检查方法所得图像的正常表现。在全面系统阅读影像图像基础上,分析和辨认正常及异常表现;通过对异常表现的病理解剖特点进行分析,结合临床病史、体格检查、实验室检查等资料再进行综合分析、推断,作出客观、准确的影像诊断。

二、影像诊断步骤

影像诊断过程包括影像观察与诊断报告书写。进行影像观察时,应养成良好的阅片习惯,保证按照一定顺序进行系统、全面、有序的观察分析,确保不遗漏图像上的每个异常表现。影像诊断步骤及内容主要包括以下几个方面。

1. 阅读影像学检查申请单 通过阅读申请单,明确患者检查信息,了解检查目的及要求,判断检查技术及方法的选择准确与否;初步了解患者临床资料,如病史、症状、体征、实验室检查、特殊检查等可能协助作出准确影像诊断的重要参考资料。

2. 检查影像学图像信息 通过对影像学图像的检查,明确检查技术及方法的选择是否与申请单的目的要求相符合,检查部位是否一致,患者信息是否一致。观察图像质量是否满足诊断需要,如图像体位、检查条件、参数设置、扫描序列选择、窗技术应用是否准确合理,有无影响诊断的伪影等。

3. 按照一定顺序对图像进行系统、全面、有序的观察分析 如观察骨关节 X 线平片时,可以按照骨骼、关节腔、周围软组织改变的顺序;观察骨骼时,可按照骨皮质、骨松质、骨髓腔的顺序。由于 CT 和 MRI 检查图像较多,每一幅图像观察都要遵循这一原则,并且需要合理应用窗技术,如胸部 CT 应分别观察肺窗和纵隔窗,并合理选择骨窗观察,以避免骨质破坏或骨折等病变的漏诊。必要时进行图像的后处理和重组,用二维和三维的重组重建图像进行观察分析。

4. 异常表现观察分析 在图像上发现异常表现后,要对异常表现进行分析、归纳;复查病例时还需结合先前检查图像行对照观察。主要观察内容如下。

（1）病变的位置与分布:特定病变常有一定的好发部位,这对疾病的诊断及鉴别诊断有重要参考价值。例如,骨肉瘤好发于四肢长骨干骺端,骨巨细胞瘤好发于长骨骨端,尤因肉瘤好发于骨干;肺转移瘤多分布于肺野外带、中下肺野。

（2）病变的数目:病变数目对疾病诊断及鉴别诊断有一定意义。例如,肺内单发结节或肿块可能为原发性肺肿瘤、结核球或者单发转移;而多发性肺结节可能为肺转移瘤、血行播散性肺结核等。

（3）病变的大小:病变大小也可为诊断提供有价值的线索。例如,血行播散性肺结核的结节灶一般较小,往往小于 1cm;而血行性肺转移结节灶往往较大,且大小不等。

（4）病变的形状:为病变的大体表现,可多种多样,部分病变形状具有一定特征性,对诊断有一定帮助。例如,典型肾结石呈鹿角形,输尿管结石多呈与输尿管走行一致的条状。

（5）病变的轮廓边缘:一般来说,良性、慢性修复性病变轮廓规则,边缘清楚,如慢性骨脓肿;恶性、急性进行性病变轮廓不规则,边缘模糊,如骨肉瘤。

（6）病变的密度、信号改变：病变的密度、信号改变在一定程度上反映了病变的病理改变，可协助病变诊断及鉴别诊断。密度改变可以分为高密度、等密度和低密度，密度的判定以正常结构的密度为参照，并且 CT 检查可以对病变进行 CT 值测量。如结石或静脉石呈高密度；肺炎或肺肿瘤病变呈高密度；肺大疱或脂肪瘤呈低密度；脑出血恢复期血肿可呈等密度。MRI 信号改变对病变性质判断有重要价值，如液体在 T_1WI 上呈低信号、在 T_2WI 上呈高信号，气体及钙化在 T_1WI、T_2WI 上均呈低信号。

（7）邻近器官与组织改变：病变对周围结构的影响也是影像观察的重要内容，对病变诊断及鉴别诊断亦有重要意义。例如，良性胃溃疡周围可见黏膜线、项圈征或狭颈征，病变周围的黏膜皱襞呈轮辐状纠集达龛影口部；而恶性胃溃疡周围可见环堤，黏膜皱襞呈破坏、中断改变，不能到达龛影边缘。

（8）器官功能性改变：很多疾病可以引起器官功能状态的改变，并且该改变可能先于其他征象出现，可作为疾病早期诊断的依据。如膈下脓肿可以引起患侧膈肌的抬高和运动受限；胃癌时胃蠕动波消失或中断提示病变侵及肌层等。

5. 结合临床资料综合诊断 临床上，很多疾病的异常表现缺乏特征性，不同的疾病可以表现为相同的异常影像学表现（异病同影），或者同一疾病不同发展阶段或类型的影像学表现不同（同病异影）。因此，尽管通过对异常表现的归纳分析可以作出初步诊断，仍需进一步结合临床资料进行综合分析、诊断。

需要结合的临床资料主要包括患者的一般资料、临床症状、体征和其他检查。

（1）一般资料：一般资料主要包括患者性别、年龄、生长居住史、职业史和接触史、家族史等。

1）性别：部分疾病的发生与性别有一定关系，如强直性脊柱炎好发于男性，髂骨致密性骨炎好发于女性。

2）年龄：很多疾病都有一定的好发年龄，如原发性肺结核好发于儿童，肺癌多见于老年人。

3）生长居住史：生长居住史对地方性疾病诊断有重要价值，如大骨节病好发于黑龙江、吉林、辽宁等省的山区和半山区。

4）职业史和接触史：职业史和接触史是诊断职业病等疾病的重要依据，如肺尘埃沉着病（尘肺）、化学性食管炎、肝损伤等。

5）家族史：家族史则对家族遗传性疾病具有重大的诊断价值。

（2）临床症状与体征：临床症状与体征是疾病诊断的主要参考依据，如持续低热、咳嗽、咳痰、痰中带血、乏力、消瘦，影像学检查示双肺上叶多种性质病变并存，可以确诊肺结核；短期高热、寒战、咳嗽、咳脓痰、胸痛，影像学检查示肺内出现气-液平面的空洞，可诊断为急性肺脓肿。

（3）其他检查：其他实验室检查及影像学或功能学检查，对疾病诊断也有重要价值，如肺癌与早期肺脓肿的 CT 影像学表现可相似，但结合实验室检查与临床表现，二者的鉴别诊断并不难。

6. 影像诊断结果 综合分析影像学表现及临床资料，一般可以作出影像诊断。诊断结果主要分为 3 种情况：①肯定性诊断：即依据影像学检查图像分析可以明确病因诊断，如胆囊结石、阑尾炎、肠梗阻等；②否定性诊断：结合影像学检查可排除某些疾病，尤其是临床怀疑的疾病；③可能性诊断：即通过影像学检查发现了存在的异常表现，但是难以确定病变性质，只能作出分析、得出推测性诊断意见。

由于影像学检查存在一定的限度，特别是疾病不同阶段影像学表现也不同，很多时候难以作出肯定性诊断；对于可能性诊断和否定性诊断也需要进行正确评价。有些病变的发生不一定会出现确切的影像学异常表现，如急性肾盂肾炎、慢性中毒性肝炎等。有些患者就诊时还处于疾病的早期或者未出现影像学改变，如大叶性肺炎的充血期，这些疾病在诊断时往往需要进一步行实验室检查、复查或随访检查才能确诊。

第三节 医技融合与智能诊断

一、医技融合的背景与目标

医学影像技术学和影像医学与核医学作为相辅相成、共促发展的主要学科,同为新时代医学影像人才培养的重要担当。高质量的医学影像检查结果必然离不开精准、合理的医学影像检查技术,其中医技学科的融合就显得非常重要。近年来随着医学影像技术的发展,医学影像科室在人才培养、学科建设以及医疗工作中的作用和功能发生了较大改变,处理好医学影像技术学和影像医学与核医学的关系,强化学科间整合机制,实现医技学科融合发展,是提升医学影像服务质量的保证和方向,是人才培养与社会服务直接接轨的前提,也是医学影像学发展的必经之路。

现代医学影像技术的发展,进一步证明了影像医学与核医学、计算机和网络通信技术的飞速发展与沿革具有较强的实践性、融合性和时代性的特征。随着医学影像学专业知识的不断增加以及专业分工的逐渐细化,其发展前景变得更为广阔。但是,我国医技融合的深度和广度仍不能满足医学影像学发展的需求及社会的需求,其原因在于高水平医技融合人才相对匮乏。有鉴于此,培养适应时代的、医技融合发展的医学影像技术人才,是医学影像教育工作者的初心和使命。

医技融合是医学影像技术学的重要发展方向,高水平医学影像技术人才的日益需求化亟待我们对医学影像技术人才的培养目标进行重新构建。目前,医学影像技术人才培养目标仍为培养能熟练掌握医学影像设备操作知识的技师,但其已不能适应学科发展及社会发展的需求,人才数量和素质尚达不到医学影像学的提升策略,这成为限制医学影像技术学进一步发展的瓶颈。依托社会发展和医学影像技术学的需求实现医技融合已成为医学影像技术人才培养体系的重要组成部分和服务社会的发展趋势。

医技融合发展作为一项长期且艰巨的任务,在我国医学影像学设备、技术等快速发展的前提下,对教育工作者提出了更高的要求和更大的挑战。新时代下医学影像技术人才培养也应该紧跟“互联网+”的时代发展趋势,及时调整人才培养的模式和体系,深化医学影像技术学和影像医学与核医学的有效高度融合,坚持把医技融合作为学科教育的中心环节和关键环节,全面贯彻党的教育方针,坚持为党育人、为国育才,从而为国家培养出全面发展的社会主义新时代医学影像技术专业人才。

二、智能诊断的现状与展望

人工智能(artificial intelligence,AI)是研发用于模拟、延伸和扩展人类智能的理论、方法、技术及应用系统的一门信息科学,是当前世界科技发展的代表性前沿方向,医学影像学是 AI 在医学领域的最主要应用方向之一。

影像组学(radiomics)是使用计算机图像处理技术,从医学影像图像中高通量地提取大量的定量特征数据,经特征选择、模型建立及验证,为临床应用提供参考的医学工程学研究方法。机器学习(machine learning,ML)是 AI 的一部分,在医学中特指一种能够改进和学习识别疾病特征模式的系统。深度学习(deep learning,DL)是 ML 的代表,是指通过海量训练集学习有价值的图像特征,从而提升分类或诊断的准确性。DL 包含多层相互连接的算法,并按重要性分层。这些分层从输入中积累数据,并提供输出,一旦 AI 系统从数据中学习到新的特征,输出就会逐步改变。

1. AI 影像学诊断的图像预处理 影像组学应用于医学影像学的基本步骤包括图像采集、图像分割、特征提取、特征选择、模型建立及模型测试。

(1)图像采集:来源于不同中心的 CT 图像扫描协议及重建参数存在差异,对图像进行标准化预处理能够提高所提取特征的稳定性。

（2）图像分割：即对病灶的感兴趣区（region of interest，ROI）进行分割。理想的分割方法应具备4个基本特征：自动化、准确性、重复性和一致性。目前已有的分割方法包括手动分割、自动分割和半自动分割，但还没有一种通用的分割方法适于所有图像。

（3）特征提取：提取的特征包括语义特征和非语义特征。语义特征定义为影像科医师常用的定性描述病变的临床经验特征；非语义特征为可以用数学表达定量描述的成像特征，包含大量由ROI中每个体素强度构建的一阶、二阶、高阶和小波特征。

（4）特征选择（降维）：即使用统计学算法分析提取特征与相关临床、生物或基因特征之间的关系。在样本数量较少而特征数量较多的情况下，需要应用特征选择算法寻找适合用于构建预测模型的特征，避免过度拟合。

（5）模型建立：常用建模方法有监督分类法、半监督分类法和无监督聚类法。

（6）模型测试：建模后需验证模型的准确性。验证的关键是训练和测试应该完全独立，且两个步骤之间不应该发生信息泄露。通常使用受试者操作特征曲线（receiver operating characteristic curve，ROC曲线）反映模型性能，Lambin等提出的影像组学质量评分（radiomics quality score，RQS）也可作为影像组学研究的评价标准。

2. AI影像学诊断的应用领域　随着我国经济水平的飞速发展和人民群众健康意识的提高，医学影像学在当代医疗中占据越来越重要的地位。以全面数字化影像存储与传输系统（PACS）和阅片、高分辨力薄层扫描、多模态成像为特点的现代医学影像学是数字化医疗时代发展的代表学科，与此同时，多重因素的叠加也使得影像科医师工作超负荷。AI技术可以利用高性能的图像识别和计算能力、自我进化学习能力以及持续稳定工作的机器性能优势，在疾病筛查和分类检出、简单报告生成、疾病诊断和预后评估等方面为影像诊断工作提供帮助。

（1）疾病筛查和分类检出：随着各类影像学检查技术的普及和飞速发展，临床对微小病变的检出率显著提高，但过多的影像图像数量增加了影像科医师的工作量，诊断医师的疲劳以及主观性可能导致微小病变的漏诊和误诊。基于AI的计算机辅助检测（computer-aided detection，CAD）技术已广泛应用于临床，能够高灵敏性地对较大工作量的数据进行阳性病例筛查、分类检出，这一功能目前在肺结节的筛查中应用最为广泛和成熟。在AI检出病灶或定性分类后，再由影像科医师进一步诊断和审核，可避免大量阴性病例数据占用人力资源造成的浪费。

（2）简单报告生成：主要用于影像结果判读标准简明、稳定及知识构成相对简单的情况，如采用AI代替人工进行骨龄读片判断。

（3）疾病诊断和预后评估：传统的影像学诊断是通过病灶的形态学特征、血供情况和随诊等视觉评估法进行影像学定性诊断，但视觉评估法存在提取特征少、主观性强等局限性。AI辅助下的肿瘤边界分割重建、病变体积测量等的结果较传统视觉评估法更加精确，能够客观提高诊断质量。此外，AI具有高灵敏检出、高维信息挖掘、高通量计算的特征，能够提供更丰富的影像诊断指标，辅助疾病的鉴别诊断、基因分析及预后判断等，整体提高影像诊断水平。

3. AI影像学诊断在各系统中的应用

（1）中枢神经系统：AI在中枢神经系统肿瘤中的应用广泛，利用影像组学特征可对胶质瘤进行分级和鉴别诊断，利用ML模型评估肿瘤的浸润深度、分子分型和预测预后等都是当前的研究热点。在脑血管疾病中，利用AI技术构建的卷积神经网络（convolutional neural network，CNN）等机器学习模型，可以对脑卒中的血肿或梗死灶进行自动分割和体积测量，还可评估卒中的病情分级和预测转归，从而降低脑卒中发病率和死亡率。对于中枢神经系统退行性疾病，目前AI主要应用于阿尔茨海默病（Alzheimer's disease，AD）和帕金森病（Parkinson's disease，PD）的影像诊断。基于CNN模型的机器学习可提高AD、PD的诊断效能，作为疾病早期筛查的工具并有望改变PD的诊断和管理模式。

（2）呼吸系统：CT是呼吸系统应用最广泛的影像学检查技术，基于胸部CT的AI技术在肺结节筛查、肺结节良恶性鉴别、预测肺结节的侵袭性或病理分型、恶性结节的基因表达中具有重要的价值。此外,MRI 检查具有无放射性、高软组织对比度、多种功能成像的优势,胸部 MRI 在较大肺结节检测、诊断等方面也展现出一定潜力。

基于胸部 CT 图像,AI 对肺结节检出的灵敏度高于影像科医师。通过提取肺结节 CT 图像的小波、纹理、形态等影像组学特征建立的模型在良恶性结节鉴别诊断中,其阳性预测值显著优于肺部影像报告和数据系统(lung imaging reporting and data system,Lung-RADS)。

此外,胸部 CT 检查可直观显示慢性阻塞性肺疾病(COPD)患者肺内、肺外结构改变并进行定量测量,以此为基础的 AI 技术在 COPD 的早期发现,肺气肿的识别、分类及评估,气道、心血管改变和肺部通气情况的评估等方面发挥重要作用。

(3)循环系统:AI 技术在循环系统的应用主要包括图像分析、疾病诊断和预后评估三大类。

图像分析包括心功能计算、冠状动脉钙化积分计算、冠状动脉斑块性质评估等,AI 图像分析已广泛应用于超声心动图二维心腔层面的识别和分割、三维超声的定量计算、动态室壁运动异常评价和视频数据的连续评估等多个方面。冠状动脉 CT 血管成像(CTA)的 AI 图像可应用于计算冠状动脉钙化积分(coronary artery calcium score,CaS)、评估冠状动脉狭窄程度、评估斑块易损性以及识别并定量心脏脂肪组织等,且 AI 联合人工阅片模式的诊断效能均明显优于单独人工阅片。CNN、增强集成算法和 XGBoost 等算法还可以应用于病变血管定位、血管狭窄程度评估及高危斑块分析等方面。

在疾病诊断方面,深度学习模拟冠状动脉内血流与压力的变化,根据冠状动脉 CTA 图像计算的 CT 血流储备分数(CT fraction flow reserve,CT-FFR)能够预测出具有血流动力学意义的冠状动脉狭窄。AI 技术能够提高诊断肥厚型心肌病的准确率,基于超声心动图的心肌纹理特征通过提取一阶统计量和灰度共生矩阵特征,能够提高对肥厚型心肌病的诊断效能,并与其他病因导致的心肌肥厚准确鉴别。

(4)消化系统:腹部涉及脏器较多,病变类别繁杂,组织器官间密度差异较小,尤其是疾病早期阶段、微小病灶显示,要求更薄的图像层厚及更高的空间分辨力和低对比度分辨力。此外,图像噪声、信噪比、对比噪声比、边缘锐利度等均是疾病诊断的重要影响因素。CT 的深度学习图像重建算法(deep learning image reconstruction,DLIR)凭借其显示细小结构和小病灶的独特优势,已经开始应用于腹盆部 CT 成像。其能够降低辐射剂量并提高图像质量,在肝脏病变、胰腺癌、腹部小血管的显示和诊断中均显示出较高的诊断效能。基于 CT 和 MRI 的纹理分析技术在消化系统肿瘤的鉴别诊断、分期分级和疗效监测中都发挥重要的作用。

(5)泌尿生殖系统:CAD 技术能够辅助影像科医师识别泌尿系统结石,基于 CNN 模型预测肾结石的准确率较高,有助于准确评估结石清除率和二次手术概率。基于 CT 图像的纹理分析在区分肾脏小肿块和肾透明细胞癌分级中准确率较高,随机 ML 算法还能预测肾癌(又称肾细胞癌)患者 *PBRM1* 等基因突变的可能性,准确的术前评估和分级有助于肾癌患者的风险评估、分层和制订治疗计划。在膀胱癌的影像学评价中,基于 CT/MRI 图像的膀胱壁三维纹理特征分析可以准确识别异质性肿瘤分布,并在术前将膀胱癌与正常膀胱壁组织区分开。深度卷积神经网络也被用于分类和预测膀胱镜检查结果,具有高度的准确性。多参数 MRI 成像是前列腺癌诊断及疗效评估的重要影像学工具,基于多参数 MRI 数据构建的影像组学模型不仅能够准确诊断具有临床意义的前列腺癌,而且能够有效预测前列腺癌患者的个体化治疗反应。

(6)乳腺:AI 技术能够客观分析乳腺密度、自动识别钼靶影像中的异常表现、实现良恶性分类并进一步进行乳腺癌的精准分期分级,降低了影像科医师的漏诊率,为临床治疗方案的选择提供更加精准的指导。此外,基于机器学习构建的 CNN、VCG16 等模型还能够对乳腺癌的分子分型和化疗效果进行预测,指导临床选择治疗方案,进一步实现个体化精准医疗。

尽管 AI 技术在医学影像学的应用中已显出明显优势,但其仍处于深度研发阶段,仅能为临床诊断提供辅助参考价值,最终结论尚需影像科医师判断审核。基于当前影像组学的不足之处作出以下展望:①开发基于少量样本的神经网络结构算法,解决数据不足问题;②尽量减少多中心研究中扫描设备、扫描参数、重建技术异质性的影响;③深入探讨影像组学特征与临床信息、影像学、病理学结果之间的关系,提高辅助诊断系统的可解释性;④将 CAD 系统与医院现有的信息系统进行集成,充分应用于临床诊疗工作;⑤加入其他疾病的检测,提升模型的泛化能力,提高临床决策支持系统的通用性。

AI 与医学影像学的深度融合有助于优化当前诊疗模式,促进多学科协作发展,实现多点智能实时远程诊断,提高医学影像学专业技师和医师的诊疗水平。

(高剑波　余永强)

第二章　中枢神经系统

中枢神经系统包括颅脑和脊髓,一般物理学检查不易达到诊断目的,影像学检查具有重要意义。影像学检查主要依赖计算机断层扫描(computed tomography,CT)和磁共振成像(magnetic resonance imaging,MRI)。观察颅骨病变除了 CT 和 MRI 检查,有时也可拍摄 X 线平片,X 线平片能显示颅骨和脊柱的骨质改变,但对颅内和椎管内病变的显示能力有限,脑血管造影虽能为颅内占位性疾病提供大致的定位信息和初步的定性诊断信息,但是其创伤性限制了它的应用,目前主要用于部分脑血管疾病的诊断和介入治疗。脊髓检查常规使用 MRI,X 线平片和 CT 主要用于脊柱的骨质检查。在临床上,通过脊髓造影来显示椎管内病变已被 MRI 所取代。CT 可解决大部分颅内疾病的诊断,MRI 可以比 CT 提供更多的信息,尤其对颅后窝和椎管内病变的显示更具优势。CT 血管成像(computed tomography angiography,CTA)、MR 血管成像(MRA)能显示脑血管的主干及较大分支,对脑血管疾病有筛选和初步诊断的作用。磁共振弥散加权成像(diffusion weighted imaging,DWI)、灌注加权成像(perfusion weighted imaging,PWI)、磁共振波谱成像(magnetic resonance spectroscopy,MRS)及 CT 灌注成像(CT perfusion imaging,CTP)等功能成像技术不仅能显示形态学变化,还能够发现功能和代谢水平的异常改变,使中枢神经系统疾病的诊断更加简单、快速、全面和准确,对中枢神经系统疾病的诊断和鉴别诊断已展示出更广阔的应用前景。

第一节　检查方法与要求

一、颅脑

(一)X 线检查

1. 平片　颅脑平片常规选用位置有后前位和侧位,有时根据需要还可选用切线位、颏顶位及透视下点片等。主要用于颅骨外伤和颅骨畸形的诊断,可观察颅骨的密度、厚度和各部位结构,颅底的裂和孔,颅缝、蝶鞍的改变及颅内钙化灶等。但目前随着 CT 和 MRI 的普及发展,平片的使用已越来越少。

2. 脑血管造影　脑血管造影是通过注入碘对比剂显示脑血管的检查方法,根据脑血管的分布、形态、位置等变化判断颅内疾病,并可经导管行介入治疗。脑血管造影包括椎动脉造影和颈动脉造影,主要用于判断动脉瘤、血管畸形和血管狭窄、闭塞等,也可用于了解脑肿瘤的供血情况。脑血管造影检查也有缺陷,有一定的创伤性和危险性,操作费时,费用较高,短时间内不宜重复进行,有时还可出现假阴性。随着 CTA、MRA 的不断更新,脑血管造影的应用已明显减少。

(二)CT 检查

1. CT 平扫　平扫亦称为普通扫描或非增强扫描,CT 平扫是颅脑疾病的首选检查方法,是指不用对比剂增强或造影的扫描。检查方法是去除颅脑周围的金属异物或可能影响 X 线穿透力的物品如发卡、耳环、假牙、项链等,常规仰卧于检查床上,使头部位于扫描野中心。检查前用专用防护用品将非检查部位的重要器官如甲状腺和性腺遮盖,减少不必要的辐射。CT扫描过程中,患者应保持静止状态,避免产生运动伪影,影响图像的质量。颅脑CT检查以横断位为主,扫描基线为听眦线(眼外眦与外耳道中心的连线)或听眶线(听眦线向后倾20°),自下而上连续扫描。CT冠状位和矢状位重建可多方位显示病变,如鞍区病变常使用冠状位。CT平扫对急性脑出血的灵敏度较高,对脑积水、外伤、脑萎缩、颅内肿瘤、脑梗死、脱髓鞘疾病等具有较大的诊断价值。

2. CT增强扫描　CT增强扫描是指静脉注射水溶性有机碘对比剂后的扫描。扫描前应询问患者是否有碘过敏史,了解肾功能情况,明确有无增强扫描禁忌证。注射对比剂后血液中碘浓度增高,血供丰富的器官或病变组织中碘含量较高,而血供少的病变组织中碘含量较低,正常组织与病变组织碘浓度不同,形成密度差,有利于发现平扫未显示或显示不清楚的病变,如颅内肿瘤、炎症、动脉瘤、血管畸形等。有时,需要同时行平扫加增强扫描,根据病变有无增强及增强的程度和方式,可进一步明确病变的性质。

3. CTA　CTA是指经静脉注射对比剂,在受检者头部血管内对比剂充盈的高峰期(理想状态是处于最高峰且感兴趣区内血管腔对比剂充盈均匀)利用螺旋CT快速采集容积数据,获得的容积数据经计算机处理,即利用三维成像技术对血管进行重组。通过使用此种检测方式能够获得较为清晰的血管图像,CTA主要用于脑血管疾病如动脉狭窄和闭塞、动脉瘤、血管畸形等检查,CTA检查速度快、创伤小、图像质量优良,为脑血管疾病的介入治疗或手术治疗计划的制订提供可靠的依据。目前用于脑血管疾病的诊断时基本上可以替代数字减影血管造影(DSA)。

4. CTP　CTP是一种特殊形式的动态扫描,是指在静脉注射对比剂的同时对选定的层面进行多次连续动态扫描,获得该层面内每一体素的时间-密度曲线,并根据曲线计算出组织血流灌注的各项参数,如血流量(blood flow,BF)、血容量(blood volume,BV)、达峰时间(time to peak,TTP)、平均通过时间(mean transit time,MTT)和表面通透性(permeability surface,PS)等,并可通过色阶赋值形成灌注图像,评价组织的灌注量和毛细血管通透性,提供常规CT增强扫描无法获得的血流动力学信息。CTP主要用于急性脑卒中的诊断。

(三)MRI检查

1. MRI平扫　检查前对患者及家属详细宣传MRI检查的安全性,询问是否有禁忌证,如患者体内是否有金属异物或假体等。常规使用自旋回波(spin echo,SE)或快速自旋回波(fast spin echo,FSE)序列T_1加权像(T_1 weighted imaging,T_1WI)及T_2加权像(T_2 weighted imaging,T_2WI),T_1WI显示解剖结构清晰,而T_2WI显示病变灵敏,液体衰减反转恢复(fluid attenuated inversion recovery,FLAIR)也常应用。常规使用横断位、冠状位和/或矢状位,其中横断位是最基本的方位;对于中线结构、颅后窝病变首选矢状位;颅底、脑桥小脑三角及小脑幕病变辅以冠状位;垂体及鞍区病变需加冠状位和矢状位扫描。一般先做平扫,再根据病情选择增强扫描。

2. MRI增强扫描　增强扫描是在平扫发现病变或疑有病变后选用的检查方法,是利用对比剂二乙烯三胺五乙酸钆(gadolinium diethylene-triamine pentaacetic acid,Gd-DTPA)行T_1WI检查,人为改变正常组织与病变组织在T_1WI图像的信号强度对比,以助病变的定性诊断和鉴别诊断的MRI检查方式。

3. MRA　一般不需要对比剂,检查过程安全简单,属于无创性检查,利用MR流动效应可以显示颅内较大的血管,MRA已成为筛查脑血管疾病的检查方法,在临床上得到广泛应用。常用于脑血管狭窄和闭塞、动脉瘤、血管畸形等检查,并可用于显示肿瘤与血管的关系。

4. MR静脉成像　MR静脉成像(MR venography,MRV)一般无须应用对比剂,能直接显示颅内静脉血管,有助于临床及时发现颅内静脉血栓、动静脉畸形、静脉狭窄或闭塞等情况。

5. MR功能成像　主要包括DWI、PWI、MRS和血氧水平依赖(blood oxygenation level dependent,BOLD)成像等。

（1）DWI：主要显示组织中水分子的扩散运动，对急性脑梗死的早期诊断有很高的价值。DWI 一般与头部 MRI 平扫联合检查，否则不能确定梗死的发生时间和其他病变性质。弥散张量成像（diffusion tensor imaging，DTI）可更全面、准确地反映水分子在不同方向的扩散运动，亦可用于重建脑白质纤维束。

（2）PWI：用来显示脑组织微循环的分布及血流灌注情况，评估局部组织的活力和功能，主要用于脑血管性疾病及肿瘤良恶性的鉴别。

（3）MRS：是利用 MRI 化学位移现象来测定组成物质分子成分的一种检测方法，MRS 技术是目前唯一能无损伤检测活体组织化学特性的方法，可以提供组织成分和代谢信息，有助于评估肿瘤和癫痫患者脑组织代谢情况。

（4）BOLD：是通过脑动脉内去氧血红蛋白的含量变化对脑皮质局部功能活动进行成像的方法，主要用于研究视觉、听觉、运动、感觉和认知功能。临床应用包括定位脑功能区域、指导神经外科手术前设计，是目前研究的热点之一。

6. 磁敏感加权成像（susceptibility weighted imaging，SWI） 是利用不同组织之间磁化率的差异产生图像对比，对静脉系统、出血后的代谢产物以及铁含量的变化有很高的灵敏度，因此 SWI 在脑血管性疾病、脑肿瘤、脑外伤等疾病的临床诊断中具有重要的应用价值。

二、脊髓和脊椎

（一）X 线检查

1. 平片 通常拍摄正、侧位片，如观察椎间孔或椎弓，可拍摄左、右斜位片。平片可较好显示脊柱的骨质病变，但对脊髓病变的诊断价值较低。

2. 脊髓造影 是将碘对比剂注入蛛网膜下腔内，观察椎管内病变的方法。随着 CT、MRI 的发展，目前已基本不使用。

3. 脊髓血管造影 主要用于显示脊髓血管畸形，是目前显示和诊断脊髓血管畸形的可靠方法，也是介入治疗的一种方法。

（二）CT 检查

1. CT 平扫 常规选用横断位扫描，必要时可行矢状位、冠状位重组及立体三维重组，以确定病变位置，了解病变与邻近组织的解剖空间关系。CT 平扫对脊椎的骨质病变有一定价值，但对脊髓的观察较为困难。

2. CT 脊髓造影 CT 脊髓造影（CT myelography，CTM）是指将碘对比剂注入蛛网膜下腔内再行 CT 扫描以显示病变的检查方法。在蛛网膜下腔高密度的衬托下，能清晰显示硬脊膜囊、脊髓及硬膜外病变的情况，但该项技术在实际工作中应用较少。

（三）MRI 检查

1. MRI 平扫及增强 一般以矢状位扫描为基础，辅以病变区横断位，必要时可行冠状位扫描。MRI 能够显示脊髓及其邻近结构的解剖，准确显示脊髓大小、形态，是目前检查脊髓病变的最佳方法。常规获取 SE 或 FSE 序列 T_1WI 及 T_2WI，脂肪抑制短反转时间反转恢复（short TI inversion recovery，STIR）序列也常应用。一般先做平扫，根据病情需要再选择做增强，以提高病变的检出率和诊断的正确性。

2. MR 脊髓成像 MR 脊髓成像（MR myelography，MRM）又称脊髓水成像，它利用重 T_2 加权快速自旋回波序列加脂肪抑制技术，获得脊髓蛛网膜下腔脑脊液影像，类似脊髓造影效果，目前已基本替代脊髓造影和 CT 脊髓造影。

第二节　基本病变影像表现

一、颅脑

（一）X线表现

1. X线平片

（1）颅骨骨质

1）骨质缺损：包括颅骨破坏、颅骨密度减低、骨质缺损。一般良性和慢性病变破坏区边缘硬化，急性和恶性病变边缘模糊不清。单发骨质缺损常见于先天性变异、脑膨出、神经纤维瘤病、板障内蛛网膜囊肿、肿瘤及肿瘤样变、外伤及手术后等。多发骨质缺损常见于代谢性病变，如甲状腺功能亢进、骨质疏松症及肿瘤等。

2）骨质增生：包括颅骨密度和厚度的增加。弥漫性骨质增生常见于系统性疾病，如肾性佝偻病、垂体生长激素腺瘤、地中海贫血、石骨症等。局限性骨质增生多见于骨质病变，如慢性骨髓炎、骨肿瘤及肿瘤样变、陈旧性骨折等，还可见于颅内病变侵及颅骨，如脑膜瘤。

3）脑回压迹改变：多见于慢性颅内压增高。

4）血管压迹改变：多见于脑膜中动脉压迹的异常增粗、弯曲。可继发于脑膜瘤、血管瘤、颅内原发肿瘤及转移性恶性肿瘤等。

5）蝶鞍改变：表现为蝶鞍的骨质吸收、增大、变形。鞍内型肿瘤可致蝶鞍气球样膨大，常见于垂体瘤；鞍上型肿瘤可致蝶鞍扁平、鞍背缩短；鞍旁肿瘤可致鞍底受压下陷，形成双蝶鞍，前床突上翘或破坏。除肿瘤外，慢性颅内压增高也可致蝶鞍改变。

（2）颅骨大小与形态

1）头颅增大：见于脑积水、先天性畸形。如伴有颅壁增厚见于骨纤维异常增殖症、垂体生长激素瘤等。

2）头颅变小：多见于先天性畸形。

3）头颅变形：多见于先天性的狭颅症、黏多糖贮积症及一侧大脑发育不全。

（3）病理性钙化

1）钙化的特征：包括形状、分布、大小等，常见点状、弧线状、带状及团状钙化。可见于内分泌或代谢性疾病、肿瘤性疾病、寄生虫性疾病、血管性疾病及炎性疾病等。

2）脑实质内钙化：除生理性钙化外，应注意考虑到疾病的可能，如可能出现苍白球钙化的疾病包括结节性硬化、弓形虫病、放射性损伤、钙代谢紊乱等。另外，肿瘤的钙化比率为3%~5%，有时根据钙化表现可初步判断肿瘤的部位和性质，根据生理性钙化（如松果体钙化）的变化情况可推断肿瘤的大致部位。

2. X线造影

（1）脑血管移位：颅内占位性病变及周围水肿可使脑血管移位，移位的程度取决于病变的大小、位置与水肿程度。

（2）脑血管形态改变：可表现为脑动脉增粗、迂曲，均匀或不均匀性狭窄、痉挛或走行僵硬，常见于血管性疾病及肿瘤等。

（3）脑血液循环改变：有助于病变定位和定性诊断。颅内压增高时，脑血液循环减慢；良性肿瘤常见局部血液循环速度减慢，而恶性肿瘤则致使局部血液循环加速。

（4）脑血管形态与分布：良性肿瘤的新生血管较为成熟、粗细均匀、轮廓清楚，瘤内小动脉显影常呈网状。恶性肿瘤的新生血管粗细不均、密度不均、分布弥漫，呈模糊的小斑点状表现。

（二）CT 表现

1. 平扫　可见脑实质密度改变,一般以正常脑组织的密度为基准,常见的病变情况如下。

（1）高密度病变:指密度高于正常脑组织的病变,CT 值常大于 40Hu,如出血、钙化及某些肿瘤等。

（2）等密度病变:指密度类似于正常脑组织的病变,CT 值常介于 28~40Hu,如脑膜瘤、脑梗死的吸收期、亚急性出血等。可根据脑室、脑池及中线结构的移位和变形或周围水肿带的衬托判断病变。

（3）低密度病变:指密度低于正常脑组织的病变,CT 值常小于 28Hu,如脑梗死、囊性病变、坏死、水肿、气体、脂肪等。

（4）混杂密度病变:指同时存在两种或两种以上密度的病变。病变内包含多种成分,如钙化的高密度与囊变的低密度可同时并存。混杂密度病变常见于颅咽管瘤、恶性胶质瘤和畸胎瘤等。

2. 增强扫描

（1）作用:有助于发现平扫未能显示的病变。平扫图像上显示的病变,通过病变增强程度与方式可进一步观察血供特点。

（2）强化程度:强化程度一般分为明显强化、轻中度强化及无强化等。增强后病变是否强化以及强化的程度,与病变组织血供是否丰富及血-脑脊液屏障被破坏的程度相关。如脑脓肿的脓肿壁因肉芽组织含有丰富的毛细血管、生殖细胞瘤因无血-脑脊液屏障、恶性肿瘤因其新生血管和血-脑脊液屏障破坏均可出现强化。

（3）强化方式:分为均匀强化、斑片状强化、环形强化、不规则强化及脑回状强化等。

1）均匀强化:常见于脑膜瘤、生殖细胞瘤、髓母细胞瘤等。

2）斑片状强化:常见于血管畸形、星形细胞瘤、脱髓鞘疾病、炎症等。

3）环形强化:常见于脑脓肿、脑转移瘤、星形细胞瘤、淋巴瘤等。

4）不规则强化:常见于恶性胶质瘤等。

5）脑回状强化:多见于脑梗死。

3. 占位效应　由于颅腔容积固定,肿瘤、出血等占位性病变及其引起的周围脑组织水肿均可产生占位效应,常见征象如下。

（1）中线结构的移位:正常中线结构包括大脑镰、松果体、第三脑室、第四脑室及透明隔等,一侧病变可使这些结构向对侧移位。

（2）脑室、脑池与脑沟的改变:脑室与脑池外占位性病变可引起脑室与脑池的移位与变形,甚至闭塞。脑室与脑池内的占位性病变及其导致的脑积水可引起脑室与脑池扩大。脑内占位性病变常因推挤周围脑组织致使邻近脑沟变窄、闭塞。幕上占位性病变可引起幕上脑室及脑池的改变,幕下占位性病变可使第四脑室发生改变。

4. 脑积水　是指因脑脊液产生、吸收失衡或脑脊液循环通路障碍所致的脑室系统异常扩张。因脑脊液产生过多或吸收障碍而形成的脑积水称为交通性脑积水,表现为脑室系统普遍扩大,脑沟正常或消失;因脑室系统或第四脑室出口处阻塞而形成的脑积水称为梗阻性脑积水,表现为梗阻近端脑室系统扩大积水,远端正常或缩小。

5. 脑萎缩　是指各种原因引起的脑组织体积减小而继发的脑室和蛛网膜下腔的扩大,表现为脑沟、脑池增宽加深和脑室扩大,脑沟宽度大于 5mm 可认为扩大。脑萎缩常见于老年脑萎缩及退行性病变等。

6. 颅骨改变　骨肿瘤可表现为骨质破坏、相应区域的软组织肿块;脑膜瘤还可出现邻近颅骨骨质增生、变厚;骨折常表现为骨质连续性中断,需与正常颅缝相鉴别。

（三）MRI 表现

1. 平扫

（1）T_1WI 低信号，T_2WI 高信号：见于大多数脑肿瘤、脑梗死、脱髓鞘疾病、脑脓肿及脑炎等。

（2）T_1WI 低信号，T_2WI 低信号：见于动脉瘤、动静脉畸形、钙化及纤维组织增生等。

（3）T_1WI 高信号，T_2WI 高信号：见于脑出血的亚急性晚期、含脂肪类病变等。

（4）T_1WI 高信号，T_2WI 低信号：见于脑出血的亚急性早期、黑色素瘤、肿瘤卒中等。

（5）混杂信号：指病变内信号成分复杂。动脉瘤出现湍流现象、动静脉畸形伴血栓形成、肿瘤合并坏死、囊变及出血等均可为混杂信号。

2. 增强扫描

（1）原理：MRI 增强扫描是通过给予对比剂，人为改变组织与病变在 T_1WI 图像的信号强度对比，以利于病变的检出和诊断。常用对比剂为含钆（gadolinium，Gd）的顺磁性螯合物，主要缩短 T_1 值，增加 T_1WI 图像上病变的信号强度，提高与正常组织间的信号强度对比。

（2）MRI 增强扫描对脑组织病变的灵敏度比 CT 高，是由于肿瘤血管内对比剂所产生的增强信号不仅与病变组织血管数目有关，还受血流的速度、方向和血-脑脊液屏障破坏程度的影响。

3. 形态、结构异常 脑室、脑沟、脑池的位置、形态的异常同 CT 表现，但 MRI 的软组织分辨力比 CT 高，且可进行多方位成像和功能成像，有利于颅内各种病变的定位和定性诊断。

4. 脑血管改变 脑动脉走行僵硬、节段性狭窄、分支减少常见于动脉硬化；脑动、静脉狭窄或中断多见于脑血管血栓导致的栓塞；脑血管扭曲成团并见供血动脉及引流静脉多见于动静脉畸形；脑动脉局部增粗或向外突出多见于动脉瘤；脑动脉移位多见于肿瘤、血肿等占位性病变。

二、脊髓和脊椎

（一）X 线表现

1. 平片 主要用于观察脊椎骨质变化及椎间隙、骨性椎管、椎间孔形态、大小及椎体后缘的改变。椎管内占位可见椎管扩大，椎弓根间距增宽，椎体后缘凹陷，椎间孔扩大、边缘骨质硬化，椎旁软组织肿块影，椎管内钙化等。

2. 脊髓造影 用以明确定位椎管内占位及其同脊髓及脊膜的关系。

（1）脊髓内占位：病变处出现不全或完全梗阻，梗阻面呈"大杯口"状，两侧脊蛛网膜下腔变窄或闭塞。常见于室管膜瘤和星形细胞瘤。

（2）脊髓外硬脊膜内占位：脊髓受压变窄并向健侧移位，患侧脊蛛网膜下腔增宽，梗阻面呈"小杯口"状，健侧脊蛛网膜下腔变窄。常见于神经鞘瘤、神经纤维瘤和脊膜瘤。

（3）硬脊膜外占位：脊髓及脊蛛网膜下腔受压向健侧移位，病变相应部位蛛网膜下腔变窄。常见于转移瘤和淋巴瘤。

（二）CT 表现

1. 椎管增宽 椎管内占位性病变可使椎管扩大，肿瘤通过椎间孔向椎管外生长时，还可以导致椎间孔扩大。

2. 椎管变细 包括骨性和纤维性狭窄两种形式，后者主要由诸如黄韧带、后纵韧带的增生肥厚以及椎间盘后突压迫硬膜囊所致。通过 CT 横断位扫描，可以测量椎管的径线变化，判断椎管骨性狭窄的原因。

3. 椎体破坏 椎体骨质破坏边缘出现反应性增生硬化多为良性病变，主要见于原发良性肿瘤、表皮样囊肿（胆脂瘤）、蛛网膜囊肿等。破坏边缘模糊无硬化多为恶性病变，常见于转移瘤或原发恶性肿瘤等。

4. **椎管造影** 椎管造影可助于病变的定位诊断。

（三）MRI 表现

1. **脊髓增粗** 局部脊髓宽度超过相邻脊髓呈梭形,相应的蛛网膜下腔发生对称性狭窄乃至闭塞。常见于脊髓炎症、肿瘤、外伤、血管畸形等,后者常伴迂曲、粗大的流空血管影。

2. **脊髓变细** 矢状位可直接观察脊髓萎缩的程度与范围,常见于脊髓损伤后期、髓外硬膜内肿瘤、脊髓空洞症等。

3. **脊髓信号异常**

（1）T_1WI 低信号,T_2WI 高信号:常见于脊髓水肿、缺血、感染及脱髓鞘疾病、肿瘤等。

（2）T_1WI 低信号,T_2WI 低信号:常见于脊髓血管畸形、钙化、纤维组织增生等。

（3）T_1WI 高信号,T_2WI 高信号:常见于亚急性出血晚期等。

（4）T_1WI 高信号,T_2WI 低信号:常见于亚急性出血早期。

（5）混杂信号:常见于肿瘤合并坏死、囊变、出血及钙化等。

4. **脊髓移位**

（1）脊髓内病变:常见脊髓的增粗、相应蛛网膜下腔变窄。病变偏侧生长时,脊髓可能向对侧移位。

（2）脊髓外硬脊膜内病变:脊髓局部移位较为明显,常伴有病变侧上下方蛛网膜下腔显著增宽。

（3）硬脊膜外病变:脊髓轻度向健侧移位,常伴病变上下方蛛网膜下腔变窄。常见于肿瘤性病变、椎间盘突出或脱出、纤维性椎管狭窄等。

第三节 常见疾病影像表现

一、颅内肿瘤

（一）星形细胞瘤

【概述】

星形细胞瘤（astrocytoma）属于神经上皮组织起源的肿瘤,是原发颅内肿瘤最常见类型,约占 60%。成人多见于幕上,儿童则多见于小脑。发生于幕上者多见于额叶及颞叶,顶叶次之,也可累及两个以上脑叶,双侧大脑半球多发者少见;幕下者则多位于小脑,亦可见于脑干。

【临床与病理】

1. **临床表现** 临床表现为抽搐、癫痫发作,也可表现为神经功能障碍及颅内高压等症状,主要包括偏瘫、头痛、呕吐、视盘水肿、复视和生命体征的改变。

2. **病理** 在 2016 年版 WHO 中枢神经系统肿瘤分类中,分为Ⅰ~Ⅳ级:Ⅰ级为毛细胞型星形细胞瘤（pilocytic astrocytoma,PA）;Ⅱ级为弥漫性星形细胞瘤（diffuse astrocytoma,DA）;Ⅲ级为间变性星形细胞瘤（anaplastic astrocytoma,AA）;Ⅳ级为胶质母细胞瘤,或称为多形性胶质母细胞瘤（glioblastoma multiforme,GBM）。

【影像学表现】

1. **毛细胞型星形细胞瘤**

（1）CT 表现

1）平扫:小脑半球或蚓部可见囊性或囊实性肿块影,呈低或等密度,钙化少见。多无瘤周水肿,常有占位效应。

2）增强扫描:绝大多数实性成分明显强化,囊性成分无强化。

（2）MRI 表现

1）平扫:小脑半球或蚓部可见囊性或囊实性肿块。实性肿块或肿块的实性成分 T_1WI 呈低或等信号, T_2WI 呈等或稍高信号;肿块的囊性部分 T_2WI 呈高信号,FLAIR 呈高信号。

2）增强扫描:不均匀明显强化。

3）弥散加权成像:无水分子弥散受限改变。

2. 弥漫性星形细胞瘤(WHO Ⅱ级)

（1）CT 表现

1）平扫:呈圆形或椭圆形低或等密度影,多位于单侧大脑半球,以额、颞叶白质或灰白质交界处最为常见。少数伴有钙化,囊变罕见。多数不伴瘤周水肿,占位效应轻。

2）增强扫描:一般无强化,若有强化则提示病变局部恶变。

（2）MRI 表现

1）平扫: T_1WI 低信号, T_2WI 及 FLAIR 高信号。少数伴有钙化,很少形成囊变,水肿一般较轻,无明显出血及坏死(图 2-1A~C)。

2）增强扫描:一般无强化或轻度强化(图 2-1D)。

3）弥散加权成像:通常无水分子弥散受限改变。

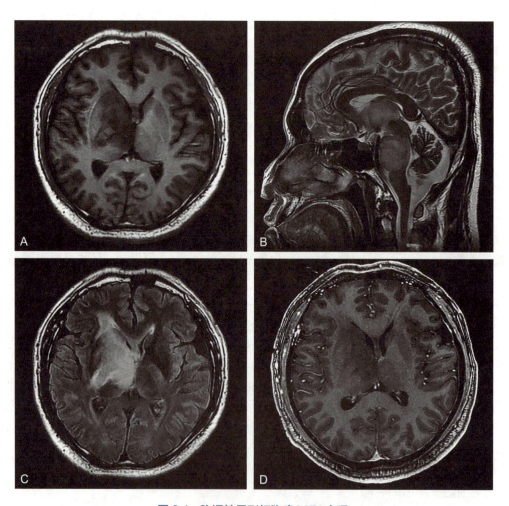

图 2-1 弥漫性星形细胞瘤 MRI 表现

A. T_1WI 横断位平扫像;B. T_2WI 矢状位平扫像;C. FLAIR 横断位平扫像;D. T_1WI 横断位增强像。A~C 示脑桥-中脑-两侧大脑脚-右侧丘脑及基底节区不规则团块状异常信号影,呈 T_1WI 等/低信号、 T_2WI 高信号及 FLAIR 高信号,边界模糊,相应脑组织肿胀,以脑桥为著,右侧侧脑室及第四脑室受压变窄,中线局部稍向左移位。D 示病变增强扫描未见强化。

3. 间变性星形细胞瘤（WHO Ⅲ级）

（1）CT 表现

1）平扫：边界不清的低、等或混杂密度影，水肿较重，占位效应明显，钙化极少见。

2）增强扫描：可无强化或呈轻度强化。

（2）MRI 表现

1）平扫：T_1WI 混杂等、低信号，T_2WI 及 FLAIR 混杂高信号，水肿及占位效应明显，钙化、出血、囊变极少见。

2）增强扫描：通常无强化，但可见局灶性、结节状、均一、斑片状强化。

3）弥散加权成像：偶见肿块实性部分有轻度水分子弥散受限区域。

4. 胶质母细胞瘤（WHO Ⅳ级）

（1）CT 表现

1）平扫：边界模糊，边缘呈等密度，中心为低密度，可见出血，钙化极少见。瘤周中至重度水肿。

2）增强扫描：呈不均匀明显强化，环状或花边状不规则强化。

（2）MRI 表现（图 2-2）

1）平扫：T_1WI 不均匀低信号，T_2WI 不均匀高信号，伴瘤周中至重度水肿。

2）增强扫描：能反映血管的通透性，对肿瘤分级诊断有价值。呈斑块状、花环状或团块状强化。

3）弥散加权成像：肿块局部存在水分子弥散受限改变。

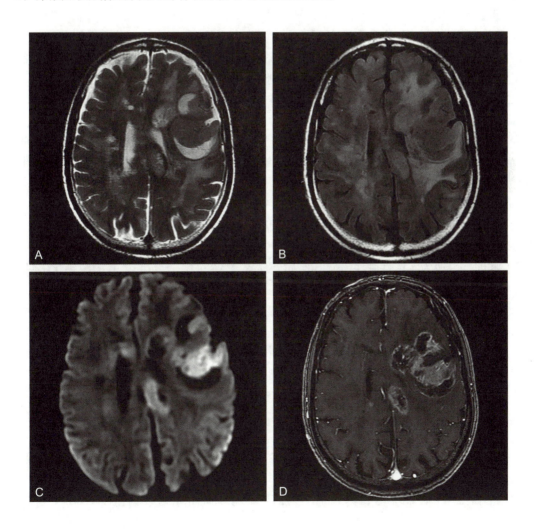

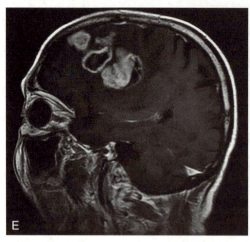
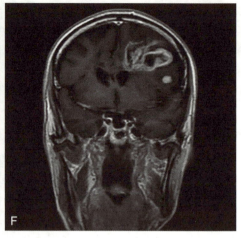

图 2-2　胶质母细胞瘤 MRI 表现

A. T$_2$WI 横断位平扫像；B. FLAIR 横断位平扫像；C. DWI 横断位平扫像；D. T$_1$WI 横断位增强像；E. T$_1$WI 矢状位增强像；F. T$_1$WI 冠状位增强像。A~C 为 MRI 平扫，示左侧额颞叶团块状异常信号影，T$_2$WI 呈等/高信号，FLAIR 以不均匀信号为主，周围可见大片水肿信号，中线结构局部向右偏移，左侧侧脑室受压变窄；DWI 呈不均匀高信号。D~F 示病变呈明显不均匀花环状强化。

【诊断与鉴别诊断】

根据上述影像学表现，绝大多数星形细胞瘤可作出定位、定性诊断。幕上星形细胞瘤需与无钙化的少突胶质细胞肿瘤、单发转移瘤、近期发病的脑梗死、脑脓肿、恶性淋巴瘤相鉴别；幕下星形细胞瘤需与髓母细胞瘤、室管膜瘤及血管母细胞瘤相鉴别。

（二）少突胶质细胞肿瘤

【概述】

少突胶质细胞肿瘤较少见，分为少突胶质细胞瘤（oligodendroglioma）和间变性少突胶质细胞瘤，占颅内神经上皮肿瘤的 5%~10%，高峰发病年龄为 40~50 岁。绝大多数（95.91%）发生在幕上，仅极少数（4.09%）发生在幕下。

【临床与病理】

1. 临床表现　肿瘤生长缓慢，病程较长。临床表现与肿瘤部位有关，50%~80% 有癫痫，1/3 有偏瘫和感觉障碍，1/3 有颅内压增高症状。

2. 病理　一般为实体性肿块，色粉红，质硬易碎，境界可辨，无包膜。肿瘤内钙化多见，也可见出血、囊变。

【影像学表现】

1. X 线表现

（1）平片：显示肿瘤的钙化呈团絮状或条带状。

（2）脑血管造影：偶见肿瘤血管，但轮廓清晰。

2. CT 表现

（1）平扫：多呈类圆形高、低、等混杂密度影，边界清晰。瘤内钙化是少突胶质细胞瘤的特征性改变，而间变性少突胶质细胞瘤钙化比例较低。瘤周水肿轻，部分合并出血、囊变（图 2-3）。

（2）增强扫描：近 50% 呈不同程度的强化。若为不均匀、不规则的环形强化，则提示恶变可能。

3. MRI 表现

（1）平扫：T$_1$WI 低、等信号，T$_2$WI 高信号，信号不均，瘤周水肿轻。钙化在 T$_1$WI 及 T$_2$WI 多为低信号。

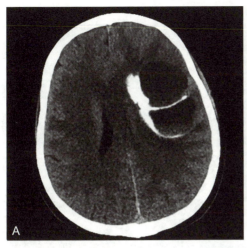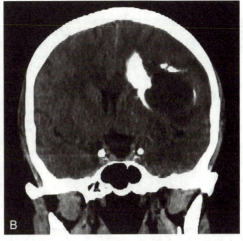

图 2-3　少突胶质细胞肿瘤 CT 表现

A. CT 横断位平扫像；B. CT 冠状位平扫像。图示左侧额叶团块状混杂密度影，大部分呈低密度，周边可见稍高密度的囊壁，局部见条片状高密度钙化影，邻近脑沟、脑裂变窄，左侧侧脑室受压，中线结构稍向右移位。

（2）增强扫描：近 50% 可见强化。

【诊断与鉴别诊断】

需要与星形细胞瘤、钙化性脑膜瘤、室管膜瘤、钙化性动静脉畸形、海绵状血管瘤及结核球鉴别。CT 显示少突胶质细胞肿瘤钙化灶优于 MRI，而 MRI 更利于肿瘤部位和范围的判断。

（三）脑膜瘤

【概述】

脑膜瘤（meningioma）为最常见的脑膜源性肿瘤，占颅内原发肿瘤的 15%~20%，仅次于神经上皮细胞肿瘤。绝大多数来源于蛛网膜粒帽细胞，与硬脑膜相连。多见于成年人，男女发病率约 1：2。

【临床与病理】

1. 临床表现　临床上因肿瘤生长缓慢，病程较长，颅内压增高症状与局限性体征出现较晚，程度较轻。大脑凸面脑膜瘤常有癫痫发作，颅底某些特定部位肿瘤可有相应体征，位于功能区的肿瘤可有不同程度的神经功能障碍。

2. 病理　起源于蛛网膜粒帽细胞，多数位于脑外，偶见脑室内。多数单发，偶为多发。肿瘤边界清楚，圆形或分叶状，可伴有出血或钙化，可有包膜，血供丰富。

【影像学表现】

1. X 线表现

（1）平片：常出现颅内压增高症状和松果体钙斑移位，有定位诊断价值。表现为骨质改变、肿瘤钙化和血管压迹增粗。

（2）脑血管造影：肿瘤内血管可显影，可显示肿瘤所致的血管移位，可观察到增粗的供血动脉和肿瘤内放射状排列的微小动脉，毛细血管期及静脉期肿瘤呈致密的团块影，边界清晰，偶见囊变区。

2. CT 表现

（1）典型表现

1）平扫：①呈圆形或椭圆形的等或略高密度影，多数密度均匀，边界清楚，多以宽基底与硬脑膜相连，可有相邻颅骨骨质增生、破坏或变薄；②白质塌陷征：肿瘤突向脑皮质，皮质下脑白质受压变平；③脑沟、脑池扩大及静脉受压等脑外肿瘤征象，可伴有钙化，少数伴有囊变坏死，多数伴瘤周水肿（图 2-4）。

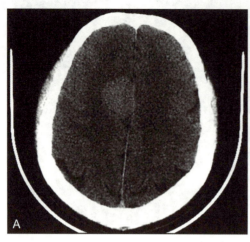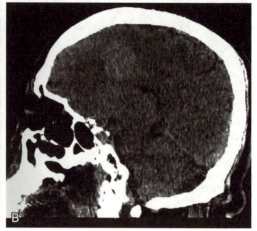

图 2-4　脑膜瘤 CT 表现

A. CT 横断位平扫像；B. CT 矢状位平扫像。图示大脑镰右侧类圆形稍高密度影，边界清，可见邻近脑实质受压，中线结构稍移位。

2）增强扫描：多数呈均匀显著强化，边缘锐利。

（2）非典型表现：少数可不出现上述影像学表现，可表现为：①肿瘤整体为囊性；②肿瘤内密度不均匀；③环形强化；④壁结节；⑤肿瘤内高密度出血灶；⑥肿瘤全部钙化；⑦脑膜瘤骨化；⑧酷似脑实质内肿瘤；⑨多发脑膜瘤。

3. MRI 表现

（1）平扫：在 T_1WI 上多数呈等信号，少数为低信号，在 T_2WI 上常为等或略高信号，信号均匀或不均匀。水肿呈 T_1WI 低信号，T_2WI 高信号；钙化表现为低信号；肿瘤内可见流空血管影，瘤周包膜及瘤周小血管在 T_1WI 上表现为肿块与周围水肿间的低信号环。脑膜瘤所致的骨改变亦可清楚显示（图 2-5A~C）。

（2）增强扫描：绝大多数明显均匀强化。60% 肿瘤邻近脑膜发生鼠尾状强化，即"脑膜尾征"或"硬膜尾征"（图 2-5D~F）。

（3）弥散加权成像及波谱：DWI 可见水分子弥散受限改变。脑膜瘤属于脑外肿瘤，因不含正常的神经元，^{1}H-MRS 表现为 N-乙酰天门冬氨酸峰（NAA 峰）缺乏、胆碱峰（Cho 峰）升高、肌酸峰（Cr 峰）下降，可出现丙氨酸峰（Ala 峰），并认为是其较特征性的改变，NAA 峰的缺乏也有助于与脑内肿瘤鉴别。

【诊断与鉴别诊断】

根据脑膜瘤影像学表现及其好发部位、性别、年龄等，易于明确诊断。不典型者依据其发病部位的不同需与星形细胞瘤、转移瘤、垂体腺瘤、听神经瘤、脉络丛乳头状瘤等相鉴别。

（四）垂体腺瘤

【概述】

垂体腺瘤（pituitary adenoma）是鞍区最常见的肿瘤，约占颅内肿瘤的 8%~15%，好发于成人，无明显性别趋向，可发生于任何年龄，发病高峰在 40~50 岁。按照肿瘤有无分泌功能分为两类：有分泌功能性腺瘤和无分泌功能性腺瘤。根据肿瘤大小，肿瘤直径 <10mm 为微腺瘤，肿瘤直径 ≥10mm 为大腺瘤，垂体高度达 8mm 以上时应该考虑垂体微腺瘤的可能。

【临床与病理】

1. 临床表现　以压迫症状和内分泌功能异常为主。

（1）压迫症状：如视力障碍、垂体功能低下、勃起功能障碍、头痛等。

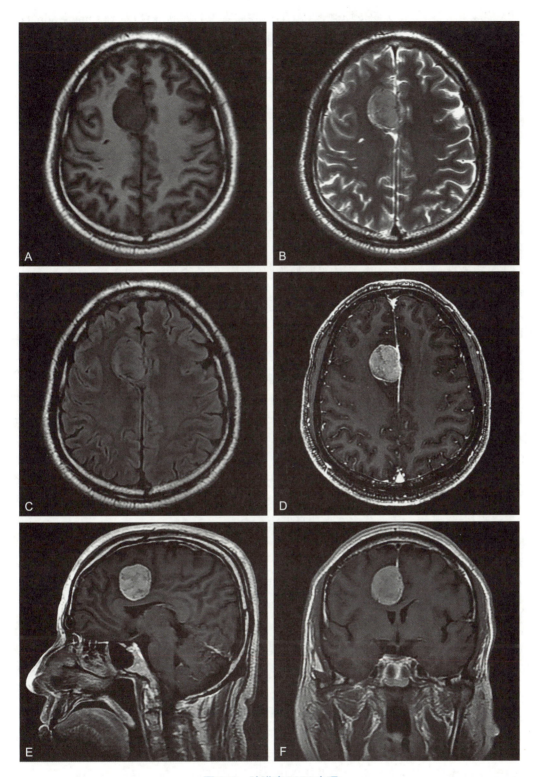

图 2-5　脑膜瘤 MRI 表现

与图 2-4 为同一患者。A. T₁WI 横断位平扫像；B. T₂WI 横断位平扫像；C. FLAIR 横断位平扫像；
D. T₁WI 横断位增强像；E. T₁WI 矢状位增强像；F. T₁WI 冠状位增强像。MRI 清楚显示大脑镰右
侧类圆形异常信号影，T₁WI 低信号，T₂WI 稍高信号，FLAIR 稍高信号，周围伴环状水肿带；增强
扫描病变呈稍不均匀明显强化，邻近脑膜增厚，并可见脑膜尾征。

（2）内分泌功能异常：如催乳素（PRL）腺瘤表现为闭经、泌乳；生长激素（GH）腺瘤表现为肢端肥大症或巨人症；促肾上腺皮质激素（ACTH）腺瘤表现为库欣综合征（Cushing syndrome）等。

2. 病理　垂体腺瘤属于颅内脑外肿瘤，包膜完整，与周围组织界限清楚。较大的肿瘤中心可有坏死、囊变或出血，偶可钙化。

【影像学表现】

1. 垂体微腺瘤

（1）直接征象

1）CT 表现：平扫较难发现，增强后呈相对低密度区，边界规则或不规则。

2）MRI 表现：一般为 T_1WI 等或低信号、T_2WI 高信号；增强早期肿瘤信号强度明显低于正常垂体，延时扫描多数病灶信号缓慢升高。

（2）间接征象：①垂体在冠状位或矢状位上表现为"局限性膨隆"；②近垂体柄者可有垂体柄向对侧轻度偏移；③近鞍底者可见局限性骨质吸收破坏。

2. 垂体大腺瘤

（1）X 线表现：蝶鞍扩大，前、后床突骨质吸收、破坏，鞍底下陷。

（2）CT 表现

1）肿瘤呈圆形或椭圆形，也可呈分叶形或不规则形。腺瘤实质部分呈等密度，当合并囊变、坏死时为低密度，出血呈高密度，钙化少见。增强扫描实质部分强化明显，囊变坏死、出血或钙化不强化。

2）肿瘤具有多方向生长的特点，常侵犯、破坏周围结构。①向鞍上生长多见，形成"哑铃形""雪人征""束腰征"；②向下生长使鞍底下陷，可使蝶鞍扩大、突入蝶窦，并可侵犯斜坡骨质；③向鞍旁生长，推移甚至包绕颈内动脉，偶尔可引起颈内动脉闭塞，可经海绵窦延伸至颅中窝；④向后生长可压迫脑干。

（3）MRI 表现

1）平扫：肿瘤多呈 T_1WI 和 T_2WI 等信号，信号强度均匀；发生坏死及囊变时信号强度不均匀，T_1WI 呈低信号，T_2WI 呈高信号；出血时 T_1WI 呈高信号（图 2-6A、B）。

2）增强扫描：肿瘤实质部分多有强化（图 2-6C、D）。

【诊断与鉴别诊断】

根据影像学表现，结合临床与实验室检查有关的内分泌异常，绝大多数垂体腺瘤可诊断。当肿瘤位于鞍内及鞍上时，应与颅咽管瘤、脑膜瘤、动脉瘤相鉴别。

（五）听神经瘤

【概述】

听神经瘤（acoustic neurinoma，AN）是最常见的脑神经肿瘤，占原发颅内肿瘤的 8%~10%，占脑桥小脑三角区肿瘤的 80% 左右。男女发病率约为 1.14∶1。好发于中年人，10 岁以下很少见。

【临床与病理】

1. 临床表现　主要为脑桥小脑三角综合征，即患侧听神经、面神经和三叉神经受损及小脑症状。肿瘤压迫第四脑室，脑脊液循环受阻导致颅内高压。

2. 病理　听神经瘤属于良性脑外肿瘤，绝大多数为神经鞘瘤。肿瘤呈圆形或椭圆形，有完整包膜，血运可或不丰富；早期常位于内耳道内，之后长入脑桥小脑三角池内。肿瘤长大可发生退变或脂肪变，也可形成囊变，偶有肿瘤出血。

【影像学表现】

1. CT 表现　听神经瘤多位于脑桥小脑三角区，单侧多见，同侧内耳道口扩大，部分有骨质破坏。平扫呈等、低混杂密度肿块，可呈"冰激凌样"外观，增强后肿瘤实质部分明显强化，囊变部分不强化。肿瘤增大压迫第四脑室，形成梗阻性脑积水。

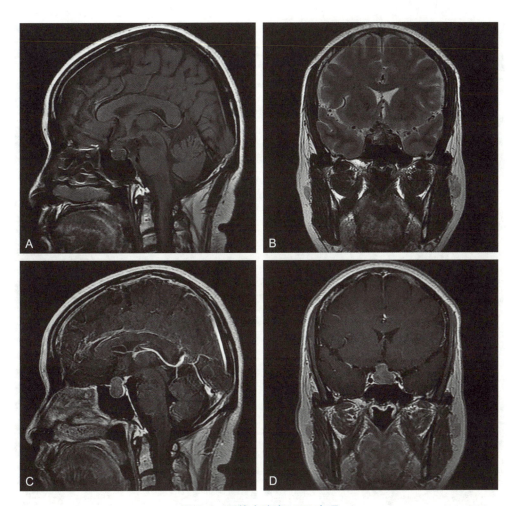

图 2-6 垂体大腺瘤 MRI 表现

A. T_1WI 矢状位平扫像；B. T_2WI 冠状位平扫像；C. T_1WI 矢状位增强像；D. T_1WI 冠状位增强像。A、B 为 MRI 平扫，垂体显示不清，鞍区可见 T_1WI 矢状位及 T_2WI 冠状位等信号影，其内信号欠均匀；C、D 示病变呈轻中度不均匀强化，边缘强化明显，病变向两侧生长，紧贴颈内动脉海绵窦段，向上推挤鞍膈，视交叉明显抬高，呈"雪人征"（D）。

2. MRI 表现 可见以内耳道为中心生长的肿块，T_1WI 呈等或稍低信号，T_2WI 呈等或稍高信号，信号不均匀；囊变时 T_1WI 信号更低，T_2WI 信号更高；出血时可见 T_1WI 高信号。患侧听神经常增粗，增强扫描增粗的听神经和肿瘤同时强化（图 2-7）。

【诊断与鉴别诊断】

根据听神经瘤的特征性位置和影像学表现，绝大多数可以确诊。少部分肿瘤表现不典型或肿瘤较大时，有时需与脑桥小脑三角区脑膜瘤、胆脂瘤和三叉神经鞘瘤相鉴别。

（六）脑转移瘤

【概述】

脑转移瘤（metastatic tumor of brain）较常见，可发生于任何年龄，45 岁以上的中老年患者较多，男性较多见，男女比例约为 1.36∶1。最常见的发生脑转移的原发肿瘤为肺癌（40%~50%），其次为乳腺癌（15%~25%），还有消化道恶性肿瘤、绒毛膜上皮癌、黑色素瘤、甲状腺癌、肾癌等，大约 11% 的脑转移瘤找不到明确原发灶。

【临床与病理】

1. 临床表现 与病变大小、部位及占位效应有关，多表现为头痛、恶心、呕吐、感觉运动功能障碍以及癫痫等。

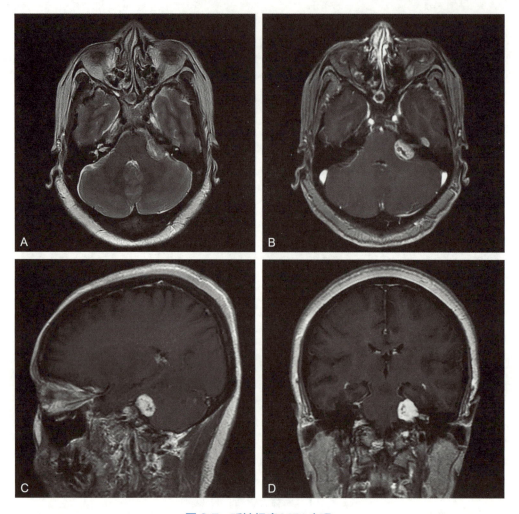

图 2-7　听神经瘤 MRI 表现

A. T₂WI 横断位平扫像；B. T₁WI 横断位增强像；C. T₁WI 矢状位增强像；D. T₁WI 冠状位增强像。
A 为 MRI 平扫，见左侧脑桥小脑三角区不规则片状 T₂WI 高信号影，内部信号不均，左侧内耳
道扩张，部分累及左侧颞叶；B~D 示病变呈明显不均匀强化，中央见条状未强化区，左侧听神
经增粗并强化。

2. 病理　脑转移瘤绝大多数发生于幕上大脑半球（约 80%），以大脑中动脉分布区多见，多
发生于灰白质交界区。脑转移瘤可为单发或多发病灶，呈圆形或散在分布的结节，肿瘤中心常发
生坏死、囊变和出血，少数肿瘤内可见钙化。肿瘤血供多数较丰富，周围水肿明显。

【影像学表现】

1. CT 表现

（1）平扫：多数呈等或稍低密度，瘤体周围脑白质可见"指状"低密度水肿带，范围可大可
小；多数表现为很小的肿瘤却有广泛水肿，即典型的"小病灶大水肿"表现。骨窗可显示邻近颅
骨受累。

（2）增强扫描：95% 的肿瘤发生强化，多为结节状或环形强化。

2. MRI 表现

（1）平扫：绝大多数 T₁WI 呈等或低信号（图 2-8A），T₂WI 及 FLAIR 呈高信号，合并出血时信
号混杂。

（2）增强扫描：肿瘤常明显强化，强化形态多种多样，如结节状、环状或花环状，有时内部还
可见不规则的小结节（图 2-8B~D）。

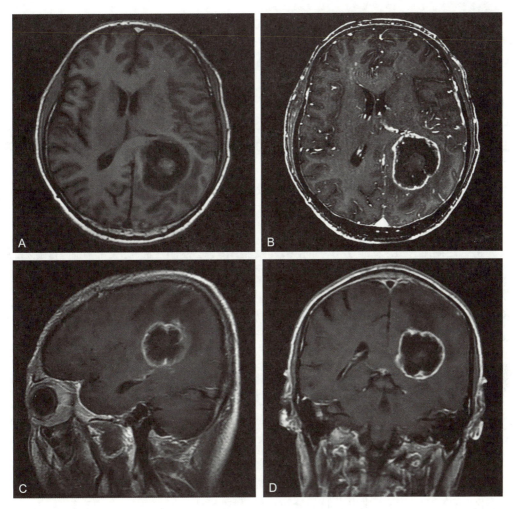

图2-8　脑转移瘤MRI表现

A. T₁WI 横断位平扫像；B. T₁WI 横断位增强像；C. T₁WI 矢状位增强像；D. T₁WI 冠状位增强像。
A 为 MRI 平扫，可见左侧顶枕叶团块状 T₁WI 混杂低信号，中心见结节状混杂稍高信号，邻近侧脑室受压变窄；B~D 示病变呈环状明显强化。

【诊断与鉴别诊断】

根据转移瘤的影像学表现，结合原发肿瘤病史，绝大多数可作出诊断。

二、脑血管疾病

脑血管疾病是中枢神经系统常见疾病，是由脑动脉或脑静脉疾病导致的一系列脑的形态和功能改变的疾病。临床表现为急性起病，轻者出现躯体的感觉和运动障碍，重者可发生呼吸循环衰竭，甚至昏迷和死亡。

脑血管疾病主要包括缺血性和出血性两大类：①缺血性脑血管疾病主要包括脑梗死和脑缺血等，以脑动脉粥样硬化和脑血管炎为主要病因；②出血性脑血管疾病主要包括高血压性脑出血、脑动脉瘤和脑血管畸形等。脑血管疾病的临床表现和影像学表现有很强的时效性，不同病程的脑梗死和脑出血的影像学表现、临床预后不同。根据发病时间不同，分为急性期、亚急性期和慢性期。值得注意的是，缺血性脑血管疾病行 MRI 检查，特别是 DWI 序列能得到更早期的诊断；对于出血性脑血管疾病的早期诊断，CT 比 MRI 更有价值，CT 平扫可以直接显示出血的部位与范围，CTA 对寻找出血原因有重要价值。

（一）脑梗死

【概述】

脑梗死（cerebral infarction）是一种缺血性脑血管疾病,其发病率在脑血管疾病中占首位,常见的有腔隙性脑梗死和脑动脉闭塞性脑梗死。

【临床与病理】

1. 临床表现 急性起病,好发于中老年人,患者通常有未加注意的前驱症状(如头晕、头痛等),部分患者有脑血管硬化、高血压等病史。表现为感觉运动障碍,严重者可导致意识障碍甚至死亡。

2. 病理 由于脑血管壁粥样硬化或血管炎等疾病,继发血管内血栓形成,或其他部位的栓子脱落流向脑动脉造成血管堵塞,导致脑供血障碍,继而出现该病变供血动脉的脑细胞缺血、变性、坏死和软化,从而出现一系列脑功能障碍。

（1）超急性期脑梗死:发病1~6小时内,病变脑组织变化不明显,可见部分血管内皮细胞、神经细胞及星形胶质细胞肿胀,线粒体肿胀空化。

（2）急性期脑梗死:一般为发病6~72小时,缺血区脑组织苍白伴轻度肿胀,神经细胞、胶质细胞及内皮细胞呈明显水肿、缺血改变。其中发病24~48小时内达到高峰。

（3）亚急性期脑梗死:发病3~11天,病变脑组织液化变软,坏死组织开始吸收。

（4）慢性期脑梗死:发病后11天进入此期。液化坏死脑组织被吞噬细胞清除,脑组织萎缩,小病变形成胶质瘢痕,大病变形成软化灶。此期持续数月至2年。

按脑梗死范围不同,分为脑动脉闭塞性脑梗死和腔隙性脑梗死。

【影像学表现】

1. 脑动脉闭塞性脑梗死

（1）CT表现

1）平扫:典型的CT表现在发病24小时后显示清楚,表现为脑内低密度病变,好发于大脑皮质与白质区,形态常与病变区供血动脉的分布一致,呈楔形或扇形,范围大者可有轻微的占位效应。两支脑动脉交界区常常是供血最少的区域,容易导致脑梗死,故又称分水岭区脑梗死(图2-9)。根据发病时间不同,CT的形态和密度略有差异:①发病24小时内,CT显示不清,当病变范围较大,如仔细观察,隐约可见病变部位密度略低,脑沟变浅、变窄,如不仔细观察,容易漏诊,结合临床症

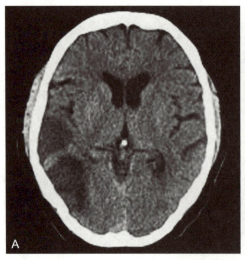
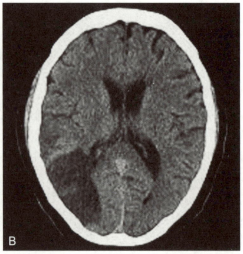

图2-9 右侧颞枕叶分水岭区脑梗死CT表现

A、B为CT横断位平扫像,可见右侧颞枕叶交界区(大脑中动脉和后动脉分水岭区)脑实质楔形分布的密度减低区。

状和体征,有助于明确诊断;②发病 24 小时后,CT 表现典型;③发病时间超过 3 周后,病变逐步软化,密度逐渐变低似水样,伴周围脑萎缩;④若软化病变范围大,可将脑室与蛛网膜下腔穿通,形成脑穿通畸形。

2)增强扫描:一般无强化,周边可有轻微强化。CTA 可显示脑动脉狭窄甚至闭塞的直接征象。

（2）MRI 表现

1)平扫:典型的 MRI 表现一般在发病 6 小时甚至更早时间出现,表现为脑内 T₁WI 低信号、T₂WI 高信号,FLAIR 显示更清楚,形态和分布常与供血动脉的分布一致,呈楔形或扇形,范围大者可有轻微的占位效应(图 2-10A~C)。而发病半小时后,DWI 即可显示高信号,明显早于常规 MRI 序列和 CT 检查,是早期诊断脑梗死的有效检查技术。

2)MRA:可以无创地显示脑血管狭窄和闭塞情况(图 2-10D),由于是依靠 MRI 的流空效应,细节显示不如 CTA 图像清楚。

3)慢性期:表现为脑软化,T₁WI 呈低信号、T₂WI 呈高信号,FLAIR 呈低信号,可出现负占位效应,即病变周围的脑沟和脑室扩大。

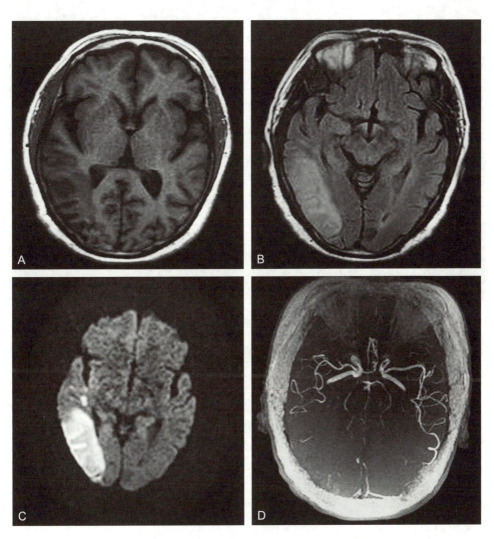

图 2-10　右侧颞枕叶分水岭区脑梗死 MRI 表现

与图 2-9 为同一患者。A~D 分别为发病当天的 MRI 检查(T₁WI、FLAIR、DWI、MRA)。MRI 清楚显示右侧颞枕叶交界区(大脑中动脉和后动脉分水岭区)脑实质楔形分布的 T₁WI 低信号,FLAIR 稍高信号,DWI 明显的高信号,且有轻微占位征象。MRA 示右侧大脑中动脉远段分支明显减少。

（3）其他检查技术：除以上检查外,CT 和 MRI 灌注成像也可以反映低灌注状态的脑缺血情况（图 2-11）。数字减影血管造影（digital subtraction angiography,DSA）可更加细节地显示脑动脉闭塞病变。弥散张量成像（diffusion tensor imaging,DTI）可显示神经纤维束的损伤情况。

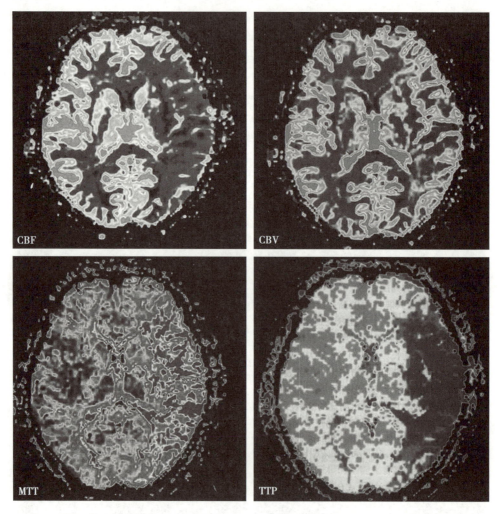

图 2-11　急性脑梗死 CT 灌注图
图像显示梗死区脑血流量（cerebral blood flow,CBF）和脑血容量（cerebral blood volume,CBV）下降,平均通过时间（MTT）和达峰时间（TTP）升高。

2. 腔隙性脑梗死　当脑梗死病变直径小于 1.5cm 时,称腔隙性脑梗死（lacunar infarction）,系穿支小动脉闭塞引起的深部脑组织较小面积的缺血性坏死。好发于基底节区,临床症状较轻甚至不明显。

（1）早期表现：发病 24 小时之内 CT 平扫不易发现,主要靠 DWI 序列进行早期诊断,表现为高信号。

（2）晚期表现：24 小时后典型 CT 表现为低密度灶（图 2-12A）;典型的 MRI 表现为 T_1WI 低信号、T_2WI 及 FLAIR 高信号（图 2-12B、C）,DWI 高信号（图 2-12D）。

（3）MRA：常很难发现异常,或动脉略显僵硬和粗细不均。

【诊断与鉴别诊断】

基底节区、丘脑区或脑干类圆形小病变,CT 呈低密度,MRI 呈 T_1WI 低信号、T_2WI 高信号,DWI 高信号,占位效应不明显,MRA 或 CTA 可见血管僵硬或闭塞,结合临床急性起病,诊断不难。

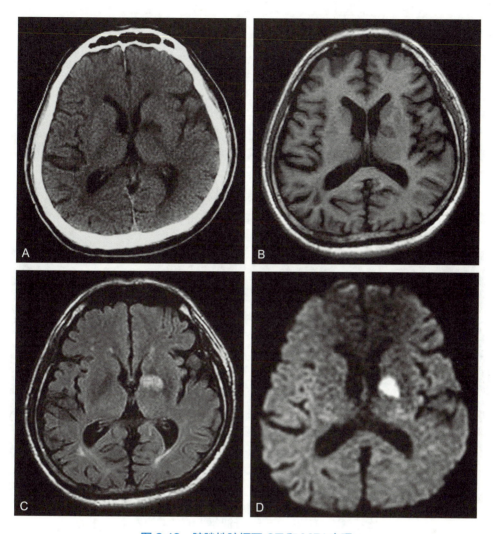

图 2-12 腔隙性脑梗死 CT 和 MRI 表现

左侧基底节区腔隙性脑梗死。A. CT 呈低密度病变;B. MRI T₁WI 呈低信号;C. MRI FLAIR 呈高信号;D. MRI DWI 呈高信号。

有时需要与脑炎鉴别。脑炎患者多伴有头痛、发热等临床表现,结合典型的影像学征象等可以鉴别。

(二)脑出血

【概述】

脑出血(cerebral hemorrhage)是指非外伤性脑实质内的自发性出血,绝大多数是由高血压小血管硬化的血管破裂引起。在中老年人脑血管意外中居首位。急性期主要通过 CT 检查确诊,慢性期 MRI 检查更有优势。

【临床与病理】

1. 临床表现 多于活动情况下急性起病,以伴有剧烈头痛及躯体感觉运动障碍为主要特点,常伴有颅内高压表现,严重者可导致意识障碍甚至死亡。

按发病时间不同,将疾病病程分为:超急性期(≤6 小时)、急性期(7~72 小时)、亚急性期(3 天~2 周)和慢性期(2 周以后)。不同时期,患者的临床表现和影像学表现存在差异。

2. 病理 各种病因引起的脑血管破裂出血,导致脑细胞功能障碍,甚至细胞坏死、软化。脑出血最常见的病因是高血压动脉粥样硬化,其他疾病如脑肿瘤、脑血管炎、感染等也可以继发出血,脑梗死患者在治疗过程中也可继发出血。

【影像学表现】

1. CT 表现

（1）典型 CT 表现：在超急性期就可出现，表现为脑实质内点状或团块状高密度病变（图 2-13）；直径 3cm 以上者，常伴周围脑组织低密度水肿带及占位效应。

（2）继发改变：①严重者出血可以破入脑室或蛛网膜下腔；②幕上病变可继发大脑中线结构移位，移位超过 1cm 称大脑镰下疝；③幕下病变可继发小脑幕裂孔疝，表现为脑干受压变形。以上继发改变常提示临床情况比较严重，容易导致呼吸循环衰竭甚至死亡，可以报告危急值，尽快转运患者。

（3）病变演变：随着时间延长，高密度血肿逐渐从周边开始变低，呈"融冰征"改变（图 2-13），数周后逐步吸收或软化。病变范围较大的，可遗留脑萎缩和脑软化等。

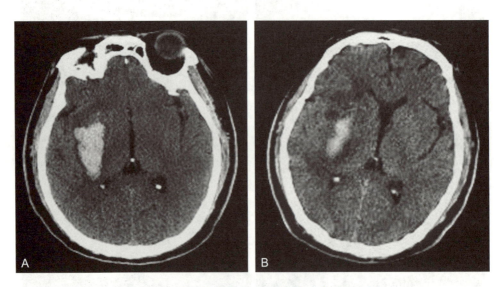

图 2-13　右侧基底节区不同时间出血的 CT 表现

A. 急性期脑出血，右侧基底节区高密度出血病变，边界清楚，不规则；B. 14 天后 CT 示亚急性期脑出血，血肿密度降低，周边密度降低，呈"融冰征"。

2. MRI 表现

（1）典型 MRI 表现：出现在亚急性期和慢性期。亚急性期表现为脑实质病变 T_1WI 高信号，病变中央区 T_2WI 高信号，周边区 T_2WI 低信号环的特征（图 2-14）；慢性期 T_1WI、T_2WI 表现为高信

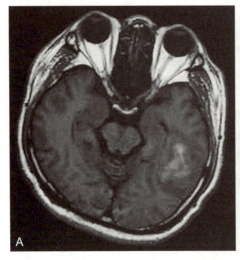
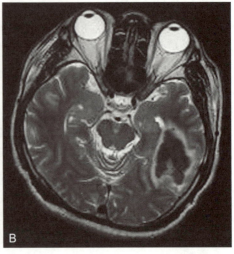

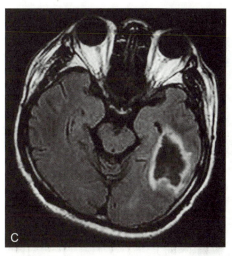

图 2-14　亚急性期脑出血 MRI 表现
A. MRI T_1WI,示左侧颞叶混杂高、等信号占位病变;B. MRI T_2WI,示左侧颞叶周边高信号,中心低信号占位病变;C. MRI FLAIR,呈与 T_2WI 相同的表现。

号血肿周围出现一圈低信号环,随着血肿吸收,T_1WI 和 T_2WI 均为略低信号(图 2-15)。软化灶形成后,表现为 T_1WI 低信号,T_2WI 高信号,周围为低信号环。SWI 序列上表现为低信号(图 2-16),且能发现微小病变,是诊断脑出血最灵敏的检查技术。

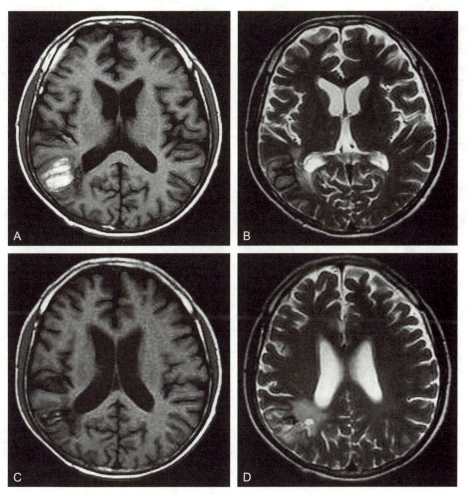

图 2-15　慢性期脑出血 MRI 表现
A. MRI T_1WI,示右侧颞叶血肿呈高信号占位病变;B. MRI T_2WI,示右侧颞叶血肿呈中心高信号、周边低信号环占位病变;C、D. 3 个月慢性期,MRI T_1WI 信号逐渐降低,T_2WI 低信号区更多。

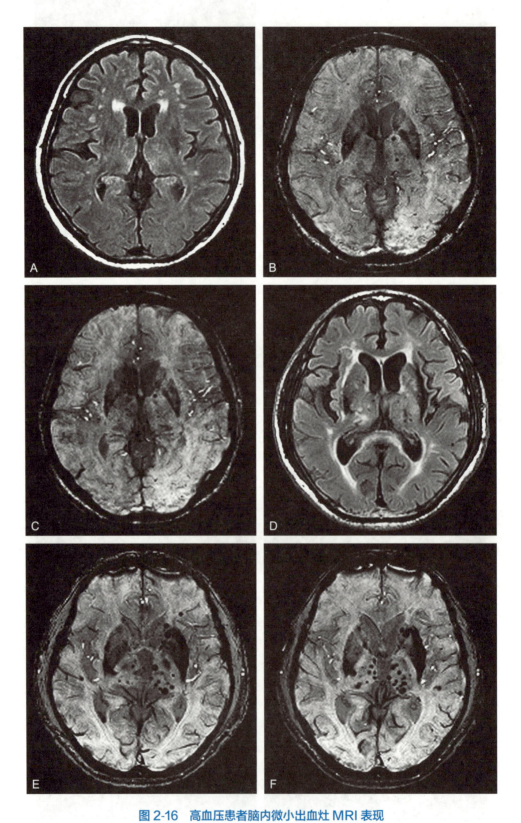

图 2-16　高血压患者脑内微小出血灶 MRI 表现

SWI 检查（B、C、E、F），病灶以基底节区为主，直径为 1~5mm 的低信号；FLAIR 序列（A、D）均未能显示病灶。

（2）不同出血时间的 MRI 表现：出血 3 天内（急性期），特别是超急性期，可表现为 T_1WI 等、低信号和 T_2WI 稍高信号，该阶段较易漏诊或与脑梗死不易鉴别。故早期以 CT 检查更快捷和准确。针对慢性出血，MRI 检查更有价值。

MRI 对发现继发出血的原发病变，如肿瘤病变和脑血管畸形，有一定价值。有鉴于此，根据临床病程，合理选择检查技术和扫描序列常是准确诊断脑出血的关键。

【诊断与鉴别诊断】

脑内病变 CT 高密度，亚急性期 T_1WI 高信号，周边 T_2WI 低信号，SWI 低信号，有占位效应，MRA 或 CTA 可见血管硬化或血管病变，结合临床急性起病，诊断不难。发病 72 小时内以 CT 诊断为主。

（三）蛛网膜下腔出血

早期 CT 检查是最好的诊断方法。

【概述】

脑内血管破裂导致血液流入蛛网膜下腔，称蛛网膜下腔出血（subarachnoid hemorrhage，SAH），病因多为脑动脉瘤、脑血管畸形破裂出血或严重的脑外伤出血。

【临床与病理】

1. 临床表现 可发生于任何年龄，成年人多见，30~40 岁年龄组发病率最高。临床表现特点为"三联征"——剧烈头痛、脑膜刺激征和血性脑脊液。

2. 病理 血液进入蛛网膜下腔可引起以下病理生理改变。

（1）无菌性脑膜炎：由氧合血红蛋白在脑脊液中引起。

（2）脑血管痉挛：使脑组织水肿，甚至发生梗死、软化。

（3）脑积水：急性期后形成正压性脑积水，慢性期由于阻塞蛛网膜颗粒所致。

（4）血肿压迫：引起相应压迫症状。

【影像学表现】

1. CT 表现

（1）典型表现为脑沟、颅底部脑池局限性密度增高（图 2-17）。急性期血液聚集最明显处，常常提示出血病变的责任血管所在位置，如鞍上池血液聚集时，多为基底动脉环及其邻近动脉瘤破裂所致。随着时间的延长，血液可以随脑脊液循环，到达脑室内。

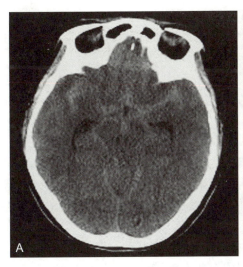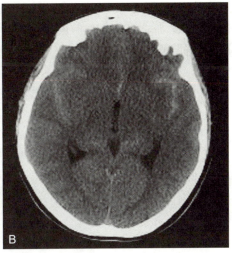

图 2-17 蛛网膜下腔出血脑 CT 表现

A、B 示急性期蛛网膜下腔脑出血，可见颅底部脑池、双侧大脑外侧窝池高密度出血病变。

33

（2）CTA是寻找责任血管最常用的检查技术。

2. MRI表现

（1）急性期：FLAIR序列可见脑沟、脑池内高信号，可提示诊断；T_1WI呈等信号，容易漏诊。

（2）慢性期：T_2WI呈比脑脊液低的含铁血黄素沉积形成的低信号影。

【诊断与鉴别诊断】

脑沟和脑池内高密度，T_1WI高信号，FLAIR高信号，结合临床急性起病，或严重外伤史，诊断不难。发病72小时内CT诊断为主。

（四）颅内动脉瘤

CTA是首选的诊断方法，MRA可发现直径超过5mm的动脉瘤。

【概述】

脑内动脉壁中层结构缺如，形成血管局部的瘤样膨出，称颅内动脉瘤（intracranial aneurysm）。

【临床与病理】

1. 临床表现　一般无临床症状，但当动脉瘤过大时，可出现压迫周围神经的症状，一旦动脉瘤破裂，常继发蛛网膜下腔出血。

2. 病理　好发于颈内动脉入颅后各段、基底动脉环及大脑前动脉、中动脉的第一段。镜下见动脉中层在动脉瘤颈处突然中止或逐渐消失，弹力层中纤维大多断裂，瘤壁由不同厚度的胶原纤维将内膜与外膜相连，瘤壁内可见玻璃样变性、钙化斑和附壁血栓。

【影像学表现】

1. CT表现

（1）CTA典型表现：表现为局部动脉瘤样膨出，膨出部分形状可有不同。根据形态学表现分为粟粒状动脉瘤、囊状动脉瘤、假性动脉瘤、梭形动脉瘤和夹层动脉瘤（图2-18）。动脉瘤直径可为数毫米至数厘米。形态可呈圆形，也可不规则，或伴有血栓形成。

（2）CTA价值：为术前提供瘤体大小、形态、深度、瘤颈直径，是否有血栓形成及载瘤血管的情况等信息。结合CT能量成像去金属伪影技术，有助于栓塞治疗后评价。

2. MRI表现　MRA所见与CTA类似，但不如CTA显示清楚，容易遗漏小动脉瘤。增强MRA效果优于普通MRA。

3. DSA表现　DSA是诊断该病的"金标准"（图2-19），同时可进一步行介入治疗。

【诊断与鉴别诊断】

脑动脉MRA、CTA或DSA可见脑动脉的局限性膨出，诊断不难。出血发病72小时内，由于出血动脉痉挛收缩，加之高密度血肿的干扰，有时CTA诊断困难，可以考虑早期行增强MRA。

（五）脑动静脉畸形

【概述】

粗大的供血动脉、引流静脉和畸形血管团共同构成脑动静脉畸形（arteriovenous malformation，AVM）。

【临床与病理】

1. 临床表现　年轻人好发的脑血管疾病，多为先天发生，可无症状。主要临床表现为出血、头痛和癫痫。此外，尚可见颅内压增高征象、颅内血管杂音、突眼、精神症状和脑神经症状等。约72%在40岁之前因出血而起病。约85%发生在幕上，常见于大脑中动脉分布区的脑皮质，15%发生在颅后窝，98%为单发。

2. 病理　畸形血管粗细不等呈团块状，其中部分血管极度扩张、扭曲，血管壁极薄，部分血管细小，有时可见动脉与静脉直接相通。血管团内有些血管壁仅有一层内皮细胞，容易破裂出血。周围脑实质内常有神经元变性和胶质增生。

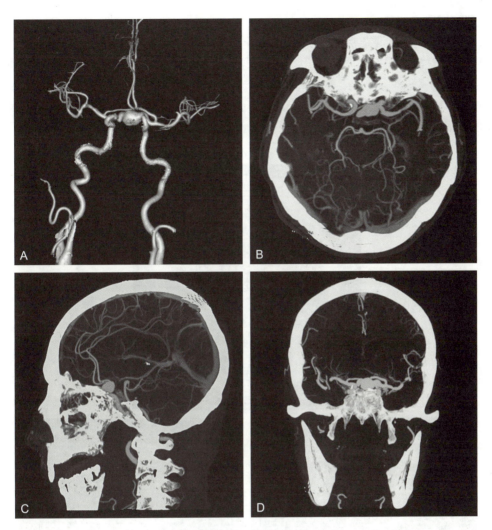

图 2-18　前交通支动脉瘤 CTA 表现

A. 容积再现（VR）；B~D. 最大密度投影（MIP）横断位、矢状位和冠状位像。CTA 示前交通支巨大动脉瘤，局部动脉明显膨大，呈囊状动脉瘤样改变。

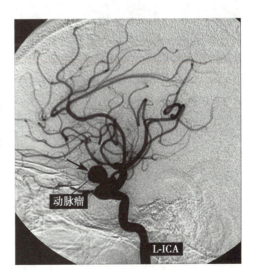

图 2-19　左颈内动脉虹吸段动脉瘤 DSA 表现

DSA 示左颈内动脉虹吸段一宽颈动脉瘤（↑），瘤腔光滑，其内未见充盈缺损。L-ICA—左颈内动脉。

【影像学表现】

1. CT 表现

（1）平扫：脑内稍高混杂密度团块病变，可伴有钙化（图 2-20A）。

（2）增强扫描：增强后呈明显强化，有时可见粗大的血管。占位征象轻微，这是与肿瘤最大的不同点。

（3）CTA 和 CT 静脉造影（computed tomography venography，CTV）：可以显示粗大的供血动脉和引流静脉（图 2-20B、C）。

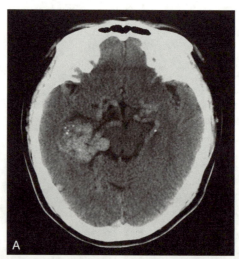

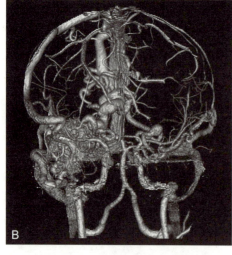
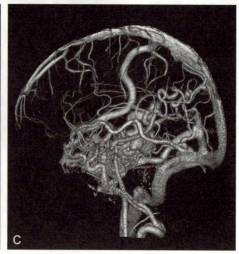

图 2-20 脑动静脉畸形 CT 及 CTA 表现（数字彩图）

A. CT 横断位平扫示右侧颞叶脑内不规则高密度团块，可见钙化点，周围可见较粗大的血管影；B、C. CTA 正侧位示右侧颞部明显的畸形血管团，粗大的供血动脉主要由大脑后动脉供血，引流静脉主要为大脑大静脉、中央静脉及颞枕静脉。

2. MRI 表现

（1）平扫：可见脑内团块病变内有流空信号，是特征性表现（图 2-21A）。

（2）增强扫描：增强后呈明显强化，有时可见粗大的血管；占位效应轻微。

（3）MRA：可展示粗大的供血动脉和引流静脉，当病变较小时，不如 CTA 清楚（图 2-21B、C）。

3. DSA 表现 DSA 是诊断 AVM 的"金标准"。可以实时动态观察粗大的供血动脉来源、畸形血管的范围与供血以及引流静脉（图 2-22）。

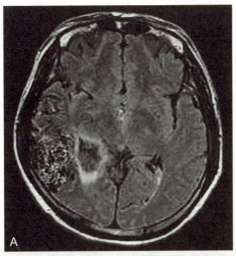

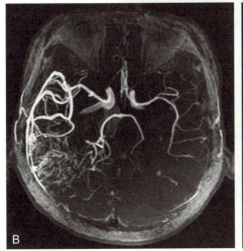

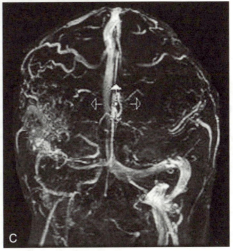

图 2-21　脑动静脉畸形 MRI 表现

A 为 MRI T_2-FLAIR 序列图像，B、C 为 MRA 图像，示右侧颞叶脑内团块样、蜂窝样流空信号，伴内侧出血信号。

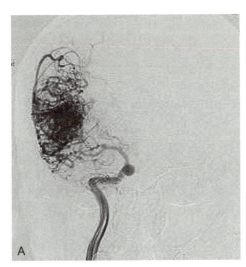

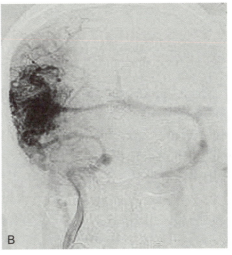

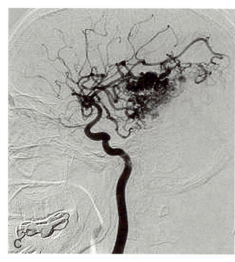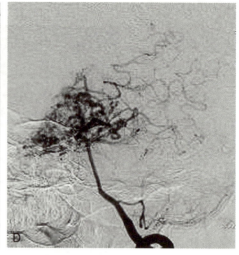

图 2-22　右侧颈内动脉和椎动脉供血 AVM 的 DSA 表现

A. 正位右颈内动脉造影动脉期,可见右侧大脑中动脉增粗,血管迂曲;B. 正位右颈内动脉造影静脉期,可见粗大的引流静脉流入乙状窦和横窦;C. 侧位右颈内动脉造影动脉期,展示多支大脑中动脉参与畸形血管供血;D. 斜位右椎动脉造影动脉期,可见大脑后动脉也参与畸形血管供血。

【诊断与鉴别诊断】

MRI 平扫可见伴有流空血管的团块,脑动脉 MRA、CTA 或 DSA 可见粗大的供血动脉、引流静脉和畸形血管团,诊断不难。SWI 对诊断微小病变更有价值。

三、颅脑外伤

颅脑外伤是常见的神经外科疾病,其中急性脑外伤具有很高的病死率。影像学检查对颅脑外伤的诊断及预后判断具有重要价值。CT 可直接显示血肿和脑挫裂伤,并指明病变的部位、范围,是首选的影像学检查方式。颅脑外伤常合并脑实质损伤,其中脑实质损伤与否对预后起主要作用。严重的颅脑外伤不仅要了解颅骨损害情况,更重要的是明确是否伴发颅内损伤,确定有无脑挫裂伤和颅内血肿,并作出鉴别诊断。由于 MRI 成像时间长,许多急救设施不能靠近 MRI 设备,因此对制动有困难的患者难以进行 MRI 检查,在疾病的急性期多不采用。但 MRI 对评价亚急性、慢性脑损伤及判断患者的预后和脑干损伤非常有价值。有鉴于此,颅脑外伤患者的影像学检查程序为:多数患者应直接做 CT;伴有颈椎骨折时,应先摄 X 线平片或对颈椎骨折采取措施后再行 CT 和 MRI 检查。

(一)颅骨骨折

【概述】

颅骨骨折(fracture of skull)绝大多数由直接撞击引起,在颅脑外伤中较为常见。

【临床与病理】

1. 临床表现　可表现为头颅局部肿胀、压痛。颅底骨折可出现脑脊液鼻漏、耳漏等症状。合并颅内其他损伤可出现不同程度的头痛、头晕及呕吐等。

2. 病理　按骨折部位分为颅盖骨折和颅底骨折,其中颅盖骨折最常见,占 80% 以上;按骨折形态分为线样骨折、凹陷骨折、粉碎性骨折和穿入性骨折,各种骨折类型可并存。颅骨骨折多合并颅内其他损伤。

【影像学表现】

1. X 线表现

（1）线样骨折：最常见的类型，表现为边缘清晰的线样透亮影（骨折线），方向不定，长度和宽度各异，边缘锐利无硬化。位于颅盖骨者显示清晰，但位于颅底骨者由于组织重叠和缺乏对比显示不佳。

（2）凹陷骨折：表现为颅骨内、外板骨折或仅内板骨折，并向颅内凹陷，呈环形或星形，凹陷骨片的边缘可以和正常颅骨重叠而形成线条或带状致密影，切线位可确切显示骨片的凹陷深度。婴幼儿颅骨弹性好，属青枝骨折，凹陷边缘无骨折线。

（3）粉碎性骨折：多发生在暴力直接撞击区，可见多块碎骨片分离、陷入或重叠，典型表现为多数骨裂纹以撞击部位为中心向外散射，形成星状图案。

（4）穿入性骨折：是由锐器或枪弹导致的穿通伤，表现为颅骨局限性缺损，骨碎片向颅内移位并伴有异物存留。

（5）颅缝分离：较骨折少见，可单独发生或与骨折并发，常见于儿童及少年。表现为两侧颅缝不对称，当两侧缝宽度相差 1mm 以上或一侧缝宽度超过 1.5mm 即可诊断。

（6）颅底骨折：骨折的直接征象常显示不清，但可见间接征象，表现为颅内积气、鼻窦及乳突气房混浊，前者为鼻窦、乳突气房内气体经骨折线进入颅内形成，后者则为颅底骨折出血或脑脊液漏入所致。

2. CT 表现

（1）颅骨骨折需用骨窗观察，其各型表现与 X 线平片相同。

（2）CT 能更清晰地显示骨折的部位、骨折碎片分布及骨折凹陷程度，更重要的是 CT 能够显示颅骨骨折继发和并发的颅内损伤。

（3）颅底骨折时必须采用高分辨力扫描才能显示骨折线，与 X 线平片一样，颅内积气、窦腔积液是颅底骨折的间接征象，常提示颅底骨折的存在。

【诊断与鉴别诊断】

常规 X 线及 CT 显示颅骨骨折较为容易，但颅底骨折有时需综合间接征象或薄层 CT 扫描加以确定。颅骨骨折一般首选 X 线平片检查，之后行 CT 扫描了解颅内情况，有时根据病情可首选 CT 检查。颅骨骨折的骨折线要与正常颅缝相鉴别。正常颅缝有固定的位置和走行，且两侧对称。

（二）硬膜外血肿

【概述】

硬膜外血肿（epidural hematoma）是指外伤后血液积聚于颅骨内板与硬脑膜之间。

【临床与病理】

1. 临床表现　多发生于头颅直接损伤部位，常为加速性头颅伤所致，局部常伴骨折。因血肿部位不同，临床表现不尽相同。典型意识变化为：外伤后原发昏迷→中间清醒期→继发性昏迷。其他症状包括头痛、呕吐等颅内高压的表现，严重者可出现脑疝症状。

2. 病理　硬膜外血肿多为急性（3 天内），亚急性（3 天~3 周）和慢性（3 周以上）少见。硬膜外血肿大多是由颅骨骨折伤及脑膜动脉所致，骨折线常越过脑膜中动脉或其分支，以动脉性出血为主，少数为静脉出血。因硬脑膜与颅骨粘连紧密，故血肿范围局限，形成双凸透镜形。硬膜外血肿可多发，多不伴脑实质损伤。

【影像学表现】

1. X 线表现

（1）平片：可见颅骨骨折，其诊断价值较小。

（2）X 线血管造影：可确定硬膜外血肿部位及大致范围。表现为：①对比剂由血管破裂处外溢；②脑膜中动脉或上矢状窦受血肿压迫而远离颅骨内板；③血肿推挤脑血管分支离开颅骨内板,形成局限性梭形或半月形无血管区。

2. CT 表现

（1）急性硬膜外血肿:典型表现为颅骨内板下方梭形或双凸透镜形高密度区,边界光滑锐利,范围一般不超过颅缝(图 2-23),如果骨折超越颅缝则血肿亦可超越颅缝。血肿多在骨折部位下方,开放性骨折可出现血肿内积气。可见邻近皮质出现受压内移,皮髓质界面内移以及中线结构移位、侧脑室受压等占位效应和其他颅内损伤。

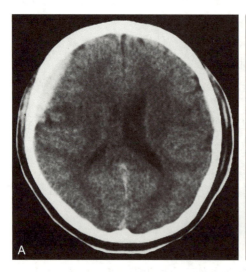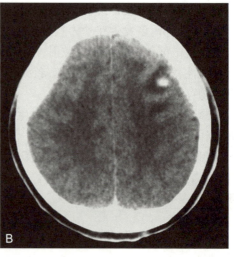

图 2-23　脑挫裂伤合并硬膜外血肿 CT 表现

男,32 岁。左额脑挫裂伤、右额硬膜外血肿。CT 平扫左额叶可见小片状出血及周围脑组织水肿,右额颅骨内板下梭形高密度影。

（2）亚急性、慢性硬膜外血肿:表现为颅骨内板下方的梭形或双凸透镜形等、低密度区,增强扫描可见血肿内缘的包膜强化。

3. MRI 表现　血肿的 MRI 信号演变同脑内血肿:①急性期血肿 T_1WI 等信号,T_2WI 低信号;②亚急性期血肿 T_1WI 及 T_2WI 均呈高信号(图 2-24);③慢性期血肿 T_1WI 逐渐呈低信号,T_2WI 高信号,周边呈低信号(含铁血黄素沉积所致)。

【诊断与鉴别诊断】

硬膜外血肿患者有明确的颅脑外伤史,有昏迷→清醒→昏迷的典型意识变化及颅内压增高表现。本病主要与硬膜下血肿相鉴别。

（三）硬膜下血肿

【概述】

硬膜下血肿(subdural hematoma)是指发生于硬脑膜与蛛网膜之间的血肿。

【临床与病理】

1. 临床表现　常为减速性头外伤所致。急性硬膜下血肿病情危重,发展较快。多为持续性昏迷,且进行性加重,脑疝和颅内压增高出现较早。亚急性硬膜下血肿与急性硬膜下血肿相似,仅症状出现较晚。慢性硬膜下血肿有轻微头部外伤史,症状轻,病程发展较慢,可有头痛、头晕、轻偏瘫等表现,也可无明显症状。

2. 病理　硬膜下血肿是指外伤或非显著外伤致脑对冲伤处的静脉窦或窦旁桥静脉、皮质小血管破裂,血液流入硬膜与蛛网膜之间的硬膜下间隙形成的血肿。因蛛网膜柔软无张力,血液可沿脑表面分布到硬膜下腔的广泛间隙,形成较大范围的血肿,多为额、顶和颞叶同时受累。硬膜下血肿常与脑挫裂伤同时存在,可视为脑挫裂伤的一种并发症,称为复合性硬膜下血肿。根据血

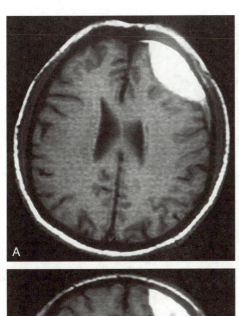
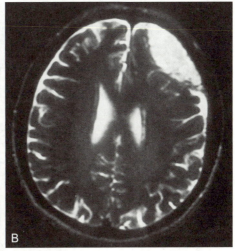
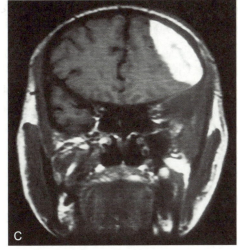

图 2-24 亚急性期硬膜外血肿 MRI 表现
A. T₁WI 横断位像,示左额颅骨内板下梭形高信号,边界清楚;B. T₂WI 横断位像,上述病变呈梭形高信号;C. T₁WI 冠状位像,上述病变亦呈梭形高信号,信号稍不均匀。

肿形成时间分为急性(3 天以内)、亚急性(3 天~3 周)和慢性硬膜下血肿(3 周以上)。

【影像学表现】

1. X 线表现 X 线脑血管造影可确定硬膜下血肿的部位及大致范围,表现如下。

(1)脑表面的血管及脑实质因血肿的存在离开颅骨内板及硬膜而形成颅骨内板下方的无血管区。

(2)无血管区在急性与亚急性血肿中较广泛、较薄,切线位呈新月状或镰状。

(3)慢性硬膜下血肿较厚,多呈梭形或半月形。

2. CT 表现

(1)平扫

1)急性硬膜下血肿:①颅骨内板下新月形高密度区,血肿范围广泛,不受颅缝限制(图 2-25);②血肿密度不均匀,系蛛网膜破裂而脑脊液混入血肿所致;③占位效应明显,表现为脑皮质受压向内侧移位,局部脑沟消失,同侧侧脑室受压变形移位,中线结构向对侧移位。

2)亚急性硬膜下血肿:根据病程长短不同而表现各异。早期仍呈高密度;随着血红蛋白逐渐被破坏、溶

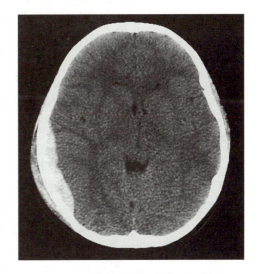

图 2-25 急性硬膜下血肿 CT 表现
CT 平扫示左侧额颞部及右侧颞枕部颅骨内板下方新月形高密度影,以右侧为著,中线结构略向左侧移位。

解和吸收,可呈均匀等密度,或因分为沉淀于下层的血细胞和上浮的血清而表现为新月形血肿的上半部呈低密度、下半部呈高密度,两层之间以平面分界清晰;晚期血肿可呈不均匀密度,占位效应明显。

3)慢性硬膜下血肿:呈梭形、新月形低密度影,有占位效应。少数慢性硬膜下血肿内可形成分隔,可能是由血肿内机化粘连所致。慢性硬膜下血肿有时还可形成"盔甲样脑",即大脑由广泛的钙化壳包绕,此征象临床少见。

(2)增强扫描:仅用于亚急性或慢性硬膜下血肿,特别是对诊断等密度硬膜下血肿有帮助。可见远离颅骨内板的皮质和静脉强化,也可显示连续或断续的线状强化血肿包膜(由纤维组织及毛细血管构成),有助于清楚地勾画出等密度血肿在内的硬膜下血肿轮廓。

3. MRI 表现

(1)MRI 显示血肿的形态与 CT 表现相同。

(2)MRI 上血肿信号改变与血肿的期龄密切相关:①急性期血肿 T_1WI 呈等信号,T_2WI 呈低信号;②亚急性期血肿 T_1WI 与 T_2WI 均呈高信号;③慢性期血肿内的高铁血红蛋白逐步变成含铁血黄素,T_1WI 信号低于亚急性期,但仍高于脑脊液,T_2WI 仍为高信号,但最终转为低信号。

【诊断与鉴别诊断】

急性硬膜下血肿有明确的外伤史、严重的意识障碍、明显的颅内压增高症状;CT 可见颅骨内板下新月形或半月形高密度影;MRI 图像示 T_1WI 等信号、T_2WI 低信号。慢性硬膜下血肿多位于额顶颞凸面,CT 表现为颅骨内板下新月形混杂密度或等密度影,有占位表现;MRI 表现与 CT 表现的形态相似,T_1WI 信号高于脑脊液,T_2WI 高信号。本病主要与硬膜外血肿相鉴别。

(四)外伤性脑内血肿

【概述】

颅脑外伤后,脑实质内出血形成血肿称为脑内血肿(intracerebral hematoma),约占颅脑外伤的 1%,占颅内血肿的 5%。常位于受力点或对冲性部位,多发生于额、颞叶,其次为额颞或颞顶交界区,常伴发脑挫裂伤。

【临床与病理】

1. 临床表现　与急性硬膜下血肿相似,表现为不同程度的意识障碍和神经系统症状。

2. 病理　血肿多位于脑白质内,但也可通过挫裂伤进入脑室内。血肿形成 4~5 天后挫裂的脑组织软化,血块分解成棕黄色液体,局部胶原纤维和神经胶质细胞增生;2~3 周血肿周围形成假包膜;随着血肿周围血液循环将血肿逐渐吸收,残留脑内囊肿样结构。

【影像学表现】

1. X 线表现　X 线脑血管造影可见占位表现,与肿瘤的占位表现类似。

(1)血肿区血管稀少、痉挛,局部脑血管变细,呈对称性、波浪状收缩。

(2)血肿周围血管被推移、拉直或呈弧形包绕血肿。

2. CT 表现

(1)平扫:①圆形或不规则形的高密度肿块,CT 值 50~90Hu,周围可见低密度水肿区及占位效应;②随着血红蛋白的崩解,血肿密度逐渐减低,血肿体积呈向心性缩小;③发病后 2~4 周血肿可为等密度,4 周后可为低密度。体积较小的血肿及小儿患者的血肿吸收速度可较快。

(2)增强扫描:慢性期血肿周围包膜形成后可行 CT 增强扫描,表现为血肿中心呈稍高或等密度,外围呈低密度,周围环形强化。形成囊肿后则为均匀低密度区,无强化效应。

3. MRI 表现　与高血压脑内出血相同,信号演变情况与分期有关。

【诊断与鉴别诊断】

患者有明确的外伤史,脑血管造影显示局部无血管区及周围血管包绕。CT 可显示血肿呈不规则的高密度区,周围可见低密度水肿带,有明显的占位效应,随血肿被逐步吸收,其密度发生相应变化。外伤后颅内血肿形态及信号变化与高血压性脑出血相似,需要鉴别。

(五)脑挫裂伤

【概述】

脑挫裂伤(laceration and contusion of brain)是指颅脑外伤所致的脑组织器质性损伤,分为脑挫伤和脑裂伤。脑挫伤是指由外伤颅骨内面脑组织的横向运动擦伤脑组织所致的局灶性微小脑出血灶;脑裂伤是指脑、软脑膜血管的断裂。脑挫伤和脑裂伤常同时发生,称脑挫裂伤。本病常发生于着力点及其附近,也可发生于对冲部位,且常并发蛛网膜下腔出血。

【临床与病理】

1. 临床表现　与脑挫裂伤的部位、范围和程度相关,可表现为头痛、恶心、意识障碍等。

2. 病理　包括脑外伤引起的局部脑水肿、坏死、液化和多发散在小灶出血等改变,常伴蛛网膜下腔出血、脑内血肿、脑外血肿和颅骨骨折等。脑挫裂伤好发于额叶底部和颞极,病理上可分为三期:急性损伤及挫伤液化伴水肿发生期、修复期、坏死组织崩解和囊腔形成期。

【影像学表现】

1. X线表现

(1)X线脑血管造影早期脑挫裂伤局部血管痉挛,但无明显移位。

(2)严重脑挫裂伤致颅内压增高时,可致颈内动脉在颅底部痉挛阻断,呈鼠尾状改变。

(3)脑水肿可引起脑血管拉直,各支血管彼此分散。

2. CT表现

(1)典型表现为形态不一、大小不一的低密度区,边界不清,灰白质常同时受累,低密度区中可见散发点片状高密度出血(图2-26),有时灶状出血可融合为较大血肿。约1/3为多发病变。

(2)有占位效应,表现为同侧脑室受压,中线结构移位,重者可出现脑疝。

(3)可并发脑内和脑外血肿、蛛网膜下腔出血、颅骨骨折、颅内积气等。

(4)晚期可形成软化灶,表现为局部水样低密度灶,邻近脑沟增宽,脑室扩大。

3. MRI表现

(1)脑挫裂伤的MRI表现与脑水肿、出血和脑挫裂伤的程度有关。

(2)早期 T_1WI 呈片状低信号, T_2WI 呈片状高信号,病变信号可不均匀(病变内出血与水肿混杂所致),有占位效应;病变内点片状出血与脑出血信号变化一致。

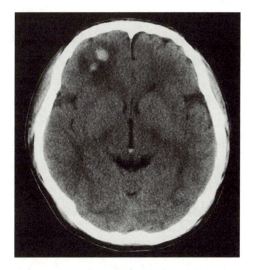

图2-26　脑挫裂伤CT表现

男,26岁。CT平扫右额叶内可见小片状高密度影,周围有低密度脑水肿区。

(3)晚期软化灶表现为 T_1WI 低信号、 T_2WI 高信号,由于其中有含铁血黄素沉积,表现为 T_2WI 的高信号病变内散在的低信号区,伴局部脑萎缩表现,即脑室扩大、脑沟增宽。脑挫裂伤也可以完全愈合不留痕迹。

【诊断与鉴别诊断】

脑挫裂伤患者有明显的头颅外伤史,典型的CT表现为低密度水肿区多发散在斑点状高密度出血灶,可融合。若CT仅表现为低密度水肿,而无高密度出血灶,则诊断为脑挫伤。对于急性脑外伤出血,CT比MRI显示效果更佳,对亚急性和慢性脑挫裂伤的显示MRI优于CT。

四、颅内感染性疾病

（一）脑脓肿

【概述】

脑脓肿（brain abscess）是由化脓性细菌感染导致的脑实质炎症，也是中枢神经系统常见的化脓性感染。脑脓肿以耳源性常见，多见于幕上，颞叶较多，也可见于额、顶、枕叶，小脑脓肿少见。常见病菌为金黄色葡萄球菌、链球菌或肺炎链球菌等。

【临床与病理】

1. 临床表现 临床表现不具有特异性，主要包括三类症状：急性感染症状、颅内压增高症状和脑内局灶性症状。初期患者除原发感染症状外，一般均有急性全身感染症状；包膜形成后，上述症状可好转或消失，可逐渐出现颅内压增高和局部定位征，或因脑疝形成或脓肿破溃出现病情突然恶化。

2. 病理 脑脓肿可单发，也可多发、多房，多有显著的占位效应和周围水肿。脑脓肿可分3个时期：①急性脑炎期；②化脓期；③包膜形成期。

【影像学表现】

1. 急性脑炎期

（1）CT表现：①平扫：大片低密度灶，边缘模糊，伴占位效应，周围水肿明显；②增强扫描：呈无强化或不规则斑点状、脑回样强化。

（2）MRI表现：①平扫：T_1WI呈稍低信号，T_2WI呈稍高信号，占位效应明显；②增强扫描：呈无或轻度斑点状、脑回样强化；③DWI：呈稍高信号。

2. 化脓期

（1）CT表现：①平扫：低密度区内出现更低密度坏死灶，外有等密度包绕，最外为周围水肿；②增强扫描：呈轻度不均匀强化。

（2）MRI表现：①平扫：T_1WI病灶内出现更低信号区，T_2WI呈高信号，周边可见T_1WI稍高或等信号，T_2WI等信号或不规则薄壁；②增强扫描：薄壁呈不规则环状强化；③DWI：呈稍高信号（图2-27）。

3. 包膜形成期

（1）CT表现：①平扫：可见等密度环，内为稍低密度并可有气泡影，周围水肿减轻；②增强扫描：呈环形强化，代表脓肿壁，一般完整、光滑、均匀，部分脓肿可为多房分隔状。

（2）MRI表现：①平扫：脓肿壁在T_1WI上呈等或稍高信号，在T_2WI上呈等或稍低信号，脓腔内的脓液在T_1WI上呈低信号，在T_2WI上呈高信号，周边低信号带（包膜）周围水肿减轻；②增强扫描：呈环形强化；③DWI：呈中央显著高信号。

【诊断与鉴别诊断】

根据脑脓肿影像学表现，结合临床表现及实验室检查等可作出诊断，但不典型者需与星形细胞瘤、转移瘤、脑内血肿吸收期及手术后残腔相鉴别。

（二）结核性脑膜炎

【概述】

结核性脑膜炎（tuberculous meningitis）是由结核分枝杆菌引起的脑膜炎症，常发生于儿童和青年人。

【临床与病理】

1. 临床表现 多出现全身中毒症状、脑膜刺激征、颅内压增高、癫痫、意识障碍等；脑脊液压力增高，细胞及蛋白质含量中度增加。

2. 病理 是由结核分枝杆菌引起的脑膜炎症，蛛网膜下腔多有大量炎性渗出物黏附、积聚，

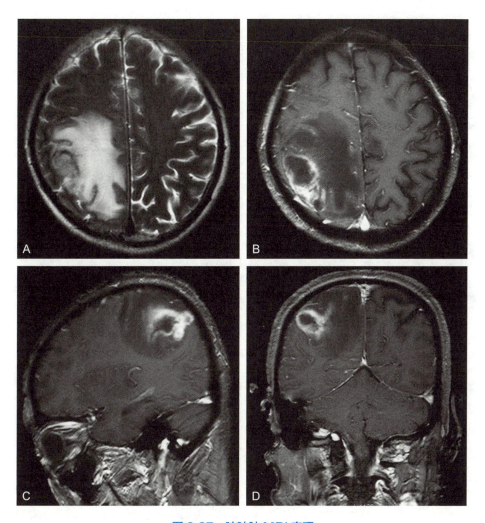

图 2-27 脑脓肿 MRI 表现

A. T_2WI 横断位平扫像;B. T_1WI 横断位增强像;C. T_1WI 矢状位增强像;D. T_1WI 冠状位增强像。A 为 MRI 平扫,示右侧顶叶类圆形稍高信号,周围见稍低信号环及大片状水肿带;B~D 为 MRI 增强像,病变呈明显不均匀强化。

尤以颅底部为著;脑膜面及脑实质内可有小结核结节形成。以结核性脑膜渗出和肉芽肿为基本病理改变,可合并脑结核球、结核性脑脓肿、脑梗死和脑积水。

【**影像学表现**】

1. 结核性脑膜炎

(1) CT 表现

1) 渗出物:①平扫:颅底部脑池大量炎性渗出时,蛛网膜下腔的脑脊液密度消失而呈等或高密度,以颅底部脑池、外侧裂显著,后期局部可见点状钙化;②增强扫描:脑膜呈线样强化和/或结节状强化,形态不规则。

2) 粟粒样结核结节:①平扫:脑膜、大脑及小脑实质内可见粟粒样等或低密度结节;②增强扫描:小结节明显强化。

3) 肉芽肿形成:可见局部脑池闭塞。

4) 可出现脑积水、脑水肿,局限性脑缺血及脑梗死。

(2) MRI 表现(图 2-28)

1) 平扫:颅底部脑池结构不清,蛛网膜下腔,特别是颅底部脑池、外侧裂的炎性渗出物在 T_1WI 呈稍低信号,T_2WI 和 FLAIR 呈稍高信号。

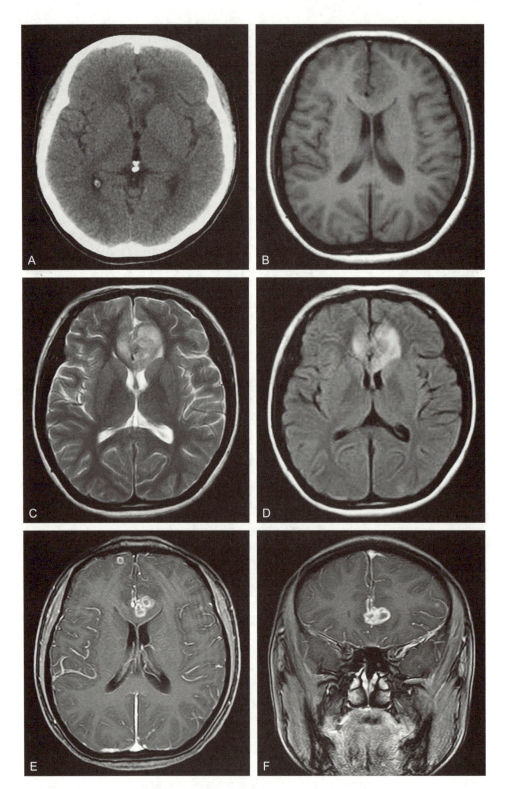

图 2-28 结核性脑膜炎 CT 和 MRI 表现

A. CT 横断位像;B. MRI T_1WI 横断位像;C. MRI T_2WI 横断位像;D. MRI FLAIR 横断位像;E. MRI T_1WI 横断位增强像;F. MRI T_1WI 冠状位增强像。A 示双侧扣带回及胼胝体膝密度略减低,邻近蛛网膜下腔显示不清;B~D 示双侧扣带回及胼胝体膝片状 T_1WI 稍低信号,T_2WI 及 FLAIR 稍高信号,邻近蛛网膜下腔 T_2WI 及 FLAIR 信号增高,左侧侧脑室前角受压;E、F 为 MRI 增强扫描,示双侧扣带回、右侧额叶及胼胝体膝多个类圆形强化影,邻近脑膜可见增厚强化。

2）增强扫描:增强后可见相应脑膜呈不规则条形强化或结节样显著强化。部分严重或晚期患者可见到大脑半球凸面的脑膜增厚、异常强化。

2. 脑结核球

（1）CT表现:①平扫:为等密度、高密度或混杂密度的结节,部分结节内有钙化;②增强扫描:呈结节状或环形强化。

（2）MRI表现:①平扫:T_1WI呈略低信号,包膜为等信号;T_2WI多数信号不均,包膜信号可低可高,周围水肿轻。钙化在T_1WI、T_2WI一般为低信号。②增强扫描:所见同CT。③DWI:呈等或混杂低信号,部分呈高信号。

3. 结核性脑脓肿

（1）CT表现:①平扫:脑实质内多发小的等密度或低密度结节影,弥漫分布于大脑与小脑区;②增强扫描:结节有强化。

（2）MRI表现:①平扫:T_1WI呈等或稍低信号,T_2WI呈等或稍高信号;②增强扫描:囊壁明显强化;③DWI:脓腔多呈高信号。

【诊断与鉴别诊断】

结核性脑膜炎是由结核分枝杆菌引起的脑膜弥漫性炎症,可波及脑实质,多发于颅底部脑池,结核性脑膜渗出和结核性肉芽肿为其典型表现,根据上述CT和MRI表现,结合病史及全身中毒症状等可作出诊断。

（三）脑囊尾蚴病

【概述】

脑囊尾蚴病又称脑囊虫病（cerebral cysticercosis）,是最常见的脑寄生虫病,即囊虫异位于脑内,约占囊尾蚴病的80%,全国各地均有发生。

【临床与病理】

1. 临床表现　脑囊尾蚴病多起病缓慢,常见症状有癫痫发作、颅内压增高、脑膜刺激征或局灶性神经功能缺损,严重者出现意识及精神障碍。脑脊液检查可见嗜酸性粒细胞增多。

2. 病理　活动性和过渡性脑囊尾蚴病按照发病部位分为:①脑实质型;②脑室型;③脑膜型;④混合型。

【影像学表现】

1. 脑实质型

（1）CT表现（图2-29）

1）平扫:脑内散在多发低密度小囊,多位于皮髓质交界区;囊腔内见致密小点为囊虫头节。

2）增强扫描:结节有轻度强化。囊虫坏死后呈钙化小点,CT显示灵敏。

（2）MRI表现（图2-29）

1）平扫:MRI表现典型,小囊主体T_1WI呈低信号、T_2WI呈高信号;其内多见直径2~3mm的壁结节,代表头节,呈T_1WI高信号、T_2WI高信号。

2）增强扫描:增强T_1WI囊壁及头节轻度强化。囊虫死亡后,不典型者可表现为单个大囊、肉芽肿、脑炎或脑脓肿。

2. 脑室型　以第四脑室多见,CT及MRI直接征象有限,多为局部脑室扩大,合并积水等间接征象;囊壁、头节可有强化。

3. 脑膜型　病变多位于蛛网膜下腔,与脑膜粘连,CT及MRI表现与脑室型相似,局部蛛网膜下腔扩大,邻近脑实质受压及脑膜强化等。

4. 混合型　上述两种或两种以上类型表现同时存在。

【诊断与鉴别诊断】

根据上述脑囊尾蚴病影像学表现,结合患者绦虫病病史、囊虫补体结合试验阳性可作出诊断,不典型者需与其他脑炎、脑梗死等相鉴别。

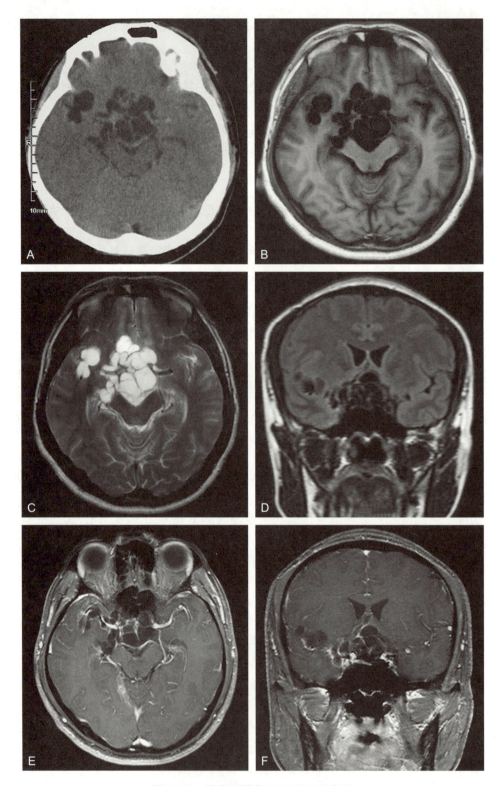

图 2-29 脑囊尾蚴病 CT 和 MRI 表现

A. CT 横断位像；B. MRI T₁WI 横断位像；C. MRI T₂WI 横断位像；D. MRI FLAIR 冠状位像；
E. MRI T₁WI 横断位增强像；F. MRI T₁WI 冠状位增强像。A 示鞍区及右侧大脑外侧窝池
有多个不规则形囊状低密度影，其内见分隔，壁薄厚不均，脑干呈受压改变；B~D 示鞍区
及右侧大脑外侧窝池见多个不规则形囊状 T₁WI 及 FLAIR 稍低信号，T₂WI 呈高信号，壁
薄厚不均，囊壁 T₁WI 及 FLAIR 呈等信号，脑干受压；E、F 为 MRI 增强扫描，示病变囊性
成分不强化，囊壁呈环形强化。

（四）病毒性脑炎

【概述】

病毒性脑炎（viral encephalitis）是由各种病毒引起的一类以精神和意识障碍为主要表现的中枢神经系统感染性病变，常见病毒有单纯疱疹病毒、巨细胞病毒和人类免疫缺陷病毒（HIV）等。好发于儿童，也可见于成年人，呈散发而无季节性和地方性。

【临床与病理】

1. 临床表现　主要为发热、头痛、呕吐、意识障碍、惊厥，并可出现脑神经麻痹、肢体瘫痪和精神症状；体征可有脑膜刺激征和巴宾斯基征阳性等。

2. 病理　主要为病毒对脑实质的损害，确诊必须靠病毒分离及血清学检查。脑部病理改变呈弥漫性，多位于两侧大脑半球、额、顶、颞叶及岛叶等，但并不完全对称，颞叶为最常见部位，其次是额叶，可见脑组织出血、坏死，软脑膜常有少量出血，脑膜可伴轻到中度渗出；脑脊液检查可见淋巴细胞明显增多，病毒特异性抗体试验阳性。

【影像学表现】

1. CT表现

（1）平扫：单发或多发片状低密度影，伴轻度占位效应。

（2）增强扫描：不均匀强化。

2. MRI表现（图2-30）

（1）平扫：①多见于双颞叶底面、内侧面及岛叶，单发或多发病变，T_1WI呈略低信号区，周围环绕线状稍高信号影；②T_2WI呈高信号并逐渐向岛叶扩散。

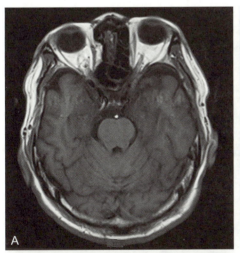
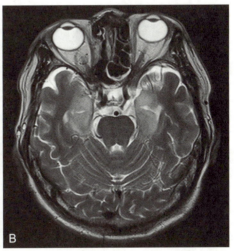
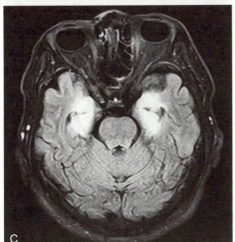

图2-30　病毒性脑炎MRI表现

A. T_1WI横断位像；B. T_2WI横断位像；C. FLAIR横断位像；A~C示颅脑两侧前扣带回、岛叶、额颞叶多发片状T_1WI稍低信号、T_2WI高信号、FLAIR高信号，局部脑沟变浅，脑组织肿胀，呈"刀切"征。

（2）增强扫描：呈点状、斑片状强化或弥漫性脑回样强化，强化程度低于软脑膜强化，也可无强化。

（3）弥散加权成像：出现细胞毒性水肿时水分子扩散受限，DWI出现异常高信号。

CT和MRI检查也可为阴性。

【诊断与鉴别诊断】

根据上述病毒性脑炎影像学表现，结合脑脊液病毒特异性抗体试验阳性及临床表现可作出诊断，但需与细菌性脑炎、早期脑脓肿等相鉴别。

五、脱髓鞘疾病

（一）脱髓鞘疾病的定义和分类

脱髓鞘疾病（demyelinating disease）是一组病因不明、病理显示以神经髓鞘脱失为特征的神经系统疾病。按照髓鞘发育是否正常，分为髓鞘发育正常的脱髓鞘疾病和髓鞘发育缺陷的脱髓鞘疾病两大类（表2-1）。前者指已发育成熟的髓鞘发生破坏，病理表现为血管周围炎症细胞的浸润；而后者由髓鞘形成过程中的神经鞘磷脂代谢异常所致。

表2-1　脱髓鞘疾病的分类

类型	疾病	
髓鞘发育正常的脱髓鞘疾病	多发性硬化	
	弥漫性硬化	
	同心圆性硬化	
	急性播散性脑脊髓炎	
	急性出血性白质脑炎	
	视神经脊髓炎	
	脑桥中央髓鞘溶解症	
	进行性多灶性白质脑病	
髓鞘发育缺陷的脱髓鞘疾病	嗜苏丹性白质营养不良	肾上腺脑白质营养不良
		先天性皮质外轴索发育不全
		科凯恩综合征（Cockayne综合征）
		新生儿嗜苏丹染色性白质营养不良
	脑脂质沉积病	异染性白质营养不良
		球形细胞脑白质营养不良
	巨脑性婴儿白质营养不良	
	海绵状脑病	

脱髓鞘疾病的共同影像学表现为脑白质内的多发斑片状病变，CT与MRI可以较好显示病变，但MRI对病变的显示比CT优越，是脱髓鞘疾病灵敏的检查方法。

（二）多发性硬化

【概述】

多发性硬化（multiple sclerosis，MS）指发生于大脑与脊髓，以病变的多发性、病程缓解与复发交替为特点的髓鞘发育正常的脱髓鞘疾病。病因不明，可能与早年病毒感染而在中枢神经系统引起的自身免疫反应有关，也可能与环境、遗传有关。

【临床与病理】

1. 临床表现　中青年女性多见，临床表现复杂多样，以病程时间的多发性与病变空间的多发性为特点。常有单侧或双侧肢体无力或麻木、视神经炎、癫痫、共济失调等临床表现，其中早期可有视神经损害的症状。

2. 病理　病变分布不一,主要发生于大脑半球白质内,以脑室周围、视神经、脊髓侧柱与后柱多见。早期表现为髓鞘崩解,周围炎细胞浸润,轴索保持完整。中期表现为吞噬细胞吞噬崩解物形成坏死灶,轴索消失。晚期胶质细胞增生,形成灰色斑块,表现为"硬化"。病变多发,新旧不一。

【影像学表现】

1. CT 表现

（1）平扫:主要表现为脑白质区内多发低密度影,病变分布不均,多见于侧脑室周围和半卵圆中心,多无占位效应,严重者可因病变融合而形成不规则条带状影。

（2）增强扫描:处于活动期的斑块可有明显强化,激素治疗后因血-脑脊液屏障恢复可不强化。

2. MRI 表现（图 2-31）

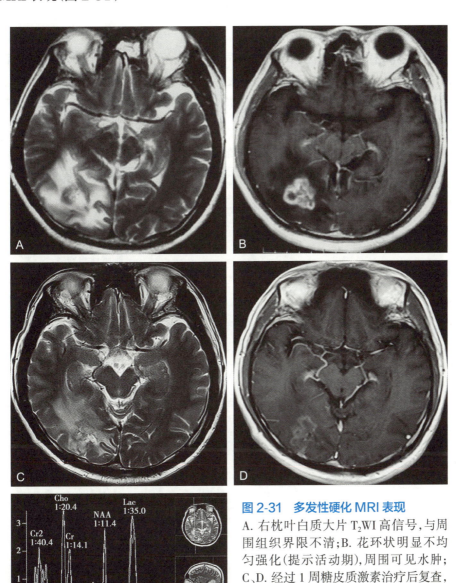

图 2-31　多发性硬化 MRI 表现

A. 右枕叶白质大片 T$_2$WI 高信号,与周围组织界限不清;B. 花环状明显不均匀强化(提示活动期),周围可见水肿;C、D. 经过 1 周糖皮质激素治疗后复查,水肿范围缩小,病变演变为轻度花环状不均匀强化;E. ^{1}H-MRS 感兴趣区共振频率于 2.02ppm 处 N-乙酰天门冬氨酸峰（NAA 峰）峰值下降,而于 3.2ppm 处胆碱峰（Cho 峰）峰值升高,在 1.32ppm 处出现乳酸峰（Lac 峰）。

（1）平扫：①多见于侧脑室周围的深部白质内，脑干以中脑大脑脚多见。T_1WI 呈等或低信号，T_2WI 呈高信号，脑脊液抑制序列呈高信号。②发生于侧脑室周围的病变，在冠状位及矢状位呈条状垂直于侧脑室，与侧脑室旁白质内的小血管走行方向一致，此征象称为直角脱髓鞘征。

（2）增强扫描：活动期斑块可呈结节状或环状强化。

（3）氢质子磁共振波谱成像（^{1}H-MRS）：^{1}H-MRS 检查也为诊断多发性硬化提供了重要信息。

【诊断与鉴别诊断】

MRI 显示早期多发性硬化比 CT 灵敏，灵敏度超过 85%，是最佳的影像学诊断方法。对于不典型的病例，应结合临床表现、免疫组织化学综合分析。需要与脑白质疏松症、皮质下动脉硬化性脑病、多发性脑梗死、脑炎、肾上腺脑白质营养不良、转移瘤、放化疗反应和结节病等鉴别。

六、先天性颅脑畸形

（一）先天性颅脑畸形的分类

先天性颅脑畸形是由胚胎期神经系统发育异常所致，约 40% 由遗传因素和宫内环境共同影响，其他发病原因不明。遗传因素包括染色体变异、隐性和显性遗传，宫内影响因素包括宫内的感染、缺氧、中毒等。先天性颅脑畸形分类常用 Demeyer 分类法（表 2-2），分为器官源性与组织源性，前者按照解剖分类，后者按照细胞结构分类。

表 2-2　先天性颅脑畸形 Demeyer 分类法

分类		疾病
器官源性	闭合畸形	脑膜膨出
		脑膨出
		无脑畸形
		胼胝体发育不全
		胼胝体脂肪瘤
		小脑扁桃体下疝畸形
		Dandy-Walker 综合征
	憩室畸形	视-隔发育不良
		前脑无裂畸形
		前脑无叶无裂畸形
	移行畸形	无脑回畸形
		小脑回畸形
		脑裂畸形
		沟回错乱畸形
	大小畸形	脑大畸形
		脑小畸形
		脑室缺如
组织源性		结节性硬化
		神经纤维瘤病
		Sturge-Weber 综合征

（二）胼胝体发育不全

【概述】

胼胝体发育不全（agenesis of corpus callosum）是胎儿最常见的颅脑畸形之一，常合并其他神经系统畸形，包括胼胝体缺如和胼胝体部分缺如，病因尚不明确。

【临床与病理】

1. 临床表现　多无明显症状。部分仅有轻度视觉障碍和交叉触觉定位障碍,智力正常。严重者有精神发育迟缓和癫痫,可发生脑积水及颅内高压。

2. 病理　胼胝体发育不全常伴有第三脑室上移,两侧侧脑室分离,也可伴有其他颅脑畸形。胼胝体部分缺如常表现为胼胝体压部、胼胝体嘴或胼胝体干缺如,而胼胝体膝常存在。

【影像学表现】

1. CT 表现

1）两侧侧脑室明显分离;后角相对扩大;第三脑室位置上移;两侧侧脑室前角呈"八"形分离。

2）胼胝体发育不全常伴有胼胝体脂肪瘤,CT 呈明显低密度。

2. MRI 表现（图 2-32）

1）正中矢状位显示最清楚,可见大脑半球内侧面的脑沟随上移的第三脑室顶部呈放射状排列,顶叶、枕叶和距状沟的会聚点消失。

2）横断位及冠状位显示两侧侧脑室分离,后角大而前角小,形成典型的蝙蝠翼状侧脑室外形,第三脑室抬高。合并脂肪瘤时 T_1WI 和 T_2WI 均呈高信号,脂肪抑制序列呈低信号。

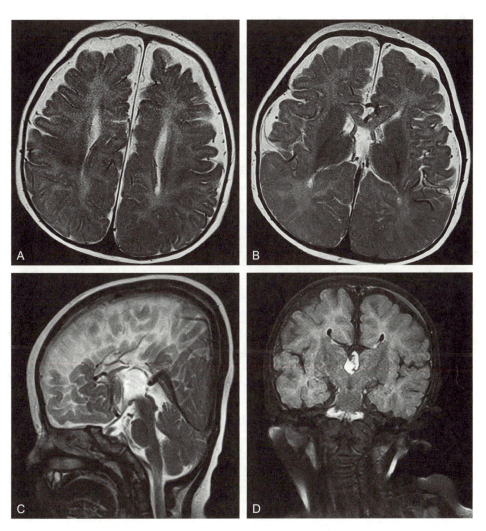

图 2-32　胼胝体发育不全 MRI 表现

A. T_2WI 横断位像示侧脑室明显分离;B. T_2WI 横断位像示第三脑室扩大上移并见明显蚓蜒状血管信号;C. T_2WI 矢状位像示胼胝体缺如;D. FLAIR 冠状位像示血管畸形,未见脂肪抑制。

【诊断与鉴别诊断】

根据典型影像学表现,诊断不难。需与透明隔囊肿鉴别,后者第三脑室位置正常,胼胝体存在且形态、位置正常。

(三) 先天性脑积水

【概述】

先天性脑积水(congenital hydrocephalus)又称婴儿脑积水(infantile hydrocephalus)、积水性无脑畸形。病因不明,可能由于胚胎时期颈内动脉发育不良,使大脑前、中动脉供血的幕上半球发育异常所致,也可能与母体感染、放射线损伤或缺氧有关。

【临床与病理】

1. 临床表现 出生数周或数月后逐渐出现临床症状,表现为头颅迅速增大,呈球形,与面部比例失调;吞咽困难,眼球运动失调、两眼下视呈"落日征",深反射亢进等。颅骨透光试验阳性。智力低下,多在 1 岁内死亡,个别可至 6 岁。

2. 病理 大脑半球形成一个囊,囊壁由软脑膜组成,其内衬为神经胶质组织,而不是室管膜。颅脑及脑膜发育正常。

【影像学表现】

1. CT 表现 幕上大脑半球区呈脑脊液样低密度。额叶、颞叶、顶叶脑实质几乎完全消失或残留极少。部分枕叶、基底节及丘脑保存。小脑和脑干发育一般正常,第四脑室位置、形态无异常改变。

2. MRI 表现 幕上为脑脊液信号,T_1WI 低信号,T_2WI 高信号。大脑、基底节、小脑及脑干结构正常。

【诊断与鉴别诊断】

需与重度脑积水、慢性双侧性巨大硬膜下血肿或水瘤以及脑严重缺氧相鉴别。重度脑积水脑实质极薄,但仍可见脑室轮廓,枕叶实质也变薄。慢性双侧性巨大硬膜下血肿或水瘤表现为极度扩张的硬膜下腔,内充满脑脊液;脑实质内移,脑室受压、变窄。脑严重缺氧可出现脑组织广泛变性,CT 平扫示脑组织密度减低,但高于脑脊液密度,脑室轮廓基本保持。

(四) 小脑扁桃体下疝畸形

【概述】

小脑扁桃体下疝畸形(Arnold-Chiari malformation)为小脑先天性发育异常,扁桃体延长经枕骨大孔至上段颈椎管内,部分延髓和第四脑室同时向下延伸,常伴脊髓空洞症、脑积水、脊髓纵裂等。

【临床与病理】

1. 临床表现 锥体束征、深感觉障碍及共济失调,合并脑积水时伴颅内压增高。

2. 病理 小脑扁桃体低于枕骨大孔 5mm 以上可诊断,低于枕骨大孔 3~5mm 为可疑异常。

【影像学表现】

1. CT 表现 矢状位显示最佳,小脑扁桃体呈舌状,位于枕骨大孔之下,延及第四脑室位置下移。部分合并脊髓空洞症,有时可见幕上积水。

2. MRI 表现 同 CT 表现。

【诊断与鉴别诊断】

需与颅内压增高所致的小脑扁桃体疝相鉴别,其扁桃体呈圆锥状下移,嵌入枕骨大孔,并伴有颅内占位及高颅压征象。

(五) 先天性第四脑室中孔和侧孔闭锁

【概述】

先天性第四脑室中孔和侧孔闭锁又称 Dandy-Walker 综合征,为先天性脑发育畸形,常见于婴儿和儿童。小脑发育畸形和第四脑室中、侧孔闭锁引起第四脑室囊性扩大和继发梗阻性脑积水。

【临床与病理】

1. 临床表现　头颅明显增大,与面部不相称,前后径增宽,以枕部膨隆为著,眼睛向下倾斜,智力尚可。

2. 病理　小脑蚓部发育不全甚至不发育,伴颅后窝囊肿。其囊壁由下髓帆组成,囊壁中央与蚓部残留组织相连,两侧和小脑半球相邻。

【影像学表现】

1. CT表现　颅后窝扩大,枕骨变薄。直窦与窦汇上移至人字缝以上。小脑半球体积小,蚓部缺如或缩小。第四脑室向后扩大,形成小脑后囊肿。常合并幕上畸形,如脑积水、胼胝体发育不全、枕部脑膨出等。

2. MRI表现　其内主要为液体信号,其余同CT表现。

【诊断与鉴别诊断】

需与颅后窝巨大蛛网膜囊肿相鉴别,它可压迫第四脑室,使其变小和向前移位,幕上脑室对称性扩大、积水,且囊肿不与脑室系统相通,脑积水程度也较本病轻。

(六) 脑灰质异位

【概述】

脑灰质异位(cerebral gray matter heterotopia)是指成神经细胞在胚胎发育过程中未能移至皮质表面的现象。

【临床与病理】

1. 临床表现　病变较小时可无或有癫痫发作,病变大时常有癫痫、精神呆滞和脑发育异常,也可伴有其他类型脑发育异常。

2. 病理　成神经细胞在胚胎发育过程中未能移至皮质表面。

【影像学表现】

1. CT表现　脑白质内发现异位的灰质灶,平扫或增强时CT值与正常灰质相近。

2. MRI表现　与灰质信号相等的异位灰质居白质内,多位于半卵圆中心,可有轻度的占位效应。伴有其他类型脑发育异常时亦可显示。

【诊断与鉴别诊断】

诊断不难,但需与颅内肿瘤相鉴别。

(七) 脑膜膨出和脑膜脑膨出

【概述】

脑膜膨出和脑膜脑膨出(meningocele and meningoencephalocele)是颅内结构经过颅骨缺损疝出于颅外的一种先天性发育异常。累及部分脑结构和被覆膜,致神经管形成障碍。原因不明,可能为胚胎时期神经管发育不良、中胚叶发育停滞,使颅骨、脑膜形成缺陷。可伴有其他发育异常。

【临床与病理】

1. 临床表现　囊性肿物与头部相连,出生时即可发现,也可于出生后几个月或几年发现,哭闹或咳嗽时肿物增大,张力增加,压迫肿物,则前囟突出。一般无明显的神经系统症状,也可表现为智力低下、抽搐及颅脑损害。

2. 病理

(1) 脑膜膨出:膨出囊由软膜和蛛网膜组成,硬膜常缺如。囊内充满脑脊液,不含脑组织。

(2) 脑膜脑膨出:膨出囊内含有脑组织、软膜和蛛网膜,有时包含部分扩张的脑室,局部脑组织受压变薄。

【影像学表现】

1. CT表现　骨质缺如和由此向外膨出的具有脑脊液密度的囊性肿物。合并脑膨出则为软组织密度影,膨出的包块呈圆形或椭圆形。脑室受压、变形,并移向患侧。

2. MRI 表现 颅骨缺损,脑脊液样信号强度的囊性肿物向外膨出,如有脑膨出同时伴有脑组织信号,脑室受牵拉、变形,并移向患侧。

【诊断与鉴别诊断】

诊断不难。但对于颅底部脑膜膨出或脑膜脑膨出应考虑与鼻息肉或鼻咽部肿瘤相鉴别。

七、脊髓与椎管内疾病

脊髓与椎管内疾病是发生在脊髓内、脊髓周围的蛛网膜下腔和硬膜下腔以及椎管内硬膜外腔的病变。主要有肿瘤、外伤、脱髓鞘疾病、感染及血管疾病等。临床常表现为截断性感觉和运动障碍,如身体某一水平面以下的感觉和运动功能减退,甚至消失;也可出现神经根压迫症状,即病变神经根支配区域的肢体出现麻木和疼痛等不适表现。早期发现病变,明确病变部位、性质及范围对治疗至关重要。由于椎管很长,检查部位相对局限,影像学检查需结合临床定位体征,即感觉运动消失的平面或神经根痛的平面,推测病变可能所在的椎体平面,合理选择扫描层面与范围。

病变的位置可以通过纵向定位和横向定位两个维度进行描述。纵向定位主要明确扫描的脊髓平面或椎体平面。需要特别注意的是,脊髓平面和椎体平面有差别,从颈段到腰段差别逐步增大,具体参照解剖学的描述。横向定位需要明确是髓内、髓外硬膜下还是硬膜外病变。

X 线诊断脊髓病变几乎没有价值,诊断髓外病变可以行椎管造影,可初步了解椎管梗阻及神经根情况。随着 MRI 的发展普及,椎管造影的临床应用逐渐减少。CT 对诊断髓外病变,特别是脊柱的骨质同时受累的病变,有一定的价值,但对脊髓病变价值非常有限。CT 脊髓造影(CT myelography,CTM)有利于提高定位和定性诊断能力。目前,MRI 是诊断脊髓病变和椎管内病变的最佳检查技术。

椎管内肿瘤是最常见的椎管内病变,60%~75% 来源于髓外硬膜下腔。肿瘤的横向定位与肿瘤的类型和来源有关。常见病变如下。

(一)脊髓内肿瘤

脊髓内肿瘤多数为胶质瘤,其中以室管膜瘤居多,约占脊髓内肿瘤的 60%;星形细胞瘤次之,其他类型肿瘤如脂肪瘤和皮样肿瘤少见。脊髓内肿瘤使脊髓发生局部膨大,常呈梭形,连续几个节段,偶尔甚至可累及脊髓大部或全长。脊髓表面常光滑,也可呈结节状。

1. 室管膜瘤

【概述】

脊髓室管膜瘤(spinal ependymoma)是最常见的脊髓内肿瘤,临床上多见于 30~70 岁。常位于颈髓和圆锥,马尾少见。

【临床与病理】

(1)临床表现:临床上多表现为背部、颈背部和腰骶部疼痛,25% 患者可伴局部神经功能损害,如下肢肌力弱、直肠和膀胱潴留、肛门和膀胱括约肌功能障碍等。

(2)病理:室管膜瘤起自中央管或终丝终室内的室管膜细胞,肿瘤边界清晰,生长缓慢。

【影像学表现】

(1)CT 表现:平扫呈均匀性低密度影,脊髓增粗或椎管扩大,囊变较常见,有时可见钙化。增强扫描囊变部分无强化,肿瘤实质部分轻度强化或不强化。CTM 可见蛛网膜下腔变窄,甚至消失,延迟强化有时可见对比剂进入囊腔。

(2)MRI 表现:平扫可见病变脊髓增粗,肿瘤平扫在 T_1WI 呈均匀低信号或等信号,在 T_2WI 呈高信号,其内可见出血、坏死和囊变信号(图 2-33)。相应的蛛网膜下腔变窄,甚至消失,出现椎管梗阻征象。增强扫描肿瘤呈实质部位均匀性强化,坏死区和囊变区不强化,邻近脊髓常合并中央管扩大(脊髓空洞症)。

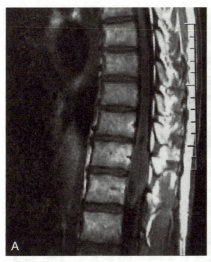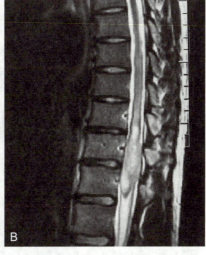

图 2-33　T₁₂~L₁ 节段椎管内室管膜瘤 MRI 表现

A. T₁WI 矢状位像;B. T₂WI 矢状位像。T₁₂~L₁ 节段椎管内脊髓占位性病变,脊髓明显增粗,T₁WI 呈等、低混杂信号,T₂WI 病变呈稍高信号,蛛网膜下腔变窄。

【诊断与鉴别诊断】

室管膜瘤在 CT 平扫呈均匀低密度,CT 增强扫描可轻度强化。在 MRI 上,病变脊髓增粗,T₁WI 呈等信号,T₂WI 呈高信号,MRI 增强扫描均匀强化。肿瘤以囊性成分为主要表现时与脊髓空洞症鉴别较困难,此外,还需与血管母细胞瘤、星形细胞瘤等其他髓内肿瘤相鉴别。

2. 星形细胞瘤

【概述】

脊髓星形细胞瘤(astrocytoma)多好发于儿童,发病部位以颈胸段多见,占 75%,脊髓远端和终丝约占 25%,肿瘤病变局限,但可浸润性生长,累及多个脊髓节段,甚至脊髓全长。

【临床与病理】

(1)临床表现:临床表现为局限性疼痛,晚期可引起脊髓功能不全的症状和体征。临床上多见于儿童,无性别差异。

(2)病理:脊髓内星形细胞瘤多为纤维性星形细胞瘤,其恶性程度比脑内星形细胞瘤低,以低分化肿瘤多见,76% 为 I~Ⅱ级,Ⅲ~Ⅳ级仅占 24%。病变脊髓呈梭形膨大,范围累及多个节段。肿瘤可发生囊变,远端可继发脊髓积水。

【影像学表现】

(1)CT 表现:平扫脊髓不规则增粗,肿瘤呈略低密度或等密度,少数可呈高密度,边界不清,多有囊变,常累及多个脊髓节段;增强扫描肿瘤强化不均匀。CTM 可见椎管增宽,病变脊髓梭形增大,蛛网膜下腔变窄。CT 检查特异度和灵敏度较低。

(2)MRI 表现:可见肿瘤平扫 T₁WI 呈低信号,T₂WI 呈高信号,病变范围广泛,常累及多个脊髓节段,合并出血、坏死或囊变时信号不均匀;增强扫描肿瘤实质部位明显强化,坏死和囊变区不强化(图 2-34)。

【诊断与鉴别诊断】

脊髓内星形细胞瘤好发于儿童,边界不清,在 CT 平扫上呈等密度,增强扫描呈不均匀强化。在 MRI 上,肿瘤 T₁WI 呈低信号,T₂WI 呈高信号,增强扫描显著不均匀强化。肿瘤需与室管膜瘤鉴别,后者病变局限,边界较清楚,多呈均匀强化,可出现"帽征"。

(二)髓外硬膜下肿瘤

髓外硬膜下肿瘤是位于脊髓外蛛网膜下腔内的肿瘤,以神经鞘瘤和脊膜瘤居多,分别占椎管

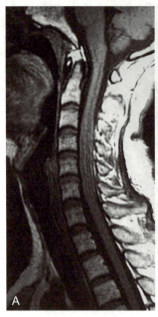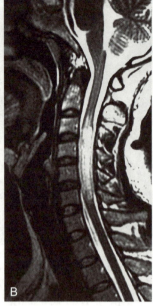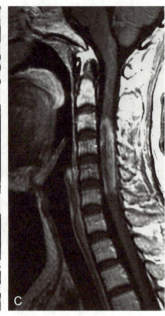

图 2-34　颈髓内星形细胞瘤 MRI 表现

A. T_1WI 矢状位像；B. T_2WI 矢状位像；C. T_1WI 矢状位增强像。MRI 平扫 C_3~C_6 节段脊髓增粗，T_1WI 呈低信号，T_2WI 呈高信号，增强扫描病灶不均匀强化。

内肿瘤的 29% 和 25%，多为良性。前者可位于硬膜内、外，后者主要位于硬膜内。由于肿瘤紧邻蛛网膜，故易引起蛛网膜下腔完全性梗阻和形态上的变化。

1. 神经鞘瘤

【概述】

神经鞘瘤（neurinoma）为最常见的椎管内肿瘤，起源于神经鞘膜的施万细胞，故又称施万细胞瘤（schwannoma）。

【临床与病理】

（1）临床表现：早期直接刺激和牵拉感觉神经，造成神经根性疼痛，随后逐渐发展，压迫脊髓，造成感觉障碍和运动障碍。最常见于 20~40 岁，无性别差异。

（2）病理：肿瘤最常发生于髓外硬膜内，以胸、腰段略多，呈孤立结节状，有完整包膜，常与 1~2 支脊神经根相连，与脊髓多无明显粘连。由于肿瘤生长缓慢，脊髓长期受压，常有明显压迹，甚至呈扁条状。肿瘤少有钙化，但可有囊变。主要表现为位于硬膜内、外的肿瘤，甚至可以累及到椎管外，呈典型跨椎管内外的哑铃形改变。

【影像学表现】

（1）CT 表现：平扫肿瘤呈类圆形实质性肿块，密度较脊髓略高，脊髓受压移位；增强扫描呈中等强化。肿瘤易向椎间孔方向生长，致其扩大，典型者呈哑铃形改变，CT 斜矢状位可见椎间孔扩大，或椎弓根骨质吸收等改变。

（2）MRI 表现：肿瘤平扫 T_1WI 呈等、稍低信号，边缘光滑，常较局限，肿瘤常位于脊髓背外侧，脊髓受压移位，肿瘤同侧蛛网膜下腔扩大。肿瘤 T_2WI 呈高信号，较大的肿瘤内常见囊变，肿瘤跨越椎间孔生长时呈哑铃形改变；增强后实质部位明显强化，囊变区不强化，可清楚显示肿瘤累及的范围（图 2-35）。

【诊断与鉴别诊断】

神经鞘瘤常有相应椎间孔扩大、椎弓根吸收破坏等骨质结构改变，在 CT 扫描上可见略高于脊髓密度的肿瘤。在 MRI 上，T_1WI 呈等、稍低信号，T_2WI 呈高信号，增强明显强化，囊变常见，根

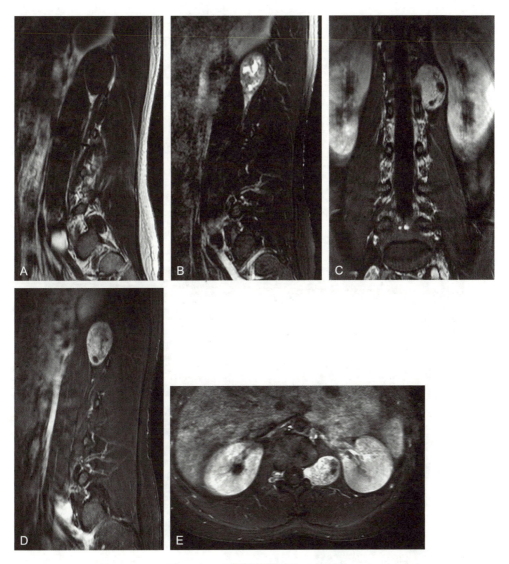

图 2-35 腰段神经鞘瘤 MRI 表现

A. T$_1$WI 矢状位像;B. T$_2$WI 矢状位像;C. T$_1$WI 冠状位增强像;D. T$_1$WI 矢状位增强像;E. T$_1$WI 横断位增强像。L$_1$~L$_2$ 椎管左侧可见椭圆形肿瘤,信号欠均匀,边界清楚,T$_1$WI 呈稍低信号,T$_2$WI 呈等、高信号,硬膜外脂肪受压,肿瘤增强后明显不均匀强化,肿瘤沿椎间孔向椎管外生长。

据上述典型表现不难诊断。需与脊膜瘤鉴别,脊膜瘤密度或信号改变虽与神经鞘瘤相似,但易出现钙化,囊变少见,脊膜瘤可见宽基底与脊膜相连,向椎间孔侵犯者较少,很少出现哑铃形改变,两者多可区别。

2. 脊膜瘤

【概述】

脊膜瘤(spinal meningioma)的发病率在椎管内肿瘤中居第 2 位,肿瘤起源于脊髓蛛网膜细胞。70% 以上发生在胸段,颈段次之(20%),腰骶段很少见。

【临床与病理】

(1)临床表现:肿瘤生长缓慢,压迫神经根出现局部疼痛。可有感觉障碍,表现为下肢远端感觉异常,继而逐渐向上发展;可有运动障碍,表现为锥体束征出现早而显著,括约肌障碍出现晚。临床上 2/3 以上发生于中年,高峰值年龄为 50~70 岁,女性略多。

(2)病理:绝大多数肿瘤生长于髓外硬膜内,少数位于硬膜外,通常发生在靠近神经根穿过的突起处,大多数呈圆形或卵圆形,大小不等,一般直径为 2.0~3.5cm,以单发为多,呈实质性,镜下常见钙化,但大的钙化少见,质地较硬,包膜上覆盖有较丰富的小血管网,肿瘤基底较宽,与硬膜粘连较紧。肿瘤压迫脊髓使之变形、移位。

【影像学表现】

(1)X 线椎管造影、CTM 或 MR 脊髓成像(MR myelography,MRM):可见脊髓偏移,导致肿瘤所在平面的下方同侧蛛网膜下腔增宽,呈杯口样改变,而另一侧变窄。

(2)CT 表现:肿瘤多为实质性,较局限,椭圆形或圆形,密度多高于脊髓,有时在瘤体内可见肿瘤钙化,也是其特征性表现,邻近骨质可有增生性改变。增强扫描肿瘤中度强化。

(3)MRI 表现:肿瘤平扫 T_1WI 呈等信号,T_2WI 呈稍高信号,可以发生囊变,脊髓被推压移位,增宽侧蛛网膜下腔出现梗阻征象,显示该梗阻上、下方的肿块,多呈椭圆形或圆形。增强后可见肿瘤明显强化,邻近脊膜也增厚强化,形成"脊膜尾征",是脊膜瘤的典型特征(图 2-36)。

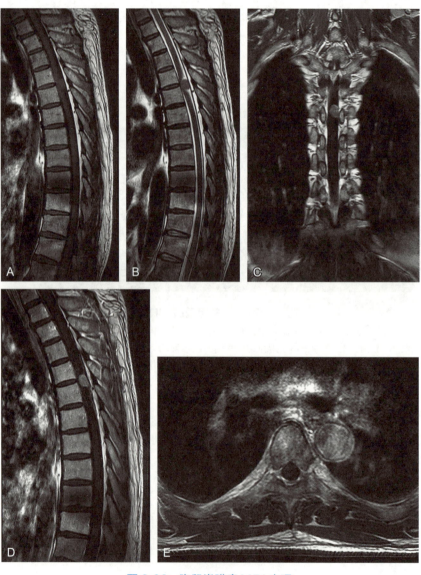

图 2-36 胸段脊膜瘤 MRI 表现

A. T_1WI 矢状位像;B. T_2WI 矢状位像;C. T_1WI 冠状位增强像;D. T_1WI 矢状位增强像;E. T_1WI 横断位增强像。T_4~T_5 水平椎管内髓外硬膜下可见椭圆形肿瘤,信号均匀,T_1WI 呈等信号,T_2WI 呈稍高信号;增强后明显均匀强化,可见"脊膜尾征";E 为肿瘤上方层面的横断位像,显示肿瘤同侧蛛网膜下腔明显增宽,对侧变窄。

【诊断与鉴别诊断】

除与神经鞘瘤鉴别外,还需要与髓外硬膜外其他肿瘤鉴别,髓外硬膜外肿瘤多来源于椎体,转移瘤居多,其影像学表现将在第九章介绍。X线椎管造影、CTM或MRM转移瘤可表现为蛛网膜下腔向心性狭窄与梗阻,蛛网膜下腔呈向内压逐渐变细改变。

(三)椎管内血管畸形

【概述】

椎管内血管畸形是脊髓内血管先天性发育畸形所致。按形态学不同,分为动静脉畸形(arteriovenous malformation,AVM)、海绵状血管瘤、静脉畸形和毛细血管扩张症。其中动静脉畸形最常见。

【临床与病理】

1. 临床表现 临床多表现为进行性脊髓压迫症状,病变以下部位的脊髓功能部分或全部消失。

2. 病理 根据异常血管的形态和结构,椎管内血管畸形可分为以下4类。

(1)动静脉畸形:由供血动脉、畸形血管团和引流静脉组成,动静脉之间有直接短路相交通。

(2)海绵状血管瘤:由一簇致密薄壁的血管团构成,其内无散在的脊髓组织成分。

(3)静脉畸形:由曲张的静脉团组成,常伴血栓形成。

(4)毛细血管扩张症:由大小不一、扩张的毛细血管组成,多位于脊髓后索。血管破裂出血可形成脊髓内血肿。常伴有神经系统其他部位的血管畸形。

【影像学表现】

本部分只介绍动静脉畸形的影像学表现。

1. CT表现 平扫不易发现病变,直径较大者可见脊髓内稍高密度影,可伴钙化和出血。增强扫描明显强化,甚至可见蚯蚓样强化的血管,占位效应轻微。CTM可见蛛网膜下腔内蚯蚓样充盈缺损。CTA和CTV显示粗大的供血动脉和引流静脉,即可确诊。

2. MRI表现 平扫可见脊髓内团块病变中有流空信号,是特征性表现(图2-37);增强扫描呈明显强化。如合并出血,可见T_1WI呈高信号。

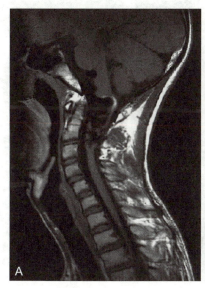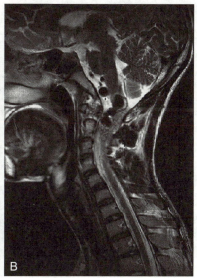

图 2-37 上颈段脊髓血管畸形 MRI 表现

A. T_1WI 矢状位像;B. T_2WI 矢状位像。颈髓增粗,T_1WI 及 T_2WI 上均显示为条状及点片状低信号影。

3. DSA 表现 可清晰地显示畸形血管团、粗大的供血动脉和引流静脉,是诊断的"金标准"。

【诊断与鉴别诊断】

MRI 平扫可见椎管内流空迂曲的血管,DSA 可见粗大的供血动脉、畸形血管团和引流静脉,即可诊断。

(四) 脊髓空洞症

【概述】

脊髓空洞症(syringomyelia,SM)是脊髓中央管扩大和脊髓坏死的统称。中央管扩大多见于脊髓病变的继发改变,如脊髓内肿瘤、先天性颅底凹陷症等疾病;脊髓坏死多见于脊髓结核,目前临床少见。

【临床与病理】

1. 临床表现 临床症状进展缓慢。由于空洞所在位置、大小及范围不同,临床症状也存在差异,好发部位多在颈胸交界的脊髓内。早期症状多为相应支配区自发性疼痛,出现节段性分离性感觉障碍,逐渐延伸至双上肢和胸背部,患者常发现损伤后无痛觉而就诊。晚期空洞扩展至脊髓丘脑束,出现空洞水平以下传导束性感觉障碍。本病多见于 20~40 岁,男性多于女性。

2. 病理 各种原因导致脊髓内形成管状空腔,中央管扩张,在空洞周围常有神经胶质增生。空洞内有清亮液体填充,成分与脑脊液相似。脊髓空洞症最常见于颈段与颈至胸段脊髓,约 50% 的患者合并小脑扁桃体下疝畸形 I 型。外伤型脊髓空洞部位常与损伤部位相关。

【影像学表现】

1. CT 表现 平扫价值有限。若脊髓坏死,椎管内蛛网膜下腔注射碘对比剂后 24 小时行 CT 增强扫描,可见对比剂进入空洞内,是较为特征性的改变。CT 扫描冠状面与多平面重建矢状面不仅可更好地显示病变范围,还可显示相关畸形,如小脑扁桃体下疝畸形 I 型。

2. MRI 表现 平扫病变区脊髓增粗或萎缩,中央管扩大,T_1WI 呈低信号,T_2WI 呈高信号的长条形或梭形改变,也可呈粗细不均的麻花样改变(图 2-38)。增强扫描一般不强化,并可见小脑扁桃体下疝畸形 I 型。

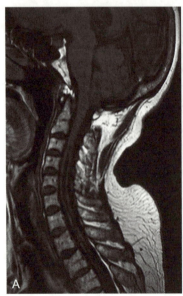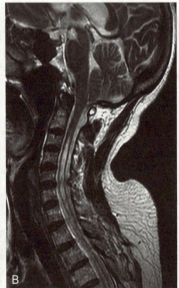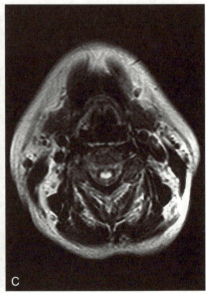

图 2-38 颈胸段脊髓空洞症 MRI 表现

A. T_1WI 矢状位平扫像;B. T_2WI 矢状位平扫像;C. T_2WI 横断位平扫像。颈胸髓粗细不均,中央管扩大,可见条形异常信号,T_1WI 呈低信号,T_2WI 呈高信号,合并小脑扁桃体下疝畸形 I 型。

【诊断与鉴别诊断】

MRI平扫可见椎管内长条形或麻花样中央管扩大,即可诊断。关键是要寻找病因,要注意在中央管扩大的两端扫描,必要时行增强检查以明确病因,而不能仅满足于脊髓空洞症的诊断。

(五)脊髓损伤

【概述】

脊髓损伤由强大的外力导致,可伴有椎体骨折或脱位。高处坠落和车祸是最常见的原因,严重者可导致截瘫,即损伤脊髓平面以下感觉、运动功能完全消失。检查时切忌头脚牵拉抬动患者,必须小心平抬平移患者,以免加重损伤,造成截瘫。

【临床与病理】

1. 临床表现 临床表现早期脊髓损伤主要表现为脊髓休克,如为脊髓震荡短期内可恢复正常,脊髓挫伤或部分断裂时其功能不能完全恢复,完全断裂时损伤水平以下部分运动和感觉功能丧失。

2. 病理 按脊髓损伤的病理改变和部位分为脊髓震荡、脊髓挫裂伤、脊髓压迫或横断、椎管内血肿等。明确病变的部位、范围和程度十分重要,除脊髓震荡无典型影像学改变外,其他类型脊髓损伤的影像学改变基本可以反映出损伤的病理改变,影像学改变主要是脊柱骨折、脊髓内外出血和水肿相应的表现,严重者可以出现脊髓断裂。

【影像学表现】

1. X线表现

(1)平片:可显示椎体及其附件有无骨折、脱位、侧弯,关节突有无绞锁,椎管内有无游离骨片。

(2)椎管造影:可以明确硬膜囊撕裂的部位、范围和脊髓受压程度。

2. CT表现

(1)平扫:脊髓震荡伤患者多无阳性发现,CT对脊柱的骨质改变价值大,可以清楚显示骨折线、骨折碎片是否进入椎管内,以及有无椎管变形和狭窄等(图2-39)。

(2)CT三维重建:可更清楚显示椎体骨折和关节脱位、成角及横断的脊柱改变。

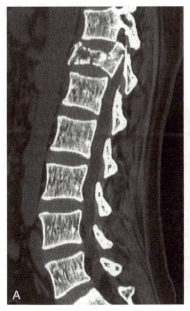
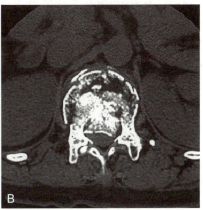

图2-39 T$_{12}$椎体爆裂骨折CT表现

A. CT矢状位平扫像;B. CT横断位平扫像。CT平扫示T$_{12}$椎体变扁,骨质断裂,可见多发骨折线及骨碎片,并可见游离骨片突向后方椎管,T$_{12}$椎体平面椎管狭窄。

CT 对观察急性期椎管内、外血肿形成也有很好的价值。CT 观察脊髓挫裂伤,仅能显示脊髓增粗,部分可见病变的点状高密度出血改变,诊断价值有限。

3. MRI 表现 MRI 对脊髓损伤及椎管内慢性血肿的诊断价值更大。

(1)脊髓挫裂伤:MRI 可见脊髓水肿,在 T_2WI FLAIR 呈混杂高信号,部分可见点状出血信号。脊髓压迫时 MRI 可见脊髓受压变形、移位及继发水肿改变,T_2WI 呈混杂高信号(图 2-40)。

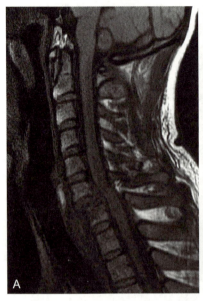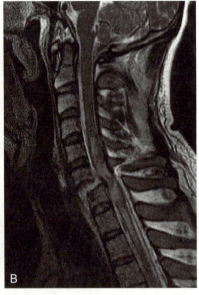

图 2-40 颈段脊髓挫裂伤 MRI 表现

A. T_1WI 矢状位平扫像;B. T_2WI 矢状位平扫像。C_7 椎体压缩性骨折,C_6 棘突骨折,C_5~T_2 节段脊髓损伤呈 T_1WI 低信号、T_2WI 高信号,病灶内出血呈 T_2WI 低信号。

(2)脊髓横断伤:MRI 能清楚地显示脊髓断裂与错位改变,伴有脊髓的水肿与出血信号,T_2WI 呈混杂高信号,亚急性期 T_1WI 可见出血的高信号改变。

(3)椎管内血肿:亚急性期 T_1WI 可见出血的高信号,T_2WI 呈混杂高信号改变;慢性期 T_2WI 呈混杂高信号周围的黑环征,以及脊髓萎缩等异常。

(4)其他表现:脊髓损伤也常伴有椎旁软组织的广泛水肿改变,T_2WI 呈混杂高信号改变。

【诊断与鉴别诊断】

根据明显的外伤史和典型的 X 线、CT 和 MRI 表现,脊髓损伤多可明确诊断。对于显示骨折和碎骨片位置,X 线和 CT 要优于 MRI;而在显示脊髓受压、髓内改变和椎管内出血方面,MRI 明显优于 X 线和 CT。外伤后脊髓软化灶需与脊髓空洞症以及脊髓内肿瘤囊变鉴别。

(余永强 邱士军 邢健 杨冀萍 段玉霞)

第三章 头 颈 部

头颈部是指从颅底至胸廓入口的区域,包括眼、鼻和鼻窦、口腔颌面部、耳、咽部、喉部、甲状腺、甲状旁腺、唾液腺、颈部淋巴结和颈部间隙,以脊柱颈段为支架,解剖结构精细复杂,生理功能重要,病变种类多样。当前,随着影像学检查技术的快速发展,头颈部解剖结构及其病变获得了更佳的显示。影像学检查不但能客观反映头颈部精细解剖及其变异,而且可以灵敏地检出头颈部病变并确定其部位、大小和范围,还可对大部分病变作出定性诊断。头颈部影像学检查方法有X线平片、造影、超声、CT及MRI等。不同的器官、组织或病变应选择不同的成像技术和检查方法,部分病变还需多种检查方法相互补充。

第一节 眼和眼眶

眼部包括眼眶、眼球、眼睑及泪器。眼眶由额骨、筛骨、蝶骨、腭骨、泪骨、上颌骨和颧骨7块骨构成,分为眶上、外、下和内壁。眶内有眼外肌、视神经、眶脂体及其构成的眶内间隙。眼眶借视神经管、眶上裂与颅中窝相沟通,借眶下裂与翼腭窝、颞下窝相沟通。眼球直径约24mm,球壁由角膜、巩膜、葡萄膜、视网膜构成,球内有晶状体、玻璃体。泪器包括泪腺、泪点、泪小管、泪囊及鼻泪管。

一、检查方法与要求

（一）X线检查

1. 平片 包括眼眶后前位、侧位、视神经孔位等,目前只用于眶内异物或眼眶外伤骨折的诊断。

2. 造影检查

（1）眼眶动脉造影:经颈动脉穿刺或插管进行造影,用于搏动性突眼患者,明确有无眶内动脉瘤和动静脉畸形等。

（2）眼眶静脉造影:采用内眦静脉、额叶静脉或面静脉插管进行造影,用于间歇性或体位性突眼患者,观察有无眶内静脉曲张等。

（3）泪囊造影:向泪囊内注射水溶性对比剂0.5~1.0ml,用于观察泪囊的功能和形态,造影前要充分冲洗泪道,并按压泪囊区,以排空泪囊。

（二）CT检查

1. 常采用横断位扫描 横断位扫描以人体基线或听眶线为基线,范围包括眶上、下壁;冠状位重建范围自眼睑到海绵窦。扫描时患者眼球保持不动。常规采用3~5mm层厚和层间距,必要时可采用软组织窗和骨窗进行薄层图像重建。由于采集的是容积数据,可以利用CT后处理技术进行横断位、冠状位和斜矢状位重组及三维重建。

2. 可疑血管性病变或需鉴别诊断 可行增强或动态增强扫描。

（三）MRI检查

1. 常采用标准头颅线圈或3in（1in=2.54cm）表面线圈。头颅线圈视野大,利于显示病变范围及其与邻近组织结构的关系;3in表面线圈视野小,利于显示细微组织结构。

2. 常规采用横断位、斜矢状位和冠状位,3~5mm 层厚和层间距,同时行 T_1WI 及 T_2WI 扫描,扫描时患者眼球保持不动。必要时可加扫脂肪抑制序列以降低球后脂肪信号,有利于病灶形态的观察。

3. 增强及动态增强扫描主要用于鉴别诊断。

(四) 超声检查

眼部超声检查须选用 5.0MHz 以上高频探头。扫查时患者仰卧,双眼轻闭,并保持双眼直视前方,眼睑表面涂耦合剂,进行双眼纵、横、斜多方位扫查。

二、基本病变影像表现

(一) 眼球基本病变

1. 眼球大小异常 眼球缩小主要见于先天性小眼球、永存原始玻璃体增生症等先天性疾病及眼球痨等各种后天原因所致的眼球萎缩;眼球增大见于球内肿瘤、青光眼晚期、高度近视等。

2. 眼球位置异常 眼球突出多由球后占位性病变、眶内炎症、血管性病变或外伤后出血等所致,常与眼球增大并存。血管性病变是引起体位性或间歇性突眼的常见原因。眼球内陷见于外伤骨折、眶内静脉曲张、眼球运动神经麻痹等。

3. 眼环增厚 局限性增厚常形成突向球内的肿块,主要见于视网膜或脉络膜占位性病变。弥漫性增厚多见于炎性病变,如炎性假瘤、Graves 眼病等。

4. 眼球密度/信号异常 球内肿瘤、外伤、异物、视网膜脱离等均可致眼球密度/信号异常,例如,球内高密度钙化见于视网膜母细胞瘤,而球壁钙化见于脉络膜骨瘤、眼球结核。

(二) 眼肌基本病变

1. 眼外肌萎缩 包括体积缩小及长度缩短。引起眼外肌萎缩的病变少见,主要见于眼球运动神经麻痹。

2. 眼外肌增粗 可为局限性增粗或普遍性增粗,见于炎性病变、Graves 眼病、动静脉瘘或畸形、外伤、肿瘤等。炎性假瘤常表现为眼外肌的肌腹和肌腱同时增粗,而 Graves 眼病以肌腹增粗为主,肌腱不增粗。

(三) 视神经基本病变

1. 视神经增粗 可为局限或全程增粗,可伴有视束或视交叉增粗,视神经孔增大,主要见于视神经胶质瘤、脑膜瘤、炎性病变或颅内压增高等。

2. 视神经变细 主要依靠 MRI 检查,无统一标准,主要见于视神经萎缩。

3. 视神经变性 表现为 T_2WI 信号增高,增强扫描可强化或不强化。

(四) 眶壁骨质基本病变

1. 眶腔异常 眶腔减小见于先天性无眼球、小眼球或眶周病变,如颅面骨发育畸形、骨纤维异常增殖症;眶腔扩大常继发于眶内巨大肿瘤、神经纤维瘤病等。眶腔肿块多见于肌锥内间隙肿瘤,如海绵状血管瘤、淋巴管瘤等。

2. 眶骨质异常 眶壁骨质中断移位见于外伤骨折;骨质增生硬化见于骨纤维异常增殖症、脑膜瘤、骨髓炎等。骨质破坏主要见于眶内或眶周的各种恶性病变或转移瘤;良性病变亦可致眶骨局限性吸收或缺损,如神经纤维瘤病、皮样囊肿、泪腺肿瘤等。

三、常见疾病影像表现

(一) 眼眶炎性病变

眼眶炎性病变(orbital inflammatory lesion)分类方法较多,按病程分为急性、亚急性和慢性;按病原体分为细菌、真菌、病毒以及原因不明的非特异性炎症;按感染途径分为外伤性、鼻窦源性、血源性等,其中鼻窦源性感染最为多见。眼眶炎性病变影像学表现复杂,缺乏特异性,相互之间不易鉴别,甚至与某些肿瘤(如淋巴瘤)也难以鉴别。本节主要介绍常见的炎性假瘤及 Graves 眼病。

1. 炎性假瘤

【概述】

眼部炎性假瘤(inflammatory pseudotumor)又称为特发性眶部炎症,是原发于眼部的慢性非特异性炎性病变,病因尚不明,多认为与免疫功能异常有关。临床常见,占突眼性病变的50% 左右。可发生于任何年龄,平均年龄为 40~50 岁,男性多见。临床、病理及影像学表现复杂多样,分类方法亦多样。根据病程分为:急性、亚急性和慢性。根据病变范围可分为:眶隔前炎型、肌炎型、肿块型、视神经束膜炎型、泪腺炎型、巩膜周围炎型、弥漫炎症型。单侧发病多见,少数双侧同时或先后发病。

【临床与病理】

(1)临床表现:临床上急性者起病急,早期常表现为眼部不适、疼痛,眼睑肿胀,结膜充血水肿等,随病变发展可出现突眼、复视、视力下降、眼球运动障碍。症状的出现与炎症累及的眼眶结构有关。本病激素治疗有效,但易复发。

(2)病理:主要病理改变为水肿、渗出和多种慢性炎症细胞浸润,后期伴有不同程度的纤维结缔组织增生。

【影像学表现】

(1)CT 表现:根据炎症累及范围分为 7 种类型,其 CT 表现各有特征。

1)眶隔前炎型:表现为眼睑肿胀增厚。

2)肌炎型:表现为眼外肌增粗,典型者肌腹与肌腱常同时增粗,增粗眼外肌边缘模糊,以上直肌和内直肌最易受累(图 3-1)。

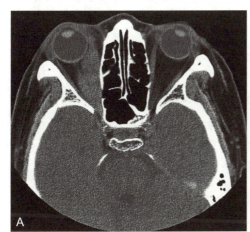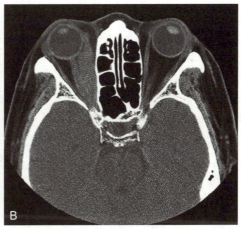

图 3-1 肌炎型炎性假瘤 CT 表现

A、B 为 CT 横断位平扫像。右侧内直肌增粗,肌腹、肌腱均增粗,眼环增厚。

3)肿块型:表现为眶内软组织密度肿块,以球后多见,形态不规则,边界不清,可包绕眼球或以广基底连于一侧眶壁。

4)巩膜周围炎型:主要表现为眼环增厚。

5)视神经束膜炎型:表现为视神经增粗,边缘模糊。

6)泪腺炎型:表现为泪腺增大,形态不规则,一般为单侧,也可为双侧(图 3-2)。

7)弥漫炎症型:表现为患侧眶内弥漫性密度增高,低密度脂肪影为软组织密度影所取代,边界模糊。病变范围广泛,可累及眶隔前组织、肌锥内外间隙、眼外肌、泪腺及视神经等,病变可包绕视神经。增强后病变呈中度至明显强化,而视神经不强化,呈低密度。

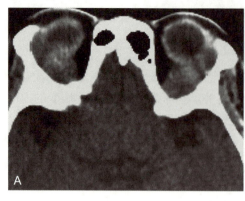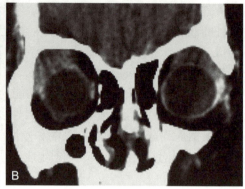

图 3-2　泪腺炎型炎性假瘤 CT 表现

A. CT 横断位平扫像;B. CT 冠状位平扫像。双侧泪腺增大。

（2）MRI 表现

1）急性期:平扫 T_1WI 呈略低信号,T_2WI 呈高信号。

2）慢性期:T_1WI 呈等信号,T_2WI 呈低信号。

3）增强病变呈中度至明显强化。

（3）超声表现

1）眶内低回声病变,形态不规则,边界不清。

2）眼外肌增粗和/或泪腺肿大。

【诊断与鉴别诊断】

眼球突出,影像学见眶内不规则肿块、眼外肌或视神经增粗、眼环增厚及泪腺增大,激素治疗后好转者可诊断为本病。

（1）肌炎型:应与下列疾病鉴别。

1）Graves 眼病:眼外肌增粗,境界清楚,以肌腹增粗为主,肌腱附着处正常。

2）淋巴瘤:眼外肌肌腹和肌腱均增厚,以眼上肌群较易受累,眼睑和眼球周围可见软组织增厚,需活检明确。

（2）弥漫炎症型:应与眼眶蜂窝织炎鉴别。一般蜂窝织炎临床症状重,病程短而急,可有眶骨破坏及脓肿形成,一般不形成眶内实性肿块影。

（3）肿块型:应与眶内肿瘤鉴别。一般良性肿瘤多有完整包膜,淋巴瘤则边缘不规整,边界模糊,转移瘤多伴有骨质破坏。

2. Graves 眼病

【概述】

Graves 眼病又称甲状腺眼病,是一组累及甲状腺、眼眶软组织及四肢皮下软组织的自身免疫性疾病,呈慢性过程。多伴有甲状腺功能异常,以甲状腺功能亢进多见,部分患者甲状腺功能可正常甚至减退。病变一般局限于肌腹,不累及肌腱。男女均可发病,以中年女性多见。

【临床与病理】

（1）临床表现:临床上表现为眼痛、畏光、上睑回缩(凝视征)、迟落、突眼,部分出现复视或眼外肌麻痹等。

（2）病理:早期主要病理改变为眼外肌水肿、变性、肥大伴不同程度炎症细胞浸润;晚期主要为眼外肌纤维化,部分可伴有脂肪变性。

【影像学表现】

（1）CT 表现:单侧或双侧多条眼外肌增粗,以双侧多见。

1）平扫:①典型表现为肌腹增粗,而附着于眼环的肌腱不增粗,其中以下直肌最为常见,而内直肌、上直肌和上睑提肌次之,外直肌最少受累;②部分患者可有眼球突出、眼睑水肿、视神经增粗、眶隔前移、泪腺增大或眶内脂肪密度增高等(图3-3)。

2)增强扫描:病变早期、中期时增粗的眼外肌轻中度强化,晚期因眼外肌纤维化可无强化。

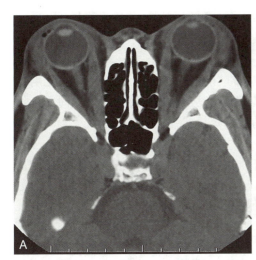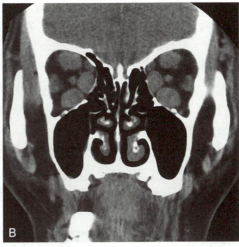

图3-3 Graves眼病CT表现

A. CT横断位平扫像;B. CT冠状位平扫像。多条眼外肌肌腹增粗,主要为双侧下直肌、内直肌、上直肌受累。

(2)MRI表现

1)平扫:①增粗的眼外肌T_1WI呈中低信号,T_2WI呈中高信号;②晚期因眼外肌纤维化T_1WI、T_2WI均呈低信号。

2)增强扫描:同CT增强扫描表现。

(3)超声表现:探及单侧或双侧多条眼外肌增粗肥大。早期眼外肌水肿明显时,回声弱,光点少;晚期出现纤维化时,回声增强,光点增多。

【诊断与鉴别诊断】

甲状腺功能亢进时,影像学上显示为多条眼外肌增粗,以肌腹增粗明显,肌腱不增粗。主要与肌炎型炎性假瘤鉴别,炎性假瘤单眼发病多见,典型表现为眼外肌肌腹和肌腱均增粗。

(二)眼部肿瘤

眼部肿瘤可原发于眼部任何组织结构,也可为邻近部位的肿瘤直接蔓延所致,还可以是经血行转移而来的转移瘤。眼部肿瘤以原发性肿瘤多见,约占80%。其组织学类型复杂多样,影像学检查在眼部肿瘤的诊断中占有重要地位,目前,眼部肿瘤的诊断主要依靠CT和MRI,传统X线检查对眼部肿瘤的诊断价值有限。本部分主要介绍眶内和球内最常见的海绵状血管瘤和视网膜母细胞瘤。

1. 海绵状血管瘤

【概述】

海绵状血管瘤(cavernous hemangioma)因肿瘤内有较大的血管窦,呈海绵状而命名。为成人眶内最常见的良性肿瘤,多见于肌锥内间隙,生长缓慢,病程长,可达数十年。多见于20~40岁成人,女性多见,单侧发病。

【临床与病理】

(1)临床表现:患者多呈单侧进行性突眼,少数压迫视神经引起视力减退甚至失明,或致眼球运动障碍。

（2）病理:肿瘤呈类圆形,通常有完整包膜,镜下由高度扩张的窦状血管（直径可达1mm）及纤维间隔组成。

【影像学表现】

（1）CT表现

1）平扫:①肿瘤多位于球后肌锥内间隙,呈圆形或椭圆形肿块影,境界清楚,密度均匀,为中等或偏高密度（CT值平均为55Hu）,偶见静脉石形成;②肿块较大可伴周围组织结构受压移位表现。

2）增强扫描:肿瘤强化明显,动态增强呈典型的"渐进性强化"。需在注射对比剂的同时开始扫描,延续3~5分钟,可见肿瘤内首先出现小点状强化,强化面积逐渐扩大,随时间延长形成均匀的显著强化。该特征性强化方式有助于本病的鉴别诊断。

（2）MRI表现

1）平扫:①肿瘤在T_1WI呈均匀等或略低信号,在T_2WI呈均匀高信号;②在多回波序列中,随回波时间延长肿瘤T_2WI信号逐渐增高。

2）增强扫描:可更好地显示肿瘤的"渐进性强化"征象（图3-4）。

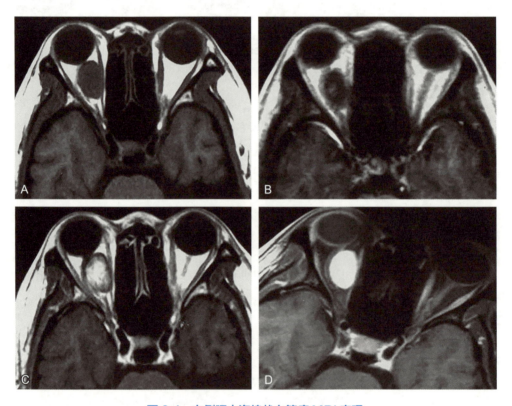

图3-4 右侧眶内海绵状血管瘤MRI表现

A. T_1WI横断位平扫像;B~D. T_1WI横断位动态增强像。右侧眶内肌锥内间隙椭圆形肿块,呈均匀等T_1信号,边界清楚,增强呈渐进性强化。

（3）超声表现

1）肿瘤呈圆形或椭圆形,边界清楚,瘤内回声高而均匀。

2）具有轻度可压缩性,即用探头压迫眼球时肿块缩小,彩色多普勒探测肿瘤内部缺乏血流信号。

【诊断与鉴别诊断】

成人单侧进行性突眼,影像学呈圆形或椭圆形球后肿块,增强呈"渐进性强化"者提示本病。

鉴别诊断包括一些球后占位性病变,如视神经胶质瘤、视神经脑膜瘤、神经鞘瘤等。

2. 视网膜母细胞瘤

【概述】

视网膜母细胞瘤(retinoblastoma,RB)为婴幼儿最常见的球内恶性神经外胚层肿瘤,病因不明,与遗传、基因突变、环境及病毒感染有关,约40%患儿为家族遗传性。该肿瘤起源于视网膜核层细胞,肿瘤呈多中心生长,自视网膜向玻璃体腔内或视网膜下生长,色灰白,可坏死、出血、钙化,可侵犯葡萄膜、视神经、巩膜。好发于3岁以下婴幼儿,10岁以上少见,无性别差异。单侧多见,25%~40%可双眼同时或先后发病。双眼发生者,可同时合并颅内中线区肿块,常见于鞍上区或松果体区,即三侧性视网膜母细胞瘤。

【临床与病理】

(1)临床表现:早期临床症状不明显,肿瘤体积较大时表现为白瞳征、斜视和视力下降;晚期眼球增大,眼球突出,可伴虹膜红变、继发性青光眼、头痛等。

(2)病理:分为分化型和未分化型视网膜母细胞瘤,以未分化型多见。肿瘤病理特征为瘤细胞呈菊花团状,95%患者瘤细胞内可发现钙质。

【影像学表现】

(1)X线表现:眶内可见砂粒状、斑块状钙化,肿瘤晚期侵犯视神经时可见视神经孔扩大。

(2)CT表现

1)平扫:①眼球后部玻璃体内乳头状或扁丘状肿块,边界清楚,密度不均匀,内见斑点或团块状钙化,钙化率达80%(图3-5);②进入临床青光眼期时可伴眼球体积增大、突出;③晚期肿瘤可突破眼环侵犯眶内组织,甚至沿视神经蔓延侵入颅内,表现为视神经增粗,视神经管扩大,伴眶内或颅内肿块。

2)增强扫描:肿瘤实性成分呈不均匀轻中度强化。

(3)MRI表现

1)平扫:T₁WI呈不均匀中等信号,等于或稍高于玻璃体;T₂WI呈中等信号,低于玻璃体;T₂WI可见高信号视网膜下积液;肿瘤内钙化在T₁WI、T₂WI均呈低信号。

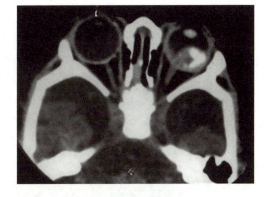

图3-5 左眼视网膜母细胞瘤CT表现

CT横断位平扫像,示左眼球突出,球内见椭圆形软组织肿块,内见斑片状高密度钙化。

2)增强扫描:肿瘤实性成分呈不均匀强化。

(4)超声表现

1)自眼球壁突向玻璃体内圆形、半圆形或不规则状肿块,内部回声强弱不等,分布不均。

2)发生坏死时见液性暗区或低回声区,肿块内钙化呈强回声。

【诊断与鉴别诊断】

婴幼儿出现白瞳征和斜视,影像学见玻璃体内伴钙化肿块者常可确定诊断。需要与外层渗出性视网膜病变(external exudative retinopathy,又称Coats病)、黑色素瘤、永存原始玻璃体增生症相鉴别。

(三)眼外伤与异物

眼外伤临床常见,是致盲的主要原因之一。对于临床检查受限的眼外伤及其并发症(如眶壁骨折及眼眶异物)的诊断和定位主要依靠影像学检查,尤其是薄层CT扫描具有重要价值。

1. 眼眶骨折和视神经管骨折

【概述】

眼眶骨折和视神经管骨折是眼科常见急症,明确诊断及损伤范围对治疗和预后有重要意义。

（1）眼眶骨折:分为爆裂骨折、直接骨折和复合型骨折。

1）爆裂骨折:是由外力作用于眼部致眼内压骤然升高,使眶壁发生骨折而眶缘无骨折,以眶内壁和眶下壁骨折常见,因此处骨质较为薄弱。

2）直接骨折:为外力直接作用于眶壁而发生的骨折,好发于眶壁突出处,如外侧壁,多伴有眶外邻近部位骨折。

3）复合型骨折:同时具有上述两种骨折。临床上常有明确外伤史,表现为视力下降、复视、突眼、眼球内陷、眼球运动障碍甚至失明等。

（2）视神经管骨折:主要见于颅面部骨折或颅底骨折,常造成视神经的间接损伤。临床上多表现为外伤后患侧视力严重减退或丧失,瞳孔直接对光反射减弱或消失,而间接对光反射存在。

【影像学表现】

（1）X线表现:可见骨质连续性中断,骨质移位或塌陷,鼻窦混浊积液或眶内积气等征象。

（2）CT表现

1）直接征象:眶壁或视神经管的骨质连续性中断、粉碎或移位等。

2）间接征象:主要为邻近软组织改变,包括血肿形成,眼外肌肿胀增粗、受压移位甚至嵌顿,眶内容物自断裂处疝入鼻窦,邻近软组织内积气等(图3-6)。

（3）MRI表现:除可见骨折征象外,还可显示视神经损伤所致的视神经增粗、迂曲、断裂或信号异常。

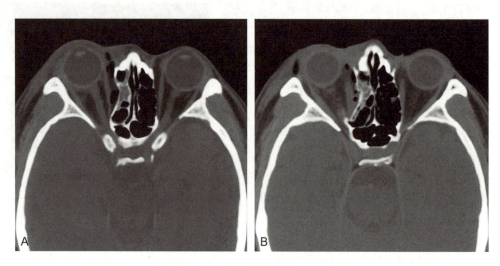

图3-6 右侧眼眶内侧壁骨折CT表现

A、B为CT横断位平扫像。骨窗显示右侧眼眶内侧壁骨质断裂,骨折片向筛窦移位,内直肌增粗,眶内积气。

【诊断与鉴别诊断】

CT是诊断眼眶和视神经管骨折的主要检查技术,疑似眼眶骨折者应常规行薄层横断位和冠状位扫描,辅以三维重建以免遗漏骨折。诊断时需注意正常结构的识别,如正常裂孔和眶壁正常弯曲等。

2. 眼眶异物

【概述】

眼眶异物(orbital foreign body)为眼科常见病,异物可直接损害眼球或眶内结构,也可因异物滞留造成感染、化学性损伤等多种并发症,因此异物的诊断及定位对指导治疗有重要作用。

（1）分类

1）根据异物所在位置:分为球内异物和球外异物。

2）根据异物的性质：分为金属异物和非金属异物。前者包括钢、铁、铜、铅等；后者包括玻璃、沙石、塑料、木竹碎片等。

（2）临床表现：因异物进入的路径、存留的部位、损伤的组织结构不同而异，常见的表现有视力障碍、眼睑红肿、局部疼痛、结膜充血等；如伤及眼外肌可有复视、眼球运动障碍等。

【影像学表现】

（1）X线表现：可确定金属异物的大小和位置，应用无骨摄片或薄骨摄片可提高非金属异物及较小的金属异物的检出率，金属异物表现为斑点样金属高密度影。

（2）CT表现：横断位和冠状位薄层高分辨力CT（HRCT）扫描可很好地显示金属异物或非金属异物的种类、大小、数目和位置，同时观察伴发的其他组织结构损伤，确定异物与眼球、眼外肌、视神经等结构之间的关系。

1）金属异物：表现为形态各异的高密度影，较大者周围可见放射状伪影（图3-7）。

2）非金属异物：需改变窗宽、窗位进行观察，分为高密度异物和低密度异物。前者包括沙石、玻璃和骨片等，CT值多>300Hu，一般无伪影；后者包括植物类、塑料类异物等，CT值为 –199~50Hu。

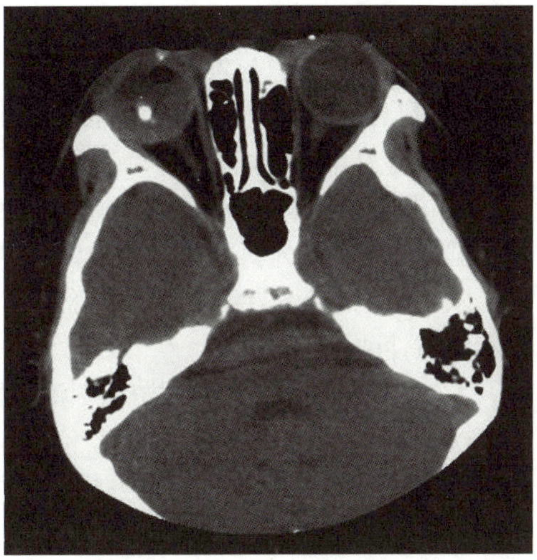

（3）MRI表现：当疑有眼眶金属磁性异物时，应禁用MRI检查，以免异物移位造成组织再损伤，且易产生伪影使图像扭曲缺失。非磁性金属异物以及植物类异物在T₁WI、T₂WI均呈低信号。MRI检查对较小的异物诊断有困难。

（4）超声表现：异物多呈强回声光点或光斑，内部回声均匀，后可伴声影；球内异物可随眼球转动而移动；调节图像灵敏度，异物始终为强回声。

图3-7 右侧眼球内金属异物CT表现

CT横断位平扫像，示右眼球内圆形金属密度影，周围见放射状伪影，眼球内积气。

【诊断与鉴别诊断】

详细询问患者有无异物外伤史，影像学检查发现异物可明确诊断。鉴别诊断较容易，主要需确定异物的位置及伴随的其他组织损伤。

第二节 鼻和鼻窦

一、检查方法与要求

（一）X线检查

由于颅面骨的重叠，鼻和鼻窦须采取不同位置和角度投照，才能显示所要观察的组织结构。因此，要求投照位置准确，对比度良好，否则会造成影像扭曲、模糊，给诊断带来困难。随着CT广泛应用，X线检查应用逐渐减少。

1. 鼻骨检查 主要用于鼻部外伤。

（1）鼻骨侧位片：是首选的投照方法，患者俯卧于摄影床，头侧转贴床面，头部矢状位与床面平行，鼻根下方2cm处放于探测器中心。

（2）鼻骨轴位片：适用于额部比较扁平或鼻骨较高的患者，一般用于观察两侧鼻骨和上颌骨额突的损伤和移位情况，是鼻骨侧位平片的辅助方法。

2. 鼻窦检查 显示鼻腔、鼻窦及其邻近结构特别是骨质结构的良好方法。常用体位为华氏位和柯氏位。

（1）华氏位：主要用于检查上颌窦，也可观察额窦、筛窦及眼眶，若张口投照可以显示蝶窦情况。柯氏位主要用于观察额窦、筛窦、鼻腔及眼眶。

（2）颅底位（Hertz 位、颏顶位、颅骨轴位）：主要用于观察蝶窦、鼻咽腔及颅底诸骨。患者取仰卧，肩背部垫起，头向后仰，使听眶线平行于探测器，中心线向头侧倾斜 5°，经两侧外耳道连线的中点，投射于探测器的中心。

（3）鼻窦侧位：主要用于观察额窦、筛窦和蝶窦，对鼻咽腔及软腭的显示也较清晰。患者取坐位或卧位，患侧靠近探测器，头颅矢状面与探测器平行，中心线自健侧颞骨射入，到达探测器中心。

（4）鼻窦左、右斜位（即视神经孔位）：可以避开前、后组筛窦的重叠，对显示后组筛窦有特殊价值。

（二）CT 检查

CT 扫描不仅可显示骨质改变，还可观察气腔及其周围的软组织结构，是诊断肿瘤、炎症和发育变异（如窦口狭窄、异位气房等）的最佳方法。

1. 鼻骨横断位扫描　患者仰卧位，扫描方式为螺旋扫描，扫描范围从鼻根至鼻尖。最薄允许重组层厚为 0.50mm。

2. 鼻腔、鼻窦横断位扫描　患者仰卧位，扫描方式为螺旋扫描，扫描范围从额窦上缘至硬腭或根据病变范围确定。最薄允许重组层厚为 0.50mm。

3. 增强扫描　有助于显示血管性病变，如血管瘤、纤维血管瘤等；对鉴别囊肿、脓肿、病变坏死和实质性肿块有帮助。

4. 图像后处理　CT 扫描后保留数据以进行图像后处理。观察骨质结构，需采用骨算法，窗宽 4 000Hu，窗位 400Hu；鼻骨横断位重组层厚≤2.0mm，冠状位及矢状位重组层厚≤1.5mm。鼻腔、鼻窦骨窗横断位、冠状位及矢状位重组层厚≤2.5mm。观察软组织（如肌肉、血管、脂肪）需采用窄窗 350~400Hu，窗位 20~40Hu，重组层厚≤3.0mm。

（三）MRI 检查

用于评估鼻腔、鼻窦各种软组织病变和病变累及范围。但对钙化显示不如 CT。

1. 平扫　扫描层厚 3~5mm，扫描序列横断位 T_1WI、T_2WI，冠状位 T_2WI，矢状位 T_1WI。T_1WI 对解剖结构显示较好，但对组织成分特征的显示缺乏特异性。T_2WI 可区别炎症、肿瘤和瘢痕。

2. 增强扫描　横断位、冠状位及矢状位 T_1WI，其中至少一个切面行脂肪抑制成像；必要时行 DWI 和动态增强扫描，临床疑脑脊液漏时加扫冠状位水成像。

二、基本病变影像表现

（一）黏膜增厚

黏膜正常状态下不显示或仅呈细线状，黏膜增厚见于各种鼻窦炎性病变，高分辨力 CT（high resolution CT，HRCT）表现为中等密度条带影，MRI 为 T_2WI 高信号。

（二）肿块

良性肿瘤多表现为中等均匀密度、边界清楚光整，且轻中度强化的软组织肿块；恶性肿瘤多为不均匀密度、边界不规则，且明显强化病变。若无强化或周边强化，多为黏膜或黏液囊肿；密度与骨密度接近者，多提示骨瘤或骨化性纤维瘤。

（三）窦腔积液

急性炎症、外伤出血可导致窦腔内积液，有时可见气-液平面。需要注意的是，若窦腔内充填液体，CT 难以与肿瘤或囊肿相鉴别，行 CT 增强扫描或 MRI 检查有助于鉴别诊断。

（四）窦腔形态、大小异常

个体窦腔发育差异较大，需注意辨别。原发于鼻窦和窦口阻塞性疾病可导致窦腔增大；窦腔缩小多由窦周结构病变所致。

（五）鼻腔形态、大小异常

先天发育畸形、鼻甲黏膜肥厚、鼻息肉以及鼻腔肿瘤可导致鼻腔变小或闭塞。

（六）骨质异常

恶性肿瘤、急性炎症、真菌感染以及部分良性肿瘤可导致骨质破坏；长期慢性炎症、骨纤维异常增殖症、成骨性转移瘤等可导致骨质增生；外伤骨折和手术等可导致骨质中断、移位和粉碎等；炎性病变和部分良性肿瘤可导致骨质吸收。

（七）邻近解剖结构改变

易累及眼眶、颅底、颅内以及口腔和鼻咽部，导致这些部位的形态、密度及信号或骨质发生改变。

三、常见疾病影像表现

鼻和鼻窦的常见疾病有鼻窦炎、鼻腔和鼻窦的肿瘤性病变、外伤（鼻骨骨折、上颌骨骨折、脑脊液鼻漏等）。

鼻腔和鼻窦肿瘤种类繁多。良性肿瘤以血管瘤和内翻性乳头状瘤多见；恶性肿瘤以鳞状细胞癌（简称鳞癌）最多见，60%~80% 发生于上颌窦，其次为筛窦、额窦、蝶窦罕见。影像学检查的主要目的是确定病变部位，评估肿瘤大小、范围、性质及其周围结构的侵犯情况，亦可用于评价治疗效果；多数肿瘤不能作出组织病理学诊断。本节主要介绍上颌窦癌。

（一）鼻窦炎

【概述】

鼻窦炎（sinusitis）多继发于急性鼻炎或上呼吸道感染，也可为变态反应的继发感染或邻近器官炎症累及等。上颌窦发病率最高，其次为筛窦，常为多发。一侧或双侧各鼻窦均发病者，称全鼻窦炎。慢性鼻窦炎是由于急性鼻窦炎治疗不及时或不彻底，反复发作迁延而致。

【临床与病理】

1. 临床表现　主要为鼻塞、流脓涕、头痛和感染鼻窦的压痛及全身症状。

2. 病理　主要为急性期黏膜充血、水肿，慢性期黏膜肥厚、增生可形成黏膜下囊肿，可有窦壁骨质增生硬化。

【影像学表现】

1. X 线表现

（1）急性期：表现为鼻窦腔密度均匀增高，坐位水平投照可见窦腔内有液平面，借助腔内气体可显示黏膜增厚。

（2）慢性期：黏膜肥厚更加明显，沿窦壁呈环形增生，也可呈凹凸不平的息肉状；黏膜下皮质白线模糊或消失，邻近骨壁可增厚硬化。

2. CT 表现

（1）急性鼻窦炎：①可见鼻甲肥大，鼻窦黏膜增厚，增厚的黏膜多与窦壁平行，如黏膜水肿显著则可呈分叶状息肉样肥厚；②窦内分泌物潴留，呈低密度或与黏膜密度类似，也可呈现气-液平面（图 3-8），可随体位变动。

（2）慢性鼻窦炎：主要表现为鼻窦黏膜增厚（图 3-9），2~5mm 为轻度增厚，>5~10mm 为中度增厚，>10mm 为重度增厚。可伴有窦腔积液。慢性鼻窦炎由于病程较长，窦壁可有骨质硬化增厚，但无骨质破坏。部分病例可并发鼻窦囊肿或炎性息肉。

（3）增强扫描：增强后黏膜明显强化，可与低密度分泌液区别。

3. MRI 表现

（1）平扫：T_1WI 增厚的黏膜为等信号；T_2WI 增厚的黏膜为高信号。急性期窦腔内渗出液为浆液，较少含有蛋白质等有形成分，T_1WI 呈低信号，T_2WI 呈高信号；若蛋白质含量较高，则 T_1WI 呈等或高信号，T_2WI 呈高信号。

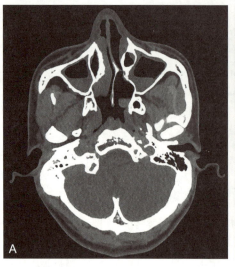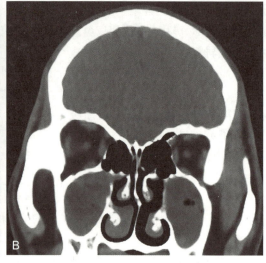

图 3-8　急性鼻窦炎 CT 表现

A. 横断位像；B. 冠状位像。CT平扫显示上颌窦内分泌物潴留，可见气-液平面，鼻窦黏膜增厚，右下鼻甲肥大。

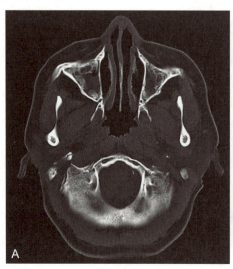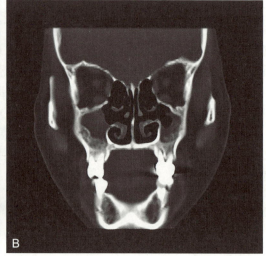

图 3-9　慢性上颌窦炎 CT 表现

A. 横断位像；B. 冠状位像。CT平扫显示双上颌窦腔密度增高，左侧上颌窦黏膜环形增厚，窦壁骨质硬化增生，无骨质破坏。

（2）增强扫描：可见黏膜明显强化，窦腔内液体不强化。

【诊断与鉴别诊断】

根据窦腔混浊、积液、黏膜增厚和骨壁改变，诊断并无困难。若窦腔只有混浊，其他改变不甚明显时，需注意同充满窦腔的息肉、囊肿、肿瘤或手术后改变相鉴别。

（二）上颌窦癌

【概述】

鼻窦癌多见于中老年，肉瘤则多发于青年，以男性多见。上颌窦癌（carcinoma of maxillary sinus）是最常见的鼻窦恶性肿瘤，占鼻窦恶性肿瘤的 4/5，其次是筛窦，原发于蝶窦和额窦的恶性肿瘤少见。

【临床与病理】

1. 临床表现　由于鼻窦部位隐蔽，早期症状不典型，偶尔可以出现间断性涕中带血，随着肿瘤的生长可逐渐出现持续性脓血涕,从单侧鼻腔排出;有的表现为一侧进行性鼻塞、分泌物增多。上颌窦顶部肿瘤侵犯眶下神经可引起面颊部疼痛和麻木;上颌窦底部肿瘤侵犯牙槽骨可引起牙痛和牙齿松动。晚期肿瘤破坏窦壁可引起鼻、面部畸形,眼球突出,牙槽骨变形,张口困难,耳鸣、耳聋,头痛等症状。

2. 病理 多为原发性,以鳞状细胞癌最多,其次为腺癌、未分化癌,肉瘤少见。

【影像学表现】

1. X线表现

(1)早期肿瘤较小,未充满窦腔时,可见不规则软组织肿块,伴有窦腔透光度减低,而窦腔骨壁无明显吸收和破坏。

(2)中、晚期骨壁侵蚀性破坏是诊断的主要依据:①顶壁破坏表现为眶下缘及眶底骨质缺损,眶下孔消失;②外壁破坏表现为轮廓模糊、疏松及斑点状侵蚀;③下壁破坏主要为牙槽骨或硬腭的局部溶骨性消失;④内壁破坏可见骨壁模糊,同侧鼻腔出现软组织肿块;⑤前壁破坏常伴有软组织肿胀;⑥后壁破坏可见后壁缺如,翼腭窝密度增高。晚期可有广泛骨质破坏。

2. CT表现

(1)平扫:可见鼻腔及鼻窦内不规则等密度软组织肿块,密度较为均匀,边界不清,肿瘤较大时密度不均伴坏死,可伴钙化。90%以上患者有不同程度骨质破坏,最常见为鼻窦内侧壁、外侧壁破坏伴鼻腔内软组织肿块(图3-10)。肿瘤向周围浸润,表现为局限性或广泛性骨质破坏和软

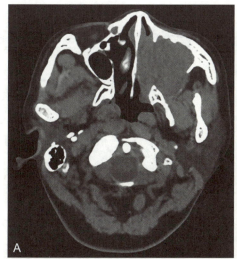
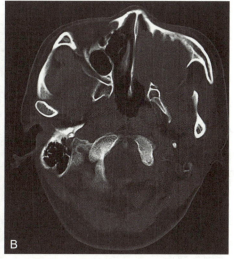
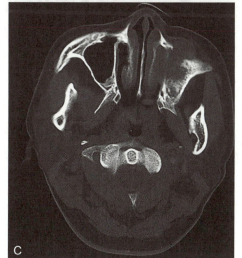

图3-10 左侧上颌窦鳞癌CT表现
A. 左侧上颌窦内软组织密度肿块;B. 骨窗左侧上颌窦壁膨胀、变薄,部分骨质不连续;C. 左侧上颌窦前下壁骨质破坏。

组织肿块,肿块呈侵袭性生长,直接侵犯眼眶、翼腭窝、面部软组织等邻近结构,如上颌窦后方脂肪被肿瘤占据,则表明肿瘤侵入颞下窝和翼腭窝。

（2）增强扫描:可见轻、中度均匀或不均匀强化,坏死区不强化。

3. MRI 表现

（1）平扫:T$_1$WI 呈等信号,T$_2$WI 呈高信号;坏死区 T$_1$WI 呈低信号,T$_2$WI 呈高信号。信号可均匀或不均匀。

（2）增强扫描:呈轻到中度强化。

【诊断与鉴别诊断】

影像学发现上颌窦内不规则软组织肿块,伴有窦壁骨质破坏时可诊断为上颌窦癌。需与霉菌性鼻窦炎、鼻息肉等疾病相鉴别。

（三）鼻骨骨折

【概述】

鼻骨骨折(fracture of nasal bone)是指鼻骨骨性结构的断裂。临床常见,常合并颅骨骨折,也可单独发生。

【临床与病理】

1. 临床表现 局部肿胀或皮下气肿,皮下淤血、局部疼痛、鼻出血和鼻梁塌陷或偏斜。

2. 病理 常有外伤史,病因多为交通事故、暴力和坠落。

【影像学表现】

1. X 线表现 鼻骨 X 线平片见有鼻骨连续性中断、错位、变形。

2. CT 表现 鼻骨连续性中断,可见透亮骨折线,严重者可有碎骨片,HRCT 显示轻微骨折和错位(图 3-11)。

【诊断与鉴别诊断】

结合外伤史,多可明确诊断。需与骨缝等相鉴别,不要将骨缝误诊为骨折。

（四）上颌骨骨折

【概述】

上颌骨骨折(fracture of maxilla)是指上颌骨骨质结构断裂。

【临床与病理】

1. 临床表现 鼻腔出血、面部肿胀、皮下淤血和眼球移位是常见症状。若眶下神经受损,可有相应部位麻木。

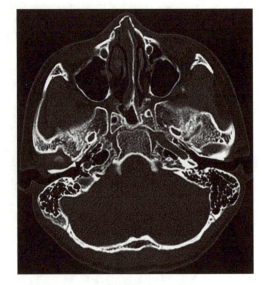

图 3-11　右侧鼻骨骨折 CT 表现

2. 病理 常发生于骨质比较薄弱的部位,如牙槽突、上颌窦及骨缝等处,也可伤及额骨、筛骨、蝶骨和面部诸骨。因面部无强有力肌肉牵拉,骨折片移位多不明显。

【影像学表现】

1. X 线表现 Le Fort 按骨折好发部位将上颌骨骨折分为 3 型(图 3-12)。

（1）Ⅰ型:又称低位骨折,指上颌骨低位骨折,是局限于牙槽突的横行骨折,骨折线表现为一横行不规则的骨折线,此型骨折可出现咬合功能失常的症状。

（2）Ⅱ型:又称中位骨折,骨折线从上颌窦外下缘斜行至眼眶底部,横行骨折线经鼻额缝穿越鼻梁向两侧。此型骨折可致上颌窦外下壁、眶壁和筛骨骨折,可表现为"熊猫眼"。

（3）Ⅲ型:又称高位骨折,骨折线自鼻额缝横行穿过鼻梁、眼眶内外壁、颧骨上部,直达翼突基

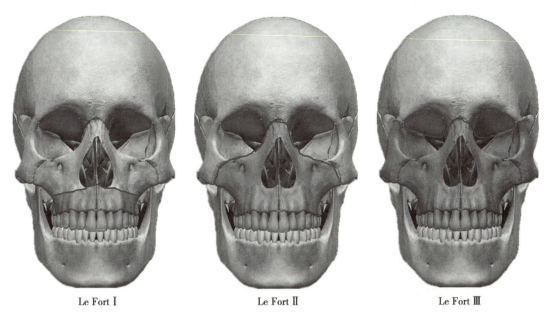

| Le Fort Ⅰ | Le Fort Ⅱ | Le Fort Ⅲ |

图 3-12　Le Fort 骨折分型（数字彩图）

底部,常伴有颅底骨折。此型最为严重,可致颅面骨分离,又称"颅面分离骨折"。

2. CT 表现　CT 扫描,特别是 HRCT 三维重建,可发现骨折错位并明确移位方向和骨折类型(图 3-13)。

（1）窦腔混浊及气-液平面,在Ⅲ型骨折见于筛窦,在Ⅰ和Ⅱ型可见于上颌窦。平片上不能发现的上颌窦和额窦前、后壁骨折,CT 扫描可明确,并可发现骨折片是否进入颅内,后者可继发感染而导致脑脓肿。

（2）所累及的窦腔常有积液(出血),表现为混浊和气-液平面,也可有皮下或眶顶积气。有时蛛网膜下腔也见气体。

【诊断与鉴别诊断】

鼻窦窦壁骨质连续性中断、移位,结合外伤史,即可诊断为鼻窦骨折。需与神经血管沟和骨缝等正常结构相鉴别,这些正常结构有特定的部位,不要误认为骨折线。

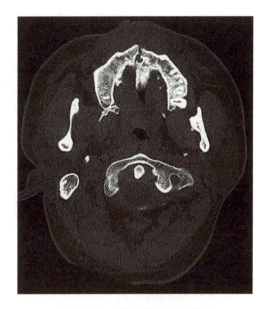

图 3-13　上颌骨骨折 CT 表现

（五）脑脊液鼻漏

【概述】

筛板、额窦后壁或蝶窦上壁的损伤,皆可导致脑脊液鼻漏(cerebrospinal rhinorrhea),其中以筛窦骨折发生率最高。

【临床与病理】

1. 临床表现　主要表现为从鼻孔流出无色清澈液体,干燥后不结痂;低头用力或对颈静脉加压时,更易流出。液体葡萄糖定量分析在 300mg/L 以上。若合并化脓性脑膜炎,可出现相应症状。

2. 病理　由筛板、额窦后壁或蝶窦上壁的损伤所致。外伤当时即可发生,也可伤后潜伏一个时期,后者称迟发性脑脊液鼻漏。

【影像学表现】

1. X线表现

（1）骨折轻微，不易显示。但可见受累鼻窦窦腔密度增高、混浊。

（2）明显的骨折可见骨质不连续、错位和变形。

（3）如合并脑膜膨出，则见有软组织密度影。

（4）蛛网膜下腔积气则是脑膜损伤的可靠证据。

2. CT表现

（1）横断位扫描可显示额窦骨折情况。

（2）冠状位扫描可查明鸡冠、筛板和筛骨气房的损伤或蝶窦上壁的缺损，并可提示有无颅内合并症，对本症的定位诊断有较大帮助。

【诊断与鉴别诊断】

结合病史和高分辨力CT易于诊断。

第三节　咽部

一、检查方法与要求

（一）X线检查

正常鼻咽顶壁软组织厚度平均4.5mm，后壁3.5mm，儿童因腺样体生理性肥大，厚度一般不超过8mm。鼻咽侧位目前临床应用较少，主要观察鼻咽顶后壁、咽后壁、椎前软组织是否增厚，鼻咽腔是否狭窄，适用于咽部炎症、腺样体肥大等诊断，对鼻咽部其他疾病诊断价值有限。

（二）CT检查

为咽部病变的常规影像学检查技术，可清晰显示咽腔、咽壁及咽旁间隙的异常改变。通常采用横断位薄层扫描多方位重组技术，选用软组织窗观察，冠状位和矢状位重建同样具有意义。颅底采用骨窗进行观察，发现占位性病变需加增强扫描。

1. CT平扫　鼻咽采用横断位螺旋扫描，冠状位、矢状位重建，软组织用软组织窗观察，颅底部用骨窗观察。

2. CT增强扫描　横断位螺旋扫描，冠状位、矢状位重建，软组织窗观察血管及病变强化情况。

（三）MRI检查

MRI具有软组织分辨力高、多方位、多参数成像等优点，是鼻咽部的重要检查方法。常规序列行横断位、矢状位、冠状位扫描。

1. MRI平扫　常规采用横断位、冠状位、矢状位T_1WI，横断位和/或冠状位T_2WI及压脂像，层厚5~6mm，横断位扫描平面平行于硬腭或声带。

2. MRI增强扫描　为明确可疑血管性病变的性质及肿瘤是否侵入颅内，确定肿瘤形态、大小及对邻近组织的浸润范围，需进行增强扫描（采用压脂横断位、矢状位、冠状位）。

二、基本病变影像表现

（一）软组织基本病变

1. 咽腔狭窄或闭塞　腺样体肥大、咽后壁脓肿、咽部肿痛可引起咽腔大小与形态的改变。

2. 咽壁增厚或不对称　多见于炎症或肿瘤。

3. 异常密度、信号或肿块　炎症、肿瘤均可引起密度及信号的异常。

4. 咽旁间隙异常　炎症或肿瘤可引起咽旁间隙变窄、消失、移位,以及咽旁肌增粗、移位。

(二)骨质基本病变

肿瘤可造成咽部周围骨质的吸收或破坏,部分可引起骨质增生,常见于鼻咽癌或脊索瘤。

三、常见疾病影像表现

(一)腺样体肥大

腺样体又称咽扁桃体或增殖体,为鼻咽部淋巴组织,位于鼻咽顶壁与后壁交界处。腺样体可因多次炎症刺激而发生病理性增生,称为腺样体肥大,是儿童时期的常见疾病。腺样体肥大的临床与病理、影像学表现、诊断与鉴别诊断详见第十章第三节。

(二)咽部脓肿

咽部脓肿(pharyngeal abscess)主要包括扁桃体周脓肿、咽后脓肿及咽旁脓肿。急性脓肿多见于儿童,常因咽壁损伤、异物刺入、耳部感染、化脓性淋巴结炎等引起;慢性脓肿多见于颈椎结核、淋巴结结核。

1. 扁桃体周脓肿

【概述】

化脓性扁桃体炎可引起扁桃体周脓肿(peritonsillar abscess)或罕见的扁桃体脓肿。

【临床与病理】

(1)临床表现:局部症状为一侧明显咽痛,全身症状为高热、全身酸痛等。扁桃体、腭舌弓、软腭红肿,脓肿形成后有局部软组织肿胀,可有波动感,继之破溃、流脓。

(2)病理:扁桃体周脓肿大多数为急性化脓性扁桃体炎的并发症。由于扁桃体隐窝特别是上隐窝引流不畅或深部滤泡化脓,感染向深层发展,穿透扁桃体被膜进入扁桃体周围间隙,形成脓肿。脓肿多位于扁桃体前上方,即腭舌弓上方与舌扁桃体之间,常发生于一侧。其致病菌为金黄色葡萄球菌、乙型溶血性链球菌、甲型溶血性链球菌及厌氧性链球菌。

【影像学表现】

(1)X线表现:一般不作为首选和主要检查方法,可见咽后壁软组织影增厚。

(2)CT表现:为评价扁桃体周脓肿常用的影像学检查方法,尤其对不合作而需要用镇静剂的婴幼儿。

1)平扫:扁桃体区软组织广泛肿胀,密度欠均匀,边界不清。当脓肿形成后,肿胀软组织内出现低密度区脓肿,可超过扁桃体窝进入咽后间隙、咽旁间隙及下颌下间隙。

2)增强扫描:增强扫描表现为边缘环状强化,中央为无强化低密度坏死区。

(3)MRI表现

1)平扫:病变 T_1WI 呈低信号,边缘可见环形中等信号,T_2WI 呈高信号,脓肿壁呈等或稍低信号。

2)增强扫描:增强扫描脓肿壁呈环形强化。

【诊断与鉴别诊断】

X线平片对该病的诊断价值不大,已被 CT 和 MRI 检查所取代。CT 和 MRI 可明确病变部位、范围以及与周围结构的关系等。

2. 咽后脓肿

【概述】

咽后脓肿(retropharyngeal abscess)为一潜在致命性感染性疾病,好发于 6 岁以下的儿童。

【临床与病理】

(1)临床表现:起病急,与咽扁桃体周脓肿临床表现相似。以发热、畏寒、咽痛和吞咽困难起病,进而颈部僵硬,头部向脓肿侧倾斜。

（2）病理：咽后壁红肿，黏膜充血，脓肿形成后可有波动感，常伴有下颌下及颈部深组淋巴结肿大。

【影像学表现】

咽后脓肿的主要检查方法为 CT、MRI。颈部 X 线检查作用有限，不能明确定位及确定感染的范围；CT 和 MRI 检查能明确病变的部位及感染的范围，亦可用于鉴别诊断。

（1）X 线表现：颈椎正常生理曲度消失。椎前软组织肿胀，软组织内可出现蜂巢状低密度区。

（2）CT 表现：咽后间隙低密度病变，增强扫描脓肿壁呈环形强化，可有明显占位效应，咽后壁可明显向前移位。咽后脓肿常引起相邻椎间盘炎和邻近椎体的侵蚀破坏（图 3-14）。

（3）MRI 表现：咽后软组织内病变 T_1WI 呈低信号，T_2WI 呈高信号，脓腔壁呈等或稍低信号，并可见病变周围软组织水肿。

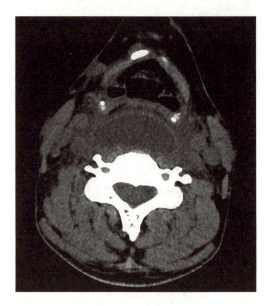

图 3-14　咽后脓肿 CT 表现
CT 平扫示咽后间隙类椭圆形低密度区，边缘环绕的等密度影为脓肿壁。

【诊断与鉴别诊断】

X 线平片对本病的诊断价值不大，已被 CT 和 MRI 检查所取代。CT 和 MRI 可明确病变部位、范围以及与周围结构的关系等。

3. 咽旁脓肿

【概述】

咽旁脓肿（parapharyngeal abscess）多发生于儿童和成人，常由鼻咽部和口咽部急性炎症扩散或穿入咽旁间隙所致，尤其是扁桃体周脓肿扩散至咽旁间隙。化脓性细菌也可经血行感染。咽旁肌颈侧触诊有剧烈疼痛。

【临床与病理】

（1）临床表现：主要症状为发热、畏寒、咽痛、吞咽困难等。

（2）病理：咽侧壁红肿、充血，并常一侧隆起，脓肿形成后触之柔软，有波动感，可合并下颌下淋巴结增大。

【影像学表现】

颈部侧位 X 线检查价值不大。CT 和 MRI 检查能明确病变的部位及感染扩散的范围。

（1）X 线表现：颈部侧位见急性者颈椎变直，生理弯曲消失，无骨质破坏。咽后壁椎前及咽旁软组织弥漫性增厚，表面光滑、清晰。如脓肿与咽腔相通，则可显示有气-液平面。

（2）CT 表现

1）平扫：咽旁间隙内正常脂肪组织减少或消失，咽旁软组织弥漫性增厚伴脂肪间隙消失，提示蜂窝织炎；若肿胀软组织内出现边界不清的低密度区，为脓肿形成。若椎前脓肿由结核所致则可伴有钙化，且可伴有骨结核表现，如颈椎骨质破坏、椎间隙变窄等。

2）增强扫描：蜂窝织炎表现为增厚的软组织影较明显强化；脓肿形成后可见脓肿壁呈环形强化，中央低密度区无强化。

（3）MRI 表现：蜂窝织炎 T_1WI 呈低信号，T_2WI 呈高信号；脓肿 T_1WI 呈中低信号，T_2WI 呈等或略高信号；脓腔壁 T_1WI 呈中等信号，T_2WI 呈略低信号，增强扫描脓肿壁环形强化。

【诊断与鉴别诊断】

X 线平片对本病的诊断价值不大，已被 CT 和 MRI 检查所取代。CT 和 MRI 可明确病变部位、范围以及与周围结构的关系等。

（三）咽部肿瘤

1. 鼻咽血管纤维瘤

【概述】

鼻咽血管纤维瘤（nasopharyngeal angiofibroma）为鼻咽部最常见的良性肿瘤，发病原因不明，好发于 10~25 岁的男性青少年，瘤内血管丰富，易出血，故又称男性青春期出血性鼻咽血管纤维瘤。本病多起源于枕骨底部、蝶骨体及翼突内侧板的骨膜部，向下突入鼻咽并向前生长，经后鼻孔进入同侧鼻腔。本病属良性，但可侵袭性生长，且范围较广泛，术后易复发。

【临床与病理】

（1）临床表现：进行性鼻塞、鼻出血为主要症状，可有相邻结构畸形与功能障碍，如耳堵耳鸣、听力减退、颊部畸形、眼球移位等。

（2）病理：镜下示肿瘤由血管和纤维组织基质构成，无包膜，纤维组织丰富，纤维呈波纹状，血管散在于纤维组织内，血管壁薄，血管腔隙衬覆内皮细胞，缺乏弹力纤维。在间质中可看到血红蛋白，间质有黏液水肿，并可见到星芒状细胞。

【影像学表现】

CT、MRI 检查对肿瘤部位、范围、形态及颅内侵犯显示十分明确，增强扫描可明确肿瘤血供情况，这对于肿瘤分期、术前诊断以及术后随访、显示早期的复发病灶意义重大。

（1）X 线表现：较少应用。

1）鼻咽侧位平片：肿瘤较小时，仅见鼻咽顶后壁软组织呈局限性膨隆。肿瘤较大时见软组织团块突入咽腔，轮廓光滑，与正常咽后壁软组织境界清楚，肿瘤生长可与后鼻孔相接，堵塞口咽上部。肿瘤侵犯蝶窦时，可见蝶窦密度增高，颅底片示蝶骨翼受压变形。

2）DSA 检查：见肿瘤为富血供肿物，可发现供血动脉及引流静脉。

（2）CT 表现：横断位可显示肿瘤大小及其侵入邻近结构的情况。

1）平扫：示鼻咽顶部软组织肿块，可充满鼻咽腔，并经后鼻孔长入、充满同侧鼻咽腔，边界清楚。

2）增强扫描：明显强化并延迟强化为其特征，肿块可侵及邻近结构致其受压、移位，颅底骨质破坏（图 3-15）。

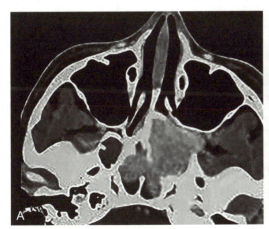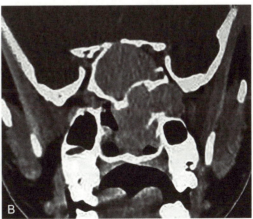

图 3-15 鼻咽血管纤维瘤 CT 表现

A. 横断位增强像示鼻咽部不规则软组织肿块，明显强化，鼻咽腔狭窄，左侧上颌窦受压；B. 冠状位示鼻咽部不规则软组织肿块。

（3）MRI 表现（图 3-16）

1）平扫：肿瘤 T_1WI 呈均匀等或稍高信号，T_2WI 呈稍高信号或略低信号，瘤内可见血管流空信号，可呈"胡椒盐样"改变。

2）增强扫描：呈明显不均匀强化。

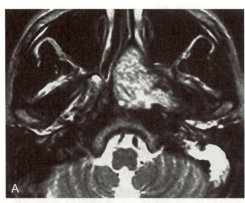
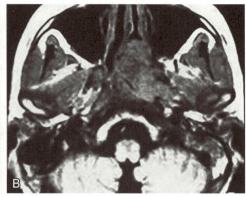
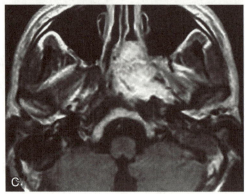

图 3-16 鼻咽血管纤维瘤 MRI 表现
A. T_2WI，鼻咽部左侧见不规则肿块呈稍高信号，左侧咽隐窝、咽鼓管咽口消失，鼻咽腔变形、狭窄；B. T_1WI，肿块呈等、稍高信号；C. 增强像，肿块明显强化。

【诊断与鉴别诊断】

本病临床诊断不难，影像学检查目的主要为明确肿瘤侵犯范围等。注意与该部位常见的其他病变鉴别，主要包括鼻咽癌、淋巴瘤和鼻息肉等。

2. 鼻咽癌

【概述】

鼻咽癌（nasopharyngeal carcinoma）是鼻咽部黏膜上皮发生的恶性肿瘤，在头颈部恶性肿瘤中发病率居首位，是我国南方最常见的恶性肿瘤之一。此病具有地区性，好发于亚洲。本病男性多于女性，好发于 40~60 岁。已知的发病因素有种族、家族因素，EB 病毒（Epstein-Barr virus）感染及环境致癌因素。鼻咽癌好发于鼻咽隐窝和顶壁，位置隐蔽，临床早期常无明显症状。放疗是其首选治疗方法，且预后良好，但易复发。因此，鼻咽癌早期诊断、早期治疗及放疗后随访尤为重要。影像学检查用于确定鼻咽癌的范围，明确与周围重要结构，尤其是与颅底及颅内结构的关系，对鼻咽癌术前诊断、术后评估具有重要意义。

【临床与病理】

（1）临床表现：有 40%~80% 患者以颈淋巴结肿大为首发症状，无痛，质地较硬，活动度差；鼻出血及回缩性血涕是鼻咽癌的早期症状；因肿瘤生长于咽鼓管附近，压迫咽鼓管可引起单侧耳闷、耳鸣及听力下降。晚期肿瘤堵塞后鼻孔，出现鼻塞、头痛、张口困难、伸舌偏斜等表现。

（2）病理：鼻咽癌可分别或同时起源于鼻咽部的假复层纤毛柱状上皮和鳞状上皮。根据大体形态分为结节型、菜花型、黏膜下浸润型、溃疡型；根据组织学类型分为鳞癌、腺癌、泡状核细胞癌和未分化癌。鼻咽癌最常见的组织学类型为低分化鳞癌。

【影像学表现】

（1）X线表现：现很少应用。鼻咽侧位片可显示鼻咽顶后壁软组织增厚；颅底片可显示破裂孔、卵圆孔、棘孔或岩部尖骨质破坏。

（2）CT表现：CT为鼻咽癌有价值和常用的影像学检查方法（图3-17）。

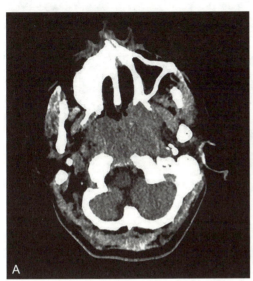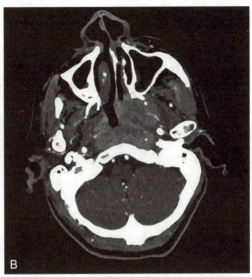

图3-17　鼻咽癌CT表现

A.CT平扫示鼻咽壁明显增厚伴不规则软组织肿块形成，双侧咽隐窝消失；B.增强扫描呈明显不均匀强化。

1）平扫：早期表现为咽隐窝变浅、闭塞，咽侧壁软组织增厚，失去正常对称的外观。中晚期表现为鼻咽顶、后、侧壁软组织增厚形成软组织密度肿块突入鼻咽腔，致鼻咽腔不对称、狭窄或闭塞，同时见颈部淋巴结转移。

2）增强扫描：鼻咽部肿块呈不均匀轻中度强化，肿大淋巴结呈轻中度强化，部分中央坏死，边缘呈不规则强化。

3）肿瘤向不同方向浸润的表现：①向前突向后鼻孔，侵犯翼腭窝，破坏蝶骨翼板及上颌窦、筛窦后壁进入眶内；②向后侵犯咽后间隙及椎前间隙、头长肌、枕骨斜坡、寰椎前弓侧块，尤其需注意肿瘤是否侵犯颈动脉鞘、颈静脉孔及邻近的舌下神经管；③向外侵犯咽旁间隙、咽鼓管圆枕、腭帆张肌、腭帆提肌、翼内外肌，累及颞下窝、颈动脉鞘、茎突；④向上侵及颅底，并经卵圆孔、破裂孔入颅累及海绵窦、颞叶、脑桥小脑三角等；⑤向下侵犯口咽、软腭及喉等。

（3）MRI表现：MRI为鼻咽癌最有价值的影像学检查方法，显示肿瘤侵犯深部软组织、肿瘤在黏膜下浸润、沿神经播散等优于CT检查，对血管受侵程度的判断亦有明显价值，且对肿瘤放疗后的随访具有重要意义。

1）平扫：T_1WI呈等或略低信号，T_2WI呈等或高信号，同时见患侧乳突气房呈高信号，为分泌性中耳乳突炎（图3-18）。

2）增强扫描：轻或中度强化，双侧颈部、咽旁间隙显示肿大淋巴结均匀或不均匀强化。

【诊断与鉴别诊断】

早期鼻咽癌需与鼻咽部炎症鉴别；年轻患者鼻咽癌注意与腺样体肥大和鼻咽纤维血管瘤鉴别；还需与淋巴瘤、脊索瘤等鉴别。

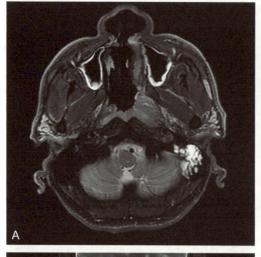
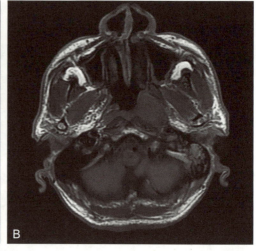
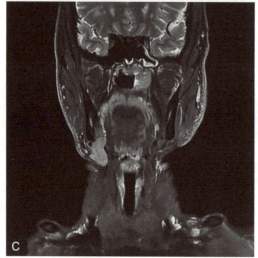

图 3-18　鼻咽癌 MRI 表现
A. MRI T_2WI 横断位平扫像；B. MRI T_1WI 横断位平扫像；C. MRI T_2WI 冠状位平扫像。鼻咽顶后壁增厚软组织影，咽隐窝变浅，左侧显著。

第四节　喉部

喉部是呼吸道的一部分，具有发音功能。喉部位于舌骨下颈前部，上通咽部、下通气管，可分为声门上区、声门区（喉室）和声门下区。

一、检查方法与要求

（一）X 线检查

喉部 X 线检查主要采用正侧位平片，喉部正位片因颈椎重叠严重，仅用于喉部外伤或异物的诊断；侧位片可观察喉部结构，对判断喉腔狭窄的程度有一定帮助。

（二）CT 检查

CT 检查为喉部病变的主要影像学检查技术，可清晰显示喉腔、喉壁各层结构及喉周间隙改变。平扫常采用横断位，3~5mm 层厚连续扫描，软组织窗观察，加大窗宽有利于声带及喉室的显示；扫描范围包括会厌至声门下区，如欲观察淋巴结情况应适当延长扫描范围；必要时可于扫描时使患者连续发 "E" 音，使声带内收，有利于喉部结构的显示。螺旋 CT 可采用连续薄层扫描，并行多方位重组或仿真喉镜技术，有助于小病灶的发现。增强扫描常用于病变的鉴别诊断或明确有无颈部淋巴结增大。

（三）MRI 检查

MRI 检查具有较高的软组织分辨力,是 CT 检查的重要补充。平扫使用颈表面线圈或头颈联合线圈,常规行喉部薄层矢状位、横断位和冠状位的 T_1WI 和 T_2WI 扫描,层厚 3~5mm,层间隔 0.3~0.5mm。增强时行薄层横断位、冠状位 T_1WI 扫描。

二、基本病变影像表现

（一）喉部软组织基本病变

炎性水肿、息肉等可见喉壁黏膜或声带、前庭襞等软组织增厚;肿瘤可见局部不规则软组织增厚或肿块。良性病变多表现为软组织增厚或肿块边界清楚,伴局限性正常结构消失;恶性病变多边界不清,广泛性正常结构消失或表面不光滑,伴有黏膜破坏。恶性肿瘤可侵犯喉旁间隙造成喉旁间隙内脂肪密度增高或信号消失。

（二）喉部软骨、气道基本病变

喉软骨破坏是喉部肿瘤的一个重要征象,见于各型喉癌晚期或原发于喉软骨的肿瘤,可表现为软骨骨质破坏或增生硬化;喉软骨的断裂或移位主要见于外伤后喉软骨骨折或肿瘤压迫移位。喉腔气道的狭窄或闭塞,见于肿瘤、外伤、声带麻痹等;喉腔气道的不对称,可见于喉腔内外各种占位性病变。

三、常见疾病影像表现

喉癌

【概述】

喉癌(laryngeal carcinoma)为头颈部常见恶性肿瘤,约占全身恶性肿瘤的 2%,病因不明,一般认为与嗜烟酒有关;多见于 40 岁以上男性。通常根据发生部位分为声门上型、声门型、声门下型和混合型。多发生于声门区,声门上区次之,声门下区最少见。喉癌常伴颈部淋巴结转移,个别可经血行转移至肝、肺等部位。肿瘤原发部位不同,颈部淋巴结转移发生率有所不同,其中声门上型转移率最高且较早,声门下型次之,声门型发生率最低。

【临床与病理】

1. 临床表现 主要为喉异物感、喉痛、声音嘶哑、呼吸困难、吞咽困难、痰中带血、喉部肿块和颈部淋巴结增大等。

2. 病理 肿瘤起源于喉黏膜上皮,以鳞状细胞癌最为多见,占 93%~96%,少数为腺癌、低分化癌及肉瘤等。多发生于声门区(约占 60%),声门上区次之,声门下区最少见。

【影像学表现】

喉癌的影像学检查的价值在于确定肿瘤的范围、与周围重要结构的关系及评价有无颈部淋巴结转移。

1. X线表现 侧位平片可见喉前庭或声门下区肿块,声门型喉癌可见喉室闭塞消失,局部密度增高,偶见甲状软骨破坏。

2. CT 表现 CT 是喉癌的主要影像学检查技术,可显示肿瘤位置、软骨破坏、肿瘤与周围结构的关系、喉外侵犯及淋巴结肿大等。

（1）平扫:①呈软组织密度,突向喉腔,压迫梨状隐窝使其变小甚至消失,内可见低密度坏死区,钙化少见;②可局限于会厌、杓状会厌襞、前庭襞、声带或声门下区;③也可广泛受累,如可向前通过前联合侵犯对侧,向外侵入喉旁间隙内,破坏喉软骨板,侵犯喉外肌群组织,颈部间隙内可见增大的淋巴结(图 3-19A)。

（2）增强扫描:肿瘤强化明显,且多呈不均匀强化(图 3-19B）。

3. MRI 表现 MRI 多平面成像可清楚显示各型肿块的范围及侵犯情况。MRI 对喉软骨破

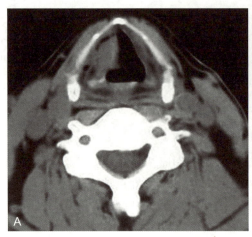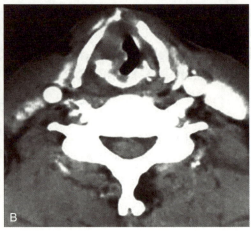

图 3-19　右侧声门型喉癌 CT 表现

A. CT 横断位平扫像;B. CT 横断位增强像。右侧声带局限性增厚,见突入喉腔的软组织密度肿块,增强后轻度强化。

坏的显示比 CT 灵敏,喉软骨受侵时 T_1WI 呈低信号,T_2WI 呈中等至高信号。

（1）平扫:肿瘤在 T_1WI 呈低至中等信号,T_2WI 呈中等至高信号。

（2）增强扫描:肿瘤强化明显。

【诊断与鉴别诊断】

中老年男性如临床表现为喉痛、声音嘶哑,影像学发现喉占位性病变,应考虑本病。鉴别诊断包括喉息肉、乳头状瘤、喉结核、喉淀粉样变等。喉息肉和乳头状瘤多见于声带前端,病变局限于黏膜面,不侵犯深层组织;喉结核和喉淀粉样变很少造成喉软骨破坏。

第五节　耳部

一、检查方法与要求

（一）X 线检查

由于颞骨内各解剖结构复杂且细小,X 线平片各结构重叠,因此 X 线对病变的定位、定性诊断价值有限,逐渐被 CT 或 MRI 所代替。

（二）CT 检查

常规行横断位 HRCT 扫描,扫描范围为颞骨岩部上缘至乳突尖,选择最薄采集层厚,扫描时需有效固定头部。重建图像时采用高分辨力重建。重组算法采用骨算法,需要观察软组织时,加做软组织算法重组。螺旋 CT 常规行容积扫描,后行高分辨力多方位重组,重组层厚 <1mm 或根据需要调整,此外还可行容积再现(volume rendering,VR)重建、迷路成像及听骨链成像。利用仿真内镜技术可观察鼓室、乳突窦、迷路及内耳道内部改变。

（三）MRI 检查

MRI 平扫双耳同时扫描,采集序列包括冠状位、横断位 T_1WI 和 T_2WI,层厚 2~5mm。MRI 增强扫描序列采用横断位、冠状位 T_1WI 扫描(至少 1 个序列加脂肪抑制成像),用于肿瘤性病变或炎性病变的诊断与鉴别诊断。内耳水成像常采用 3D 重 T_2 加权 FSE 或稳态进动快速成像序列(FIESTA),以增强含淋巴液的膜迷路与周围结构的对比,可无创性显示内耳膜迷路及内耳道细微解剖结构。常通过 3D 成像技术重建图像,常用后处理技术为最大密度投影(maximum intensity projection, MIP)、多平面重建(multi-plane reconstruction, MPR)和 VR 等, MIP 及 VR 主要用于显示膜迷路形态及其与周围结构间的关系, 而 MPR 在显示面神经及听神经异常上具有优势。

二、基本病变影像表现

(一)颞骨基本病变

颞骨形态结构异常, 双侧不对称, 见于先天性发育畸形、肿瘤、骨肿瘤样病变; 颞骨骨质破坏, 主要见于炎症、表皮样囊肿(胆脂瘤)、肿瘤等, 以上鼓室外侧壁、鼓室盖和乙状窦壁破坏常见。颞骨骨质硬化见于慢性炎症、耳硬化症、骨纤维异常增殖症和畸形性骨炎等。颞骨骨质连续性中断见于外伤骨折。

(二)鼓室和乳突气房基本病变

鼓室狭小见于先天性发育畸形; 鼓室扩大见于表皮样囊肿(胆脂瘤)、肿瘤等; 鼓室或乳突气房内软组织影见于各型炎症、外伤后出血、良恶性肿瘤。

三、常见疾病影像表现

(一)先天性耳畸形

【概述】

先天性耳畸形(congenital abnormality of the ear)可分为外耳、中耳和内耳畸形, 病因不清, 可能为胚胎发育早期受环境、遗传、感染或药物等因素影响所致。

【临床与病理】

1. 临床表现 以外中耳畸形常见, 可单侧或双侧发病, 单侧多见。临床上以自幼出现非进行性耳聋为主要表现, 外中耳畸形主要表现为传导性耳聋, 同时可伴耳郭畸形或颅面部畸形; 内耳畸形表现为出生后即有不同程度的感觉神经性耳聋(感音性耳聋), 严重者表现为聋哑, 个别患者可伴眩晕发作。

2. 病理 因在胚胎发育时外、中耳与内耳胚胎原基不同, 外耳畸形与中耳畸形多混合存在, 而内耳畸形多单独发生, 不与外中耳畸形并存。

【影像学表现】

先天性耳畸形的诊断主要依靠 HRCT, 但在内耳畸形的诊断上各具优势。对于内耳畸形, CT 仅能显示骨迷路的异常, 而 MRI 还可显示膜迷路及听神经的发育异常。

1. 先天性外耳畸形 先天性外耳畸形包括先天性小耳畸形、先天性外耳道闭锁或狭窄、垂直外耳道等, 以先天性外耳道闭锁或狭窄常见。

(1) X 线表现: 患侧外耳道气腔消失, 鼓室狭小。

(2) CT 表现: 耳郭小或缺如, 外耳道狭窄(外耳道上下、前后径均小于 4.0mm)。外耳道闭锁根据性质分为膜性和骨性闭锁, 以骨性闭锁多见。骨性闭锁表现为含气外耳道消失, 为厚度不一的骨性闭锁板代替(图 3-20)。膜性闭锁表现为外耳道气腔被均匀软组织密度影充填, 软组织影与耳外皮肤相连, 骨性外耳道正常。

2. 先天性中耳畸形 先天性中耳畸形常与外耳畸形合并发生, 也可单独存在; 与外耳畸形合并发生者, 外耳畸形程度可在一定程度上反映中耳畸形的

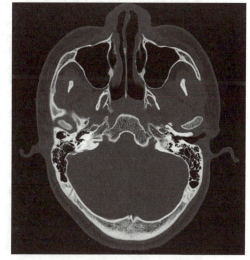

图 3-20 右侧外耳道骨性闭锁 CT 表现
横断位 HRCT 扫描示右侧耳郭小, 外耳道气腔消失, 可见骨性闭锁板。

程度。中耳的解剖结构复杂,任何部位发育异常均可导致畸形,主要包括鼓室狭窄、听小骨畸形、面神经管畸形及颈静脉球高位等,以鼓室狭窄、听小骨畸形多见。

(1) X线表现:X线平片无法显示中耳畸形,传统体层片可显示听小骨分节不清或融合等征象。

(2) CT表现

1)鼓室狭窄:鼓室宽径<4.0mm,可考虑鼓室狭窄,以下鼓室受累常见,严重者可未发育。

2)听小骨畸形:包括听小骨数量、大小和结构上的异常,常见表现为砧锤关节融合、听小骨部分或完全缺如等(图3-21)。合并外耳畸形时以锤、砧骨畸形常见,单纯中耳畸形时以镫骨畸形多见。

3. 先天性内耳畸形 先天性内耳畸形是儿童感觉神经性耳聋的主要原因之一,可单独发生,亦可伴外中耳畸形。内耳畸形多为双侧性,可发生在骨迷路、膜迷路或细胞水平。根据发生部位可分为耳蜗畸形、前庭畸形、半规管畸形、内耳道畸形、前庭水管畸形等。

(1) X线表现:可显示内耳道的狭窄和扩大。

(2) CT表现:常见的内耳畸形有以下几种。

1) Mondini畸形:为最常见的耳蜗畸形,耳蜗大小正常,蜗轴尖部和相应骨螺旋板间隔缺失,耳蜗顶圈、中圈融合成囊状,底圈正常,同时伴前庭轻度扩大、前庭水管扩张(图3-22A、B)。

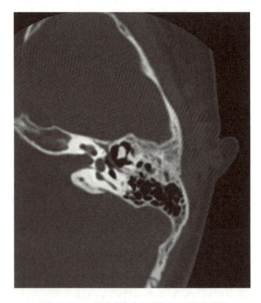

图3-21 左侧外中耳畸形CT表现

横断位HRCT扫描示左侧耳郭小而畸形,外耳道骨性闭锁,中耳鼓室腔狭小,听小骨畸形。

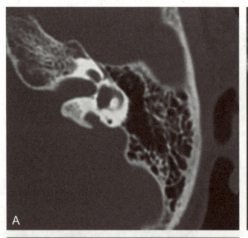
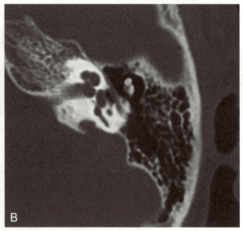
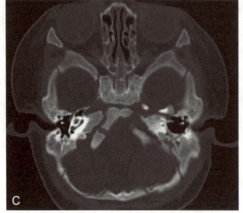

图3-22 内耳畸形CT表现

A、B为左侧内耳Mondini畸形,耳蜗顶圈、中圈融合呈囊状,底圈正常,同时伴前庭轻度扩大、前庭水管扩张;C为左侧内耳Michel畸形,横断位HRCT扫描见左侧内耳未发育。

2）Michel 畸形：较少见，是最严重的畸形，骨迷路和膜迷路均未发育，耳蜗、前庭及半规管均缺如，无内耳结构，常伴内耳道狭窄或闭锁，颞骨岩部短小（见图 3-22C）。

3）前庭畸形：以前庭扩大最常见，前庭最大横径 >3.2mm 即为前庭扩大，多伴有半规管发育异常。

4）共同腔畸形：表现为耳蜗与前庭融合为一囊状结构，两者无法区分，可伴半规管发育畸形。

5）半规管畸形：最常见的是外半规管短小、外半规管缺如，单独存在多无临床症状，多与前庭扩大伴发。

6）前庭水管扩大：包括前庭水管扩大、内淋巴管和内淋巴囊扩大，为最常见的内耳畸形，双侧多见。可单独发生，或与其他畸形并存。正常前庭水管中段宽度 <1.5mm，若 >1.5mm 或前庭水管开口水平直径大于相应后半规管直径，即为前庭水管扩大，可见扩大的前庭水管与总脚相通，MRI 还可显示扩大的内淋巴管和内淋巴囊。

7）内耳道畸形：包括缺如、狭窄和扩大，其中最常见的是内耳道狭窄，内耳道宽径 <3.0mm 可考虑内耳道狭窄，常伴有听神经和/或面神经发育不全或缺如。

【诊断与鉴别诊断】

先天性耳畸形的诊断需熟悉正常影像学表现，结合典型的临床表现，仔细分析影像，尤其是耳部 HRCT 的改变，一般可正确诊断。

（二）中耳乳突炎

【概述】

中耳乳突炎（otomastoiditis）为最常见的耳部感染性疾病，分急性和慢性两种。慢性者根据病变性质的不同又分为单纯型、肉芽肿型和胆脂瘤型。

【临床与病理】

1. 临床表现 急性者多为鼻咽部病原菌经咽鼓管感染鼓室和乳突气房所致；慢性者多由急性中耳乳突炎迁延而来。临床上，急性者常出现耳部疼痛，外耳道溢液，耳后软组织肿胀；慢性者主要为长期外耳道分泌物和传导性耳聋，可伴有耳鸣、眩晕、头痛。

2. 病理 急性者主要为咽鼓管、鼓室、鼓窦和乳突气房黏膜水肿，气腔内可伴炎性渗出或积脓；慢性者表现为鼓室、鼓窦、乳突气房黏膜增厚，肉芽组织形成，听小骨破坏，骨壁反应性硬化或破坏。

【影像学表现】

1. 急性中耳乳突炎

（1）X 线表现：乳突气房透亮度减低，密度增高，骨壁和气房间隔骨质吸收。

（2）CT 表现：乳突气房密度增高，气房间隔骨质吸收，鼓室、乳突气房内积脓，偶见液平面，严重者肉芽组织增生或脓肿可致骨质或听小骨破坏，甚至破坏鼓室盖、乙状窦前壁，引起颅内脓肿。

（3）MRI 表现：伴炎性渗出时表现为 T_1WI 呈低信号、T_2WI 呈高信号，内可见低信号骨性间隔。如怀疑有颅脑并发症可行增强扫描。

2. 慢性中耳乳突炎

（1）X 线表现

1）单纯型：表现为鼓室、鼓窦和乳突气房密度增高，骨质反应性增生硬化。

2）肉芽肿型和胆脂瘤型：尚可见听小骨及骨壁或间隔骨质吸收破坏。

（2）CT 表现

1）单纯型：表现为鼓室、鼓窦和乳突气房黏膜增厚，周围骨质增生硬化，常无明显骨质破坏。

2）肉芽肿型：表现为鼓室、鼓窦和乳突气房无气，见软组织密度影填充，听小骨破坏，鼓室、鼓窦及其入口可见骨质吸收破坏；增强扫描软组织密度影强化。

3）胆脂瘤型：表现为鼓室、鼓窦内软组织密度肿块，听小骨破坏、消失，鼓室、鼓窦区不同程度的骨质破坏，骨质破坏常较肉芽肿型严重且破坏区边缘可见硬化边（图3-23）；增强扫描软组织密度影无强化。

（3）MRI表现

1）T$_1$WI炎性病变呈等或稍低信号，T$_2$WI呈高信号，高信号内可见低信号气房间隔（图3-24）。

2）炎性肉芽肿T$_1$WI呈等或稍高信号，T$_2$WI多呈高信号。

3）胆脂瘤的信号变化较为多样，T$_1$WI可呈低、等或高信号，T$_2$WI可呈高或低信号，以T$_1$WI高信号、T$_2$WI高信号多见，增强扫描无强化。

【诊断与鉴别诊断】

结合临床病史、影像学表现常可确诊。临床上需注意各型慢性中耳乳突炎之间的鉴别，此外，肉芽肿型和胆脂瘤型还需与中耳癌进行鉴别。

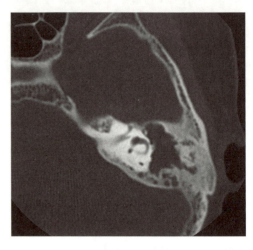

图3-23　左侧慢性中耳乳突炎CT表现

横断位HRCT扫描示左侧乳突气房密度增高，内见软组织密度影，左侧鼓室、鼓窦区骨质破坏，破坏区边缘骨质硬化，内见软组织密度填充，听小骨破坏。

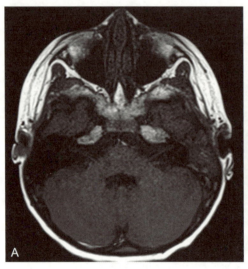
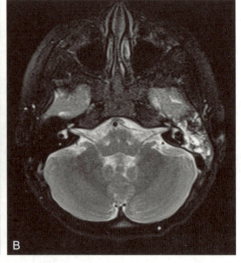

图3-24　慢性中耳乳突炎MRI表现

A. T$_1$WI横断位平扫像；B. T$_2$WI横断位平扫像。左侧乳突气房信号异常，呈T$_1$WI低信号、T$_2$WI高信号，低信号气房骨性间隔存在。

第六节　口腔颌面部

一、检查方法与要求

（一）X线检查

1. 口内X线片　包括根尖片、咬合片和咬翼片。其中，临床上最常用的是根尖片，其次为咬合片。根尖片主要是用于显示牙和牙周围支持组织的解剖结构和病变。咬合片可显示比根尖片更大的牙颌影像范围。咬翼片主要用于显示牙冠部。

2. 口外 X 线片 主要包括下颌骨后前位、下颌骨侧位、华氏位、许氏位等。下颌骨后前位片可显示两侧下颌支的冠状面影像。下颌骨侧位片常用于显示下颌骨体、升支、角部和髁突区病变。华氏位主要用于显示上颌窦、筛窦、额窦和颧骨等解剖结构和病变。许氏位主要用于显示颞下颌关节的骨性结构和异常。目前这些检查已较少应用,基本被 CT 取代。

3. 唾液腺造影 是指将高密度对比剂通过唾液腺导管注入腺体内部,使其在 X 线片上显影的一种影像成像方法。由于解剖上的原因,唾液腺造影一般只在腮腺和下颌下腺上进行。

4. 颞下颌关节造影 指将对比剂注入关节腔内以间接显示颞下颌关节内部结构的影像学方法。

5. 曲面体层摄影 是一种利用体层摄影和狭缝摄影原理使 X 线球管和胶片做相对旋转,并通过一次曝光获得双侧颌骨及其牙列影像的技术。主要用于显示两侧上下颌骨、上下颌牙列、上颌窦底部和颞下颌关节影像。

(二) CT 检查

常用的扫描技术包括平扫和增强扫描。横断位 CT 检查时,患者取仰卧位,扫描基线与听眦线平行。扫描视野为 20~24cm。

1. 平扫 已普遍应用于检查和诊断,扫描方位应该包括横断位和冠状位。一般而言,口腔颌面部平扫 CT 的检查范围应在下颌骨下缘至颅底之间。

2. 增强扫描 增强 CT 检查多用于明确口腔颌面部病变的范围和性质,有助于区别颌面部血管和病变,扫描范围还应在平扫范围基础上增加颈部。

(三) MRI 检查

口腔颌面部 MRI 检查可分为常规 MRI 检查和特殊 MRI 检查。口腔颌面部横断位 MRI 扫描范围至少应在蝶鞍至下颌骨下缘之间(扫描基线与听眦线平行);冠状位扫描范围应在上颌骨前缘至颞骨乳突之间(扫描基线与听眦线垂直)。上述扫描范围不是绝对的。通常,口腔颌面部 MRI 扫描层厚和层间隔分别为 4~5mm 和 1mm。

1. 常规 MRI 检查 常规口腔颌面部平扫 MRI 序列应包括自旋回波 T_1WI、T_2WI 和压脂 T_2WI;增强 MRI 扫描应包括自旋回波 T_1WI 和压脂 T_1WI。

2. 特殊 MRI 检查 还可根据病变具体情况行口腔颌面部特殊 MRI 检查,主要包括动态增强 MRI、弥散加权成像、MR 波谱成像和 MR 血管成像等特殊检查。就腮腺和下颌下腺 MRI 检查而言,还可行 MR 唾液腺造影检查。

二、基本病变影像表现

(一) 下颌骨骨质基本病变

牙根炎症或骨肿瘤时,可见骨质结构模糊、破坏等。

(二) 颞下颌关节基本病变

颞下颌关节形态改变可见于下颌及颌面骨发育障碍。颞下颌关节功能紊乱及脱位时,多表现为颞下颌关节间隙增宽,髁突与颞骨下颌窝的相对关系发生异常。类风湿颞下颌关节病变、肿瘤以及化脓性炎可导致髁突骨质破坏。外伤骨折后可导致骨质连续性中断。

(三) 唾液腺腺体基本病变

唾液腺腺体发生病变时,可导致其大小、形态、密度、信号以及邻近周围结构发生改变。其中良性肿瘤多表现为类圆形肿块,边界光整、密度或信号均匀,其中血管瘤强化明显;而恶性肿瘤的形态多不规则、边界模糊、密度或信号不均匀,并常见出血、坏死或囊变,常侵犯周围软组织及脂肪间隙,多伴颅底骨质破坏及淋巴结转移。

三、常见疾病影像表现

（一）成釉细胞瘤

【概述】

成釉细胞瘤（ameloblastoma）为最常见的牙源性良性肿瘤,主要来源于残余的牙板和造釉器,少数来源于牙源性囊肿或口腔黏膜上皮。本病多见于青壮年。男性略多于女性。70%~80% 发生于下颌骨,大多数在前磨牙区。手术切除不彻底时易复发。

【临床与病理】

1. 临床表现　颌骨多向唇颊侧膨出,随着肿瘤增大,常见面部隆起不对称。局部偶有疼痛,肿瘤区牙齿松动、脱落。

2. 病理　巨检剖面可分为实质性或囊性,多数两者兼有。呈浸润性生长,虽有包膜,但不完整。

【影像学表现】

1. X 线表现　X 线上可分为 4 型。

（1）多房型:最多见,表现为骨质膨胀,骨皮质破坏消失,肿瘤内可含牙或不含牙,分房大小可相差悬殊,牙根呈锯齿状吸收,肿瘤部分边缘骨质增生硬化,肿瘤向根与根之间的牙槽骨浸润,肿瘤内无钙化。

（2）蜂窝型:较少见,呈基本相同的小分房,似蜂窝状。也可有蜂窝状分房与大分房同时存在。

（3）单房型:较蜂窝型少见,呈一个单房囊状影像,边缘呈分叶状,有切迹（图 3-25）。

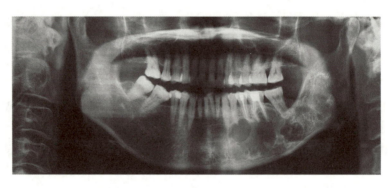

图 3-25　成釉细胞瘤 X 线表现
下颌骨囊状破坏区,内可见多个牙根包在其中。

（4）局部恶性征型:颌骨膨胀不明显,下颌骨下缘或角部骨皮质破坏,房间隔断裂残缺,X 线征象颇似下颌骨恶性肿瘤,但其边缘尚留有多房遗迹,可与其他恶性肿瘤相区别。

2. CT 表现　在囊性的低密度区混杂有等密度影（代表肿瘤的实体部分）,囊性低密度区大小不等,相差悬殊,并可见特征性的由骨皮质膨胀所形成的骨壳样影（图 3-26）。

3. MRI 表现　T_1WI 颌骨内高信号的骨髓影由成釉细胞瘤组织的稍低信号影所代替,而 T_2WI 肿瘤组织表现为高、低信号混杂影。

【诊断与鉴别诊断】

多房型角化囊肿需与多房型成釉细胞瘤鉴别。含牙囊肿需与单房型成釉细胞瘤鉴别。颌骨骨巨细胞瘤有时也呈蜂窝状改变,需与蜂窝型成釉细胞瘤鉴别。

（二）中央性颌骨癌

【概述】

中央性颌骨癌（central carcinoma of jaw）主要发生自牙胚成釉上皮的残余细胞。颌骨为全身

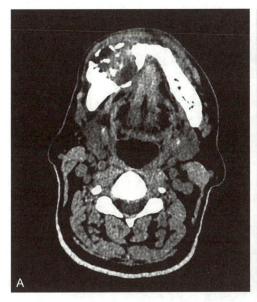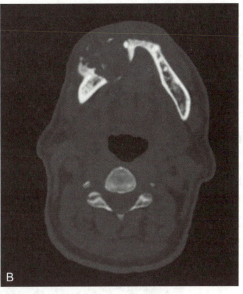

图 3-26　成釉细胞瘤 CT 表现

A. 右下颌骨见皂泡样骨质破坏区，病变呈膨胀性改变，其内可见低密度的囊状区；B. 骨皮质可见破坏、变薄。

骨骼系统唯一能发生原发癌的骨骼。

【临床与病理】

1. 临床表现　早期无症状，以后出现牙痛、下唇麻木。肿瘤自髓腔向骨皮质浸润，邻近软组织出现肿块，牙齿可松动、脱落。

2. 病理　通常是鳞癌，也可以是腺癌。

【影像学表现】

1. X 线表现

（1）颌骨虫蚀状骨质破坏区，下颌者早期侵犯下颌管，下颌孔和下颌管可见扩大，甚至破坏、中断。

（2）病变向牙槽骨方向扩展时可使牙周组织破坏、消融，牙齿浮立于软组织中，以致脱落。

（3）骨质破坏界限不清，提示其恶性特征。病变继续发展则侵蚀骨皮质。

2. CT 表现　以颌骨为中心的恶性骨肿瘤征象，可见筛孔样或块状溶骨性骨破坏，溶骨性骨破坏可突破骨皮质形成软组织肿块，侵犯周围咀嚼肌。破坏区牙齿可见移位、脱落，下颌下脂肪间隙消失，被肿瘤组织代替，腮腺和下颌下腺也可受侵。

3. MRI 表现　T_1WI 颌骨髓腔内脂肪组织的高信号影被肿瘤组织的稍低信号影所代替，T_2WI 肿瘤组织呈高信号。

【诊断与鉴别诊断】

颌骨内的虫蚀状骨质破坏，边界不清，下颌管破坏、中断，是诊断本病的主要依据。中央性颌骨骨髓炎需与中央性颌骨癌鉴别。

（三）牙瘤

【概述】

牙瘤（odontoma）生长于颌骨内，为牙胚组织发育异常形成的良性肿瘤。

【临床与病理】

1. 临床表现　本病多见于儿童和青年，生长缓慢，早期常无症状，后多因牙瘤增长引起局部变形、压迫神经而发生疼痛或穿破骨膜发生感染时才发现。

2. 病理 本病由一个或多个牙胚组织异常发育增生而形成,其中可含有不同发育阶段的各种牙胚组织。病理上分为 3 型。

(1)混合性牙瘤:为排列紊乱的牙釉质、牙本质、牙骨质和牙髓形成的硬性团块,无成型的牙齿,周围包有一层较厚的纤维包膜。

(2)组合性牙瘤:由大小多少不等、形状不一的牙齿聚集而成,周围环以包膜。

(3)囊性牙瘤:在牙瘤周围形成一个囊肿,囊壁来自成釉器或牙瘤本身的上皮。

【影像学表现】

X 线表现:较大的牙瘤可见颌骨膨胀。

(1)混合性牙瘤:表现为结构不规则的致密团块,团块与正常颌骨间可见一条清晰阴影,为牙瘤包膜(图 3-27)。

(2)组合性牙瘤:瘤体由形状不同的高密度牙齿构成,周围包膜与混合性牙瘤相似。

(3)囊性牙瘤:与囊肿同时存在,即囊性牙瘤。

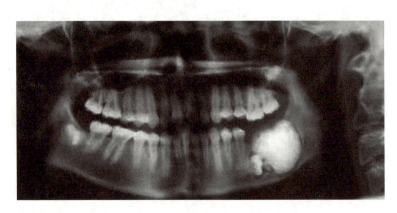

图 3-27 牙瘤 X 线表现
全景 X 线片显示下颌骨内致密影。

(四)颌面血管瘤

【概述】

颌面血管瘤(maxillofacial hemangioma)发生率约占全身血管瘤的 60%,其中多数发生于皮肤和软组织内。

【临床与病理】

1. 临床表现 位置浅表的血管瘤有颜面外观改变。

2. 病理 肿瘤分为毛细血管型、海绵型和蔓状血管瘤 3 种。

(1)毛细血管型:多见于皮肤,由大量错杂交织的扩张毛细血管构成。

(2)海绵型:好发于颊、颈、唇、舌、口底和颅骨,也可累及颌骨。

(3)蔓状血管瘤:好发于颞部和头皮下组织,可侵蚀基底的骨质,病变由显著扩张的动静脉直接吻合形成。

【影像学表现】

1. X 线表现 表现为颌骨局限性膨大,呈囊状密度减低区,其内可见网格状或蜂窝状结构,或可见细小骨隔自病灶中心向周围辐射。

2. CT 表现 CT 在显示微小静脉石和钙化灶方面比平片和 MRI 灵敏。

(1)软组织血管瘤:表现为边界不清的软组织肿块,其内常见分布不均的脂肪组织低密度影及多发大小不等的钙化灶和静脉石。

(2)颌骨血管瘤:多为膨胀性、多房囊性病灶,骨性分隔和骨针呈粗条状、点状或放射状。病灶中有时可见由高密度影所围绕的圆形或弯曲条状低密度区,代表增粗的血管。增强后病变区明显强化,其中的蜿蜒增粗血管结构为其特征性表现。

3. MRI 表现 T_1WI 呈低信号,部分病灶内含有脂肪而呈高信号。T_2WI 呈明显高信号,病灶内存在低信号纤维间隔。钙化灶和静脉石在各脉冲序列上均为斑点状低信号。增强后病灶明显强化。

【诊断与鉴别诊断】

颌骨血管瘤可同时具有骨质和软组织的改变,应与成釉细胞瘤、颌骨骨肉瘤等鉴别。

(五)颌骨骨肉瘤

【概述】

颌骨骨肉瘤(jaw bone sarcoma)为常见的颌骨原发性恶性肿瘤,起源于颌骨内间叶组织。

【临床与病理】

1. 临床表现 表现为颌部疼痛、肿胀和麻木感。局部可触及硬块,皮肤表面温度增高,有时可见静脉怒张。局部牙齿常见松动、移位或脱落。

2. 病理 病理改变和类型与其他部位骨肉瘤相同。

【影像学表现】

CT 表现:可分为成骨型、溶骨型和混合型。

(1)骨质破坏:溶骨型骨肉瘤主要为骨质溶解破坏,在边缘部有时可有少量新生瘤骨和骨膜反应。成骨型骨质破坏表现为团块状骨密度增高影,骨髓腔变窄硬化。

(2)软组织肿块:肿瘤不仅在骨质内部侵蚀蔓延,而且迅速向骨外浸润,形成软组织肿块。

(3)肿瘤骨和钙化:部分肿块内可见高密度致密肿瘤骨、残留骨和钙化。

【诊断与鉴别诊断】

牙源性边缘性颌骨骨髓炎在有明显骨质增生时需与骨肉瘤鉴别。中心型纤维肉瘤也可引起骨质溶解破坏和软组织肿块形成,需与混合型骨肉瘤鉴别。

(六)口腔癌

【概述】

口腔癌(oral cancer)主要指发生在口腔黏膜的鳞状上皮细胞癌,因病变部位不同而分为舌癌、口底癌、颊黏膜癌、牙龈癌和软、硬腭癌。口腔癌是头颈部较常见的恶性肿瘤之一,仅次于鼻咽癌,多发生于男性,男女之比约为 2:1。患病年龄以 40~60 岁为高峰。

【临床与病理】

1. 临床表现 舌癌临床表现为舌痛,肿瘤表面呈溃疡、外生及浸润状,病变发展引起舌运动受限、涎液多,进食、吞咽、言语困难。颊癌早期多表现为黏膜表面粗糙,疼痛不明显,易被忽视。牙龈癌生长缓慢,早期无明显症状,常见牙龈疼痛、出血及牙松动等,易被误诊为一般的牙病。口腔癌淋巴结转移发生率较高,最常转移至下颌下淋巴结,淋巴结转移部位与原发灶部位密切相关。

2. 病理 舌癌最为常见,占口腔癌的 31.5%。多见于舌体,其他好发部位依次为舌腹、舌背及舌尖。淋巴结转移多见于颈深淋巴结、下颌下淋巴结及颏下淋巴结。颊癌可呈溃疡型或外生型。

【影像学表现】

1. X 线表现 X 线可显示颌骨肿瘤的部位、范围、性质,判断为原发瘤还是邻近组织肿瘤对颌骨的侵犯。

2. CT 表现

(1)平扫:口腔癌表现为相应部位软组织肿块,其形态不规则,密度与肌肉等软组织相似,一般与周围组织分界欠清,可出现坏死及出血灶。

(2)增强扫描:表现为不均匀强化,肿瘤边界显示较平扫清楚。侵犯舌根时局部呈不规则膨突,不均匀强化,常见颈部淋巴结肿大(图 3-28)。

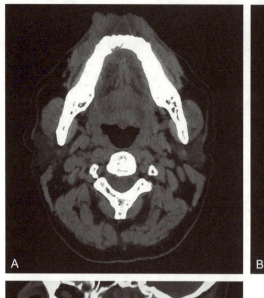
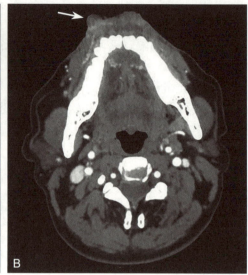
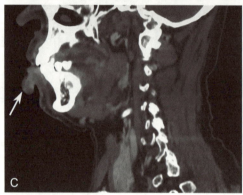

图 3-28　口腔癌 CT 表现
A. 下唇部可见不规则软组织影；B. 增强后明显不均匀强化；C. 矢状位增强像。

3. MRI 表现　MRI 对较小的浸润性生长的肿瘤显示优于 CT，可作为评价口腔癌的首选影像学检查方法。

（1）平扫：T_1WI 呈均匀或不均匀信号，边界不清；T_2WI 呈明显高信号。

（2）增强扫描：呈不均匀强化，同时伴颈部淋巴结肿大。

【诊断与鉴别诊断】

本病临床检查方便，容易确诊。鉴别诊断包括结核病、颗粒细胞瘤、恶性纤维组织细胞瘤等。

（七）腮腺多形性腺瘤

【概述】

腮腺多形性腺瘤（pleomorphic adenoma）又称混合瘤，是腮腺最常见的良性肿瘤，手术后易复发。

【临床与病理】

1. 临床表现　主要表现为无痛性软组织肿块。

2. 病理　起源于黏膜腺的腺上皮细胞和肌上皮细胞，一般有包膜，肿块增大后可伴钙化和出血。

【影像学表现】

1. X 线表现　X 线平片可见颞部软组织肿块。

2. CT 表现

（1）平扫：CT 横断位图像显示为腮腺区域内边缘清楚的软组织密度灶。病变较小时密度均匀；病变较大时密度欠均匀，其内常可见囊变坏死和钙化，可有完整包膜，周围脂肪间隙清楚（图 3-29）。

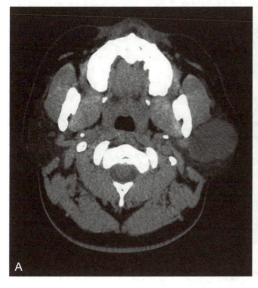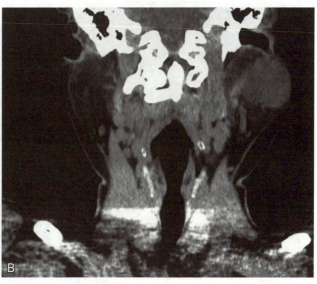

图 3-29 腮腺多形性腺瘤 CT 表现

A.横断位平扫像示左侧腮腺区稍低密度类圆形肿物,边界较清楚,平扫密度高于正常腮腺组织,略低于颈部肌肉组织;B.冠状位平扫像。

（2）增强扫描:病变较小时可无明显强化,较大时可见病灶呈不均质强化。

3. MRI 表现

（1）平扫:常有分叶,T_1WI 呈等低信号,不均质;T_2WI 呈高信号,较大的多形性腺瘤表现为混合高信号。

（2）增强扫描:肿块信号可有不均质增高,有时可见低信号包膜。

【诊断与鉴别诊断】

应与咽旁肿瘤相鉴别,主要观察肿瘤与腮腺之间有无脂肪带影存在。

（八）腺淋巴瘤

【概述】

腺淋巴瘤又称沃辛瘤（Warthin 瘤）,是一种由腺样和囊性结构组成的肿瘤,是第 2 常见的唾液腺肿瘤。该瘤多见于中老年男性患者,40 岁以前发病者少。

【临床与病理】

1. 临床表现 表现为无痛而活动的软组织肿块,且生长缓慢,易于手术切除。

2. 病理 腺淋巴瘤几乎都发生于腮腺或腮腺淋巴结内。病变常累及腮腺下极。

【影像学表现】

1. CT 表现

（1）平扫:可以呈低密度的囊性变表现,内部可有瘤结节;也可以呈均匀的软组织密度表现。病变内部出现钙化者罕见（图 3-30）。

（2）增强扫描:病变呈轻度强化,或为明显强化。

2. MRI 表现 T_1WI 等低信号,偶有高信号出现;T_2WI 等高信号。

【诊断与鉴别诊断】

腺淋巴瘤的影像学表现的特点为:病变多位于腮腺下极,具有多中心性或双侧腮腺发病的特点,病变内部密度和信号多不均匀,边界清晰且多有包膜。这些特点明显有别于腮腺其他良性上皮性肿瘤（尤其是多形性腺瘤）。

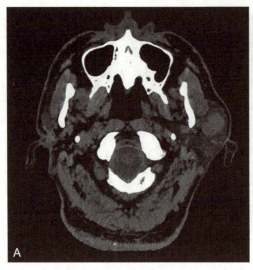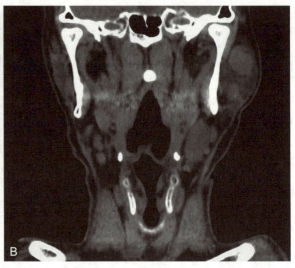

图 3-30 腺淋巴瘤 CT 表现

A. 横断位像，示左侧腮腺内多发结节状病灶，边界清；B. 冠状位像，示颈部淋巴结增多、增大。

第七节　颈部

一、检查方法与要求

（一）X 线检查

颈部 X 线摄影并不常用，侧位主要用于观察颈部咽、气管后软组织，在充气的咽、喉和气管的衬托下，咽后椎前软组织显示清晰，其上下为连续线。咽后软组织增厚见于感染、外伤、肿瘤及小儿腺样体肥大等。

（二）CT 检查

CT 为颈部主要影像学检查技术，可以清楚显示复杂颈部解剖结构，显示淋巴结、喉部、甲状腺等病灶的形态、范围、密度以及与周围结构的关系；CTA 可以显示颈部病变与血管的关系以及血管性病变；三维 CT 成像能够多方位观察颈部病灶与周围结构的关系。

1. 检查方法　受检者仰卧位、头先进，双上肢置于身体两侧，采用侧位像作为定位像，扫描层面与颈部垂直。颈部扫描范围从颅底到胸廓入口，层厚 5~8mm，微细病变可加做薄层扫描或重建。甲状腺和甲状旁腺检查的扫描范围为舌骨下缘至主动脉弓上缘，甲状腺层厚 3~5mm，甲状旁腺层厚 1~2mm。

2. CT 平扫　CT 平扫有时不易区分淋巴结、血管以及病变与周围结构的关系，因此，增强扫描被作为颈部 CT 常规检查。

3. CT 增强扫描　对比剂一般为 1.5~2.0ml/kg，注射速度 2~4ml/s。动脉期注射对比剂后20~25 秒扫描，实质期 60~70 秒扫描。颈部血管 CTA 的扫描范围从主动脉至颅底基底动脉环。

（三）MRI 检查

MRI 为超声、CT 的补充检查技术，常规行颈部横断位、矢状位、冠状位 T_1WI 和 T_2WI 序列扫描，发现病变时行 T_1WI 增强检查。MRI 对软组织分辨力高，对颈部病变的检出、囊实性病变鉴别、肿瘤术后改变与复发判断等有较高价值。

（四）超声检查

超声是颈部病变常用检查技术，主要用于颈部肿瘤、囊性病变、淋巴结等占位性病变检查，被认为是甲状腺病变首选影像学检查方法,对甲状腺良恶性病变鉴别具有重要价值。超声引导下细针穿刺活检(ultrasound-guided fine needle aspiration biopsy,US-FNAB)具有成功率高、安全性好等优点,目前是甲状腺结节定性诊断中最为准确的方法。

(五) 核素检查

核素显像依据甲状腺结节摄取 ^{99m}Tc 或 ^{131}I 的能力将结节分为热结节、温结节、凉结节和冷结节。热结节和温结节的恶变率较低,而凉结节和冷结节的恶变率较高。然而,核素显像对甲状腺病变灵敏度高、特异度低,对甲状腺肿瘤的良、恶性鉴别价值有限。目前,正电子发射计算机断层成像(positron emission computed tomography,PET)采用 ^{18}F-氟代脱氧葡萄糖(^{18}F-FDG)显像剂对甲状腺恶性肿瘤诊断价值较大,由于费用高,较少用于甲状腺癌的诊断,主要用于甲状腺癌的复发与转移、术后随访。

二、基本病变影像表现

(一) 淋巴结肿大

颈部淋巴结丰富,正常淋巴结短径小于 5mm,淋巴结增大常见于炎症、结核、转移瘤、淋巴瘤等。淋巴结转移瘤多发于 40 岁以上,80% 原发肿瘤来源于颈部。咽后、颈后三角区为鼻咽癌淋巴结转移的特征性部位;甲状腺癌淋巴结转移常见于Ⅲ、Ⅳ区,且可发生气管食管沟、上纵隔淋巴结转移。增强扫描淋巴结转移可呈均匀、环状强化;鳞癌的淋巴结转移易发生中央坏死,呈环状强化。PET 对转移淋巴结的诊断具有较高的灵敏度和特异度。淋巴瘤表现为颈部淋巴结增大,易融合;增强扫描呈均匀强化,坏死少见。淋巴结结核一般表现为淋巴结轻度增大,钙化较多见;增强扫描呈环状强化。MRI 对正常淋巴结显示及病变诊断优于 CT。

(二) 颈部肿块

颈部软组织肿块常见于肿瘤和炎症,颈动脉体瘤位于颈总动脉分叉处(颈动脉权),神经源性肿瘤多位于脊柱旁。囊性肿块多为囊性淋巴管瘤、鳃裂囊肿、甲状舌管囊肿。

(三) 甲状腺基本病变

甲状腺弥漫性病变常见于甲状腺肿、甲状腺功能亢进、甲状腺炎;甲状腺肿块见于甲状腺腺瘤、结节性甲状腺肿、甲状腺癌等。甲状腺腺瘤常单发,结节性甲状腺肿常多发,甲状腺癌易向周围侵犯和发生淋巴结转移。

(四) 甲状旁腺基本病变

甲状旁腺是内分泌器官,通常有 4 个,分为上、下 2 对,分泌甲状旁腺激素,调节体内钙、磷代谢。甲状旁腺增生表现为多个甲状旁腺增大;甲状旁腺腺瘤多表现为单个甲状旁腺增大;甲状旁腺癌极少见,表现为单个甲状旁腺结节并向周围侵犯,易侵犯甲状腺和喉返神经。

三、常见疾病影像表现

(一) 颈动脉体瘤

【概述】

颈动脉体瘤(carotid body tumor)是位于颈动脉权部颈动脉体的内分泌肿瘤,最常见的是起源于副神经节细胞化学感受器的肿瘤,为良性肿瘤,生长缓慢,也称非嗜铬性副神经节瘤。临床较少见。青壮年女性多见,多数表现为颈部的包块,少数可能导致血儿茶酚胺升高。

【临床与病理】

1. 临床表现 好发于青壮年女性,常以颈部肿块就诊,压迫肿块可缩小。肿瘤较大时压迫迷走神经可出现声音嘶哑、呛咳征象,压迫颈交感神经可出现 Horner 综合征,少数患者挤压肿块可出现血压下降、脉搏减缓、晕厥。

2. 病理

（1）大体观：肿瘤呈类圆形、有包膜，切面瘤体为实性，血管丰富。

（2）镜下观：肿瘤细胞较肥大，呈多边形，胞质丰富，淡染，含嗜酸性颗粒，核圆形，染色质呈细颗粒状。

【影像学表现】

1. X线表现　颈动脉DSA检查见颈总动脉分叉（颈内、外动脉）间距增大，呈"高脚杯"表现，分叉处见浓染肿块，伴有粗大供血动脉。

2. CT表现

（1）平扫：表现为颈动脉权处类圆形软组织肿块，边界清楚（图3-31A）。

（2）增强扫描：瘤体明显强化，CT值可达90~130Hu，边界更清楚（图3-31B）。

（3）颈动脉CTA：颈内、外动脉分叉间距增大，形似杯状（图3-31C、D）。

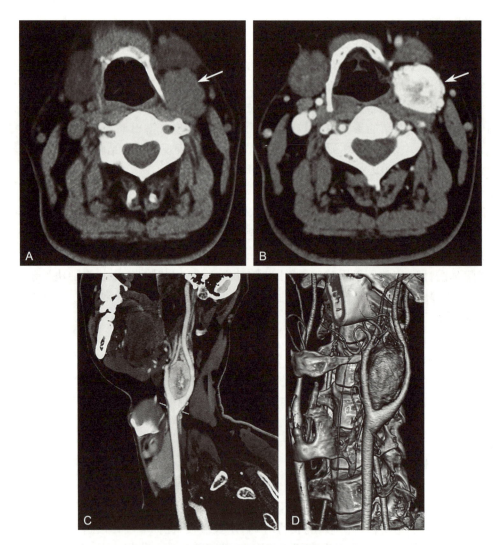

图3-31　颈动脉体瘤CT表现（数字彩图）

A. CT平扫示左侧颈部类圆形软组织肿块（↑）；B. 增强扫描示肿块位于颈内、外动脉分叉处，明显强化；C、D. 多平面重建示颈内、外动脉增宽呈"高脚杯"状。

3. MRI表现

（1）平扫：T_1WI呈等或略低信号，T_2WI呈高信号。

（2）增强扫描：注射 Gd-DTPA 明显强化。因肿瘤富血供，可见点状和迂曲、增粗流空血管影，为本病 MRI 特征（图 3-32）。

【诊断与鉴别诊断】

颈动脉体瘤是位于颈动脉杈处的实性肿块，血供丰富，CTA 及 DSA 颈动脉杈处扩大呈"高脚杯"样，MRI 显示肿瘤内增粗流空血管。影像诊断一般不难，但需与神经源性肿瘤、血管瘤、增大的淋巴结鉴别。

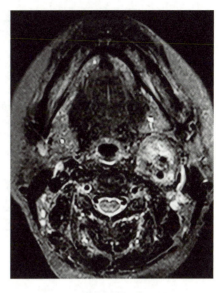

图 3-32 颈动脉体瘤 MRI 表现
T₂WI 脂肪抑制示肿瘤呈不均匀高信号，内见粗大流空血管。

（二）甲状腺肿

【概述】

甲状腺肿（goiter）是指甲状腺激素合成不足，垂体分泌促甲状腺激素增多，刺激甲状腺代偿性增生。依据病因分为地方性甲状腺肿和散发性甲状腺肿。地方性甲状腺肿主要原因是摄入碘不足，流行于山区和远离海洋的缺碘地区；散发性甲状腺肿病因复杂，认为由致甲状腺肿物质、炎症、甲状腺激素合成障碍等所致。病史一般较长，多无症状，少数有恶变倾向。

【临床与病理】

1. 临床表现 多见于缺碘地区，女性多见。早期甲状腺弥漫性增大，进一步发展为多结节甲状腺肿，表现为颈部非对称性肿块，随吞咽上下活动，多不伴有明显甲状腺功能异常，甲状腺明显增大可引起气道受压症状。

2. 病理

（1）大体观：分为结节性甲状腺肿和弥漫性甲状腺肿。前者甲状腺不对称增大，形态扭曲，被膜完整，切面见多个结节，结节有完整或部分包膜，结节内出血、钙化、囊变、退变等常见。

（2）镜下观：结节由不同的成分构成，如嗜酸性细胞、滤泡细胞、反应性内皮细胞等。

【影像学表现】

1. X 线表现 表现为气管受压移位和甲状腺区钙化。

2. CT 表现

（1）平扫：弥漫性甲状腺肿表现为甲状腺对称性增大，密度降低，可不均匀（图 3-33A）。结节性甲状腺肿表现为甲状腺不对称增大，内见多发大小不一的结节，因结节常发生出血、坏死和囊变而密度不均（图 3-34A）。

（2）增强扫描：增生甲状腺组织明显强化，囊变坏死区不强化（图 3-33B、图 3-34B）。

3. MRI 表现 结节性甲状腺肿因其成分不同，MRI 信号表现复杂。

（1）平扫：一般增生结节多表现为 T₁WI 低信号、T₂WI 高信号；当结节内出血或蛋白质含量高时 T₁WI 表现为高信号，T₂WI 可表现为低信号或高信号。

（2）增强扫描：病灶与 CT 表现一致，实性部分明显强化。

4. 超声表现 甲状腺增大，可见单发或多发结节，中低回声，彩色多普勒血流成像（color Doppler flow imaging，CDFI）见结节边缘绕行的血流信号。

【诊断与鉴别诊断】

结节性甲状腺肿诊断需综合多种影像学检查技术，患者病史长，来自碘缺乏地区，影像学检查无周围侵犯和淋巴结转移，则有利于甲状腺肿的诊断。合并结节性甲状腺肿时，影像学检查鉴别早期甲状腺癌、腺瘤及甲状腺肿单发结节存在困难。

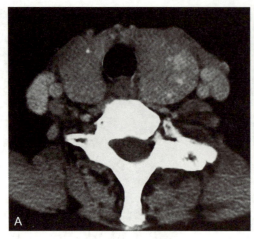
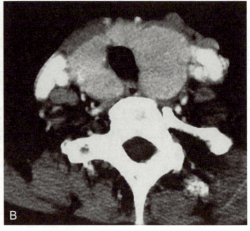

图 3-33 弥漫性甲状腺肿 CT 表现

A. CT 平扫示双侧甲状腺弥漫性增大,密度不均;B. 增强扫描呈不均匀强化。

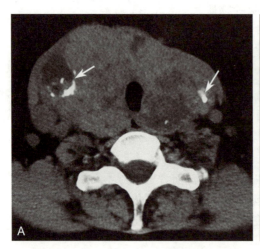
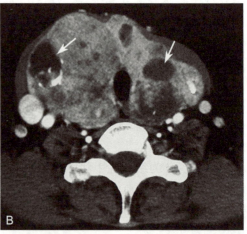

图 3-34 结节性甲状腺肿 CT 表现

A. CT 平扫示双侧甲状腺不规则增大,内见多发结节,伴有囊变和钙化(↑);B. 增强扫描多发结节更清楚,大小不一,囊变区无强化(↑)。

(三) 甲状腺肿瘤

【概述】

甲状腺肿瘤占人类肿瘤的 1%,是内分泌系统最常见的肿瘤,良性肿瘤以甲状腺腺瘤最常见,恶性肿瘤多为甲状腺癌。甲状腺癌多见于中青年,病因与环境、基因和激素有关。近几年,超声引导下细针穿刺活检的临床应用提高了甲状腺癌的诊断率。

【临床与病理】

1. 临床表现 好发于 20~40 岁女性,表现为颈前区肿块,随吞咽活动,可引起声音嘶哑、呼吸困难等症状。良性肿瘤一般生长较慢,恶性肿瘤生长较快,易发生颈部淋巴结转移。

2. 病理 甲状腺良性肿瘤以甲状腺腺瘤最常见,起源于甲状腺滤泡细胞,并形成大小不等的滤泡或囊腔,甲状腺腺瘤具有完整包膜。恶性肿瘤多为甲状腺癌,病理分为乳头状癌、滤泡癌、髓样癌和未分化癌。其中乳头状癌最常见,肿瘤生长缓慢,易发生淋巴结转移。甲状腺腺瘤、甲状腺肿有恶变倾向。甲状腺良、恶性肿瘤均易发生囊变和钙化,良性肿瘤囊变率高于恶性肿瘤,钙化率低于恶性肿瘤。

【影像学表现】

1. CT 表现

（1）甲状腺腺瘤：平扫为圆形或类圆形低密度结节，可伴有囊变和钙化，瘤体边界清楚；增强扫描腺瘤不强化或轻度强化，周边可见强化包膜（图 3-35）。

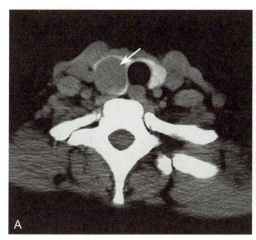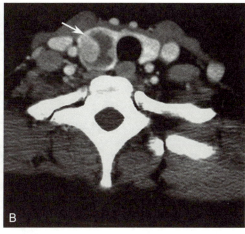

图 3-35 甲状腺腺瘤 CT 表现

A. CT 平扫示右侧甲状腺低密度结节，边缘光滑（↑）；B. 增强扫描示结节边界清楚，实性壁结节中度强化（↑），囊变区无强化。

（2）甲状腺癌：平扫为不规则低密度肿块，与周围组织分界不清，内可伴有更低密度坏死灶、细小钙化；增强扫描表现为明显不均匀强化（图 3-36）。甲状腺癌可侵犯喉、气管、食管等周围结构，并可发生颈部淋巴结转移，如淋巴结内发现钙化即可诊断为甲状腺癌。

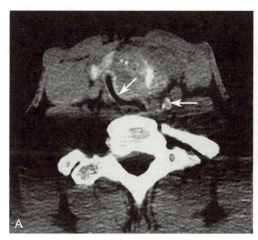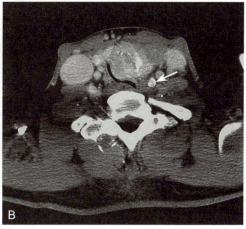

图 3-36 甲状腺癌 CT 表现

A. CT 平扫示左侧甲状腺稍低密度肿块，边界不清，内见多发钙化，气管受侵、变窄（↑）；B. 增强扫描示结节明显强化，边界不清，气管左侧见钙化淋巴结（↑）。

2. MRI 表现

（1）甲状腺腺瘤：T_1WI 呈低、等或高信号结节，边界清楚；T_2WI 呈高信号。

（2）甲状腺癌：T_1WI 呈不规则低、等混杂信号，边界不清；T_2WI 呈高信号。MRI 对甲状腺癌周围侵犯及淋巴结转移的显示优于 CT，对钙化显示不如 CT。

3．超声表现

（1）甲状腺腺瘤：单发较常见，表现为囊实性、实性或囊性回声结节，其中囊实性混杂结节最常见，一般边界清楚，多有完整包膜和伴有声晕，瘤内血运不丰富。

（2）甲状腺癌：形态不规则，边界不清，血流信号丰富，可伴有颈静脉周围淋巴结肿大。

【诊断与鉴别诊断】

目前，影像学检查不易鉴别甲状腺良、恶性肿瘤，如发生喉、气管、喉返神经侵犯或所属颈部淋巴结肿大等表现，有利于甲状腺恶性肿瘤的诊断。

（张雪宁　余永强　张体江　罗琳）

第四章　呼吸系统

呼吸系统的影像学检查方法主要有 X 线、CT、MRI、血管造影、核素、PET-CT 等。临床上在诊断呼吸系统疾病时，合理选择影像学的检查方法十分重要。

第一节　检查方法与要求

一、X 线检查

X 线检查包括摄片、透视和支气管造影。

（一）数字 X 线摄影

数字 X 线摄影（digital radiography，DR）能够显示呼吸系统的大部分疾病，且简单易行，常用于呼吸系统疾病的初筛。正位（后前位）（postero-anterior view）和侧位（lateral view）是传统胸部摄片常规的投照体位。

（二）X 线胸部透视

操作简单，可进行胸部多方位观察及胸部器官运动的显示，但空间及时间分辨力低，不能保留影像资料，已基本淘汰。

（三）支气管造影

既往用支气管造影观察支气管病变，目前基本弃用该检查。

二、CT 检查

胸部 CT 是呼吸系统疾病最常用且有价值的影像学检查方法。

（一）扫描技术与参数

1. 扫描范围　从肺尖至肋膈角。

2. 窗宽、窗位技术

（1）窗宽：肺窗采用 1 000~2 000Hu，纵隔窗采用 300~500Hu。

（2）窗位：肺窗采用 –800~–500Hu，纵隔窗采用 30~50Hu。

3. 扫描层厚　常规采用 5~10mm 层厚，螺距 1.5；对于小病灶，要采用 1~2mm 的薄层扫描，螺距 1.5。

（二）CT 平扫

1. 常规 CT 平扫　用于呼吸系统常见疾病的基本检查或体检。

2. 特殊 CT 检查

（1）高分辨力 CT（high resolution CT，HRCT）：能够清晰地显示肺内细微结构，用于观察诊断弥漫性病变（间质病变、肺泡病变、结节病变）、支气管扩张及肺小结节等。

（2）病灶的容积再现及多平面重建：层厚 0.5~2.0mm，能够多平面、多角度、立体地显示肺内病灶的轮廓及与周围结构（如小血管和小支气管等）的关系，有利于计算病灶倍增时间及随诊观察，常用于观察诊断肺内结节或肿块。

（3）气管、支气管的多平面重建、CT仿真内镜：层厚 0.5~2.0mm；能显示气管及较大支气管，特异度、灵敏度均较低，显示的小支气管形态容易失真，目前一般不用于细支气管的检查。可用于观察诊断气管、支气管病变，评价支气管内支架的疗效。

（4）CT肺功能成像（CT pulmonary functional imaging）：既能显示肺的形态学变化，又能定量测量肺功能。可用于诊断肺气肿，评估肺减容术的疗效等。

（5）低剂量CT（low-dose CT，LDCT）：除管电流外，其他扫描参数同常规扫描。目前主要用于肺癌筛查。

（三）CT增强扫描

1. 普通CT增强扫描　用于鉴别肺门周围的血管断面与其周围肺内病灶、肺门或纵隔淋巴结断面，或判断胸部大血管受累情况。

2. 动态CT增强扫描（dynamic enhancement CT scan）　注射对比剂后在设定的时间范围内对某一选定层面进行动态连续扫描。常用于肺内孤立结节的定性诊断。

3. 肺CT血管成像　即肺CTA，能够显示肺动脉及其大分支。可用于诊断肺血管病变（肺栓塞等），判断胸部大血管受累情况。

4. CT灌注成像　多用于肺结节的鉴别诊断，临床上尚未普及推广。

（四）CT引导肺穿刺活组织检查

CT引导肺穿刺活组织检查（CT guided needle biopsy in chest lesion）可用于肺内病变的定性诊断。

三、MRI检查

呼吸系统的MRI检查，应采用呼吸门控或平静浅呼吸进行扫描以减少呼吸运动的影响。扫描范围从肺尖至肋膈角，横断位扫描为主，依据病情加扫冠状位及矢状位。

肺实质成像一般使用SE序列 T_1WI、T_2WI 及质子密度加权成像（PDWI），使用Gd-DTPA作为对比剂的 T_1WI 增强扫描应用相对较少。

（一）MRI平扫

常用于鉴别肺门血管断面与其周围肺结节、肺门纵隔淋巴结，或判断胸部大血管受累情况，诊断纵隔内病变。

（二）肺MR血管成像

即肺MRA，常用于检查近段肺动脉病变。

（三）MRI肺功能成像

MRI灌注成像可用于观察诊断肺栓塞、肺气肿、孤立肺结节；MRI通气成像可用于观察诊断肺气肿、肺弥漫性间质病、肺癌、肺栓塞等。以上两种技术目前尚处于临床研究阶段。

四、DSA检查

胸部DSA检查分为选择性支气管动脉DSA、选择性肺动脉DSA和选择性胸壁动脉DSA等。目前主要用于：①肺内血管性疾病的诊断或术前了解肺内血管状况，不作为呼吸系统疾病的主要诊断手段；②咯血患者术前确定出血部位或进行栓塞止血治疗；③支气管动脉灌注化疗。

第二节 基本病变影像表现

一、气管、支气管基本病变

（一）气管、支气管狭窄与阻塞

腔内肿块、异物、外压等因素可以引起气管、支气管局限性狭窄（stenosis）或阻塞（obstruction）。支气管阻塞可引起阻塞性肺气肿、阻塞性肺炎或阻塞性肺不张。

X 线检查发现气管、支气管病变困难，但可以显示阻塞性肺气肿、阻塞性肺炎或阻塞性肺不张等间接征象。

CT 检查能够直接显示管腔内结节、异物，管壁是否增厚，气管、支气管周围结构异常，可用于观察气管、支气管病变的范围与程度。

（二）支气管扩张

支气管扩张（bronchiectasis）是指先天性或后天性因素引起的支气管内径不同程度的异常增宽，一般发生在 3~6 级分支，根据形态可分为柱状型、曲张型、囊状型支气管扩张。目前常规 X 线检查仅作为初筛方法，确定支气管扩张的存在、类型和范围主要依靠 CT，尤其是高分辨力 CT。

二、肺部基本病变

（一）肺气肿

肺气肿（emphysema）即肺组织过度充气，按病理分为小叶中央型、全小叶型、间隔旁型和间质型肺气肿；按分布分为局限性和弥漫性肺气肿；按病因分为阻塞性、老年性、间质性、代偿性及瘢痕性肺气肿，以小气道阻塞导致的慢性阻塞性肺气肿最常见。

1. X 线表现 气道阻塞部位决定病变范围，病变分布于局部肺组织时，只有肺野变化，而无胸廓和膈肌的变化；病变较严重且弥漫时，X 线表现为肺野透亮度增加，肺纹理分布稀疏，心影狭长，膈肌低平，桶状胸（图 4-1A）。出现肺动脉高压和/或右心室增大征象时，提示继发肺源性心脏病。

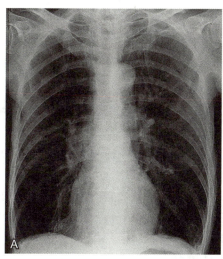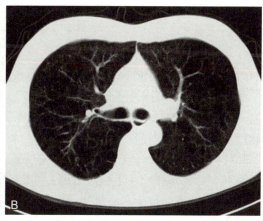

图 4-1 肺气肿 X 线和 CT 表现

A. X 线后前位平片，胸廓膨大，肋间隙增宽，双肺透亮度增加，肺纹理分布稀疏；B. CT 肺窗，双肺透亮度增加，肺纹理分布稀疏。

2. CT 表现 对比 X 线检查,CT 不仅检出肺气肿更灵敏,还能评价肺气肿的分型、分度及病因(图 4-1B)。小叶中央型肺气肿 CT 表现具有特征性,表现为小叶内动脉呈点状或者线状的密度增高影,位于肺小叶中心,周边为低密度无壁透光区,代表充气扩张的细小支气管。肺大疱是肺气肿的一种特殊形式,表现为胸膜下薄壁透光区。

(二) 肺不张

肺不张(atelectasis)即肺组织体积缩小,按病因分为阻塞性、被动性、瘢痕性、粘连性、吸收性肺不张,以阻塞性肺不张最常见。阻塞性肺不张的影像学表现与阻塞的部位和时间有关,亦与不张的肺内有无病变有关。

1. X 线表现

(1)一侧性肺不张:患侧肺野体积缩小,密度增高,纵隔向患侧移位,患侧胸腔容积缩小,健侧代偿性肺气肿。

(2)肺叶肺不张:患侧肺叶体积缩小,密度增高,叶间胸膜向心性移位,肺门移位,邻近肺叶代偿性肺气肿(图 4-2、图 4-3A)。

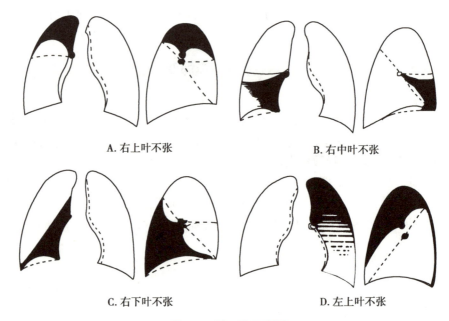

A. 右上叶不张   B. 右中叶不张

C. 右下叶不张   D. 左上叶不张

图 4-2 肺不张示意图
黑色区域表示病变范围。

2. CT 表现 CT 显示叶间胸膜移位、血管和支气管聚拢等征象优于 X 线,可发现支气管阻塞的部位和原因。不同范围肺不张的 CT 表现如下(图 4-3B)。

(1)一侧性肺不张:为一侧主支气管完全阻塞所致。CT 表现为患侧肺体积缩小,呈边界清楚锐利的软组织密度结构,增强扫描明显强化。

(2)肺叶肺不张:为肺叶支气管完全阻塞所致。CT 表现为肺叶体积缩小,呈三角形,尖端指向肺门。右肺上叶肺不张位于上纵隔右旁;左肺上叶肺不张底部与前外胸壁相连,后外缘向前内方凹陷;右肺中叶肺不张位于右心缘旁;肺下叶肺不张位于脊柱旁。

(3)肺段不张:为肺段支气管完全阻塞所致。常见于右肺中叶的内侧段、外侧段,表现为右心缘旁三角形软组织密度灶,边缘内凹。

(4)小叶不张:为终末细支气管被黏液阻塞所致,表现为多发斑点状或小片状密度增高灶。

3. MRI 表现 不张的肺叶或肺段 T_1WI 呈较高信号影,T_2WI 呈略高信号灶。

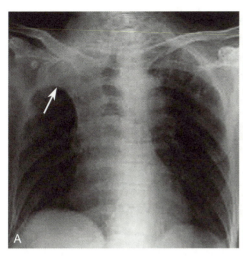
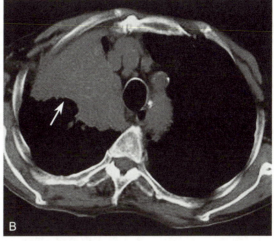

图 4-3 右肺上叶肺不张 X 线和 CT 表现
A. X 线平片,右肺上叶肺不张(↑);B. CT 纵隔窗,右肺上叶肺不张(↑)。

(三)肺实变

肺实变(pulmonary consolidation)是指含气肺泡腔被病理性液体或细胞、组织充填,病变累及范围从腺泡、小叶、肺段到肺叶。当肺泡腔被炎性渗出物、血液、水肿液或炎性细胞充填,病理学表现为渗出;当肺泡腔被炎性渗出物、肉芽组织或肿瘤组织完全充填,病理学表现为实变。不同的填充物对应不同的疾病,以肺部炎症最常见,大叶性肺炎为代表性疾病。

1. X 线表现 肺实变的肺组织体积一般无变化,范围可大可小,表现为分布于腺泡或小叶的单一或多处小片状或片状密度增高影,密度较均匀,边缘模糊;或分布于肺段或大叶的大片状阴影(图 4-4A),叶间裂处清晰。

2. CT 表现 与 X 线表现类似,根据分布范围不同,表现为小片状、片状或大片状密度增高影,边缘模糊,累及肺叶则叶间裂处清晰。含气支气管与实变的肺组织形成对比,在实变区中可见含气支气管分支影,称为支气管气像或空气支气管征(图 4-4B),是肺实变的重要征象,CT 显示比 X 线更清晰。

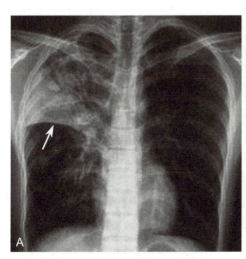
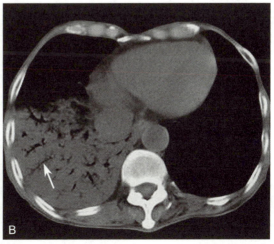

图 4-4 肺实变 X 线和 CT 表现
A. X 线平片,右肺上叶肺实变(↑);B. CT 纵隔窗,右肺下叶肺实变(↑)。

3. MRI 表现 小片状、片状或大片状异常信号灶，T_1WI 呈中低信号，T_2WI 呈高信号。

（四）空洞与空腔

空洞（cavity）为肺内病变组织坏死后经支气管排出后形成，空洞壁可由坏死组织、肉芽组织、纤维组织、肿瘤组织形成，多见于肺结核、肺脓肿、肺癌等。空洞分为三种类型：薄壁空洞、厚壁空洞、虫蚀样空洞。

空腔（air containing space）是肺内生理腔隙的病理性扩大，肺大疱、含气肺囊肿、肺膨出及囊状支气管扩张等属于空腔。

1. X 线表现

（1）空洞

1）薄壁空洞：空洞壁厚度小于 3mm 为薄壁空洞，X 线表现为边缘清楚，内壁光滑，呈圆形、椭圆形或不规则形透光区，多无液面，多见于肺结核、转移瘤。

2）厚壁空洞：空洞壁厚度等于或大于 3mm 为厚壁空洞，空洞周围有密度增高的实变区，内壁光滑或凹凸不平，多见于肺脓肿、肺癌、肺结核。结核性空洞洞壁外面整齐清楚，空洞内偶见少量液体。癌性空洞壁外面呈肿瘤形态，壁内面凹凸不平，可见壁结节。肺脓肿空洞内多有气-液平面，空洞壁外面可见炎性渗出。

3）虫蚀样空洞：大片坏死组织内的多发无壁小空洞为虫蚀样空洞，多见于结核干酪性肺炎，表现为大片密度增高的阴影内多发的、边缘不规则如虫蚀样的小透亮区。

（2）空腔：壁薄而均匀，周围结构清楚（图 4-5A），合并感染时可见气-液平面，周围可见实变影。

2. CT 表现 CT 能更清晰地显示空洞壁、内部及周围的特征。

（1）空洞

1）结核性空洞：多见于肺上叶尖段、后段或下叶背段，周围可见纤维索条影、结节状或斑片状卫星病灶（图 4-5B）。

2）曲霉菌感染的空洞：偏心性空洞内容物与洞壁之间存在半月形空气影，称为空气半月征，为曲霉菌球特征性表现，曲霉菌球可随着体位变化而移动（图 4-5C）。

3）癌性空洞：即在肺癌基础上出现的空洞，多为厚壁空洞，可见空洞壁结节及支气管狭窄或阻塞表现（图 4-5D）。

（2）空腔：比 X 线更好地区分肺大疱、含气肺囊肿、肺膨出及囊状支气管扩张等病变。

3. MRI 表现 空洞内空气在 T_1WI 和 T_2WI 上呈低信号，空洞壁信号强度与病变性质、病程长短及厚度有关。

（五）结节与肿块

直径小于或等于 3cm 的病灶称结节（nodule），大于 3cm 的病灶称肿块（mass）。结节或肿块可单发或多发。单发者常见于肺癌、结核球、炎性假瘤等；多发者常见于肺转移瘤，也可见于肺炎、坏死性肉芽肿、肺囊肿等。结节与肿块大小不同，其他表现相同，以肿块为例予以介绍。

1. X 线表现

（1）良性病灶：形态规则，多为圆形或类圆形，边缘光滑清楚。单发良性结节多见于结核球、错构瘤等；多发良性结节可见于真菌感染、肉芽肿等炎性病变。

（2）恶性病灶：边缘分叶、形态不规则。单发恶性者多见于周围型肺癌，少数为肉瘤和单发的转移瘤。

（3）多发结节常见于转移瘤。

2. CT 表现 CT 显示肺结节或肿块的形态优于 X 线（图 4-6），不仅可准确判断病变性质，还可进一步对病变进行影像学分期。CT 图像要重点显示病变与支气管的关系、准确测量病变大小及密度、显示具有鉴别意义的重要征象。

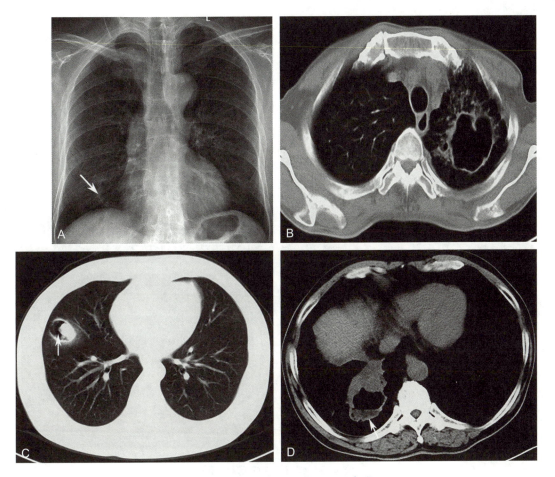

图 4-5 空腔与空洞 X 线和 CT 表现

A. X 线平片,右下肺空腔(↑);B. CT 肺窗,左肺上叶结核性薄壁空洞;C. CT 肺窗,右肺中叶偏心性空洞(↑);D. CT 纵隔窗,右肺下叶厚壁癌性空洞(↑)。

（1）显示病变与支气管的关系:使用多平面重组及窗技术重点显示病变与支气管的关系。支气管截断或偏心性狭窄提示恶性病变,支气管狭窄后扩张提示结核性病变,空气支气管征提示炎性病变。

（2）准确测量病变大小及密度:在横断位最大截面使用锐利算法测量病变最大长轴和垂直最大短轴。在横断位最大截面使用非锐利软组织算法测量病变 CT 值,需选择同一层面的平扫和增强扫描图像,测量时避开钙化、坏死、空洞及血管等结构,感兴趣区不小于最大截面的 60%,为避免部分容积效应的影响,应距病变边缘 1~2mm 以上。

（3）显示具有鉴别意义的重要征象:除支气管征象外,分叶征、毛刺征、空泡征、部分实性结节、血管聚集征、胸膜凹陷征、强化征是鉴别肺结节或肿块性质较有意义的征象。有强化的结节与具有收缩征象的肿块常提示为恶性病变。

（4）人工智能（AI）:目前 AI 对肺结节的诊断和筛查,在临床上已经有较为成熟的应用。其检出率高,特异度高,可为医师的临床诊断提供辅助意见,且避免了因疲劳而导致的漏检,极大地提高了诊断效率和准确率。

3. MRI 表现 肿块内血管组织、纤维结缔组织、肌组织及脂肪组织等成分不同,MRI 信号存在差异。慢性肉芽肿、干酪样结核或错构瘤等,由于其内含有较多纤维组织与钙质,T_1WI、T_2WI 呈低信号。液化坏死区 T_1WI 信号更低,T_2WI 信号更高。由于 MRI 空间分辨力不如 CT,故对空洞壁细节显示不及 CT 检查。

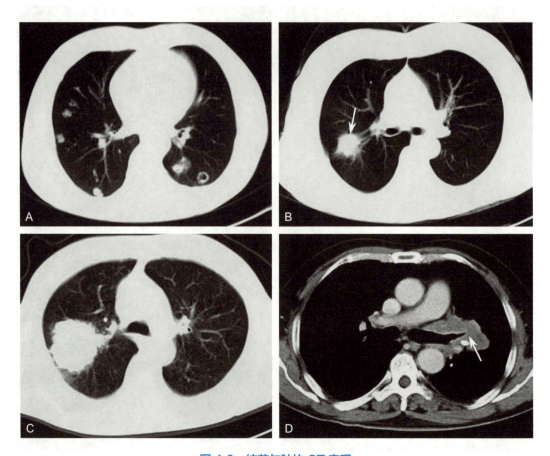

图 4-6 结节与肿块 CT 表现

A. CT 肺窗,双肺多发小结节;B. CT 肺窗,右肺上叶结节(↑);C. CT 肺窗,右肺上叶肿块;D. CT 纵隔窗,左肺门肿块(↑)。

(六)网状、细线状及条索状影

网状、细线状及条索状影是肺间质病变的反映。肺间质病变是指以侵犯肺间质为主的疾病,实际上常同时伴有肺实质的病变。间质性肺炎、结缔组织病、肺尘埃沉着病、肺水肿、癌性淋巴管炎、慢性炎症、肺结核等可引起肺间质病变,病理改变可为渗出液或漏出液、炎症细胞浸润、纤维结缔组织增生、肉芽组织增生、肿瘤细胞淋巴管浸润等。

1. X 线表现

(1)较大的支气管、血管周围间隙的病变,表现为肺纹理增粗、模糊。

(2)发生于小支气管、血管周围间隙及小叶间隔的病变,表现为网状影、细线状影或蜂窝状影(图 4-7A)。

(3)肺内病变沿肺间质向肺门或外围扩散,表现为局限性细线状影。

(4)肺小叶间隔内有液体或组织增生,表现为不同部位的间隔线,常见的有间隔 B 线。多见于肺间质水肿、肺静脉高压。

2. CT 表现

(1)CT 检查对肺间质病变的检出很灵敏,尤其是 HRCT。

(2)HRCT 可以发现早期轻微的纤维化,显示小叶间隔增厚等微细改变。小叶间隔增厚表现为与胸膜相连的细线状影,长 1~2cm,病变明显时可呈多角形的网状影。HRCT 还可灵敏地检出肺小结节、鉴别实质结节与间质结节,间质结节常分布在邻近肺门的血管支气管束、小叶间隔、胸膜下及叶间裂处。

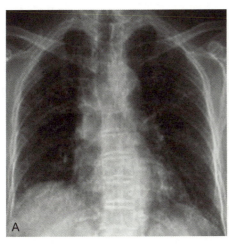
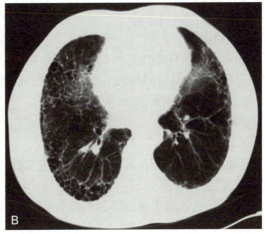

图 4-7 肺间质性病变 X 线和 CT 表现
A.X 线平片,双肺弥漫性网状影;B.CT 肺窗,双肺蜂窝状影。

（3）肺纤维化时,由于广泛的小叶间隔增厚,相邻增厚的小叶间隔相连,在胸膜下 1cm 以内,可见与胸壁平行的弧形线状影,长 2~5cm,称为胸膜下线。

（4）肺纤维化后期,在两侧中、下肺野的胸膜下区可见蜂窝状影(图 4-7B),表现为邻胸膜下的多层网状结构。肺间质较广泛的纤维化,可见肺组织扭曲变形、病变区肺组织容积缩小,亦可见牵拉性支气管扩张。

3. MRI 表现 不常使用 MRI 观察肺间质病变。

（七）钙化

钙化(calcification)在 X 线与 CT 上表现为边缘清楚的高密度影,MRI 显示钙化较差。肺错构瘤钙化可呈"爆米花"状(图 4-8A);肺结核钙化多为斑点状、斑块状(图 4-8B)。少数肺癌结节内可见钙化,为肿瘤组织坏死后钙质沉积或原来肺内钙化被肿瘤包裹,多呈偏心分布的细沙粒状或点状。双肺多发性钙化除结核外还可见于硅沉着病(也称为硅肺)、骨肉瘤肺转移、肺组织胞浆菌病及肺泡微结石症等。

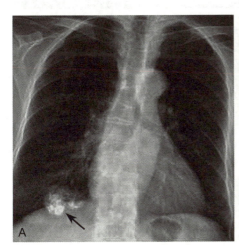
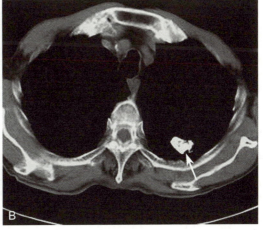

图 4-8 钙化 X 线和 CT 表现
A.X 线平片,右下肺"爆米花"状钙化(↑);B.CT 纵隔窗,左肺钙化(↑)。

<h2 style="text-align:center">三、胸膜基本病变</h2>

（一）胸腔积液

任何引起胸腔液体产生与回流平衡障碍的因素均会引起胸腔积液（pleural effusion），结核、炎症、肿瘤、外伤、结缔组织病等均可引起胸腔积液。影像学检查仅能对胸腔积液的量作出粗略的判断，不能直接判断胸腔积液的性质。

1. 游离性胸腔积液

（1）X线表现

1）少量积液：首先侧位片显示后肋膈角变钝。液体量达250ml左右，后前位片显示患侧肋膈角变钝、变浅。

2）中量积液：表现为患侧下肺野均匀致密影，上缘在第2~4肋前端平面之间呈外高内低弧线影，膈肌显示不清（图4-9A）。

3）大量积液：表现为患侧肺野均匀致密影，上缘超过第2肋前端下缘，肋间隙增宽，纵隔向健侧移位。

（2）CT表现

1）少量、中量积液：与胸壁平行的弧形水样密度影，随体位改变而发生变化（图4-9B）。

2）大量积液：肺压缩于肺门呈软组织影，纵隔向对侧移位。

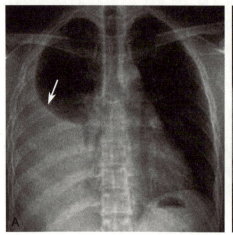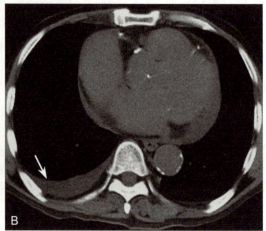

图4-9　胸腔积液X线和CT表现
A. X线平片，右侧中量胸腔积液（↑）；B. CT纵隔窗，右侧少量胸腔积液（↑）。

2. 局限性胸腔积液

（1）X线表现

1）包裹性积液：胸膜的脏层、壁层粘连，使胸腔积液局限于胸腔某一部分。好发于下胸部侧后部，表现为自胸壁向肺野突出的半圆形或扁丘状均匀致密影，与胸壁呈钝角相交，仅与病变呈切线位时才能显示（图4-10A）。

2）叶间积液：局限于叶间胸膜内的积液。侧位片表现为叶间裂梭形致密影。

3）肺底积液：肺底与横膈之间的积液，"膈肌"最高点外移至外1/3，仰卧位胸片显示横膈位于正常位置。

（2）CT表现：包裹性积液边缘光滑，邻近胸膜多增厚，形成胸膜尾征（图4-10B）。叶间积液局限于叶间胸膜之间，多呈梭形、水样密度（图4-11）。

（3）MRI表现：一般非出血性积液在T_1WI上呈低信号；结核性胸膜炎及外伤等所致积液，其

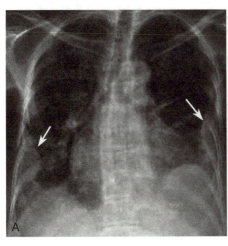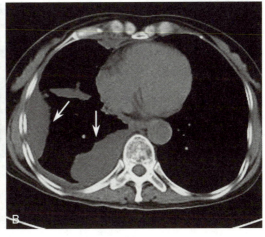

图 4-10　包裹性积液 X 线和 CT 表现

A. X 线平片,双侧胸腔包裹性积液(↑);B. CT 纵隔窗,右侧胸腔包裹性积液(↑)。

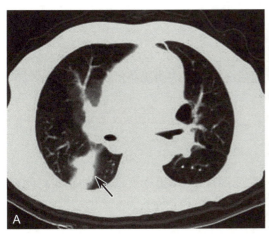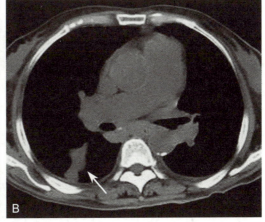

图 4-11　叶间积液 CT 表现

A. CT 肺窗,右侧斜裂间积液(↑);B. CT 纵隔窗,右侧斜裂间积液(↑)。

内含较高蛋白质和细胞成分,T_1WI 可呈中、高信号。在 T_2WI 上积液均呈高信号。

(二)气胸与液气胸

气胸(pneumothorax)是指空气进入胸膜腔内。由胸膜脏层或壁层破裂所致。前者多在胸膜下肺部病变的基础上发生,称自发性气胸,如严重肺气肿、胸膜下肺大疱、肺结核及肺脓肿等。胸膜裂口具有活瓣作用时,气体只进不出或进多出少,可形成张力性气胸。后者为胸膜壁层直接损伤破裂,体外空气进入胸腔,如胸壁穿通伤、胸部手术、胸腔穿刺等可使空气进入胸膜腔,导致气胸。

液气胸(hydropneumothorax)是指胸膜腔内同时有气体和液体。胸部外伤或手术、支气管胸膜瘘可引起液气胸。

1. X 线表现

(1)气胸:肺野外带不含肺纹理透亮区,内侧可见压缩的肺组织,肺组织压缩边缘为脏胸膜线,清晰可见(图 4-12A)。张力性气胸时,纵隔向健侧移位;横膈下降变平,伴有矛盾运动。

(2)液气胸:立位胸片显示气-液平面,严重时气-液平面横贯患侧胸腔,内侧为受压萎陷的肺组织。

2. CT 表现　肺外周无支气管血管束的弧状低密度带,内侧可见压缩的肺组织(图 4-12B)。液气胸气体分布于腹侧,液体分布于背侧。

117

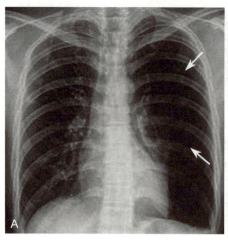
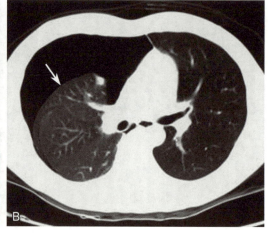

图 4-12　气胸 X 线和 CT 表现

A. X 线平片,左肺气胸,肺组织压缩边缘清晰可见(↑);B. CT 肺窗,右肺气胸,肺组织压缩边缘清晰可见(↑)。

(三) 胸膜增厚、粘连、钙化

胸膜炎纤维蛋白性渗出、肉芽组织增生、外伤出血机化均可引起胸膜增厚、粘连及钙化。胸膜增厚与粘连常同时存在。轻度局限性胸膜增厚、粘连多发生在肋膈角区。胸膜钙化多见于结核性胸膜炎、出血机化和肺尘埃沉着病(简称尘肺)。

1. X 线表现

(1)胸膜增厚、粘连

1)轻度胸膜增厚、粘连:患侧肋膈角变钝。

2)广泛胸膜增厚、粘连:患侧胸廓容积缩小,肋间隙变窄,肺野密度增高,肋膈角封闭,横膈升高且顶部变平,纵隔向患侧移位。

(2)胸膜钙化:沿肺表面的片状、不规则点状或条形高密度影。

2. CT 表现

(1)胸膜增厚:沿肺与胸壁之间的软组织密度条带状影,边缘常不规则(图 4-13A)。胸膜厚度超过 2cm 时多为恶性。

(2)胸膜钙化:表现为沿肺表面的线状、条状或斑点状高密度影(图 4-13B)。

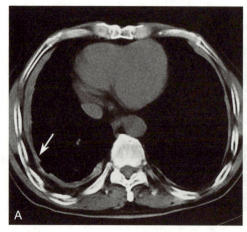
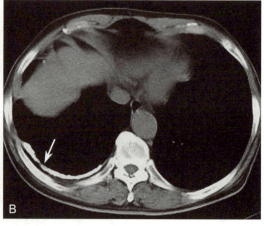

图 4-13　胸膜增厚、钙化 CT 表现

A. CT 纵隔窗,右侧广泛胸膜增厚(↑);B. CT 纵隔窗,右侧胸膜钙化,呈条带状影(↑)。

（四）胸膜结节、肿块

胸膜结节、肿块常见于胸膜间皮瘤、转移瘤等。

1. X 线表现 表现为从胸壁内侧向肺野突出的半圆形/凸形致密影，密度均匀，边缘清楚，与胸壁呈钝角相交（图 4-14A）。

2. CT 表现 表现为从胸壁内侧向肺内突出的半圆形/凸形软组织密度影（图 4-14B）。

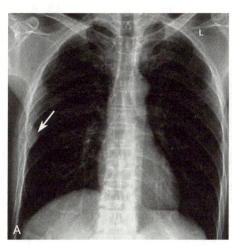 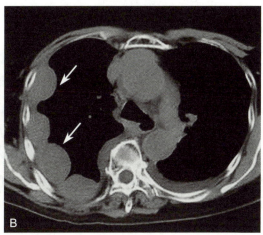

图 4-14 胸膜肿瘤 X 线和 CT 表现

A. X 线平片，从右侧胸壁内侧向肺野突出的凸形致密影（↑）；B. CT 纵隔窗，从右侧胸壁内侧向肺内突出的凸形软组织密度影（↑）。

四、纵隔改变

纵隔改变主要包括纵隔的形态和位置改变，任何引起纵隔两侧受力平衡破坏的因素均可使纵隔移位。肺不张、广泛胸膜增厚等常使纵隔向患侧移位，肺气肿、胸腔积液等常使纵隔向健侧移位。肿瘤性、炎症性、出血性、淋巴性、脂肪性、血管性等因素均可导致纵隔增宽，最常见的原因为纵隔肿瘤和淋巴结增大。

（一）纵隔病变的好发部位

常见纵隔病变的好发部位见表 4-1。

表 4-1 常见纵隔病变好发部位

分区	常见疾病
胸廓入口区	胸内甲状腺肿、淋巴管瘤
前纵隔	胸腺瘤、畸胎瘤、淋巴瘤、脂肪瘤
中纵隔	淋巴瘤、淋巴结转移、支气管囊肿、心包囊肿
后纵隔	神经源性肿瘤

（二）纵隔病变的影像特点

根据 CT 值将纵隔病变分为四类，即脂肪性、囊性、实性及血管性病变，病变影像学特点各异（表 4-2）。

表 4-2　常见纵隔病变影像特点

组织特点	常见疾病	CT 表现	MRI 表现
脂肪性	脂肪瘤、脂肪堆积等	脂肪密度	T_1WI 呈高信号，T_2WI 呈略低高信号，脂肪抑制序列上呈低信号
囊性	支气管囊肿、食管囊肿、心包囊肿、皮样囊肿、胸腺囊肿等	水样密度	T_1WI 呈低信号，T_2WI 呈高信号。囊液内黏液或蛋白质增加，T_1WI 的信号增高
实性	胸腺瘤、淋巴瘤、神经源性肿瘤、畸胎瘤等	软组织密度	T_1WI 呈等低信号，T_2WI 呈等高信号
血管性	胸主动脉瘤、主动脉夹层等	软组织密度，增强后呈血管性强化，可见低密度的血栓或内膜片	主动脉增宽，附壁血栓及内膜片呈高信号，真腔呈流空信号，假腔呈较高信号

五、膈肌病变

膈肌囊肿、转移瘤、棘球蚴病（又称包虫病）等可引起膈肌肿块，X 线与 CT 上表现为膈肌上边缘清晰的丘状阴影。肺气肿可引起膈平直、下降，胸膜增厚、粘连可引起膈平直、升高，膈肌麻痹、腹腔积液、腹部肿物等可使膈升高，这些疾病均可引起膈肌运动减弱或消失。

第三节　常见疾病影像表现

一、支气管疾病

（一）支气管扩张

【概述】

支气管扩张（bronchiectasis）是指一支及以上的中等大小的支气管内径不同程度、不同形态的不可逆性异常增宽，是一种常见的慢性支气管疾病。包括先天性和后天性两种，先天性少见，多为后天性，支气管及其周围组织慢性炎症和支气管阻塞是最常见的后天性原因。多发生在 3~6 级分支，好发于儿童及青壮年，男女发病无明显差异，多见于左肺下叶、左肺舌段及右肺下叶，亦可两肺同时发生。

【临床与病理】

1. 临床表现　主要临床表现有咳嗽、咳痰、咯血。合并感染时可有畏寒、发热、白细胞总数及中性粒细胞比例增高；反复感染后，常咳大量腥臭脓痰；病变广泛者，可出现气短、呼吸困难、发绀等，约 1/3 患者出现杵状指。

2. 病理　根据支气管扩张形态分为以下 3 种类型。

（1）柱状扩张：扩张的程度轻，支气管内径宽度远端与近端相似。

（2）静脉曲张状扩张：扩张的支气管内径粗细不均，管壁有多个局限的收缩，形似静脉曲张。

（3）囊状扩张：扩张的支气管末端呈囊状。

以上 3 种类型可单独存在也可混合存在，扩张的支气管内或其末梢分支内常有黏液潴留。

【影像学表现】

1. X 线表现

（1）平片：X 线平片仅作为疑似病例的初步筛查方法，典型征象如下。

1）轨道征（track sign）：沿肺纹理可见 2 条较正常支气管增粗的平行线状阴影，称为"轨道征"，提示柱状支气管扩张，当扩张的支气管内有分泌物潴留时，该处纹理远段反而较近侧粗，表现为不规则杵状致密影。

2）卷发影或蜂窝状影：肺野内多个圆形或卵圆形薄壁透亮区，直径 0.5~3.0cm，相互重叠，胸片上形如卷发状或蜂窝状，合并感染时可见气-液平面（图 4-15）。

3）轻度支气管扩张患者，X 线平片可无异常表现或仅表现为肺纹理增粗、增多、紊乱。

（2）支气管造影：可以直观显示支气管扩张的部位、形态、范围，但作为一种有创检查方法已被 HRCT 所取代。

2. CT 表现　CT 检查，特别是 HRCT 是目前诊断支气管扩张最有效的手段，不仅可以明确诊断，还可以判断病因，明确病变的类型、范围及并发的肺部改变。主要征象如下。

（1）轨道征和印戒征：正常情况下肺动脉直径稍大于伴行的同级支气管直径，这种大小关系发生倒转时，则表明支气管扩张。当扩张的支气管走行与 CT 扫描平面

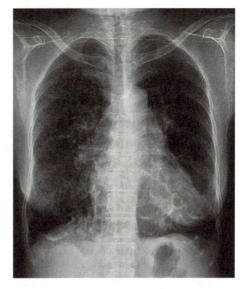

图 4-15　囊状支气管扩张 X 线表现
X 线平片示双肺中下野及心影重叠区可见多发囊状透亮区，部分囊内可见气-液平面。

平行时，HRCT 表现为"轨道征"（图 4-16）；与 CT 扫描平面垂直时，扩张的支气管呈环形或厚壁环形透亮影，与伴行肺动脉断面形成"印戒征"（signet ring sign）（图 4-17）。

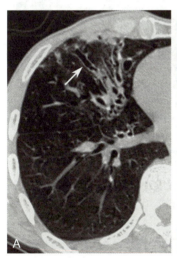
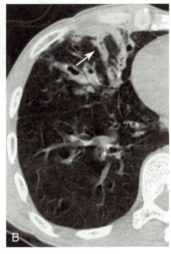
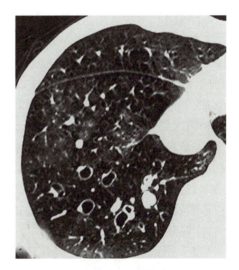

图 4-16　柱状支气管扩张伴黏液栓 CT 表现
HRCT 示右肺中叶支气管轻度扩张，似 2 条平行轨道（A，↑）伴黏液栓（B，↑）。

图 4-17　支气管扩张的"印戒征"CT 表现
HRCT 示右肺下叶扩张的支气管管径显著大于伴行肺动脉，形如印戒。

（2）支气管管径增大且粗细不均：常见于静脉曲张状支气管扩张（图 4-18），管壁不规则，可呈串珠状。

（3）多发薄壁光滑含气或液气囊腔影：多提示囊状支气管扩张，若囊内充满分泌物则呈葡萄串影，合并感染时囊内出现囊壁增厚及气-液平面是其最具特异性的征象（图 4-19）。

【诊断与鉴别诊断】

支气管扩张患者必须存在影像学上支气管扩张的表现。CT 显示支气管管腔呈柱状、静脉曲张状或囊状扩张，管壁增厚，结合临床有咳嗽、咳脓痰、咯血等表现，基本可明确支气管扩张的诊

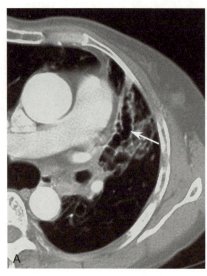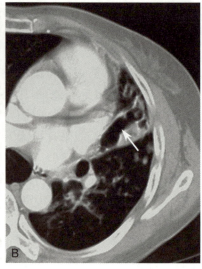

图 4-18　静脉曲张状支气管扩张 CT 表现
A. 右肺动脉层面(↑);B. 主动脉根部层面(↑)。HRCT 示左肺舌叶支气管不规则串珠状扩张。

断。柱状及静脉曲张状支气管扩张的 CT 诊断相对简单,囊状支气管扩张有时需与多发性肺囊肿、囊性肺发育不全、肺膨出等病变相鉴别。

(二)气管支气管异物

【概述】

气管支气管异物(foreign body of trachea and bronchus)是指外来的异物误吸入气管支气管树内,以 6 个月至 3 岁的儿童好发,是儿科常见急症。异物可分为可透 X 线异物和不透 X 线异物两大类,前者常见的有花生米、豆子、饭粒、瓜子、塑料制品等,后者主要是金属或含金属制品。因右主支气管走行较左侧陡直,故异物易落入右主支气管。影像学检查对气道异物的定

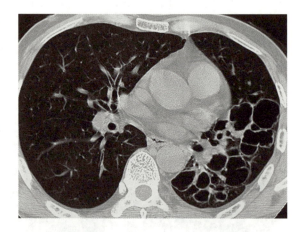

图 4-19　囊状支气管扩张 CT 表现
HRCT 示左肺下叶多发大小不等的囊状透亮区。

位诊断及其并发症的诊断具有重要价值,X 线检查不能确定的异物可进一步行 CT 检查。

【临床与病理】

1. 临床表现　气管支气管异物引起的临床症状多较显著和突然,主要表现为刺激性呛咳、哮鸣、憋气、呼吸困难甚至窒息等。继发阻塞性肺炎时有发热和白细胞计数增高。另外大多数患儿有异物吸入史或可疑异物吸入史。异物吸入的位置和梗阻程度不同,临床表现可有不同,给诊断带来一定困难。

2. 病理　气管支气管异物引起的病理改变主要是气管、支气管的机械性阻塞以及异物所致的损伤刺激和继发感染。机械性阻塞包括 4 种类型:完全性阻塞、双向通气、吸气性活瓣阻塞、呼气性活瓣阻塞。

(1)较大的异物:可使支气管完全阻塞,吸气时气体不能进入异物远侧气管及肺内,引起阻塞性肺不张。

(2)较小的异物:可引起吸气性活瓣阻塞(活动性支气管异物),也可引起呼气性活瓣阻塞(非活动性支气管异物)。由于异物的损伤刺激,支气管黏膜充血、水肿,分泌物增多,长期病变引起纤维组织增生。

【影像学表现】

1. X线表现　常规X线检查是支气管异物最基本的检查方法。胸部透视是诊断支气管异物最基本的筛查方法。

（1）对于不透X线的异物，如金属制品，正位及侧位X线投照有助于显示异物的形态和位置。

（2）对于可透X线异物，如花生米、瓜子等，透视检查不能直接显示异物的形态和位置，仅能显示异物所致的间接征象：阻塞性肺不张、肺气肿、肺炎和纵隔摆动（即支气管异物导致一侧支气管发生部分性阻塞时，呼气、吸气时两侧胸腔压力失衡，使纵隔发生左右摆动的现象，是单侧支气管异物不完全阻塞最重要、最常见的征象）（图4-20）。

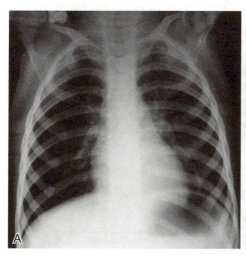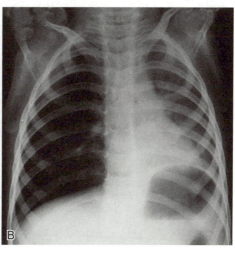

图4-20　右主支气管透X线异物所致的呼气性活瓣阻塞
A.吸气像，双侧肺野透光度基本一致，纵隔居中；B.呼气像，右肺肺气肿，纵隔向左侧移位。

2. CT表现　CT可发现不透X线和可透X线异物，确定其位置、大小、形态和大概性质，也可显示异物阻塞气道引起的继发改变：阻塞性肺不张、肺气肿、肺炎（图4-21）。三维重建，包括冠矢状位重建、曲面重建和最小密度投影等，能更直观清晰显示气管支气管树气道的连贯性及局部阻塞的情况，异物所在位置表现为气道连续性中断。

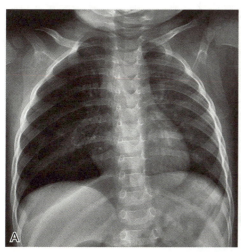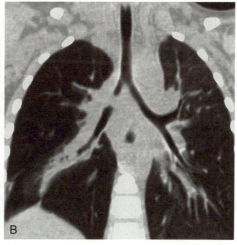

图4-21　右主支气管透X线异物
A.X线前后位平片示右肺透光度增强，提示阻塞性肺气肿，未显示异物；B.CT扫描冠状位重建示右主支气管异物，右肺上中叶阻塞性肺气肿，右肺下叶阻塞性炎症。

【诊断与鉴别诊断】

主要根据异物吸入史或可疑史、典型临床症状、体格检查和影像学检查确诊。X线、CT检查用于确诊及异物定位和性质的大概判断。对于不透X线的异物,X线摄片可作为首选检查;而对于透X线的异物,儿童宜首选X线透视、成人首选CT扫描。

儿童气道内异物应注意与食管内异物鉴别:气管内硬币样扁圆异物多呈矢状位,食管内硬币样扁圆异物多呈冠状位,正侧位投照有利于鉴别(图4-22)。CT多平面重建对于鉴别气管、食管异物及其具体位置有非常重要的价值。

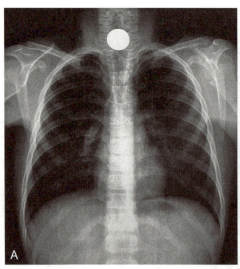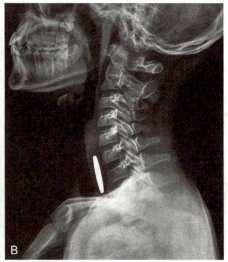

图 4-22　食管内金属异物(硬币)

A. X线前后位片示金属异物呈冠状位圆形;B. X线侧位片示金属异物呈长条形,位于第6、7颈椎椎体前方,气管后方。

(三) 支气管外伤

【概述】

气管及支气管裂伤(laceration of trachea and bronchus)比较少见,多由严重的外伤引起。

【临床与病理】

1. 临床表现　可有明显咯血及胸痛症状,如血块堵塞支气管则引起呼吸困难。

2. 病理　气管及支气管裂伤可发生于气管及支气管各部,以气管隆嵴下1~2cm多见,左侧多于右侧。

【影像学表现】

1. X线表现　常无明显异常,可显示纵隔气肿和皮下气肿等间接征象,严重者可有继发的肺不张表现。

2. CT表现　常规CT扫描有时会漏诊,结合CT后处理技术如MPR和支气管重建技术可明确气管及支气管损伤的部位和严重程度。

【诊断与鉴别诊断】

气管及支气管裂伤的CT表现较有特征性,尤其是多层螺旋CT(MSCT)三维重组支气管树成像,可见气管或支气管壁连续性中断,管腔狭窄,结合外伤史,多可明确诊断。

二、肺部疾病

(一) 肺炎

肺炎(pneumonia)为肺部常见病和多发病,是指终末气道、肺实质和间质的炎症。肺炎可按病因学、解剖学或病理学分类。按病因学分为感染性、理化性、免疫和变态反应性,其中感染性最常见。按病变的解剖学或病理学主要分为大叶性、小叶性及间质性肺炎。影像学正确判断肺炎病因及何种病原体感染常有困难,但影像学能真实反映肺炎的有无、部位、分布形态及动态变化,从而为临床诊断和治疗提供重要的信息。

1. 大叶性肺炎

【概述】

大叶性肺炎(lobar pneumonia)常为肺炎链球菌感染,炎症常累及一个或多个完整的肺叶,也可仅累及肺段。

【临床与病理】

(1)临床表现:本病青壮年常见。临床常起病急,以寒战高热、胸痛、咳铁锈色痰为特征。如早期应用抗生素其临床过程常不典型。血常规可见白细胞总数及中性粒细胞明显增高,查体可出现叩诊浊音、语音震颤增强、呼吸音减低和肺部啰音,有些大叶性肺炎可有上腹痛。

(2)病理:典型病理改变可分为四期。

1)充血期:发病后 12~24 小时,此时肺泡壁毛细血管充血扩张,肺泡内少量浆液渗出,肺泡腔内仍存有空气。

2)红色肝变期:2~3 天后因肺泡内充有大量红细胞和纤维蛋白等渗出物,此期肺大体切面呈红色肝样。

3)灰色肝变期:4~6 天后随着肺泡内红细胞减少,代之以大量白细胞,肺切面呈灰色肝样。

4)消散期:肺泡内纤维蛋白渗出物溶解、吸收,肺泡重新充气。经积极有效治疗,通常 7 天后病变开始进入消散期。病理上的动态变化决定了各期影像学表现的不同。

【影像学表现】

(1)X 线表现

1)充血期:可无阳性发现,或仅显示肺纹理增多,肺透明度减低。

2)实变期:表现为密度均匀的致密影。不同肺叶或肺段受累时病变形态不一,累及肺段表现为片状或三角形致密影(图 4-23);累及整个肺叶则呈以叶间裂为界的大片状致密影,致密影中常可见透亮支气管影,即"空气支气管征"。

3)消散期:实变区密度逐渐减低,表现为大小不等、分布不规则的斑片状影。炎症最终可完全吸收,或仅残留少量索条状影,偶可演变为机化性肺炎。

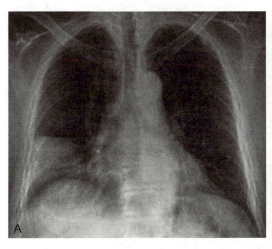
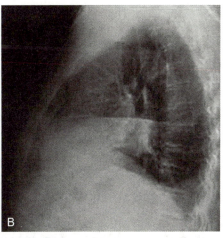

图 4-23 大叶性肺炎 X 线表现

A. X 线平片示右中肺三角形大片致密影;B. X 线右侧位平片示右中肺呈致密影改变。

（2）CT 表现

1）充血期：病变呈磨玻璃影，边缘模糊，病变区血管影仍隐约可见。

2）实变期：可见呈大叶或肺段分布的致密实变影，内见"空气支气管征"，CT 显示空气支气管征方面比 X 线平片更清晰。

3）消散期：随病变的吸收，实变影密度减低，呈散在、大小不等、分布不规则的斑片状影，最终可完全吸收。

【诊断与鉴别诊断】

大叶性肺炎常有典型临床表现，结合临床资料与影像学表现，多可明确诊断。其中，CT 检查有利于早期检出病变和鉴别诊断。

2. 小叶性肺炎

【概述】

小叶性肺炎（lobular pneumonia）又称支气管肺炎（bronchopneumonia），指肺炎病原体经支气管入侵，引起细支气管、终末细支气管及肺泡的炎症，常继发于其他疾病，如支气管炎、支气管扩张以及上呼吸道病毒感染等。其病原体有肺炎链球菌、葡萄球菌、病毒以及肺炎支原体等。

【临床与病理】

（1）临床表现：以发热为主，可伴有咳嗽、咳黏液痰或伴胸痛、呼吸困难和发绀。

（2）病理：为支气管周围的肺实质炎症，经上呼吸道累及小叶支气管，并以小叶支气管为中心经过终末细支气管延及肺泡，在小叶支气管和肺泡内产生炎性渗出物。病变范围是小叶性的，呈两侧散在分布，可融合成大片。由于有炎性充血、水肿，细支气管可有不同程度的阻塞，形成小叶性肺气肿或肺不张。

【影像学表现】

（1）X 线表现：病变多位于两肺中下野的内、中带，肺纹理增多、增粗、模糊，沿肺纹理分布的散在斑片状高密度影，边缘模糊不清，密度不均，并可融合成较大的片状影，偶可因肺炎液化坏死形成空洞。

（2）CT 表现：两肺中下野为著的沿支气管分布或散在分布的小斑片状实变及磨玻璃影，可见局部支气管血管束增粗，有大小不等、边缘模糊的结节状影及片状影（图 4-24）。小叶支气管阻塞时，可伴有小叶性肺气肿或肺不张。化脓性细菌感染时易出现含气的空洞；累及胸膜时可出现胸腔积液。小叶性肺炎治疗后可完全吸收或残留少许纤维条索状影。

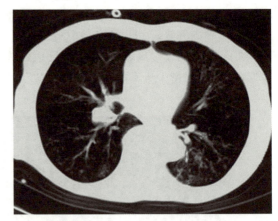

图 4-24 小叶性肺炎 CT 表现

CT 肺窗示以双侧中下肺野为主的沿支气管走行的边缘模糊的片状影。

【诊断与鉴别诊断】

小叶性肺炎有明显的临床症状，影像学表现如有一定的特征，常可作出诊断。对于病变迁延或反复发作，CT 检查可明确有无并发的支气管扩张。

3. 间质性肺炎

【概述】

间质性肺炎（interstitial pneumonia）是以肺间质为主的炎症，可由细菌、支原体、衣原体、病毒或肺孢子菌等引起。多见于婴幼儿，常继发于麻疹、百日咳或流行性感冒等急性传染病。

【临床与病理】

（1）临床表现：有发热、咳嗽、气急及发绀等症状，体征较少。

（2）病理：为小支气管壁及肺间质的炎性细胞浸润，炎症可沿淋巴管扩散，引起淋巴管炎及淋巴结炎，小支气管因炎症、充血及水肿常部分性或完全性阻塞。

【影像学表现】

（1）X线表现：两肺中下野为好发部位，常表现为两肺门及中下肺野纹理增粗、模糊，交织成网状或小斑片状影，可伴有弥漫性肺气肿；肺门密度增高、轮廓模糊、结构不清，常为肺门周围间质内炎性浸润所致。

（2）CT表现：常用于早期或轻症患者的诊断与鉴别诊断。CT表现为两侧支气管血管束增粗，呈不规则改变并伴有磨玻璃影；可伴有肺门及纵隔淋巴结增大，偶见少量胸腔积液。

【诊断与鉴别诊断】

间质性肺炎需与小叶性肺炎相鉴别，后者以两肺中下野散在小片状影为主要表现。

（二）肺脓肿

【概述】

肺脓肿（pulmonary abscess）是由多种病原菌引起的肺部化脓性感染，早期为肺炎，继而发生坏死、液化和脓肿形成。胸部X线平片是肺脓肿最常用的检查方法，胸部CT用于鉴别诊断。

【临床与病理】

1. 临床表现

（1）急性肺脓肿：可有发热、咳嗽、胸痛、咳脓臭痰。

（2）慢性肺脓肿：常有咳嗽、咳脓痰和血痰，不规则发热伴贫血和消瘦等，并可有杵状指（趾）。白细胞计数及中性粒细胞比例明显增高。

2. 病理 化脓性肺炎导致细支气管阻塞，小血管炎性栓塞，1周后肺组织坏死后液化，经支气管咳出后形成脓腔。有时脓液破溃到胸腔形成脓气胸和支气管胸膜瘘。急性期经体位引流和抗生素治疗，脓腔可缩小而消失。如迁延不愈，脓肿周围纤维组织增生，脓肿壁变厚可转为慢性肺脓肿。

【影像学表现】

1. X线表现

（1）早期：表现为边缘模糊的大片肺实变，其后形成厚壁空洞，其内缘常较光整，底部常见液平面。

（2）急性期：由于脓肿周围炎性浸润存在，空洞壁周围常见模糊的渗出影（图4-25A）。

（3）慢性期：空洞周围炎性浸润逐渐吸收减少，空洞壁逐渐变薄，腔也慢慢缩小，周围有较多紊乱的条索状纤维灶。

2. CT表现

（1）平扫：能较易显示实变阴影内的早期液化和坏死，早期诊断肺脓肿，且对脓肿壁的显示优于平片，同时易于判断脓腔周围情况，明确脓肿位于肺内或胸膜腔内，是否伴有胸腔积液及脓肿处有无局部胸膜增厚（图4-25B、C）。也可判断是否有局限性化脓性胸膜炎（简称脓胸）或脓气胸等。

（2）增强扫描：脓肿壁明显强化。

【诊断与鉴别诊断】

肺脓肿与结核空洞、肺癌空洞的影像学表现相似，应进行鉴别诊断（表4-3）。

（三）肺结核

【概述】

肺结核（pulmonary tuberculosis，PTB）是由结核分枝杆菌（*Mycobacterium tuberculosis*，MTB）在肺内引起的慢性传染病，可发生在肺、气管、支气管和胸膜。属于《中华人民共和国传染病防治法》规定的乙类传染病。

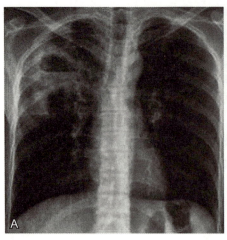
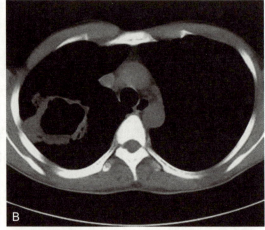
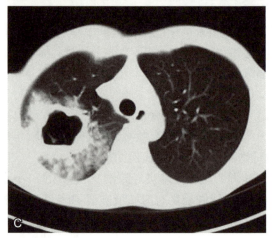

图 4-25　肺脓肿 X 线和 CT 表现
A. X 线平片,示右上肺厚壁透亮空洞影;
B. CT 平扫纵隔窗,清晰显示脓肿壁较厚,其内壁基本光整规则;C. CT 平扫肺窗,显示空洞壁外缘模糊。

表 4-3　肺脓肿的鉴别诊断

鉴别要点	肺脓肿	结核空洞	肺癌空洞
临床表现	高热、寒战、咳嗽、胸痛、咳脓痰	低热、盗汗、乏力、咳嗽、咯血、胸痛等	咳嗽、咳痰、咯血、胸痛等
实验室检查	白细胞计数明显增多	结核菌素试验、痰检结核阳性	痰检癌细胞阳性
空洞外缘	模糊	较清晰	分叶征、毛刺征
空洞壁	厚	薄	厚或偏心状
空洞内缘	较光滑	较光整	结节状
气-液平面	常有	多无	多无
卫星灶	常有	多有	多无

【临床与病理】

　　1. 临床表现　临床表现与结核分枝杆菌感染的数量、人体免疫力以及变态反应状态有关,也与疾病的发展阶段相关。肺结核患者常表现为低热、盗汗、咳嗽、咳痰以及咯血或痰中带血,经抗生素治疗症状无缓解。

　　2. 病理　肺结核的病理改变主要为渗出性、增生性和坏死性病变,这 3 种病理改变在肺结核的发展变化中混杂存在,在不同的阶段可以某种病理改变为主,并可互相转化。

【结核病分类】

　　1. 原发性肺结核　包括原发复合征及胸内淋巴结结核。

　　2. 血行播散性肺结核　包括急性血行播散性肺结核(即急性粟粒性肺结核)及亚急性、慢性血行播散性肺结核。

3. 继发性肺结核　包括浸润性肺结核、结核球、毁损肺、慢性纤维空洞性肺结核及干酪性肺炎等,可以出现渗出、增生、坏死、空洞等多种病理改变。

4. 结核性胸膜炎　包括干性胸膜炎、渗出性胸膜炎和结核性脓胸。

5. 气管、支气管结核　包括气管、支气管黏膜及黏膜下层的结核病。

【影像学表现】

1. 原发性肺结核　多见于儿童和青少年。可分为原发复合征与胸内淋巴结结核。

(1) X 线表现

1) 原发复合征:具有以下 3 个典型影像征象(图 4-26A)。①斑片状或大片实变:多位于中上肺野,邻近胸膜,常呈云絮样,边缘模糊;②肺门、纵隔淋巴结肿大;③不规则条索状影:位于斑片状实变与肺门之间,较难见到。

2) 胸内淋巴结结核:当原发病灶很轻微或吸收后,仅见肺门、纵隔淋巴结肿大。

(2) CT 表现:可清晰显示肿大淋巴结形态、大小、边缘轮廓和密度,淋巴结内可见低密度区(坏死或液化)、钙化,周围常有浸润灶。可早期显示原发灶内的干酪样坏死,表现为病灶中心相对低密度区。

2. 血行播散性肺结核　是指结核分枝杆菌经肺动脉、支气管动脉或体静脉系统血行播散导致的肺结核。

(1) X 线表现

1) 急性血行播散性肺结核:又称急性粟粒性肺结核,由大量结核分枝杆菌一次或短期内进入血液所致。双肺可见弥漫性粟粒样(直径 1~3mm)结节,结节分布均匀、大小均匀、密度均匀(图 4-26B)。

2) 亚急性、慢性血行播散性肺结核:多见于中上肺野,双肺多发结节分布不均、大小不等、密度不均(软组织密度与钙化均可见),可见纤维条索、胸膜增厚。

(2) CT 表现

1) 早期粟粒性病灶:CT 显示优于胸片,有利于诊断(图 4-26C)。

2) 亚急性、慢性血行播散性肺结核:多发大小不等的结节影,上肺结节多于且大于下肺,同时病灶内小空洞或钙化显示清晰。

3. 继发性肺结核

(1) 浸润性肺结核:是指外源性再感染结核分枝杆菌或体内潜伏的病灶活动进展引起的肺结核。X 线与 CT 表现多种多样,可以多种征象并存。

1) 局限性斑片阴影:见于两肺上叶尖段、后段和下叶背段,右侧多于左侧(图 4-26D)。

2) 肺段或肺叶实变:常见于干酪性肺炎,为一个肺段或肺叶呈大片致密性实变,密度中心较高,边缘模糊(图 4-26D)。

3) 增生性病变:呈斑点状阴影,边缘较清晰,排列成"花瓣样"或"树芽"状阴影,为结核病的典型表现。

4) 结核球(tuberculoma):呈圆形、椭圆形阴影,直径为 0.5~4.0cm,2~3cm 常见,边缘清晰,轮廓光滑,偶有分叶,密度较高,内部常见斑点、层状、环形钙化(图 4-26E)。结核球周围常见散在的纤维增生性病灶,称"卫星灶"。CT 增强扫描结核球常不强化(图 4-26F)或表现为边缘轻度环形强化。

5) 结核性空洞:圆形或椭圆形病灶内见透亮区,内壁一般较规则,有时可呈厚壁不规则空洞。常见一条或数条粗大条状阴影与空洞相连,表示引流支气管与空洞相通(图 4-26G)。

6) 支气管播散病变:结核空洞干酪样物质经引流支气管排出,引起同侧或对侧的支气管播散。表现为沿支气管分布的斑片状阴影,呈腺泡样排列,或相互融合呈小叶阴影。

7）硬结钙化或条索状影,提示病灶愈合。

（2）慢性纤维空洞性肺结核:病程长期迁延不愈,形成以空洞伴明显纤维病变为主的慢性肺结核（图 4-26H ）。

1）纤维空洞多位于中上肺野,空洞内壁较光整,周围有大量纤维索条、斑片状实变、小结节、钙化。

2）病变肺叶萎缩,肺门上移,后前位胸片示肺纹理呈垂柳状。

3）患侧胸膜增厚、粘连。

4）邻近胸廓塌陷,肋间隙变窄。

5）健侧肺代偿性肺气肿。

6）支气管播散常见。

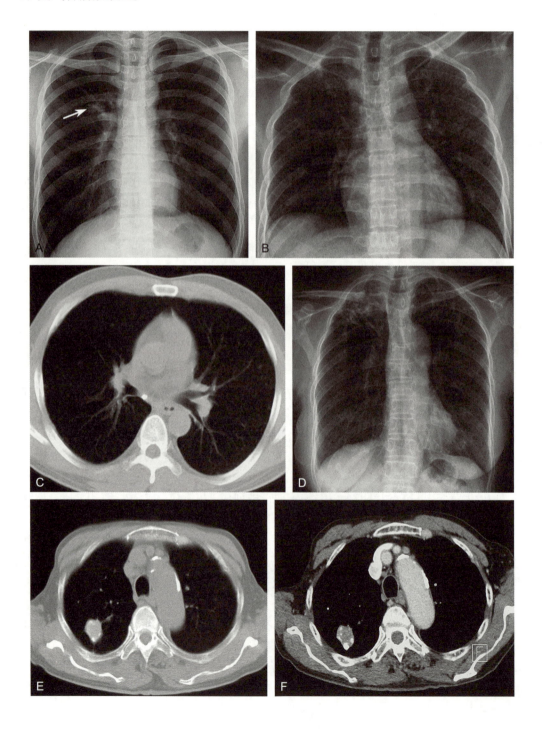

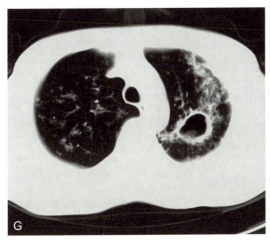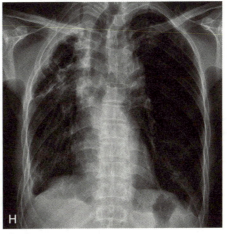

图 4-26 肺结核

A. X 线平片示右肺门偏外上肺野局限性片状阴影,同时伴右肺门阴影增大与模糊改变,称"原发复合征"(↑)。B、C. 急性粟粒性肺结核,B 为 X 线平片,C 为 CT 肺窗,均显示双肺弥漫分布的粟粒结节影,结节具有"三均匀"表现。D. 浸润性肺结核,胸部平片示双上肺大片状阴影。E、F. 结核球,E 为 CT 肺窗,结节边缘光滑,周围可见纤维索条影;F 为 CT 纵隔窗,结节内结节状钙化,增强扫描无强化。G. 结核性空洞,CT 肺窗示左肺上叶结核性空洞。H. 慢性纤维空洞性肺结核,X 线平片示右上肺多个环状透光区,右肺门明显上提。

4. 结核性胸膜炎 结核分枝杆菌及其代谢产物引起胸膜变态反应性炎症。分为干性胸膜炎、渗出性胸膜炎和结核性脓胸。

（1）干性胸膜炎:无异常表现,或仅表现为肋膈角变钝,膈肌活动受限。

（2）渗出性胸膜炎和结核性脓胸:可有游离性或局限性胸腔积液,胸膜增厚、粘连、钙化。

【诊断与鉴别诊断】

肺结核的影像学表现呈多样性,结合病史、影像学表现的特点以及实验室检查结果,一般不难作出诊断。鉴别诊断包括:①结核球与周围型肺癌的鉴别:周围型肺癌多为分叶状肿块,有细短毛刺,钙化少见,可有胸膜凹陷征;②结核性空洞与癌性空洞的鉴别:癌性空洞多为厚壁空洞,常为偏心性,内缘不光整,可有壁结节,外缘多呈分叶状,可有毛刺,常无卫星灶。

（四）原发性支气管肺癌

【概述】

原发性支气管肺癌是指起源于支气管、细支气管肺泡上皮及腺上皮的恶性肿瘤,简称肺癌（lung cancer）。随着 CT 技术的广泛应用和人们健康意识的提高,越来越多的早期肺癌被检出。吸烟是肺癌的主要致病因素,其他因素包括大气污染、职业接触史、遗传因素等。CT 检查是诊断肺癌的首选影像学检查方法,推荐胸部低剂量 CT 筛查肺癌。MRI 有助于评估侵犯胸壁和纵隔情况。

【临床与病理】

1. 临床表现 与肺癌发生部位、病理组织类型、分期密切相关。咳嗽、咳痰、咯血、胸痛及发热等常见。

2. 病理 根据病理组织形态学不同,肺癌分为鳞状细胞癌、腺癌、腺鳞癌、小细胞肺癌、大细胞癌等。根据发生部位分为 3 型:①中央型:肿瘤发生在肺段和段以上的支气管,以鳞癌和小细胞癌多见;②周围型:肿瘤发生于肺段以下支气管,可见各种组织学类型,以腺癌为主;③弥漫型:肿瘤发生在细支气管或肺泡壁,呈弥漫性生长。

【影像学表现】

1. 中央型肺癌

（1）X线表现

1）间接征象：阻塞性肺气肿、肺炎及肺不张。

2）直接征象：肺门肿块影。早期肺癌局限于支气管腔内或沿管壁浸润生长，常无异常表现；中晚期肺癌肺门影加深、增大且有肺门肿块影，常直接侵犯纵隔结构并出现纵隔肺门淋巴结转移（图4-27A）。

（2）CT表现

1）支气管改变：支气管管壁不规则增厚和管腔狭窄。

2）肺门肿块：有分叶状或边缘不规则的肿块，同时伴有阻塞性肺气肿、肺炎及肺不张（图4-27B）。增强扫描肿块可呈不均匀强化。

3）侵犯纵隔结构：中央型肺癌常直接侵犯纵隔结构，可有被侵犯血管受压移位、管腔变窄或闭塞、管壁不规则等改变。

4）纵隔淋巴结转移：纵隔淋巴结短径大于10mm常提示转移。增强扫描可明确纵隔淋巴结增大的部位、大小及数量。

（3）MRI表现：通过多方位、多参数MRI成像可确定肺门部肿块与支气管的关系以及纵隔血管受累情况，肺癌肿块在T_1WI上呈中等均匀信号，在T_2WI上为高信号；当肿瘤发生坏死时，其信号常不均匀；纵隔大血管在MRI上因流空效应而呈黑影，与肿瘤容易区分。DWI上肿块的信号较高，而表观弥散系数（ADC）较低，对诊断和鉴别诊断有一定帮助。

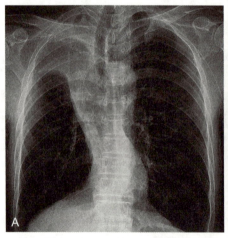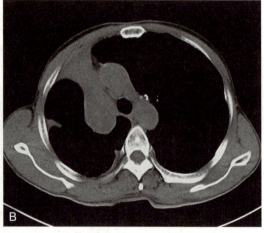

图4-27 中央型肺癌X线和CT表现

A. X线平片示右肺门肿块伴右上肺不张，呈反"S"征；B. CT平扫纵隔窗示右肺门肿块，伴远端肺不张。

2. 周围型肺癌

（1）X线表现：表现为肺内结节影，有分叶，边缘模糊，或为小片状磨玻璃影（图4-28）。

（2）CT表现：多为肺内类圆形或不规则形结节或肿块，可见血管集束征、细短毛刺、胸膜凹陷征及月晕征，其内可见空气支气管征、癌性空洞，1%~14%可见钙化灶（图4-29）。

3. 弥漫型肺癌

（1）X线表现：表现为两肺多发弥漫的细小结节，结节以两肺中下野多见；也可表现为多发肺叶、肺段的实变影像，病变呈进行性发展，可融合，在融合病灶内可见空气支气管征。

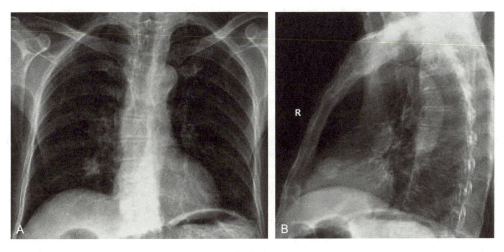

图 4-28　周围型肺癌 X 线表现

X 线后前位平片（A）及侧位平片（B），显示右中肺肿块影，肿块呈不规则分叶改变。

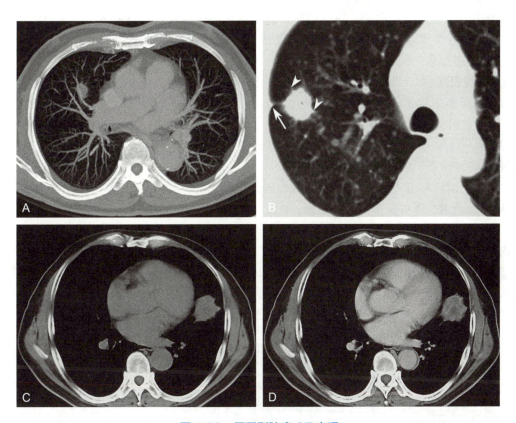

图 4-29　周围型肺癌 CT 表现

A. CT 肺窗示右肺结节，见血管集束征；B. CT 肺窗示右肺结节，可见细短毛刺征（▲）及胸膜凹陷征（↑）；C. CT 平扫示左肺上叶肿块，可见分叶；D. CT 增强扫描示左肺上叶肿块不均匀强化。

（2）CT 表现

1）平扫：多发弥漫结节，直径呈粟粒大小至 1cm 不等；肺叶、肺段实变可见空气支气管征，含气的支气管不规则狭窄、扭曲及僵硬，远端细小分支截断。

2）增强扫描：细小结节可有轻度强化；肺叶及肺段实变病变中出现血管强化的影像，称为"血管造影征"（angiogram sign）。

133

【诊断与鉴别诊断】

1. 中央型肺癌 需与支气管内膜结核和支气管腺瘤相鉴别。支气管内膜结核的支气管壁增厚伴内缘不规则而外缘较光滑,有时呈狭窄与扩张并存的现象,一般不形成管壁肿块,可伴阻塞性肺炎或阻塞性肺不张;而支气管腺瘤表面光滑,邻近支气管壁无受侵和增厚,确诊须经支气管镜活检。

2. 周围型肺癌 需与炎性肌成纤维细胞瘤、结核球及肺错构瘤相鉴别。

(五)肺转移瘤

【概述】

原发恶性肿瘤通过血行转移、淋巴道转移和直接侵犯等途径向肺内转移形成肺转移瘤(metastatic tumor of lung)。

【临床与病理】

1. 临床表现 多数患者表现为原发肿瘤的症状,少数表现为咳嗽、胸痛、咯血等症状。肺转移瘤病变轻微者可无任何症状。

2. 病理 以血行转移最常见。瘤栓到达肺小动脉及其分支后,浸润并穿透血管壁,向周围间质和肺泡内生长形成转移瘤。淋巴道转移是指肿瘤细胞穿过血管壁侵入周围淋巴管,形成多发小结节病灶。胸膜、胸壁和纵隔的恶性肿瘤可直接向肺内侵犯形成转移病灶。

【影像学表现】

1. X线表现

(1)两肺多发棉团样结节,密度均匀,大小不一,轮廓清楚,以两肺中、下肺野外带较多(图4-30A)。少数可为单发球状病灶。

(2)血供丰富的原发肿瘤可以发生粟粒状转移,较多分布在中、下肺野,偶可表现为多数小片状浸润。

(3)淋巴道转移可表现为两肺门和/或纵隔淋巴结增大,同时自肺门有向外呈放射状分布的条索状影,沿条索状影可见串珠状结节影。

(4)少数转移瘤可出现空洞和发生钙化或骨化。

2. CT表现

CT显示小转移瘤清晰(图4-30B),高分辨力CT对淋巴道转移的诊断有独特的优势,除可见肺门及纵隔淋巴结增大外,还可见沿支气管血管束、小叶间隔分布的多数细小结节影,呈串珠样改变。

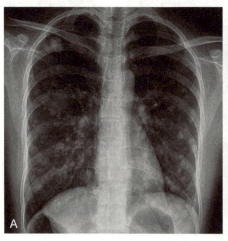
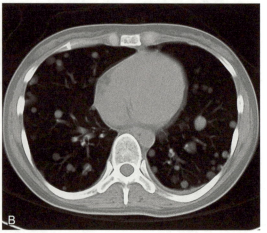

图4-30 肺转移瘤X线和CT表现

A. X线平片示双肺多发大小不等结节影;B. CT肺窗示双肺大小不等结节影,边缘光滑、清晰。

【诊断与鉴别诊断】

结合原发肿瘤病史,肺内多发转移瘤容易诊断。如为肺内单发转移瘤,且原发肿瘤又不明确,诊断有一定困难,应结合病史,必要时可行肺部结节/肿块穿刺活检以明确诊断。

(六) 肺部外伤

【概述】

肺创伤主要指直接外力引起的肺挫伤(contusion of lung)和肺撕裂伤(laceration of lung),其外力可见于机动车撞伤、坠落伤和胸部挤压伤等,肺撕裂伤常合并肺血肿(hematoma of lung)。

【临床与病理】

1. 临床表现　肺挫伤多是胸腹联合伤的一部分,轻微肺挫伤多无症状,较重者可有咳嗽;而肺撕裂伤常合并肺血肿和多发骨折,临床上表现明显的胸痛、痰中带血等症状。

2. 病理　肺挫伤后主要病理改变为肺间质或实质内液体渗出,以肺外围部多见,大多在伤后4~6小时内出现,一般3~4天内吸收。肺撕裂伤与肺血肿主要是由肺组织的撕裂、血管断裂合并局部积血所致,常见于下肺,严重者可合并支气管断裂和膈肌破裂。

【影像学表现】

1. X线表现

(1)肺挫伤:表现为肺纹理模糊不清,肺段性分布的密度增高影。

(2)肺撕裂伤:表现为撕裂部位不规则高密度影;血肿呈类圆形高密度影;部分病灶可见外伤性肺膨出(pneumatocele),为撕裂周围肺组织回缩,使撕裂间隙充气所致。

(3)继发性改变:肺撕裂伤时可发现肋骨骨折、气胸等伴发征象。

2. CT表现　CT发现肺挫伤、肺撕裂伤比X线灵敏,同时能更好地显示肺内血肿、胸壁外伤及其他伴发征象。

(1)肺挫伤:轻微肺挫伤CT上即可显示,表现为边缘模糊的磨玻璃影,常呈外围性非段性分布。

(2)肺撕裂伤和肺血肿:根据表现分为4种类型。①外围型的含气或含气、液的腔(多见);②肺底脊柱旁的含气或含气、液的囊腔;③周围型小的含气或含气、液的囊腔或线状透亮影,常伴有骨折;④胸膜粘连后发生的肺撕裂伤,不易显示。

(3)继发性改变:肋骨骨折、锁骨骨折、肺不张、纵隔气肿、皮下气肿及气胸或液气胸等。

【诊断与鉴别诊断】

肺挫伤或肺撕裂伤的影像学表现与肺炎相似,肺挫伤或肺撕裂伤发生在胸部创伤部位,创伤后出现,这两点与肺炎不同。肺血肿与肺膨出的影像学表现与先天性肺囊肿相似,结合病史有助于鉴别。

三、胸膜疾病

胸膜疾病是指起源于胸膜或累及胸膜的病变,分为原发性和继发性,主要包括胸膜的感染、肿瘤、外伤、尘肺及结缔组织病等引起的胸膜病变。常见临床表现有发热、咳嗽、胸部不适、胸闷及胸痛等。

(一) 化脓性胸膜炎

【概述】

胸膜炎(pleurisy)的病因包括感染(细菌、病毒、真菌等)、肿瘤、免疫性疾病(风湿热、类风湿关节炎、系统性红斑狼疮)及化学和物理等因素。感染是常见的原因,以结核性最常见,其次是其他细菌感染。结核性胸膜炎已在前文中介绍,本节仅介绍化脓性胸膜炎。

化脓性胸膜炎(purulent pleurisy)多数为邻近脏器感染灶的直接蔓延所致,少数由远处感染灶经血液循环到达胸膜所致。

【临床与病理】

1. 临床表现　急性期可有高热、气急、胸痛等症状,慢性期中毒症状减轻,主要表现慢性消耗性疾病的症状。

2. 病理　化脓性胸膜炎常为肺脓肿、大叶性肺炎、节段性肺炎等累及胸膜所致。胸膜腔受累后引起胸腔积脓和/或胸膜增厚、粘连,可继发胸廓塌陷。

【影像学表现】

1. X线表现

(1)急性期:胸部主要表现为胸腔游离积液或包裹性积液,部分患者并发支气管胸膜瘘,可见气-液平面。

(2)慢性期:主要表现为胸膜增厚、粘连,甚至钙化,使患侧肋间隙变窄,胸廓塌陷,纵隔移向患侧,横膈上升(图 4-31)。部分患者邻近肋骨可出现骨膜反应。

2. CT表现

(1)平扫:胸腔积液的密度较一般渗出性胸腔积液的密度稍高,邻近的肺实质受压移位(图 4-32)。脓肿壁厚而较均匀,内壁较光滑。

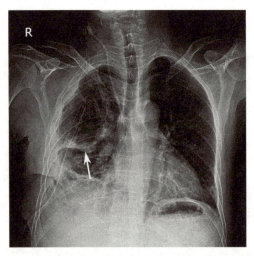

图 4-31　化脓性胸膜炎 X 线表现

X 线平片示右侧胸膜增厚、粘连(↑),肋间隙变窄,右膈上升。

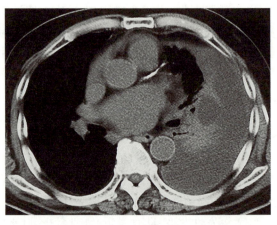

图 4-32　化脓性胸膜炎 CT 表现

CT 平扫纵隔窗示左侧胸腔积液,液体密度较高,邻近肺组织受压。

(2)增强扫描:脏壁两层胸膜明显强化。

【诊断与鉴别诊断】

化脓性胸膜炎主要表现为胸腔积液,但容易形成分隔包裹、引起胸膜增厚,结合典型临床表现不难诊断。化脓性胸膜炎主要需与周围性肺脓肿鉴别,后者边缘不清楚,常伴邻近肺内渗出性病变,脓肿壁厚薄可不均匀,脓腔内可呈分房状。

(二)胸膜肿瘤

胸膜肿瘤(pleural tumor)分为原发性和继发性。原发性胸膜肿瘤主要是胸膜间皮瘤和胸膜纤维性肿瘤,继发性主要是胸膜转移瘤。

1. 原发性胸膜肿瘤

【概述】

原发性胸膜肿瘤是原发于胸膜的肿瘤,起源于胸膜的间皮细胞与纤维细胞。

【临床与病理】

(1)临床表现:局限性胸膜纤维性肿瘤可无临床症状,胸膜间皮瘤可表现为胸痛(多为剧痛)、呼吸困难、咳嗽,部分病例可出现肺性肥大性骨关节病。

（2）病理:胸膜间皮瘤分为局限性纤维性肿瘤（localized fibrous tumor,LET）与弥漫性胸膜间皮瘤（diffuse mesothelioma of pleura,DMP）。前者起源于胸膜纤维细胞,多为良性,约 1/3 为恶性;后者均为恶性。胸膜肿瘤发病原因不明,部分弥漫性胸膜间皮瘤的发生与接触石棉有关。可以起源于胸膜脏层或壁层,以前者多见。

【影像学表现】

（1）X 线表现:X 线平片有时仅见胸腔积液,局限性者病变较大时可为突入肺野的结节或肿块,瘤底部一般较宽平,贴附于胸膜上。

（2）CT 表现（图 4-33）

1）平扫

A. 局限性胸膜纤维性肿瘤:可见于胸膜的任何部位,多见于肋胸膜,多呈类圆形,密度均匀,偶可见钙化及出血坏死,边缘光滑锐利,与胸膜可呈锐角或钝角相交,少数带蒂。

B. 弥漫性胸膜间皮瘤:表现为胸膜较广泛的结节或不规则状增厚,厚度常超过 1cm,甚至达 2cm 以上。以胸膜腔下部受累多见,常累及纵隔胸膜和叶间胸膜。

2）增强扫描:多呈均匀一致的强化。此外,胸膜肿瘤多伴胸腔积液,有些病例可见纵隔淋巴结肿大、椎体或肋骨破坏征象。

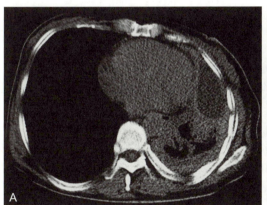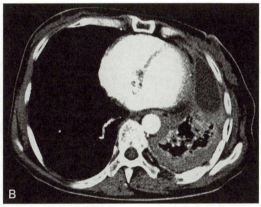

图 4-33　弥漫性胸膜间皮瘤 CT 表现
A. CT 平扫示左侧胸膜弥漫性增厚,最大厚度约 1.5cm,密度较均匀,前方可见包裹性胸腔积液;
B. CT 增强动脉期示胸膜均匀强化。

（3）MRI 表现

1）局限性胸膜纤维性肿瘤:形态多规则,信号均匀。

2）弥漫性胸膜间皮瘤:呈不规则大片状或不规则锯齿状,T_1WI 呈略高信号,T_2WI 呈高信号。

【诊断与鉴别诊断】

局限性胸膜纤维性肿瘤呈光整的结节影,常偶然发现,临床上无症状,动态观察无变化,一般不难诊断。瘤灶大时需与肺外周病变、肉瘤及转移瘤相鉴别。

2. 胸膜转移瘤

【概述】

胸膜转移瘤（metastatic tumor of pleura）是其他部位肿瘤细胞经血行或淋巴途径达胸膜所致。全身很多部位的肿瘤可转移到胸膜,常见的有肺癌、乳腺癌和胃肠道肿瘤等。

【临床与病理】

（1）临床表现:主要为持续性胸痛,且呈进行性加重。多伴有胸腔积液而感胸闷及呼吸困难。

（2）病理:胸膜散在多发的转移性结节,且多伴有血性胸腔积液,积液发展快。

【影像学表现】

（1）X线表现：X线平片难以发现小的转移病灶，若胸腔积液量多，则可掩盖病变。

（2）CT表现

1）平扫：可仅见大量胸腔积液而无明显结节性病灶，部分病例可见胸膜处多发散在的结节，或不规则结节状增厚（图4-34），同时可见纵隔内淋巴结肿大。

2）增强扫描：可见结节明显强化。

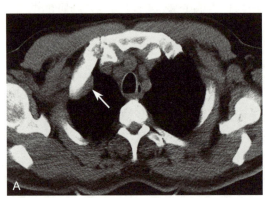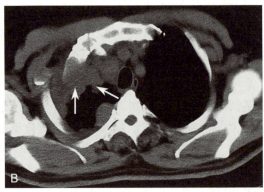

图4-34 胸膜转移瘤（原发于肝癌）CT表现

A. CT平扫纵隔窗示右侧胸膜局限性增厚（↑）；B. 2个月后CT平扫纵隔窗示右侧胸膜多处增厚，范围明显扩大，并侵犯邻近肋骨。

（3）MRI表现

1）平扫：可见胸膜上多发结节，如伴有胸腔积液，结节显示更加明显，尤其在T_2WI上。

2）增强扫描：可见结节明显强化。

【诊断与鉴别诊断】

结合原发瘤灶征象，不难诊断胸膜转移瘤，必要时也可依据胸腔积液细胞学检查和/或胸膜活检而确定诊断。本病需与弥漫性胸膜间皮瘤相鉴别。

（三）气胸与液气胸

【概述】

气胸（pneumothorax）是指胸膜脏层或壁层破裂，空气进入胸膜腔内。液气胸（hydropneumothorax）是指胸膜腔内同时有气体和液体。

【临床与病理】

1. 临床表现 主要为突发性呼吸困难及胸痛。

2. 病理 脏胸膜破裂主要是胸膜下肺大疱破裂或胸膜下肺组织坏死致脏胸膜溃破。少数患者并无明显的肺部病变，突然用力（剧烈咳嗽等）时使胸膜腔内压升高，致肺泡及脏胸膜破裂而形成气胸，称为自发性气胸。壁胸膜破裂主要是胸壁外伤所致，气体从外伤通道进入胸膜腔，称为外伤性气胸。另外，支气管胸膜瘘和食管胸膜瘘也可引起气胸或液气胸。

【影像学表现】

1. X线表现

（1）胸膜腔内气体表现为均匀一致的低密度，位于较高的部位（包裹性气胸例外）。

（2）可见受压的肺组织，其密度高于正常肺组织，并向肺门方向收缩（图4-35）。

（3）液气胸则在上述表现基础上出现液平面。

2. CT表现

（1）可显示脏胸膜线，呈弧形细线样软组织影，与胸壁平行，并向胸壁方向突出，其外侧为无肺组织的透亮区（图4-36）。

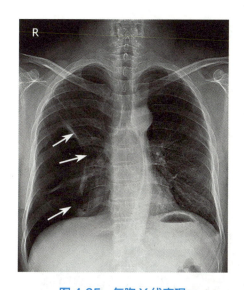

图 4-35 气胸 X 线表现

X 线平片示右侧胸膜腔无肺纹理透亮影,肺组织受压,向肺门方向收缩(↑)。

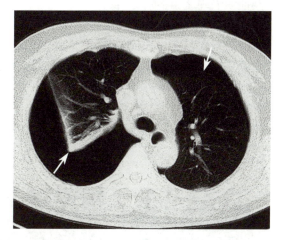

图 4-36 气胸 CT 表现

CT 平扫肺窗示脏胸膜线(↑),向胸壁方向突出,其外侧为无肺组织的透亮区。

（2）可发现少量的气体及液体,更清楚地显示肺组织的受压。

3. MRI 表现 MRI 很少应用于气胸及液气胸的诊断,但在了解胸腔液体成分上稍优于 CT,如血性胸腔积液 T_1WI 与 T_2WI 均呈高信号。

【诊断与鉴别诊断】

气胸主要需与肺表面较大肺大疱相鉴别,肺表面肺大疱可类似张力性气胸,体积可逐渐增大,但增大的速度很慢,位置固定,一般不随体位而变化。

四、纵隔疾病

（一）胸内甲状腺肿

【概述】

胸内甲状腺肿（intrathoracic goiter）与颈部甲状腺肿一样,为多发性、结节性及非毒性甲状腺肿大,占甲状腺疾病的 9%~15%,最常位于前上纵隔胸廓入口处,女性多于男性,男女之比为 1:（3~4）,以 40 岁以上居多。因其位于胸骨后或纵隔内不易被发现,给诊断和治疗带来一定困难。

【临床与病理】

1. 临床表现 临床上多无症状,病变较大时可出现邻近结构的压迫症状:①若压迫气管引起呼吸困难、喘鸣;②压迫上腔静脉引起上胸部及颈部表浅静脉怒张、上肢水肿等上腔静脉阻塞综合征;③压迫食管可引起吞咽梗阻感。症状的轻重与肿块的大小、部位有关。查体可感知颈部肿物随吞咽上下移动。

2. 病理 胸内甲状腺肿包括胸骨后甲状腺肿和迷走甲状腺肿两类:①胸骨后甲状腺肿较多见,常为颈部甲状腺肿向胸骨后的延伸,多数位于气管旁前方;②迷走甲状腺肿少见,为胚胎期在纵隔内残存的甲状腺组织,与颈部甲状腺无任何联系。病理上可为甲状腺增生肿大,可并发甲状腺囊肿、甲状腺腺瘤等,多为良性,少数可为甲状腺癌。

【影像学表现】

1. X 线表现

（1）病变较小者:正侧位 X 线平片上可无异常发现。

（2）病变较大者:X 线平片可见上纵隔增宽并有软组织影向一侧或两侧突出、胸骨后气管前密度增加、气管受压变形移位。在 X 线平片上,上纵隔的肿瘤阴影向颈部延伸与甲状腺相连,据此可与其他纵隔肿瘤相鉴别。

2. CT 表现

(1)平扫:与颈部甲状腺相连的胸骨后气管前方或侧方软组织肿块,是诊断胸骨后甲状腺肿的重要依据。肿块多为较高密度,CT 值高于邻近肌肉组织,常可见钙化、囊变、出血,其中钙化灶是胸内甲状腺肿的主要特征。肿块较小、边界光滑清楚、无邻近结构侵犯,多提示良性肿块;反之,则需要考虑胸内甲状腺癌(图 4-37A)。

(2)增强扫描:肿块实质部分因具有摄碘功能呈持续显著强化(图 4-37B、C),囊变与坏死区无强化。

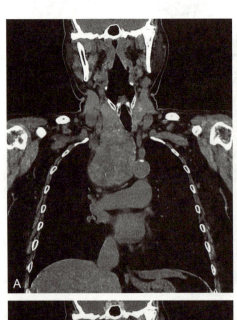
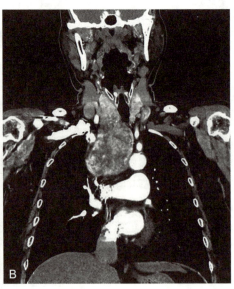
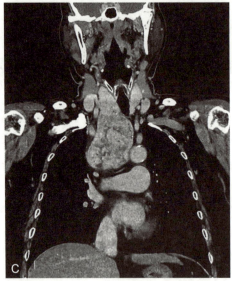

图 4-37　胸内甲状腺肿 CT 表现

A. CT 平扫纵隔内见椭圆形软组织密度肿块,边界清晰,密度不均,内见斑点状钙化;B、C. 增强扫描病变呈显著不均匀强化,上方与颈部甲状腺相连。

3. MRI 表现

(1)平扫:与 CT 表现类似,胸骨后气管前间隙 T_1WI 低信号、T_2WI 高信号肿块,与正常甲状腺信号相似;肿块钙化、囊变、出血等常导致 MRI 信号不均匀。冠状面或矢状面显示胸骨后肿块与颈部甲状腺相连是诊断的重要依据。

(2)增强扫描:增强后实质部分明显持续强化,囊变与钙化区不强化。

【诊断与鉴别诊断】

胸内甲状腺肿的诊断主要靠 CT 或 MRI,图像显示气管的前方或侧方有与颈部甲状腺相连的肿块,并呈持续显著强化,一般不难诊断。但需要注意:①并存的出血、甲状腺腺瘤,特别是甲状腺癌;②凸向后上纵隔气管后间隙的胸内甲状腺肿应与神经源性肿瘤相鉴别。

(二)胸腺瘤

【概述】

胸腺是人体重要的免疫器官,起源于胸腺上皮细胞或淋巴细胞的胸腺瘤(thymoma)占胸腺肿瘤的 95%,大多位于前纵隔中上部,是前纵隔最常见的肿瘤。好发于 50~60 岁,男女发病率相似,很少发生于 20 岁以前。

【临床与病理】

1. 临床表现 常无症状,多在体检时发现。肿块较大时可出现纵隔压迫症状,30%~50% 胸腺瘤(包括良性和恶性胸腺瘤)患者有重症肌无力症状,而重症肌无力患者中约 15% 有胸腺瘤。少数患者可伴纯红细胞再生障碍、低丙种球蛋白血症、系统性红斑狼疮,此类患者预后差。

2. 病理 胸腺瘤主要由淋巴细胞和上皮细胞构成。可按以下方法进行分类。

(1)按肿瘤生长方式可分为非侵袭性(相当于良性)和侵袭性(相当于恶性)两种。前者多为圆形或卵圆形,包膜完整,边界清晰;后者多呈不规则形,轮廓凹凸不平、呈分叶状,包膜不完整,向邻近结构侵犯。

(2)在组织学上,胸腺瘤分为上皮细胞型、淋巴细胞型及混合型。

(3)为更好地反映胸腺瘤的性质,WHO 根据胸腺瘤上皮细胞形态及组织中淋巴细胞与上皮细胞的比例将其分为四类:A 型、AB 型、B 型、C 型。A 型和 AB 型为良性肿瘤;B1 型为低度恶性,B2 型为中度恶性,B3 型为高度恶性;C 型为胸腺癌,预后最差。

【影像学表现】

1. X 线表现

(1)病变较小时,X 线平片可无异常发现。

(2)病变较大时,后前位胸片可见纵隔影增宽,侧位可见胸骨后间隙密度增高,巨型胸腺瘤可出现纵隔胸膜向肺野弓形移位。

2. CT 表现 表现为胸骨后血管前间隙内即心脏与升主动脉交接部和肺动脉段区的软组织密度肿块,形态可不规则,可有钙化、囊变。

(1)非侵袭性胸腺瘤:肿块较小,边缘光滑无分叶,与其周围脂肪及血管界限清晰,密度均匀,肿块边缘可有弧形钙化;增强扫描呈均匀强化(图 4-38)。

(2)侵袭性胸腺瘤:肿块较大,邻近纵隔内大血管受压变形;边缘不光滑或有分叶;与其周围脂肪及血管界限模糊;密度不均匀,可见出血、坏死和囊变;增强扫描呈不均匀强化(图 4-39)。

3. MRI 表现

(1)非侵袭性胸腺瘤:多表现为前纵隔内边缘清晰光滑的圆形或类圆形 T_1WI 低信号、T_2WI 高信号肿块,信号均匀;少数肿块内出现坏死囊变,钙化时信号可不均匀。注射 Gd-DTPA 后可见瘤体强化,囊变、坏死和钙化无强化。

(2)侵袭性胸腺瘤:多表现为形态不规则、信号不均匀、边界不清晰;注射 Gd-DTPA 后瘤体多强化不均匀。邻近脂肪、大血管、胸膜、心包受侵后,可见胸腔和心包积液表现。发生胸膜转移时可见胸膜多发结节和肿块;少数转移至淋巴结时,可见纵隔淋巴结肿大。

【诊断与鉴别诊断】

前纵隔中上部软组织肿块,如果临床上出现重症肌无力症状,影像诊断相对容易,但影像上确切判断其良、恶性仍有一定困难。主要应注意与胸腺增生、畸胎瘤、淋巴瘤相鉴别。

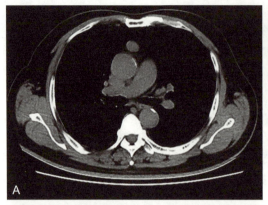

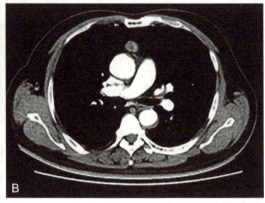

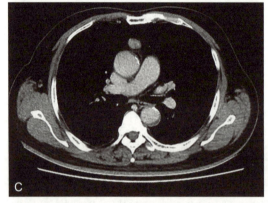

图 4-38 前纵隔非侵袭性胸腺瘤（病理 AB 型）CT 表现

A. CT 平扫示前纵隔类圆形肿块，与大血管分界清晰；B、C. 增强扫描呈中度强化。

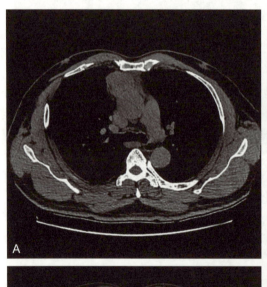

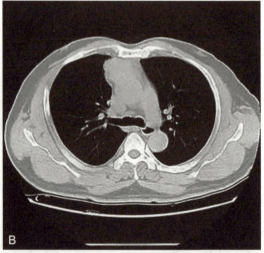

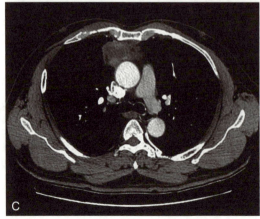

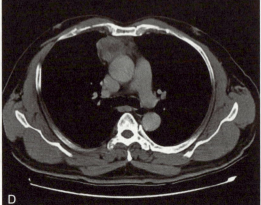

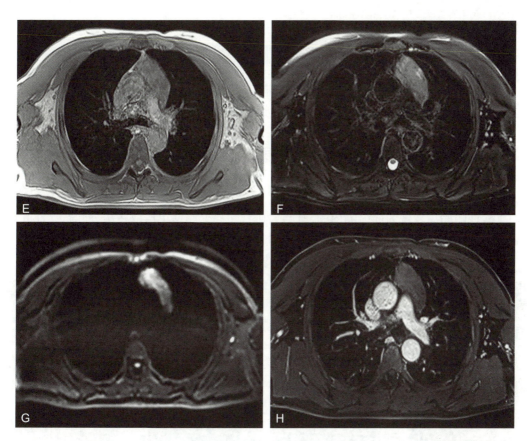

图 4-39 前纵隔侵袭性胸腺瘤（病理 B2 型）CT 和 MRI 表现

A、B. CT 平扫示前纵隔软组织肿块，密度不均，与心包分界不清，周围脂肪间隙模糊，邻近肺组织见条片状高密度影；C、D. CT 增强扫描呈边缘中度强化，内部坏死无强化；E~H. T_1WI 呈稍低信号，T_2WI 呈高信号，DWI 呈高信号，增强扫描可见轻度强化。

（三）畸胎瘤

【概述】

畸胎瘤（teratoma）起源于胚胎发育过程中残留在纵隔内的原始生殖细胞，属于生殖细胞瘤，是常见的纵隔肿瘤。一般认为是由于胚胎时期第 3、4 对鳃弓发育异常，主要为多潜能组织和细胞迷走脱落，并随着心血管发育到达纵隔所致。肿瘤多位于前纵隔中部，向一侧或两侧突出，左侧多于右侧，大的肿瘤可以自前向后达后纵隔，甚至占满一侧胸腔。可分为良性和恶性两种，良性畸胎瘤男女发病率相似，但恶性畸胎瘤多见于男性。

【临床与病理】

1. 临床表现 若肿瘤较小可无任何临床症状，多属偶然发现，较大时出现相应的压迫症状，发生支气管瘘时可出现咳嗽、咯血，典型者可咳出毛发、钙化物等。若在颈部等体表结构形成瘘管，可从瘘口溢出脂类物质和毛发。恶性畸胎瘤可发生转移。该病大多在成年后被发现，20~40岁多见。

2. 病理 肿瘤组织由外、中、内 3 个胚层组织构成，常含有成熟或未成熟的皮肤、牙齿、骨、软骨、神经、肌肉、脂肪、上皮等组织。

（1）病理分型

1）成熟性畸胎瘤：由已分化成熟的组织构成，常为囊性。

2）未成熟性畸胎瘤：由胚胎发生期的未成熟组织结构构成，为神经胶质或神经管样结构，常有未分化、有丝分裂增多的恶性病理表现。成熟性畸胎瘤和大多数未成熟性畸胎瘤均为良性肿瘤。

（2）形态学分型：可以表现为囊性、实性和囊实性。

1）囊性畸胎瘤：即皮样囊肿（dermoid cyst），包含外胚层和中胚层组织，为单房或多房的含液囊肿，囊肿壁为纤维组织，是成熟性畸胎瘤的一种。

2）实性或囊实性畸胎瘤：通称为畸胎瘤，包括3个胚层的各种组织。

【影像学表现】

1. X线表现　表现为前纵隔特别是心脏与大血管交界区的前、中纵隔处，类圆形或轻度分叶，密度不均匀的软组织肿块，若其中发现骨骼、牙齿影则有明确的诊断意义。

2. CT表现

（1）囊性畸胎瘤表现为前纵隔内、心脏与大血管交界处厚壁单房或多房分叶状囊性肿块，边缘光整，囊壁可见蛋壳样钙化，轻至中度强化（图4-40）。

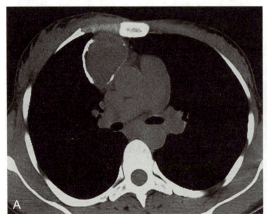
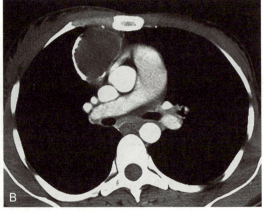

图4-40　前纵隔囊性成熟性畸胎瘤CT表现
A.右前纵隔囊性肿块，囊壁钙化；B.增强扫描病变无强化。

（2）特征性征象为前纵隔内、心脏与大血管交界处混杂密度肿块，内含有脂肪成分、软组织、水样密度影和钙化、骨骼、牙齿影，有定性诊断价值。

（3）肿块边缘不清侵犯其邻近心包、大血管、胸壁，出现心包及胸腔积液者，或肿瘤体积在短时间内明显增大，或瘤灶一过性显著强化常提示恶性未成熟性畸胎瘤（图4-41）。

3. MRI表现

（1）囊性畸胎瘤：即皮样囊肿，为囊性肿块，内含皮脂样液体，通常是单房，也可为双房或多房。T_1WI和T_2WI均可表现为高信号影。双房或多房囊肿，其内可见低信号影分隔。对钙化的显示不及CT。

（2）实性畸胎瘤：由内、中、外3个胚层成分组成，T_1WI和T_2WI表现为高、中、低信号的极不均匀的肿块，肿块边缘一般比较清楚，形态规则或不规则。

（3）明确的心包、大血管、胸壁侵犯，出现心包及胸腔积液者应考虑恶性畸胎瘤。根据MRI信号特点，较难区分良、恶性畸胎瘤。

【诊断与鉴别诊断】

前纵隔或中、后纵隔混杂密度肿块，其内检出软组织、脂肪、液体、钙化、骨骼、牙齿等多种组织成分，影像学表现典型时，多可明确诊断。少数肿瘤呈均匀软组织密度，尤其位于中、后纵隔者，诊断困难，应注意与纵隔内其他肿瘤相鉴别。

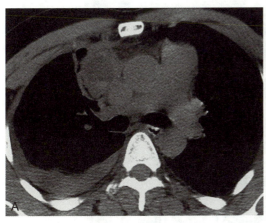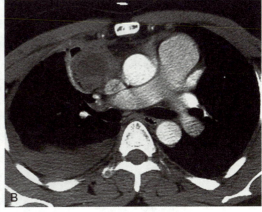

图 4-41　前纵隔囊实性未成熟性畸胎瘤 CT 表现

A. CT 平扫示右前纵隔不规则混杂密度肿块,内见软组织、液体、脂肪密度组织,边界不清,右侧胸腔少量积液;B.增强扫描实性部分轻度强化。

(四) 淋巴瘤

【概述】

淋巴瘤(lymphoma)是原发于淋巴结和结外淋巴组织的恶性肿瘤。纵隔淋巴瘤多为全身淋巴瘤累及纵隔,原发的纵隔淋巴瘤不到 10%。纵隔淋巴瘤通常累及前、中纵隔血管间隙内的多组淋巴结,可孤立存在或与其他部位淋巴瘤同时存在。

【临床与病理】

1. 临床表现　霍奇金淋巴瘤(Hodgkin lymphoma,HL)有 2 个发病高峰,分别是 20~30 岁和 60~80 岁。非霍奇金淋巴瘤(non-Hodgkin lymphoma,NHL)主要在青少年发病,女性多见。早期常无症状,中晚期有发热、疼痛、疲劳、消瘦等全身症状及咳嗽、吞咽困难、上腔静脉阻塞综合征等压迫症状。

2. 病理　包括霍奇金淋巴瘤和非霍奇金淋巴瘤两大类。两者的区别在于 HL 中可以找到 R-S 细胞,而 NHL 中则没有。HL 以侵犯淋巴结为主,结外器官受累少见;NHL 则常呈跳跃式发展,病变累及广泛,结外器官易受累。

【影像学表现】

1. X 线表现　正位胸片显示纵隔影增宽,以上纵隔为主,边缘清楚,呈波浪状。侧位胸片显示肿块但边缘欠清(图 4-42)。

2. CT 表现

(1)纵隔及肺门多组淋巴结增大,可融合成饼状、分叶状,多突向纵隔两侧。

(2)密度均匀,无钙化,轻至中度强化,纵隔结构广泛受侵包绕,纵隔呈"冰冻"状。

(3)可出现胸膜、心包以及肺内浸润。

(4)肿瘤对放疗、化疗均敏感,治疗后病变明显缩小、减少(图 4-43)。

3. MRI 表现

(1)常侵犯纵隔、肺门多组淋巴结,受累淋巴结可融合成较大的肿块,T_1WI 为中等或中等偏低信号,T_2WI 为中等偏高信号,信号均匀。

(2)累及胸膜、心包时,MRI 可显示胸腔积液或心包积液。

(3)MRI 扫描在淋巴瘤放疗后的随访中有重要意义。放疗所致的纤维化在 T_1WI 和 T_2WI 上均表现为低信号,而复发的肿瘤在 T_2WI 上呈高信号。

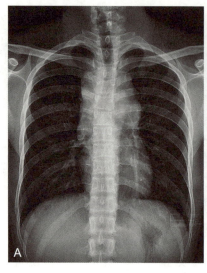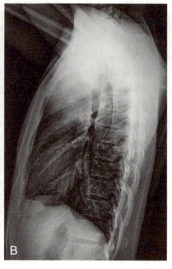

图 4-42　纵隔霍奇金淋巴瘤 X 线表现
A. X 线平片(正位胸片),纵隔向两侧明显增宽,呈波浪状;B. X 线平片
(侧位胸片),前、上、中纵隔密度增高。

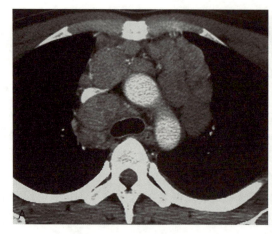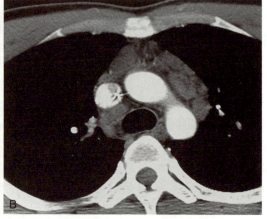

图 4-43　纵隔霍奇金淋巴瘤化疗前后 CT 表现
A. 化疗前,增强 CT 纵隔窗,前中纵隔多组淋巴结增大;B. 化疗 6 次后,病变明显缩小、减少。

【诊断与鉴别诊断】

纵隔淋巴瘤最常累及血管前间隙、支气管旁、主肺动脉窗等多组、多个淋巴结,未经治疗的增大淋巴结一般无坏死,轻度强化,多见于青少年或老年,一般诊断并不困难。应注意与结节病、淋巴结结核、转移瘤、淋巴细胞为主型胸腺瘤及神经内分泌肿瘤相鉴别。

(五)神经源性肿瘤

【概述】

神经源性肿瘤(neurogenic neoplasm)为最常见的后纵隔原发性肿瘤,占全部纵隔肿瘤的14%~25%,绝大多数发生于后纵隔脊柱旁沟处,上、中纵隔多见,少数肿瘤可部分发生在椎间孔内,呈哑铃状生长。神经源性肿瘤按性质分为良性肿瘤和恶性肿瘤。良性肿瘤包括神经鞘瘤、神经纤维瘤和节细胞神经瘤;恶性肿瘤包括恶性神经鞘瘤、节神经母细胞瘤和交感神经母细胞瘤。

【临床与病理】

1. 临床表现　良性肿瘤生长缓慢,多无明显症状及体征,肿瘤较大时可出现神经、脊髓压迫症状,具有肾上腺素分泌功能的嗜铬细胞瘤可引起高血压及血压波动。

2. 病理 分为外周神经肿瘤、交感神经链肿瘤和副交感神经组织肿瘤三类。

（1）外周神经肿瘤：常见的有神经鞘瘤、神经纤维瘤及恶性神经鞘瘤3种，来源于脊神经根和肋间神经，多见于青年人。

（2）交感神经链肿瘤：常见的有节细胞神经瘤、节神经母细胞瘤、交感神经母细胞瘤，常见于儿童。

（3）副交感神经组织肿瘤：少见，包括嗜铬性副神经节瘤（嗜铬细胞瘤）和非嗜铬性副神经节瘤（化学感受器瘤），好发于成年人，可合并内分泌异常。

【影像学表现】

1. X线表现 X线平片可见中上纵隔影增宽，肿瘤位于脊柱旁。在侧位片上肿瘤阴影的后缘与脊柱重叠，边缘清楚，呈类圆形或哑铃状，椎间孔扩大，邻近椎体或肋骨骨质压迫性吸收或破坏。

2. CT表现

（1）肿瘤位于后纵隔脊柱旁沟，呈丘状、圆形或类圆形，边缘光滑，常可见纵隔胸膜掀起，节细胞神经瘤多呈长扁圆形，趋向于沿身体纵轴生长。邻近的肺组织一般呈推压改变，与肿瘤分界非常清楚。

（2）密度均匀，也可见坏死、囊变，或出现斑点状钙化。多数神经鞘瘤因瘤内含较多黏液基质，总体密度比肌肉低。

（3）病变侵及椎管内外时，可见椎间孔扩大，肿瘤呈哑铃状（dumbbell shape），对后纵隔神经源性肿瘤有诊断价值（图4-44）。

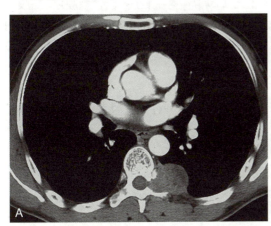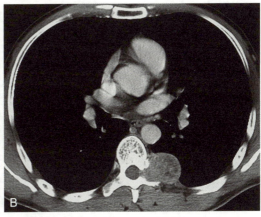

图4-44　后纵隔神经源性肿瘤CT表现

A. 增强扫描动脉期；B. 同一层面增强扫描延迟期。增强CT显示左后纵隔脊柱旁沟软组织肿块，外缘光整，内侧深入椎间孔，致椎间孔扩大、邻近骨质压迫吸收，病变轻至中度不均匀强化。

（4）若肿瘤边缘光滑锐利，对邻近骨质仅造成压迫性吸收、压迹光整，提示为良性肿瘤；肿瘤边界不清，内部密度不均，对邻近骨质造成侵蚀性破坏，应考虑恶性肿瘤（图4-45）。

3. MRI表现

（1）平扫：后纵隔脊柱旁沟肿块，常呈圆形或卵圆形，T_1WI呈低信号，T_2WI呈高信号，边界清楚；瘤体囊变区，T_1WI呈更低信号，T_2WI呈更高信号；可见椎间孔扩大及瘤体哑铃状改变。

（2）增强扫描：瘤体轻中度不均匀强化。

【诊断与鉴别诊断】

本类病变发病年龄较小，肿瘤生长缓慢、病程长，肿瘤位于后纵隔脊柱旁沟，边界清楚，如出现椎间孔扩大、邻近骨质吸收和纵隔胸膜掀起等典型征象，不难作出诊断，注意与椎旁脓肿、脊膜

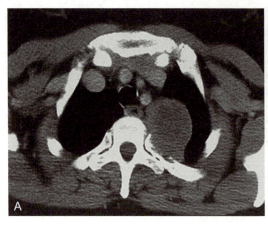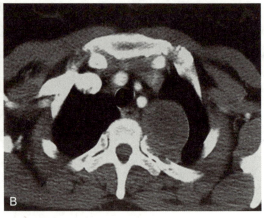

图 4-45 后纵隔恶性神经鞘瘤 CT 表现

A. 胸部 CT 平扫示左上后纵隔脊柱旁沟类圆形软组织肿块,密度较肌肉密度低,边界清楚,邻近肋骨吸收破坏;B. 增强扫描示肿块轻度强化。

膨出、肠源性囊肿等相鉴别。

(六)纵隔囊肿

常见纵隔囊肿(mediastinal cyst)包括皮样囊肿、支气管囊肿、淋巴管囊肿、食管囊肿及心包囊肿等。①皮样囊肿:前面已介绍;②淋巴管囊肿(lymphangioma):也称淋巴管瘤,为先天性淋巴系统变异所致的良性病变,位于前上纵隔,表现为单房或多房囊状,囊壁菲薄,囊内为水样密度;③食管囊肿(esophageal cyst):较少见,来自胚胎期前肠,位于后纵隔,囊壁较厚,包含黏膜层、黏膜下层和肌肉层;④心包囊肿(pericardial cyst):位于心膈角区,与心包关系密切,内壁为单层间皮细胞,外层为疏松结缔组织,囊内含澄清的液体,通常为单房。支气管囊肿(bronchogenic cyst)是最常见的纵隔囊肿,以下将重点介绍。

【概述】

支气管囊肿是指支气管胚芽发育障碍迷走到纵隔所引起的一种先天性囊性肿物,大多发生在气管、支气管旁或气管隆嵴下。

【临床与病理】

1. 临床表现 多无症状,常在体检时偶然发现。囊肿破入支气管,可引起继发性肺内感染症状,如咳嗽、胸痛、咯血。囊肿较大时压迫邻近肺组织或纵隔,引起气急、喘鸣等症状。

2. 病理 囊壁均匀、菲薄、光整,囊壁结构与支气管壁类似,多为柱状上皮或立方上皮;囊内为清亮液体,合并出血时为巧克力样液体。

【影像学表现】

1. X 线表现 纵隔内圆形或类圆形边缘光滑的密度增高影,无分叶或钙化征象,如囊肿与支气管相通,囊肿内可见气-液平面。

2. CT 表现

(1)平扫:气管、主支气管壁附近或隆嵴下单房类圆形囊性肿块性病变,呈水样密度,外缘光滑锐利,囊壁薄而均匀,合并感染后囊壁可增厚、钙化(图 4-46)。囊肿与支气管相通时,囊肿内可见气-液平面,有重要诊断价值。

(2)增强扫描:无强化,若合并感染囊壁可环形强化。

3. MRI 表现

(1)平扫:囊肿内容物 T_1WI 呈均匀低信号,T_2WI 呈均匀高信号;囊肿壁薄而光滑,呈中低信号。

(2)增强扫描:无强化,合并感染时可有囊壁变厚、壁外浸润、囊内气-液平面、邻近胸膜反应,感染囊壁可环形强化。

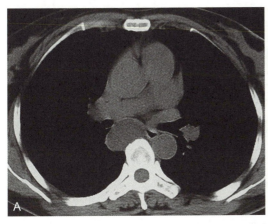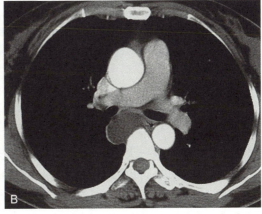

图 4-46 隆嵴下支气管囊肿 CT 表现

A. 胸部 CT 平扫示中纵隔隆嵴下类圆形囊性病变,呈水样密度,边缘光滑;B. 增强扫描示病变无强化。

【诊断与鉴别诊断】

支气管囊肿具有典型的影像学表现,诊断不难,有时需与其他纵隔囊肿相鉴别。心包囊肿主要位于心膈角区;食管囊肿罕见,位于后纵隔前部食管旁,囊肿壁较厚且有强化;单房性纵隔淋巴管囊肿与支气管囊肿较难鉴别,若纵隔肿物与颈部肿物相连,可诊断为淋巴管囊肿。

(王绍武 李宏军 熊曾 陈殿森)

第五章　循　环　系　统

循环系统包括心脏、大血管和外周血管。影像学检查对于循环系统疾病的诊断有十分重要的作用，普通 X 线检查可以显示心脏大血管的轮廓、搏动及肺血的改变。X 线心血管造影检查可以显示心脏大血管腔内结构的解剖、运动及血流情况。超声、CT 及 MRI 技术不仅可以动态地显示心脏的形态结构，还可以测定心脏的功能，例如对血流进行定量分析。由于循环系统一直处于运动的状态中，这就要求影像学检查技术具备较高的时间和空间分辨力。

第一节　检查方法与要求

一、X 线检查

X 线检查是循环系统中的首选和基本的检查方法，包括胸部透视和常规心脏摄片。X 线检查可以初步观察心脏的形态，初步估计心脏各房室大小，评价肺血多少，间接反映心功能情况。

（一）胸部透视

按照从后前位开始的顺序进行，可以多角度对心脏大血管进行观察，实时显示其搏动情况。心血管钡剂检查可以显示食管与大血管的关系，例如可以判断左心房有无增大及增大的程度。由于该检查图像质量较差，且不能留下永久的图像记录，目前临床应用逐年减少。

（二）常规心脏摄片

心脏三位相检查是指立式后前位、左前斜位、右前斜位和/或左侧位（需要口服钡剂），其中后前位片又称心血管正位片，是最基本的位置。摄片时靶片距要求为 2m（目的是减少放大率，<5%）。右前斜位指受检者自后前位向左旋转 45°~60°，X 线自受检者背侧摄入。

二、CT 检查

计算机断层扫描（computed tomography，CT）能够显示心脏大血管轮廓及与纵隔内器官、组织的毗邻关系，而且可以观察心脏大血管壁、房室间隔及心瓣膜运动，计算心室容量、心搏出量及射血分数，分析血流动力学改变，评价心肌的灌注状态。通常经外周静脉快速团注适量对比剂，结合 64 排以上的 CT、心电门控技术及控制心率（<70 次/分）等方法可进一步提高检查的准确性。

CT 成像时间短，空间分辨力相对较高，其在评价冠状动脉起源、狭窄、支架开放、桥血管通畅性及定性和定量检测冠状动脉斑块方面都有较高的临床应用价值，已经成为冠状动脉粥样硬化性心脏病（简称冠心病）主要的无创性检查方法之一，对于主动脉夹层、急性冠脉综合征、肺栓塞等危及生命的疾病，也能快速、准确地作出诊断，是急性胸痛患者鉴别诊断的首选检查方法。其对于诊断心肌病、心瓣膜病及各种先天性心脏病也有重要价值。

由于心脏长轴与人体长轴非平行关系，故在完成横断位扫描后，需经后处理软件获得心脏短轴位等图像，用于观察心肌、心腔和瓣膜表现，还可以经过容积再现（volume rendering，VR）、多平面重建（multi-plane reconstruction，MPR）、最大密度投影（maximum intensity projection，MIP）及曲面重建（curved planar reformation, CPR）等后处理技术，立体观察心脏结构和分析细小而弯曲的冠状动脉。

三、MRI 检查

随着各种快速成像序列的涌出和心电、呼吸门控等相关技术的成熟，循环系统 MRI 检查临床应用逐步开展。心脏 MRI 检查主要优点有软组织对比优良、实时动态成像、无辐射、无碘剂不良反应，不仅可以反映解剖学及形态学改变，还可以评价血流、心脏功能、心肌灌注及心肌活性，是评价心肌病变的重要方法之一。一次心脏 MRI 检查，可得到心脏全部信息，为"一站式"（one-stop）检查，但对于冠状动脉成像，MRA 还不及 CTA 检查，目前仍未在临床广泛应用。

（一）心电门控及呼吸门控

心脏大血管处于不断的搏动中，且其受到呼吸运动伪影干扰，因此需要心电门控和呼吸门控技术来"冻结"心脏运动。

1. 心电门控 利用心电图 R 波触发，经过触发延迟，在一定的时相内采集数据，可以保证各种心脏成像序列在不同心动周期的同一期时相内连续采集数据。心电门控技术分为前瞻性门控技术和回顾性门控技术。

（1）前瞻性门控技术：使用心电图 R 波的正向触发，只在一个心动周期的前 80% 采集，主要用于心脏收缩期成像。

（2）回顾性门控技术：使用 R 波的反向触发，捕捉心动周期内所有动态过程，对于心律不齐、正向触发效果不佳的患者同样可以获得较好的图像，是目前心血管 MRI 检查中最常用的门控技术。

2. 呼吸门控 利用呼吸波的波峰固定触发扫描，从而达到同步采集。目前临床上许多新的扫描序列，一次屏气（约 15 秒）即可完成数据采集。

（二）成像方位

依体轴定位，分为横断位、矢状位及冠状位；依据心轴定位，分为短轴位、长轴位、二腔心和四腔心。

横断位需要扫描主动脉弓部层面、主动脉弓下层面、左肺动脉层面、右肺动脉层面、主动脉根部层面、左心室流出道层面、左心室体部层面和左心室膈面。矢状位需要扫描正中矢状位层面和三尖瓣口层面。冠状位需要扫描左心室-升主动脉层面和左心房中部层面。

（三）扫描序列

自旋回波（SE）序列是心脏 MRI 检查的常规序列，用于显示心脏的解剖形态、心肌和心包疾病、心脏肿瘤以及血栓等。SE 序列包括：①传统 SE 序列：采集时间长，呼吸运动及心脏搏动伪影较大；②快速自旋回波（FSE、TSE）序列：扫描时间短，T_2WI 图像质量高，有利于显示心脏大血管的形态解剖；③单次激发快速自旋回波序列（single-shot fast spin-echo, SSFSE）：成像速度极快，可用于心脏大血管的黑血成像。

梯度回波（gradient echo, GRE）序列包括小角度激发快速 GRE 序列、稳态进动快速成像序列（fast imaging employing steady-state acquisition, FIESTA）、真稳态进动梯度回波序列（true FISP）。该序列成像速度最快，常用于心脏功能评价、对比增强 MRA、血流测量、心脏瓣膜病与心内分流疾病的 MRI 电影成像观察。

（四）心肌灌注成像

心肌灌注成像是诊断心肌缺血的一种方法，它能反映心肌局部组织的血流灌注情况，结合负荷试验可以判定心肌是否缺血。静脉注射钆对比剂（Gd-DTPA），分析对比剂通过心肌不同时期的信号改变，进而判断心肌血流灌注及心肌活性。心肌灌注成像包括：①首过法：分析对比剂 Gd-DTPA 首次通过心肌时的动态变化图像，以判断有无心肌缺血；②延迟法：分析对比剂

Gd-DTPA 通过心肌后 5~30 分钟的图像,通过延迟心肌增强,检测心肌细胞的损伤程度,识别可逆性与不可逆性心肌损伤。

临床上重度冠状动脉狭窄时,静息状态下便可出现相应区域的心肌灌注减低。但轻至中度的冠状动脉狭窄,由于代偿性血管扩张储备,即冠状动脉微循环的进行性扩张,静息状态的心肌灌注可无异常。负荷心肌灌注是通过造成冠状动脉阻力血管网最大限度舒张,血流量明显增加,导致狭窄冠状动脉所属区域的心肌灌注量相对或绝对减少,使得心肌缺血区域得以显示。目前心脏 MRI 可达到 2mm 左右的分辨力,能较好地显示心内膜下心肌的缺血灶。负荷药物主要有多巴酚丁胺、腺苷及双嘧达莫。其中双嘧达莫安全性高、不良反应少,是心肌灌注的首选负荷药物。

四、X 线心血管造影检查

将对比剂通过插入血管内的导管快速注入心腔,以观察心脏内部解剖结构、运动及血流情况。受检者全身情况极度衰竭、严重的肝肾功能损害、过敏体质或碘对比剂试验阳性时不应进行该检查,禁忌证为急性或亚急性细菌性心内膜炎及心肌炎、心力衰竭及严重的冠状动脉病变。

心血管造影检查分为常规造影检查(左、右心腔造影,主动脉造影)和选择性造影检查(冠状动脉造影等)。上述为有创性检查,单纯心脏造影较少应用。

(一)左心腔造影

导管经周围动脉插入至左心室,经导管注入碘对比剂,临床上适用于主动脉瓣口狭窄、二尖瓣关闭不全、心室间隔缺损及左心室病变。

(二)右心腔造影

经股静脉行右心插管,快速注射对比剂,显示右侧心腔和肺血管。临床上适用于观察右心、肺血管及伴有发绀的先天性心脏病。

(三)主动脉造影

经周围动脉插入导管,导管尖端一般置于主动脉瓣上 3~5cm 处,注入对比剂可使升主动脉、主动脉弓和降主动脉上部显影。临床上适用于显示主动脉本身的病变,例如主动脉瓣关闭不全、动脉导管未闭等。

(四)冠状动脉造影

导管经周围动脉先插入至升主动脉,分别进入左、右冠状动脉开口处行选择性造影。主要用于冠状动脉粥样硬化性心脏病的检查,为血管成形术前或冠状动脉搭桥手术前必要的检查步骤。

五、超声检查

超声心动图(echocardiography)检查既可以实时观察心脏大血管的形态结构与搏动,了解心脏收缩、舒张功能和瓣膜活动,又能实时显示心血管内血流状态,同时可以进行心功能的测定。对于某些先天性心脏病和瓣膜病变,其可以取代有创性心血管检查,指导治疗方法的选择。目前临床上常用的超声心动图检查包括二维超声心动图(two-dimensional echocardiography)、M 型超声心动图和多普勒超声心动图等。常用的部位有胸骨左缘的肋间隙、心尖区的肋间隙、剑突下区以及胸骨上窝 4 个区域,这主要是由于心脏位于骨性胸廓内且大部分被肺组织所掩盖,致使声波难以穿越骨组织,故检查时需经特定的透声窗。

(一)二维超声心动图

二维超声心动图又称切面超声心动图(cross-sectional echocardiography),能清晰直观、实时动态地显示心脏各结构的空间位置、连接关系等,有较好的空间分辨力,是超声心动图的基本检查方法。

(二)M 型超声心动图

M 型超声心动图有较好的时间分辨力,可观察取样线上各界面分布、回声强弱和活动情况。

M型超声心动图仅在左心室各部分的收缩功能一致时才能评估左心容量。当室壁运动不协调、出现矛盾运动时,不能用M型超声心动图进行评估。

(三)多普勒超声心动图

应用多普勒效应对心脏内血流方向、流速和状态进行显示。根据仪器性能及显示方式,多普勒超声心动图分为:①彩色多普勒超声心动图(color Doppler echocardiography):又称彩色多普勒血流成像(CDFI);②频谱多普勒超声心动图:包括脉冲多普勒(pulse wave Doppler,PW)与连续多普勒(continuous wave Doppler,CW);③组织多普勒(tissue Doppler)技术:是通过抑制高频率、低振幅的血流信号而获得低频率、高振幅心肌运动信号的方法。多普勒方法可以计算各瓣口的血流速度,结合二维超声心动图法测量的瓣口面积,可以计算出各瓣口的血流量。

(四)其他检查方法和新技术

1. 超声二维斑点追踪成像技术 用追踪识别心肌内回声斑点的空间运动,定量测出心肌的力学参数,来评价心肌的形变。此外,声学造影、负荷超声心动图、经食管超声心动图以及实时三维超声心动图等新技术在临床实际工作中的应用也越来越广泛。

2. 介入性超声心动图 在超声引导下对某些心脏疾病进行检查、诊断和治疗。例如超声心动图引导下心包穿刺及置管引流、心内膜心肌活检等。

3. 血管内超声显像(intravascular ultrasound,IVUS) 是指将尖端带有微型超声探头的导管插入血管内从而直接显示血管疾病的检查方法。该方法可用于了解血管壁的厚度及其病理特征,显示动脉粥样硬化斑块、显示血管壁上的血栓、评价冠状动脉成形术的治疗效果等。

4. 冠状动脉(冠脉)内光学相干断层成像(optical coherence tomography,OCT)技术 一种通过光纤成像导丝进行的冠脉内有创检查方法,具有较高分辨力和良好的组织相关性,能够精确识别易损斑块和支架术后欠佳的内膜覆盖情况,从而指导介入治疗和随访治疗效果。

六、放射性核素检查

放射性核素检查简称核素显像,是指将放射性药物通过口服、吸入或注射等途径引入人体,使某种器官或组织显影。显像剂和显像设备是完成此成像过程需要的基本条件。目前,循环系统中放射性核素检查设备有γ相机、单光子发射计算机断层成像(singlephoton emission computed tomography,SPECT)和正电子发射计算机断层成像(positron emission computed tomography,PET)。其中SPECT最常用。放射性核素检查在循环系统中主要应用于心脏大血管血流、心功能、心肌灌注、代谢和活性的显示,对心脏病,尤其是冠状动脉粥样硬化性心脏病的诊断有重要的临床应用价值。

循环系统的放射性核素检查主要包括放射性核素心室造影和心肌显像两类。放射性核素心室造影检查的首次通过法利用显像剂依次通过右心室和左心室,分别获得右心室和左心室功能,避免了因心室重叠造成的采集误差,可准确测定右心室功能。平衡法核素心室造影则适用于左、右心室整体和局部功能的评价,特别是对冠状动脉粥样硬化性心脏病尤其重要。

心肌灌注显像主要用于显示心肌缺血和坏死区,结合负荷试验可以准确发现心肌缺血灶。应用^{18}F-氟代脱氧葡萄糖(^{18}F-FDG)进行心肌代谢显像,是判定心肌梗死后残余心肌存活的准确方法。

七、心血管疾病影像学技术的综合评价

心血管疾病影像学技术中,X线平片可以直观反映心脏外形轮廓和判断肺血,方便快捷,是临床目前心血管疾病的常规影像学检查之一,但对各房室的大小测量、心内情况与瓣膜活动的观察等有很大的限制。X线心血管造影检查是冠状动脉病变及先天性心脏病诊断的"金标准",并可进行介入性治疗。

超声心动图检查可以实时显示心脏大血管形态结构和运动规律,实时显示心血管内血流状态,对心脏功能进行测量,是目前心血管疾病的常规影像学检查之一。但该检查不适用于肺内血

管,在肺气肿和胸廓畸形患者中的使用也有一定的限制,且在应用过程中操作者的临床经验等会有较大影响。

CT 可以直观显示心内畸形、瓣膜病变及精细的解剖结构。在目前临床上适用于复杂心血管畸形的诊断方法中,CTA 是临床冠心病筛查的首选检查方法。CTA 在胸痛三联征(冠状动脉、肺动脉及主动脉疾患)的诊疗过程中也发挥了重要的价值,但辐射剂量和碘对比剂过敏仍是 CT 检查的缺点。心肌磁共振显像(cardiac magnetic resonance imaging, CMR)无辐射,其多参数、多序列成像可以对心脏结构、功能和组织特性进行评估,是现阶段临床评估心脏结构和功能的"金标准",其在重症或复杂疾病的诊断和鉴别诊断,以及在疾病的预后判断和危险分层中发挥重要作用。

在应用心血管疾病影像学技术时必须结合临床表现与病理生理学表现来理解所见的影像学征象。上述检查方法众多,各具特点和优势,但对患者进行所有影像学检查是不合适的,应该遵循简单、有效、经济、少创的原则合理选择检查方法。

第二节　基本病变影像表现

一、心脏增大

心脏增大包括心肌肥厚与心腔扩大,或两者并存。①心肌肥厚:肺循环或体循环阻力增加,心肌负荷过重,病理上首先发生心肌纤维的增粗增长,继而出现心肌纤维数量增加,导致心肌增厚,在代偿期内可以为单纯心肌肥厚,心脏横径并无明显增加;②心腔扩大:由于血流异常(如间隔缺损或异位引流)与血液反流(如瓣膜关闭不全),心腔增加额外的容量负荷,这种容量负荷增加一方面可以引起心肌肥厚,另一方面导致心腔急剧扩张。

(一)X 线表现

1. **心胸比率**　心胸比率测量仍是目前判断心脏增大的常用方法(图 5-1)。心胸比率 0.51~0.55、0.56~<0.60、≥0.60 分别提示轻、中、重度增大。但测量心胸比率时要注意横膈位置的影响。

2. **心脏房室增大**　不同体位的 X 线表现各有特点(图 5-2~图 5-4,表 5-1)。

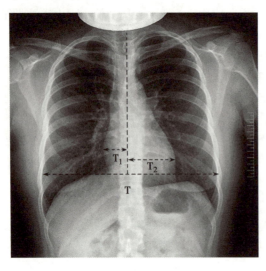

图 5-1　心胸比率示意图
心胸比率=(T₁+T₂)/T。

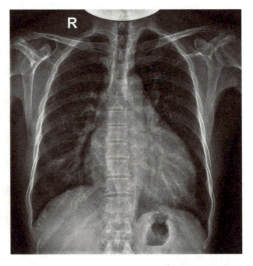

图 5-2　风湿性心脏病二尖瓣狭窄伴重度关闭不全(X 线平片)后前位心脏像
心影明显增大,呈"梨形心",左心房、右心房增大,以左心房为著,左心室增大,肺淤血。

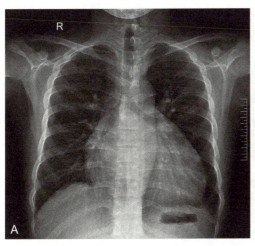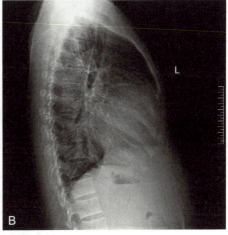

图 5-3 右心室增大（X 线平片）

A. 后前位心脏像示右心缘饱满,心胸比率 0.69,肺血增多;B. 侧位示心前缘前凸,与胸骨接触面增大。

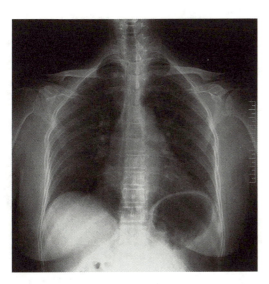

图 5-4 左心房增大（X 线平片）

心左缘四弓,自上而下分别为主动脉弓、肺动脉段、左心耳和左心室。

表 5-1 心脏各房室增大的影像学表现

房室增大	后前位（PA）	左前斜位（LAO）	右前斜位（RAO）或左侧位（LL,服钡）
左心房增大	心右缘出现"双房影",左心耳膨突,气管隆嵴角度增大	心后缘左心房段膨突,与左主支气管间透明带消失,左主支气管狭窄且向后上移位	食管中下段局限性压迹和移位（RAO 和 LL）
右心房增大	右心房段向右上膨突,右心房/心高比值大于 0.5,腔静脉扩张	心前缘上段膨突,与下方的右心室构成"成角现象"	心后缘下段弧形膨突（RAO）
左心室增大	左房室段延长向左膨隆,心尖下移,心腰凹陷,相反波动点上移	心后缘下段向后膨突、延长,与脊柱重叠	心后缘下段向后突出超过下腔静脉后缘 15mm（LL）
右心室增大	心尖圆隆上翘,有时可见肺动脉段突出	心后缘右心室段前突,心膈面延长	肺动脉段下方圆锥部膨突（RAO）。心前缘前突,与胸骨接触面增大（LL）

3. 左心房增大的分度 根据心房食管压迹和移位的程度判定。仅有食管压迹为轻度,有食管压迹且移位止于胸椎前缘为中度,移位且与胸椎重叠为重度。

(二) CT表现

1. 心肌肥厚 平扫不能显示心肌厚度的变化,增强扫描可较好地显示心肌厚度。肥厚型心肌病时,可显示非对称性心肌肥厚和肌小梁肥大的特点。

2. 心腔扩大 增强扫描可直观显示心腔内径的变化。

(三) MRI表现

1. 心肌肥厚 可直接显示心壁厚度,如肥厚型心肌病时,可见心室壁增厚。

2. 心腔扩大 在获取标准的心脏长、短轴位像后,可准确测量心腔径线的改变,如扩张型心肌病表现为心腔内径普遍增大。

二、胸部大血管异常

(一) 右位主动脉弓

正常人呈左位主动脉弓,食管压迹位于左前方。右位主动脉弓(right aortic arch)与之相反并按降主动脉位置分成两型,降主动脉在脊柱右侧者为Ⅰ型,在左侧者为Ⅱ型。Ⅰ型者多伴其他先天性心脏畸形,而Ⅱ型者多无伴发异常,临床上多无症状。

1. X线表现

(1)X线平片显示左上无正常主动脉结,而其位于右上(图5-5)。

(2)诊断右位降主动脉需要高千伏摄影,以观察降主动脉位置。

(3)进一步检查依靠食管钡剂造影检查,一般来说Ⅰ型者食管无明显推移,Ⅱ型者将食管向前向左推移。

2. CT表现

(1)主动脉弓层面扫描可见主动脉弓在食管右侧。主动脉弓跨越右主支气管后,降主动脉位于右侧胸腔内。

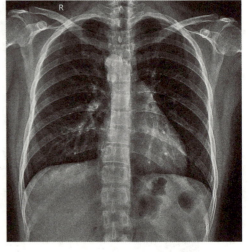

图5-5 右位主动脉弓(X线平片)
主动脉弓及降主动脉位于纵隔右侧。

(2)常合并迷走锁骨下动脉,在其起始部可见血管局限性扩张,此为左侧主动脉弓的残余。

(3)主动脉弓层面扫描自右向左可见右锁骨下动脉、右颈总动脉和头臂干。

(4)常同时显示并存的右位心和内脏反位。

3. MRI表现

(1)横断位层面可见主动脉弓位于右上纵隔气管的右侧方,几乎呈前后走行,降主动脉位于右侧胸腔。

(2)右前斜矢状位层面可完整显示右位主动脉弓的走行和主动脉弓的血管分支及排列情况。

(3)对于右位主动脉弓合并迷走左锁骨下动脉,MRI可清晰地显示其发自降主动脉起始部伴局部憩室样扩张。

(4)有利于发现并存的其他畸形,如法洛四联症、永存动脉干和三尖瓣闭锁等。

(二) 迷走右锁骨下动脉

主动脉弓及其主要分支的3种主要畸形包括:迷走右锁骨下动脉(aberrant right subclavian artery)、右位主动脉弓伴镜面分支和右位主动脉弓伴迷走左锁骨下动脉。其中,迷走右锁骨下动脉是常见的主动脉弓畸形,发病率约为1/200。

1. X线表现

(1)主要观察纵隔和钡剂造影食管压迹的改变。

(2)迷走右锁骨下动脉作为主动脉弓发出的最后一支,从下方自左向右上行穿过后纵隔,在食管后壁形成一斜行螺旋状压迹,少数在气管与食管之间穿过。

(3)正常左位主动脉弓伴迷走右锁骨下动脉,很少伴其他先天性心脏畸形。

(4)右位主动脉弓伴迷走左锁骨下动脉除所有压迹相反外,亦很少伴先天性心脏畸形。

2. CT表现

(1)表现为气管右侧类圆形结节,极易误诊为肿瘤或肿大的淋巴结。

(2)连续层面观察时,可见此类圆形结节走行于食管后方,沿着气管的右侧向腋窝方向延伸,边缘即血管壁处可见到钙化,增强扫描有利于正确诊断。

3. MRI表现

(1)横断位和冠状位观察最佳,迷走右锁骨下动脉常起始于主动脉弓和降主动脉的连接部,成为主动脉弓的第4支头臂动脉分支,走行于食管的后方并向右上方斜行。

(2)优势在于可发现合并的其他畸形如主动脉缩窄等,若迷走右锁骨下动脉发自缩窄的远端,为一支主要的侧支循环动脉,肋骨切迹也表现为单侧即仅在左侧可见。

(3)胸部MRA可全面显示血管的异位起源和异常走行,诊断价值较大。

(三)肺静脉异位引流

肺静脉异位引流分为完全性和部分性。全肺静脉异位引流(total anomalous pulmonary venous drainage)即完全性异位引流,4支肺静脉汇合后连接至某一体循环,分为心上型与心下型。按发生率排序,心上型连接至左上腔静脉、冠状窦、右上腔静脉、右心房或奇静脉;心下型则从汇合部有一血管经食管裂孔进入腹腔,止于门静脉或其分支。连接部常有狭窄,使肺静脉血流受阻。

1. X线表现

(1)X线表现差异较大,主要为右心室增大、肺血增多、左心不大、主动脉弓小。

(2)肺静脉通过左上腔静脉引流者可见上纵隔影突出,与下方的心影构成"8"字形影,为典型X线表现。如为膈下型,则连接静脉表现为弯刀样征。

(3)严重肺静脉阻塞时有肺静脉高压所致的肺血再分配及间质性水肿。

(4)造影可见畸形引流静脉为确诊依据。

2. CT表现 CTA检查能够显示异位血管及引流途径。

3. MRI表现

(1)以横断位和冠状位层面显示较佳,可显示肺静脉汇合的主干及其异常走行(无肺静脉进入左心房)以及与体静脉的交通部位,可显示合并的房间隔缺损、肺动脉高压等。

(2)MRI电影成像可明确显示心房水平右向左分流,胸部MRA可显示肺静脉异常的引流途径。

(3)优势在于可明确两侧4支肺静脉主干与左心房缺乏连接关系及异常引流的部位。

(四)腔静脉异位引流

上腔静脉的先天畸形分为位置异常与引流异常两类。前者常见,为左上腔静脉引流入冠状窦,然后入右心房。后者多是左上腔静脉连接至左心房,常同时有正常右上腔静脉;右上腔静脉直接连至左心房很少见。下腔静脉畸形主要是与左心房连接,也常有奇静脉将部分下腔静脉血引至上腔静脉。单独腔静脉畸形引流少见,常合并其他畸形。

临床上可表现出生后即有发绀,其他症状则很轻或无。

1. X线表现

(1)因血流动力学改变轻,所以X线表现常无明显异常。

(2)有时可见畸形引流血管,如左上纵隔阴影从锁骨向下伸到主动脉弓的上缘,其外缘平直或凹面向左。

2. CT 表现

（1）对于上腔静脉异位引流,在主动脉弓水平扫描,常发现两侧上腔静脉或右上腔静脉缺如。

（2）对于下腔静脉异位引流,在肾脏和肝脏水平扫描,常可发现两侧下腔静脉或下腔静脉中断并与奇静脉系统异常连接,增强扫描可显示奇静脉系统的扩张和下腔静脉的异位引流。

3. MRI 表现

（1）横断位扫描与 CT 相似,均可显示腔静脉系统的解剖变异,冠、矢状位检查对显示两侧腔静脉及头臂静脉效果更佳,可清晰显示导致右向左分流的异位引流,包括右上腔静脉直接进入左心房和左上腔静脉引流入左心房。

（2）胸部 MRV 对显示腔静脉系统畸形的效果更佳。

（3）腔静脉系统异位引流患者,由于心血管造影时常有插管困难,显示复杂畸形效果欠佳,并可导致严重后果,因此 MRI 检查应作为首选方法。

三、肺循环异常

肺循环沟通左右心腔,反映心脏血流动力学和功能状态。心脏血流动力学和功能状态异常,可引起肺循环异常。肺血流受以下因素影响:右心搏出量、肺血管阻力、肺阻力、肺泡内压与肺动静脉压之间的关系及肺静脉压(或左心房压)。

（一）肺充血

肺充血(pulmonary congestion)即肺动脉内血流量增多,主要见于左向右分流的先天性心脏病。X 线表现为:肺动脉段膨隆,肺门影增大,右下肺动脉干增粗超出中间段支气管宽度(15mm),周围肺血管纹理成比例增粗、增多;扩张血管边缘较清楚;肺动脉段与两侧肺门血管搏动增强,透视下可见肺门舞蹈征(hilar dance)。

（二）肺血减少

当右心室流出道受阻时,肺循环血量减少。典型的 X 线表现为肺血管纹理纤细,肺门影变小,肺动脉段平直或凹陷;当肺动脉瓣狭窄时由于瓣后血液涡流,肺动脉段直立性突出。在观察肺血减少时需注意两侧比较,有时主要表现在左侧,但左肺门及部分肺野被心影掩盖而易漏诊。

当肺血减少时,肺通过侧支循环代偿,侧支循环可来自降主动脉或主动脉分支,包括支气管动脉。侧支动脉与肺动脉连接处可以从肺动脉到肺内动脉分支,表现为纹理粗细、分布不均匀,上叶肺血管纹理比下叶粗大,呈不规则的条状或网状纹理。

（三）肺淤血

肺淤血(pulmonary congestion)与肺充血同属肺多血,但淤血指肺静脉回流受阻,使血液滞留在静脉系统内。X 线显示肺静脉普遍扩张,呈模糊条纹状影,以中、下肺野显著,有时呈网状或圆点状,肺野透亮度降低,两肺门影增大。当肺静脉压力进一步升高时可出现肺水肿。

（四）肺高压

肺高压(pulmonary hypertension)包括肺动脉高压与肺静脉高压,两者可同时存在。

1. 肺动脉高压(pulmonary arterial hypertension) 是指肺动脉收缩压>30mmHg,平均压>20mmHg。常由肺动脉血流量增加、心排血量增加、肺小动脉阻力增加和胸肺疾患(肺纤维化、慢性支气管炎等)引起。X 线表现为:肺动脉段突出,肺门增大,肺动脉及其二、三级分支扩张。阻塞性肺动脉高压的远侧至整个肺野肺血管纹理减少,形成"残根"征象。高流量性肺动脉高压早期的远侧分支仍然扩张,且与肺动脉及各级分支保持正常比例。透视下可见肺门搏动增强。常伴右心室增大。

2. 肺静脉高压(pulmonary venous hypertension) 肺静脉压在轻至中度升高时无任何征象,重度(>25mmHg)时肺上野的静脉扩张,而肺下野的静脉收缩。随着液体的渗出,在肺泡内有水分积聚,表现为肺水肿,分为间质性肺水肿与肺泡性肺水肿。肺静脉压的慢性升高主要表现为间质性肺水肿,急性左心衰竭引起的则以肺泡性肺水肿为主。

(1)间质性肺水肿:不同部位的肺泡间隔水肿增厚形成小叶间隔线(Kerley A、B、C 线),胸膜下和/或胸腔少量积液。Kerley A 线自肺野外围斜行引向肺门,长 5~6cm,宽 0.5~1.0mm,常见于急性左心衰竭。Kerley B 线位于肋膈角区,水平横行,长 2~3cm,宽 1~3mm,常见于二尖瓣狭窄及慢性左心衰竭。Kerley C 线位于肺下野,呈网格状,常见于肺静脉高压明显加重者。

(2)肺泡性水肿:好发于肺中内带,表现为边缘模糊的斑片状阴影,常融合成片,可见空气支气管征。以两肺门为中心则形成"蝶翼"状典型征象。阴影短期内变化迅速。常见于急性左心衰竭和尿毒症。

第三节　常见疾病影像表现

一、房间隔缺损

【概述】

房间隔缺损(atrial septal defect,ASD)简称房缺,是最常见的先天性心脏病之一。女性发病率略高,可单独或与其他心血管畸形并存。

【临床与病理】

1. 临床表现　本病早期可无症状。通常在青年期后逐渐因肺动脉高压而出现劳累后心悸、气短、乏力。若心房水平出现右向左分流,则可出现发绀等。体格检查可于胸骨左缘第 2~3 肋间闻及 2~3 级收缩期吹风样杂音,肺动脉第二音亢进、固定分裂,多无震颤。

2. 病理

(1)分型:按缺损部位分为第一孔(原发孔)型、第二孔(继发孔)型及其他少见类型。原发孔型缺损位于房间隔下部,常合并心内膜垫缺损;继发孔型位于卵圆窝区域。其他类型有上腔静脉型或静脉窦型(位于房间隔的上部)、冠状窦型(位于正常冠状窦位置)与下腔静脉型(位于卵圆窝与下腔静脉之间)。缺损数目通常是 1 个,偶尔为多个,大小约为 1~4cm。

(2)血流动力学改变:左心房→右心房(右心房增大)→右心室(右心室肥厚和扩张)→肺动脉(肺动脉高压),严重时出现心房水平双向分流或右向左分流。

【影像学表现】

1. X 线表现　X 线表现取决于分流量。

(1)婴儿期或年龄较大儿童分流量很小时可以表现正常。

(2)达一定的分流量时,右心房及右心室因容量的过负荷而增大,肺血增多,而左心房大致正常,左心室发育相对较差,主动脉正常或缩小。

(3)在不同的位置分别有如下表现。

1)后前位:心脏左移,右上纵隔与右心缘影不明显,主动脉结缩小,肺动脉段突出,心尖上翘,肺血增多(图 5-6)。

2)左、右前斜位:肺动脉段隆起,心前间隙缩小,左心房不大,右心房段延长或隆起。

3)侧位:心前缘与胸骨接触而增加,心后三角存在。

2. CT 表现

(1)平扫及增强扫描:难以直接显示缺损的部位和大小,诊断价值有限,但可显示心脏径线的增大。

(2)心脏 CTA:可以清楚显示原发孔型房间隔缺损、心室流入道缺损和心脏十字交叉结构缺损。对小于 0.5cm 的房间隔缺损或房室瓣裂,CT 不能显示或者显示不满意(图 5-7)。

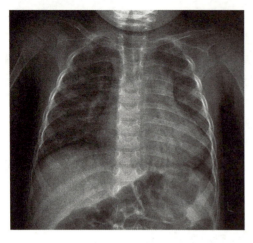

图 5-6　房间隔缺损（X 线平片）

后前位示两侧肺血增多,心影呈二尖瓣型,主动脉结偏小,肺动脉段突出,右心缘膨隆,心尖上翘。

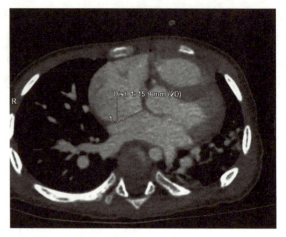

图 5-7　房间隔缺损（CT）

心脏 CTA 四腔位重建图像,显示房间隔中部连续性中断,直径 15.9mm,右心房室增大。

3. MRI 表现

（1）在垂直于室间隔的长轴上,常规序列成像可显示部分房间隔信号缺失。在上述层面,MRI 电影成像序列可显示部分房间隔信号的缺失和血流经缺损处的动态表现。

（2）在增强扫描序列上,通过后处理可显示左、右心房间的异常沟通。

（3）MRI 对于显示肺动脉增粗、主动脉扩张、右心房室扩大等间接征象均有较高的准确性。

4. 右心造影表现

（1）右心导管经右心房直接进入左心房,可提示两房之间有交通,常需与卵圆孔未闭相鉴别。

（2）右心房血氧饱和度高于上、下腔静脉的 9%,提示心房水平左向右分流。

【诊断与鉴别诊断】

房间隔缺损诊断不难。根据病史症状较轻、临床无发绀、杂音较典型、X 线平片可作出诊断,并可粗略估计左向右分流量及肺动脉高压的程度。超声检查能进一步明确诊断,通常不必行 CT 与 MRI 检查。

二、室间隔缺损

【概述】

室间隔缺损（ventricular septal defect, VSD）简称室缺,为常见的先天性心脏病之一,发病率居先天性心脏病的首位,约占 20%。

【临床与病理】

1. 临床表现　缺损较小时患者可无症状,部分缺损可自然闭合;缺损较大时患者发育较差,可有心悸、气短,易感冒,常有肺部感染症状,严重者活动后口唇发绀。体格检查于胸骨左缘第 3~4 肋间可闻及 3 级收缩期杂音,可触及收缩期震颤。产生肺动脉高压后,肺动脉第二音亢进,严重者可有杵状指（趾）。

2. 病理

（1）分型:根据缺损部位的不同分为 3 型。

1）膜周部室间隔缺损（perimembranous VSD）:占 VSD 的 80% 左右,又分为单纯膜部型、嵴下型及隔瓣下型。

2）漏斗部室间隔缺损（infundibular VSD）:占 10% 左右,又分为干下型缺损（subarterial defect）及嵴内型缺损（intracristal defect）,前者又称为肺动脉瓣下型缺损,缺损位于肺动脉瓣下。

3）肌部室间隔缺损（muscular VSD）：占 10% 左右，缺损多靠近心尖部的肌部室间隔，也可发生于心肌梗死后室间隔穿孔及外伤性室间隔破裂。

（2）血流动力学改变：左心室→右心室（右心室增大）→肺循环（压力增高）→左心房（左心房增大）→左心室（左心室增大）。当右心室压力高于左心室，出现右向左分流时，患者可出现发绀，即艾森门格综合征（Eisenmenger syndrome）。

【影像学表现】

1. X 线表现

（1）典型 VSD 指中至大量左向右分流或已有中等肺动脉高压的 VSD。心影呈二尖瓣型，中至重度增大。主要累及左、右心室，多以左心室更显著，或伴有轻度左心房增大（图 5-8）。

（2）肺血增多，肺门动脉扩张，肺动脉段中至重度突出。部分患者可见外围肺血管纹理扭曲、变细等肺动脉高压征象（图 5-9）。

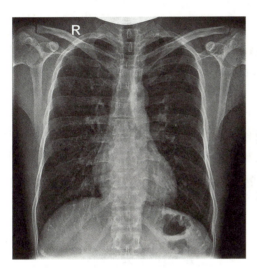

图 5-8　典型室间隔缺损（X 线平片）

双侧肺血增多，左、右心室均大，肺动脉段轻度突出，心影略大，心尖下移。

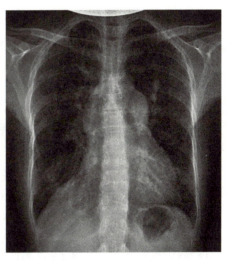

图 5-9　室间隔缺损艾森门格综合征期（X 线平片）

外围肺血减少，肺动脉高度突出，心脏增大，结合临床发绀，考虑为右向左分流为主，属艾森门格综合征期。

（3）少量左向右分流的 VSD：心影及心室轻度增大，以左心室为主；肺血轻度增多；肺动脉段不凸；主动脉结多正常。

2. CT 表现

（1）肺动脉段增宽，左心房增大，左心室增大，并可以测量肺动脉增宽的宽度。

（2）横断位以及 MPR 图像可以测量室间隔缺损的内径，以及测量心腔的大小（图 5-10）。

3. MRI 表现

（1）以横断位及左心室长轴"四心腔"层面显示较佳。

（2）能够显示 VSD 的形态、大小，并可测量其面积和径线。

（3）SE 序列可直接显示缺损的部位及左、右心

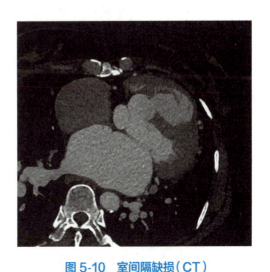

图 5-10　室间隔缺损（CT）

心脏 CTA 四腔位重建图像，显示室间隔中部连续性中断，并可见左、右心室增大。

室扩张和心室壁增厚,诊断正确性达 90% 以上。

4. 血管介入检查表现

(1)心导管:右心室血氧饱和度高于右心房 5%,提示心室水平左向右分流。

(2)心血管造影:多采用四腔心位左心室造影。左心室充盈后对比剂立即进入右心室,为心室水平左向右分流的确凿征象。根据右心室充盈的密度,对比剂通过室间隔的宽度、部位、喷射方向及右心室最早充盈的位置,可以准确判断 VSD 的解剖部位、大小、数量及缺损上缘距主动脉瓣的距离。

【诊断与鉴别诊断】

VSD 症状较 ASD 重,杂音较粗糙,一般无发绀,X 线片上肺血增多,左、右心室增大,常以左心室增大为主,大量分流时右心室增大明显,可出现肺动脉高压,临床有发绀。

三、动脉导管未闭

【概述】

动脉导管未闭(patent ductus arteriosus,PDA)是指胎儿期肺动脉与主动脉的交通血管出生后不闭合,是最常见的先天性心脏病之一,占先天性心脏病的 20% 左右,发病率女多于男,约 3∶1。

【临床与病理】

1. 临床表现 包括:①少量分流时,PDA 患者可无症状;②较大分流时,患者可出现活动后心悸、气短、反复呼吸道感染;③大量分流时,患者早期可发生左心衰竭;④重度肺动脉高压时,患者可出现发绀,往往下肢重于上肢,称为分界性发绀。体格检查于胸骨左缘第 2~3 肋间可闻及双期连续性机器样杂音,伴震颤,可有周围血管征。细小的 PDA 及合并重度肺动脉高压者杂音常不典型,或仅有收缩期杂音,甚至无明确杂音;合并重度肺动脉高压时肺动脉区第二音明显亢进。

2. 病理

(1)分型

1)圆柱型:也称管状型,导管的主动脉端与肺动脉端粗细相仿,状如圆柱。

2)漏斗型:此型最多见,导管的主动脉端较粗,肺动脉端较细,状如漏斗。

3)窗型:此型最少见,导管短而粗,形似间隔缺损,又称缺损型。

另外,尚有较少见的"牙签"型及不规则型。

(2)血流动力学改变:主动脉→肺动脉→肺静脉→左心房、左心室(左心负荷增大),同时右心射血阻力增加,右心负荷增大。当肺血管压力高于体循环时,出现右向左为主的双向分流。

【影像学表现】

1. X 线表现(图 5-11)

(1)右心房不大,右心室可大或不大。

(2)当有肺动脉高压或心力衰竭时,右心出现不同程度增大。

(3)肺血增多,左心房不大或者稍大,左心室增大,主动脉结增大,有时可见漏斗征。

2. CT 表现

(1)平扫及增强扫描:重建图像可以显示主动脉弓下导管影与肺动脉相通,肺动脉增宽。

(2)心血管 CTA:可以显示肺动脉与主动脉之间的关系,并且可以测量导管和各心室腔的直径。

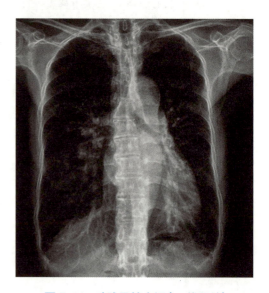

图 5-11 动脉导管未闭(X 线平片)

心脏后前位示两侧肺血增多,左心室轻度增大,心脏呈"主动脉型",主动脉结增宽,降主动脉近段内收。

3. MRI 表现

（1）采用横断位、冠状位及左前斜位可观察到未闭的动脉导管。

（2）主要表现为左肺动脉起始段与降主动脉之间的异常管道,呈无或低信号。

【诊断与鉴别诊断】

　　本病的临床表现及 X 线表现均典型,诊断多无困难。与室间隔缺损表现相似,但 PDA 的主动脉结较大,主动脉结下可见漏斗征,临床杂音典型。超声心动图有助于诊断。MSCT 和 MRI 在左前斜位、矢状位图像可见未闭导管。

四、法洛四联症

【概述】

　　法洛四联症（tetralogy of Fallot,TOF）的发病率居发绀型先天性心脏病的首位,约占 30%~50%,由先天性的室间隔缺损、主动脉骑跨、肺动脉狭窄及继发性右心室肥厚组成。

【临床与病理】

　　1. 临床表现　法洛四联症患者发育较缓慢,常有发绀,多于出生后 4~6 个月内出现,久之可有杵状指（趾）,易气短、喜蹲踞或缺氧性晕厥等。体格检查在胸骨左缘第 2~4 肋间闻及较响的收缩期杂音,多可触及震颤。

　　2. 病理

（1）肺动脉狭窄为法洛四联症最主要的畸形,以漏斗部或漏斗部+肺动脉和/或肺动脉瓣狭窄最为常见,约有半数以上为二瓣化畸形。室间隔缺损有 3 种类型:膜周部缺损、干下型缺损、漏斗部肌性缺损。主动脉骑跨一般为轻至重度。

（2）血流动力学改变:右心室→左心室→体循环,体循环血氧饱和度减低,肺循环血流量减少进一步加重缺氧,引起发绀、红细胞增多等一系列变化。

【影像学表现】

　　1. X 线表现（图 5-12）

（1）典型表现为肺血减少,两肺门细小。

（2）主动脉升部及弓部多不同程度地增宽、突出。

（3）肺动脉段-心腰部凹陷,心尖圆隆、上翘,心脏近似靴形。

（4）近 30% 的病例合并右位主动脉弓,几乎均为"镜面型"。

　　2. CT 表现

（1）平扫及增强扫描:仅能显示主动脉和肺动脉管径、位置关系、肺内血管稀疏及右侧房室大小和厚度等征象。

（2）心脏 CTA:平行于左肺或右肺动脉长轴的斜矢状层面图像可以很好地显示狭窄和缺损部位（图 5-13）。

　　3. MRI 表现

（1）横断位可明确显示升主动脉与主肺动脉的相对大小关系及左、右肺动脉的发育状态,而短轴位可观察主动脉骑跨及其程度。

（2）SE 序列横断位结合矢状位或长、短轴位:①可显示主肺动脉瓣环和漏斗部狭窄的程度及范围,但显示肺动脉瓣狭窄尚有一定限度;②可显示 VSD 大小和部位,但对鉴别干下型 VSD 及小

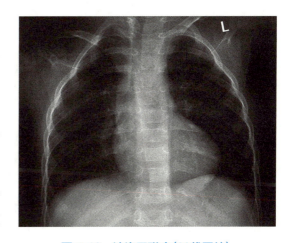

图 5-12　法洛四联症（X 线平片）
两侧肺血减少,肺血管明显缩小,心影近似靴形,肺动脉段凹陷,心尖上翘。

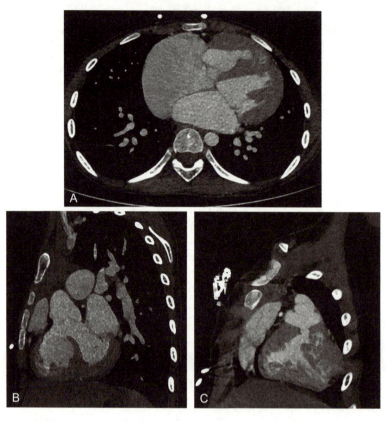

图 5-13　法洛四联症（CT）
A. 心脏 CTA 横断位示右心室腔扩大,右心室壁肥厚,室间隔连续性中断;B. 多平面重建心脏斜矢状位示室间隔位于主动脉瓣下,主动脉骑跨约为 50%;C. 示肺动脉流出道狭窄。

的肌部缺损有一定困难;③可显示右心室肥厚和心腔扩张。

（3）GRE 序列 MRI 电影成像上表现为通过狭窄瓣口的快速血液湍流在肺动脉根部呈无信号区。在左心室收缩期,肺动脉瓣呈鱼口样或幕状突向动脉腔,即"圆顶征"。

【诊断与鉴别诊断】

法洛四联症患者在出生后数月出现发绀,杂音也典型。X 线平片示肺血减少,右心室增大,肺动脉段凹陷,仅 1/3 伴右位主动脉弓。MRI 可见右心室肥厚、室间隔缺损与主动脉移位,据此可明确诊断。本病需与右心双出口、大动脉转位、单心室等鉴别。

五、风湿性心脏病

【概述】

风湿性心脏病(rheumatic heart disease,RHD)包括急性风湿性心肌炎及慢性风湿性心脏瓣膜病。前者主要是风湿热累及心肌;后者是急性期遗留下来的心脏病变,引起心脏瓣膜发生粘连,瓣膜口狭窄,可发生在任何一个瓣膜,其中以二尖瓣损害最常见,其次为主动脉瓣。

【临床与病理】

1. 临床表现　本病多发生于 20~40 岁,女性患者多见。主要的临床症状有劳累性呼吸困难、心悸,心尖部出现舒张期隆隆样杂音,合并瓣膜关闭不全时,心尖部可闻及收缩期杂音,晚期可出现左心衰竭症状。主动脉瓣受损害时可有心绞痛、头晕等。

2. 病理　慢性风湿性心脏瓣膜病基本病理改变为瓣叶不同程度卷曲、增厚,可伴有钙化,严重时瓣叶发生粘连,引起瓣口狭窄。发生二尖瓣狭窄(mitral stenosis)时,舒张期血液由左心房流入左心室受限,以致舒张末期仍有部分血液滞留于左心房内,加上来自肺静脉的血液,左心房压力异常升高,继而引起肺静脉和肺毛细血管压力的升高,管腔扩张,出现肺淤血。由于肺静脉血压升高,通过神经反射引起肺内小动脉收缩,使肺动脉血压升高,以维持正常的肺动、静脉压差,最终致使右心室肥厚。镜下表现:①累及瓣膜时瓣膜胶原纤维肿胀,黏液样变性及纤维素样坏死;②累及心肌时心肌间质结缔组织发生黏液样变性及纤维素样坏死,继而形成风湿小体。

【影像学表现】

1. X线表现

(1)正位:两肺淤血,两上肺静脉扩张,下肺静脉变细,边缘模糊,可以出现间质性肺水肿或肺泡性肺水肿、Kerley线(为肺小叶间隔的淋巴液在淋巴管淤积水肿或为肺小叶间隔纤维增厚所致,分 A、B、C 三种间隔线)等肺静脉高压征象。①左心房增大,表现为心脏中心密度增高,严重者会导致支气管分叉角度增大;②左心房向右增大,右心缘可出现双心房影,向左增大会出现左心缘第三心弓(图 5-14A)。由于心搏出量减少,主动脉结可缩小。肺动脉段膨隆,肺动脉增粗,边缘模糊。

(2)侧位:胸骨后方心脏接触面积增大,食管受压后移(图 5-14B)。单纯瓣膜狭窄时心后三角区存在,合并瓣膜关闭不全时缩小,甚至消失。

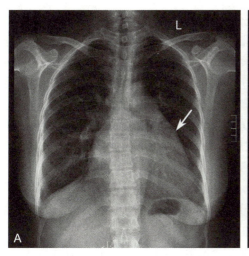
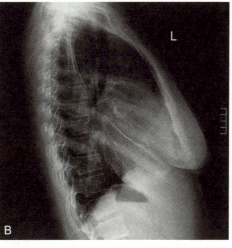

图 5-14　风湿性心脏病(X线平片)
A. X线平片显示两肺淤血,心影呈二尖瓣型,左心缘可见第三心弓(↑),支气管分叉角度增大;B. 胸骨后方心脏接触面积增大。

(3)左前斜位:心前间隙缩小,肺动脉段膨隆,左主支气管受压上抬。

(4)右前斜位:心前间隙缩小,肺动脉段膨隆,左心房增大,心脏后上缘后突,压迫充钡食管。

2. CT表现　CT检查可发现心脏各房室大小的变化,通过对原始数据进行多方位、多期相重建,还可以观察心脏瓣膜的形态、运动情况以及瓣口的狭窄程度。

3. MRI表现

(1)心脏长轴四腔心层面对该病的诊断价值最大,SE序列可显示左心房增大,右心室肥厚,如心腔内有血栓亦可清晰显示。

(2)MRI电影成像可以显示二尖瓣狭窄的形态及严重程度,并可显示血流通过狭窄及关闭不全的瓣口后形成的低信号涡流。MRI电影成像还可以显示收缩期自左心室经二尖瓣口反流的低信号血流束,可以评估其反流量。

4．超声表现

（1）可清楚地显示二尖瓣病变,二尖瓣狭窄时表现为二尖瓣回声增粗,反射增强,EF斜率减慢,A峰消失,正常双峰呈平台样,二尖瓣开放受限,开放面积缩小,舒张期二尖瓣后叶与前叶呈同相运动,同时可以观察到左心房、右心室扩大。

（2）频谱多普勒显示二尖瓣口舒张期血流速度增快,E峰下降速率明显减慢,且与狭窄程度相关。

（3）二尖瓣关闭不全时,超声心动图可发现引起二尖瓣关闭不全的原发病变,如腱索断裂、二尖瓣脱垂、连枷样瓣叶、赘生物和瓣环钙化等。

（4）频谱多普勒可显示二尖瓣反流并评价其严重程度。

【诊断与鉴别诊断】

风湿性心脏病为后天性获得性心脏病,临床表现有劳累后气喘、呼吸困难,二尖瓣狭窄者心尖部出现舒张期隆隆样杂音,诊断相对容易。X线平片可发现双肺淤血,左心房及右心室增大。MRI电影成像对于心脏瓣膜的形态及狭窄程度显示较好。超声心动图的诊断价值很大,特异性高,是诊断本病的首选检查方法。

六、冠状动脉粥样硬化性心脏病

【概述】

冠状动脉粥样硬化性心脏病（coronary atherosclerotic heart disease,CAHD）简称冠心病,指冠状动脉粥样硬化使血管管腔狭窄阻塞,导致心肌缺血缺氧而引起的心脏病变。冠心病是严重威胁中、老年人群健康的重要心脏病之一,流行病学调查显示冠心病的发病率呈逐年上升的趋势。

左冠状动脉左前降支供应左心室前壁及室间隔的前2/3,左回旋支供应左心室侧壁及一定范围的左心室后壁及室间隔后部;右冠状动脉供应右心室、室间隔的后1/3和左心室后壁的基底部分。血管管腔狭窄会引起相应供血区域的心肌缺血,严重的狭窄使管腔闭塞者发生心肌坏死和室壁运动异常,则为心肌梗死。如梗死仅限于内层肌层称心内膜下心肌梗死;如超过心壁厚度的一半至全层,称为透壁性心肌梗死。

【临床与病理】

1．临床表现　冠心病的主要临床表现为心绞痛,典型的心绞痛为胸骨后压榨性或紧缩样疼痛,可放射至左手臂和颈部。①当供应心肌的血流量减少时,由于缺乏细胞能量供给,心肌呈低动力状态;②若受累心肌范围较大,即出现心排血量下降和心功能不全的临床表现。心肌缺血使心肌细胞膜的泵功能和离子通透性破坏,在心电图上表现为ST段和T波异常改变,尤其是ST段低平和T波倒置。若心肌缺血不能及时纠正则导致心肌梗死,在心电图上可以出现病理性Q波,ST段抬高及T波高耸等改变。心肌细胞死亡可释放多种心肌酶进入血液循环,发病几个小时内,血肌酐即上升至峰值,而天冬氨酸转氨酶（AST）和乳酸脱氢酶（LDH）在24小时达到峰值。

2．病理　早期病理改变为冠状动脉内膜下脂质沉积,继而内膜纤维结缔组织增生,形成突入管腔内的粥样斑块,导致血管狭窄和阻塞,如斑块增大融合或斑块发生溃疡,继发血栓形成,可进一步加重血管狭窄甚至导致血管阻塞。心肌梗死在显微镜下可见心肌灶性坏死,而后累及大片心肌,发病后6小时出现中性粒细胞浸润;发生1周后在梗死心肌组织中有肉芽组织长入,开始修复,半年后修复完毕,形成瘢痕。

【影像学表现】

1．X线表现

（1）多无明显异常改变。

（2）少数发生心肌梗死的患者可有左心室增大,心肌梗死合并室壁瘤形成者,左心缘局限性膨突。

2. CT 表现

（1）平扫及增强扫描：可显示冠状动脉钙化，常表现为沿房室沟及室间沟走行的高密度斑点状条索状影，亦可呈不规则轨道式钙化或整条冠状动脉发生钙化。冠状动脉钙化积分测量能预测冠状动脉粥样硬化病变和患者的预后。

（2）心脏CTA：可以清晰地显示冠状动脉3~4级分支，以及明确分支有无狭窄和闭塞（图5-15）。

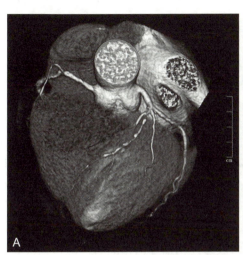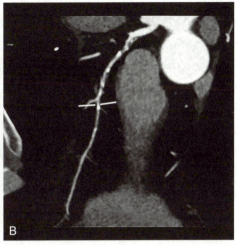

图 5-15　冠状动脉 CTA（数字彩图）

A. 左回旋支近段混合性斑块，合并局部管腔轻度狭窄；B. 左前降支近中段混合性斑块，合并局部管腔轻至中度狭窄。

（3）心肌梗死的 CT 表现：①局部心肌壁变薄；②收缩期心肌壁增厚减低或不增厚；③节段性室壁运动功能异常（包括运动减弱、消失、不协调或矛盾运动）；④整体及节段射血分数减低。

（4）CT 在评价斑块及冠状动脉内置支架方面具有重要的意义。支架内再狭窄（in-stent restenosis）是冠心病患者介入治疗术后随访的重点，其发生机制与冠状动脉内膜增厚、弹性回缩和血管重塑有关。支架内及支架边缘 5mm 内管腔狭窄达 50% 及以上时被诊断为支架内再狭窄，小于 50% 为支架内膜增厚，而狭窄达 100% 时为支架内闭塞。传统冠状动脉造影是诊断支架内再狭窄的"金标准"，但是该项检查具有创伤性和危险性，且操作不便。CT 除了可以显示支架，还可显示固有血管特别是支架远端血管的情况，通过重建算法后可以降低金属支架造成的金属伪影。

3. MRI 表现

（1）可以从心脏的形态、功能、心肌灌注和心肌活性等方面全面综合评价。急性心肌梗死时梗死心肌水肿，T_2WI 呈高信号。

（2）利用 MRI 评估心肌活性，包括延迟增强法和小剂量多巴酚丁胺负荷试验。①坏死的心肌会出现显著延迟强化，小剂量多巴酚丁胺不会恢复其正常的收缩运动；②顿抑心肌或冬眠心肌不出现延迟强化，在多巴酚丁胺的刺激下，其心肌功能障碍可短暂恢复。

（3）早期梗死时心肌壁厚度多在正常范围，后期逐渐萎缩变薄，室壁运动减弱或消失，心肌灌注显示灌注减低或缺损。

（4）陈旧性心肌梗死时梗死心肌发生纤维化，T_2WI 呈低信号，梗死处心肌室壁变薄，室壁运动减弱或消失，心肌灌注成像显示灌注减低或缺损。

4. DSA 表现　目前仍是诊断冠心病的"金标准"，可直观显示冠状动脉狭窄或闭塞，还可以评价侧支循环情况。

5. 核素心肌灌注和代谢检查表现 核素心肌灌注即心肌代谢显像,是评价心肌活性的"金标准",可以准确评价心肌的缺血区域。

6. 超声表现

(1)当某一部位心肌发生缺血时,超声心动图上主要表现为局限性室壁运动异常和心室收缩期增厚率减低。

(2)多数冠心病患者在静息状态下并无心肌缺血发作,通过负荷试验诱发心肌缺血,有助于冠心病的诊断。

(3)心肌梗死时超声心动图主要表现为梗死部位心肌变薄、收缩期增厚率减低和室壁运动异常,非梗死部位心肌出现代偿性室壁运动幅度增强。

(4)超声心动图检查对心肌梗死并发症,如室壁瘤、腔内附壁血栓形成、室间隔穿孔和乳头肌功能不全的诊断具有很高的灵敏度和特异度。

近年来冠脉腔内成像技术飞速发展,大大提高了冠心病冠脉狭窄的诊断水平。血管内超声(intravascular ultrasound,IVUS)及光学相干断层成像(optical coherence tomography,OCT)可对斑块进行定性、定量分析,识别易损斑块,判断临界病变的严重程度,观察支架扩张、贴壁和内膜修复及增生情况,发现晚期支架贴壁不良和断裂等;血流储备分数(fractional flow reserve,FFR)可从生理学角度评估冠脉对心肌供血的影响,判断是否需要对临界病变进行处理及介入治疗的即刻效果和预后判断。这些技术在临床上的应用和发展,实现了对易损斑块的危险分层及目标治疗,有效地预警了冠脉特殊病变的血栓形成风险,从而使得介入治疗的预后得以改善,并大大降低了急性冠心病事件的发病率。

【诊断与鉴别诊断】

冠心病的诊断以前仍主要依靠患者的临床表现和心电图的检查。冠状动脉造影是诊断冠心病的"金标准",特别是准备接受介入治疗或手术治疗的患者。CTA 在临床应用广泛,是一种无创的评价冠心病的方法,可用于冠状动脉病变的筛查和评价冠状动脉内置支架的情况。MRI 在诊断冠心病及其并发症方面具有重要价值。核素心肌代谢显像在评价心肌活性方面有明显的优势。超声对观察室壁运动异常具有很大的价值。冠心病需与冠状动脉供血不足、气胸、急性肺栓塞、主动脉夹层等鉴别。

七、肺源性心脏病

【概述】

肺源性心脏病(cor pulmonale)简称肺心病,主要是由支气管-肺组织或肺动脉血管病变所致肺动脉高压引起的心脏病。根据起病缓急和病程长短,可分为急性和慢性两类,以慢性者多见。①急性肺源性心脏病(acute cor pulmonale)主要是指肺动脉主干或其主要分支突然栓塞,肺循环受阻,以致肺动脉压急剧增高、急性右心室扩张和右心室功能衰竭;②慢性肺源性心脏病(chronic cor pulmonale)是指肺实质病变、胸廓畸形或肺动脉血管慢性病变所致的肺循环阻力增加、肺动脉高压,进而使右心肥厚、扩大,甚至发生右心衰竭。

【临床与病理】

1. 临床表现 发病年龄多在 40 岁以上,病因以慢性支气管炎并发阻塞性肺气肿最为多见,其次为支气管哮喘、支气管扩张、重症肺结核、肺尘埃沉着病、慢性弥漫性肺间质纤维化等。患者多有慢性咳嗽、咳痰、心悸、气短等肺气肿征象和慢性支气管炎的症状及体征。

2. 病理 肺内原有疾病如慢性支气管炎、肺气肿、肺结核等,其主要病变是肺小动脉的改变;心脏体积增大,右心室肥厚,心腔扩张,心尖钝圆,肺动脉圆锥显著膨隆,通常以肺动脉瓣下 2cm 处右心室肌壁厚≥5mm 为肺源性心脏病的病理诊断标准。肌型小动脉中膜平滑肌细胞增生、细胞外基质增多,内皮细胞增生、肥大,使得血管壁增厚,管腔狭窄;缺氧导致心肌纤维萎缩,肌质溶解,横纹消失。

【影像学表现】

1. X线表现 可表现为肺部慢性病改变、肺动脉高压、肺气肿和右心室增大。

(1)肺部改变主要为肺组织纤维化和支气管病变。

(2)肺动脉高压表现为肺动脉段突出,肺动脉主干及分支增粗,周围肺野动脉骤然变细,形成残根状,称为"残根"征象或"截断"现象(图5-16A)。

(3)80% 患者会出现中度以上肺气肿,肺气肿表现为胸廓前后径增大、膈肌低平、双肺野透亮度增强(图5-16B)。

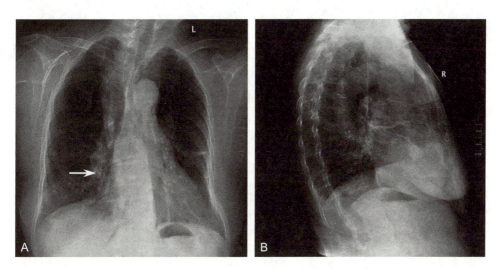

图 5-16 肺源性心脏病(X线平片)

A.肺动脉段突出,右下肺动脉干增粗,周围肺野动脉骤然变细,形成残根状(↑);B.肺气肿表现为胸廓前后径增大。

(4)右心室增大以右心室肥厚为主。

2. CT和MRI表现

(1)急性肺源性心脏病:较为少见,由于主要病因是肺动脉栓塞,肺动脉CTA可显示肺动脉的扩张,以及肺动脉主干和/或各级分支的充盈缺损。磁共振肺动脉成像也可以清楚地显示肺动脉主干及左、右肺动脉管腔扩张。肺动脉主干内的异常信号会依据栓子和序列不同而表现不同,如 T_1WI 血栓栓子为中等信号,脂肪栓子为高信号,肿瘤栓子为低信号,空气栓子则为无信号。

(2)慢性肺源性心脏病:①肺动脉主干及左右分支增粗,管腔扩张(图5-17A);②SE序列 T_1WI 上主动脉主干出现高信号血流提示肺动脉高压;③右心室增大,室壁增厚大于5mm,甚至超过左心室壁的厚度(图5-17B);④GRE序列MRI电影成像可见三尖瓣及肺动脉瓣反流,同时可直观反映右心室收缩和舒张功能。

【诊断与鉴别诊断】

慢性肺源性心脏病患者年龄较大,有长期的慢性支气管炎和肺气肿病史,可有反复右心衰竭表现,诊断相对容易。

八、原发性心肌病

【概述】

原发性心肌病(primary cardiomyopathy)是指原因不明的心肌疾病,包括扩张型心肌病、肥厚型心肌病和限制型心肌病,以扩张型心肌病较为常见。扩张型心肌病亦称充血性心肌病,约占原发性心肌病的70%,心脏常呈球形扩大,4个心腔均扩大,以左心显著,伴有心肌肥厚及心室收缩

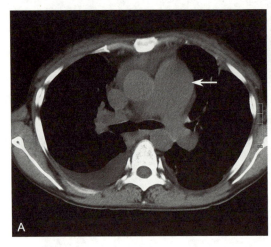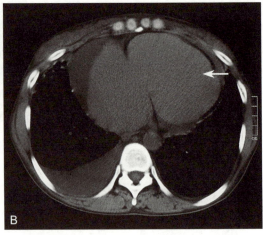

图 5-17　肺源性心脏病（CT）
A. 肺动脉主干增粗(↑);B. 右心室增大(↑),心包积液,右侧胸腔积液。

功能减退。肥厚型心肌病约占 20%,心肌肥厚,以左心室显著,导致左心室容量减少。限制型心肌病最为少见。

【临床与病理】

1. 临床表现　表现为心悸、气短、胸痛等,本病可发生于任何年龄,20 岁以上多发,男性多于女性。最突出的症状是左心衰竭及心律失常、体循环动脉栓塞。右心衰竭者预后差。

2. 病理

（1）扩张型心肌病:表现为心脏增大,两侧心室肥大,4 个心腔扩张,心尖部变薄呈钝圆形,病理表现为心肌细胞肥大、伸长,核大且深染。

（2）肥厚型心肌病:表现为心脏体积增大,两侧心室明显肥大,左心室壁增厚,尤其以室间隔增厚最为明显,心腔狭窄,病理表现为心肌细胞普遍肥大,排列紊乱。

（3）限制型心肌病:表现为心室心内膜纤维化,以心尖部为著,心内膜增厚可达 2~3mm,呈灰白色,心腔狭窄,病理表现为心内膜纤维化、玻璃样变,可见钙化及附壁血栓。

【影像学表现】

1. X 线表现

（1）早期心脏可无明显变化。

（2）后期可发生中重度增大,各房室均有增大,以左心室增大为著,可以出现肺淤血、间质性肺水肿等左心功能不全表现。

2. CT 和 MRI 表现

（1）扩张型心肌病（dilated cardiomyopathy,DCM）:心脏增大,以左心室球形扩张为著,心室壁厚度正常或者略厚,心室壁心肌信号无明显改变,但心室壁运动普遍减弱甚至消失,心室容积增大,射血分数减低。

（2）肥厚型心肌病（hypertrophic cardiomyopathy,HCM）:CT 增强扫描可以清晰地显示室间隔和左心室游离壁的厚度,左心室流出道狭窄。MRI 能充分显示心肌异常肥厚的部位、范围和程度,肥厚的心室壁呈 T_1WI 中等信号,增强扫描心室壁内可见局灶性延迟强化,MRI 电影成像可以显示左心室流出道狭窄,收缩期可以显示左心室流出道内低信号的喷射血流(图 5-18)。

（3）限制型心肌病（restrictive cardiomyopathy,RCM）:右心室受累多见,MRI 可见心室壁增厚,以心内膜增厚为主。

3. 超声表现

（1）扩张型心肌病:可见各心腔扩大,以左心室腔扩大为主,左心室壁厚度正常或略增厚,左

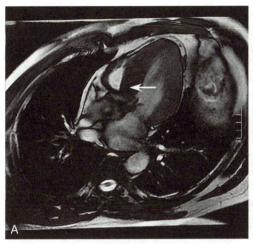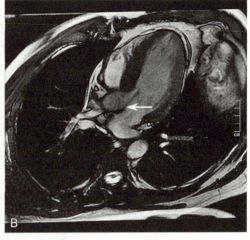

图 5-18　肥厚型心肌病（MRI）
A. T$_2$WI 显示室间隔明显增厚（↑）；B. T$_2$WI 显示左心室流出道狭窄（↑）。

心室运动普遍减弱，左心室和主动脉血流速度下降。

（2）肥厚型心肌病：可直接显示室壁增厚，以左心室后壁厚度为基准，增厚室壁与其比值>1.3即可作出本病的诊断。累及室间隔者导致左心室流出道狭窄，宽度小于 20mm，动态观察二尖瓣前叶收缩期异常前移加重流出道狭窄。应用多普勒技术可测量血流速度，并计算狭窄两端的压差。

（3）限制型心肌病：可表现为心室腔狭小，心内膜回声增强，房室瓣关闭不全，心房扩大和附壁血栓形成。多普勒超声显示舒张期快速充盈突然终止，舒张中晚期心室内径无继续扩大。

【诊断与鉴别诊断】

因无典型的临床特征，原发性心肌病的诊断较难。超声心动图是首选的影像学检查方法，CT和 MRI 检查在原发性心肌病诊断中具有重要的价值，可作为补充检查手段，X 线平片价值不大。本病的诊断原则是排除继发因素所致心腔扩大或心肌肥厚，方可作出扩张型心肌病或肥厚型心肌病的诊断。

九、心包炎

【概述】

心包炎（pericarditis）是指发生于心包脏、壁层的炎性病变，是由多种因素引起的最常见的心包疾病，包括心包积液、缩窄性心包炎或两者同时存在。心包为包裹心脏的纤维浆膜囊，外层为纤维膜，与大血管外膜直接延续；内层即浆膜，分为脏层与壁层。正常心包腔内含 10~50ml 浆液。

【临床与病理】

1. 临床表现　干性心包炎临床常有心前区、胸骨及剑突下疼痛。主要体征为心包摩擦音。心包积液时，临床症状与心包积液产生的速度及积液量有关：①急性心包积液由于短时间内心包压力急剧升高，引起心脏压塞，静脉回流受阻，心排血量降低，患者可出现休克，甚至猝死；②慢性者心包内积液缓慢增多、症状较轻，例如乏力、心前区偶有疼痛等，仰卧时疼痛加重，坐位或侧卧时减轻，直至大量积液时才会出现严重心脏压塞的临床表现。查体示心浊音界向两侧扩大，心音低钝遥远，心尖搏动减弱或消失，颈静脉怒张，血压和脉压均降低。心电图示 T 波低平、倒置或低电压。

2. 病理　临床上将心包炎分为干性心包炎和湿性心包炎。前者是指心包脏层、壁层间仅有以纤维蛋白为主的渗出物，表面粗糙呈绒毛状。后者是指心包腔内有数量不等的渗液。渗出性心包炎或心包积液时,依据病因不同,积液可分为浆液纤维蛋白性、化脓性、浆液血性、出血性和乳糜性等。依据发病时间可以将心包炎分为急性和慢性两种:急性心包炎常伴有心包积液,以非特异性、结核性、化脓性和风湿性较为常见;慢性心包炎大多由急性心包炎演变而来,晚期心包脏、壁两层之间发生粘连,并形成坚实的纤维结缔组织,明显限制心室舒张期扩张,称为缩窄性心包炎。增厚的心包可呈盔甲样包绕心脏,常伴有钙化,成为"盔甲心"。

【影像学表现】

1. X线表现(图5-19)

(1)干性心包炎或少量心包积液(<300ml)时无异常表现。

(2)中等量的心包积液:后前位片可见心缘正常弧段消失,心影向两侧普遍扩大,呈"烧瓶状"或"球形"。透视可见心缘搏动减弱或消失,心包外的主动脉搏动正常。

(3)缩窄性心包炎:心影大小正常或轻度增大。心脏增大的主要表现为单侧或者双侧心房异常增大(例如心包增厚、心包内少量积液)。心包增厚粘连使两侧或一侧心缘僵直,典型心影外形呈三角形或近似三角形。心包钙化是缩窄性心包炎的特征性表现,钙化可呈蛋壳状、带状、斑片状等,好发的部位为右心室前缘和膈面,少数主要位于房室沟区。心脏搏动减弱,甚至消失。静脉压

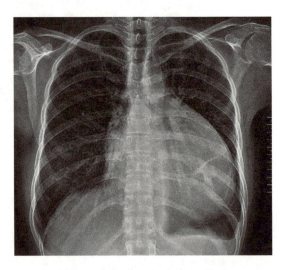

图5-19 心包积液(X线平片)
心影向两侧普遍扩大,双侧胸腔积液,肺血增多。

升高致使上腔静脉扩张,左心房压力增高时,出现肺淤血现象。可伴有胸腔积液或胸膜增厚、粘连。

2. CT表现(图5-20、图5-21)

(1)心包积液:表现为沿心脏轮廓分布,并紧贴脏层心包脂肪层的新月形或环形低密度带。少量积液时,仰卧位时液体主要集中于左心室背侧和左心房左侧。中等量积液时,液体从左心室背侧向上延展至右心房、右心室腹侧面。大量积液时,心包呈不对称环带状液体密度围绕整个心脏。一般将心包积液分为三度:①一度为少量积液,积液量<100ml,舒张期心包脏、壁层间距5~15mm;②二度为中等量积液,积液量100~500ml,心包脏、壁层间距>15~25mm;③三度为大量积液,积液量>500ml,心包脏、壁层间距>25mm。心包积液的CT值一般为10~40Hu,较低可能为乳糜液或漏出液,较高可能为血液或渗出液。

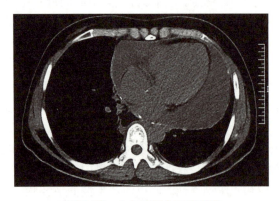

图5-20 心包积液(CT平扫)
沿心脏轮廓分布的新月形低密度带,紧贴脏层心包脂肪层。

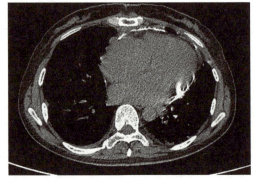

图5-21 心包钙化(CT平扫)
沿心脏轮廓分布的弧形高密度影。

（2）缩窄性心包炎

1）平扫：显示心包不规则增厚，与心包积液不同，为脏、壁层界限不清，厚度>4mm。增厚心包呈中等密度甚至低密度，钙化部位为高密度。

2）增强扫描：显示左、右心房扩大，左、右心室内径缩小，室间隔僵直，心室舒张功能受限，严重者收缩功能亦有损害，表现为射血分数降低。

3. MRI 表现 仰卧位检查时不同量心包积液的分布部位、形态表现与 CT 所述相同。积液的信号强度则与所用的扫描序列和积液的性质有关。SE 序列的 T_1WI 上，浆液性积液多呈均匀低信号，渗出性积液多呈不均匀高信号，血性积液呈中等或高信号。在 T_2WI 上，积液多呈均匀高信号。

缩窄性心包炎时，在 MRI 上增厚心包呈中等或低信号，如有钙化灶，则表现为线状或斑片状低至无信号。MRI 对心脏各房室大小、形态和心脏收缩、舒张功能评价有较高的价值。

4. 超声表现 心前区行超声检查，心包积液表现为心包脏、壁层分离，为无回声液性暗区。心包积液为纤维性时，心包脏、壁层常可见一些絮状、条带样中等回声附着，可交织成网格状，位于局部或均匀分布在整个心腔，可漂动。大量积液时，在巨大的心包内，心脏前、后壁呈同向运动，称为心脏摆动。

【诊断与鉴别诊断】

心包积液或缩窄性心包炎有典型临床和影像学表现时，诊断并不困难。少量心包积液时 X 线检查不灵敏，但超声心动图、CT 和 MRI 常常可以明确诊断。影像学检查对心包炎和心包积液的病因和性质判断仍有局限性，需要结合临床、实验室检查，包括积液的细菌学和细胞学检查等。

十、主动脉瘤

【概述】

主动脉瘤（aortic aneurysm）是指扩张的主动脉内径大于邻近正常主动脉管径的 1.5 倍以上者。动脉粥样硬化为引起主动脉瘤的最常见原因，其次为感染、外伤、先天性因素、梅毒、白塞综合征、马方综合征和大动脉炎等。不同原因引起的动脉瘤发生部位也不同，例如动脉粥样硬化引起的动脉瘤多发生于腹主动脉，而马方综合征引起的动脉瘤则好发于升主动脉。

【临床与病理】

1. 临床表现 主动脉瘤的症状是由瘤体压迫、牵拉、侵蚀周围组织所引起的，视主动脉瘤的大小和部位而定。常见的临床症状包括疼痛、压迫症状。如压迫气道引起呼吸困难、气急；压迫食管引起吞咽困难；压迫喉返神经引起声音嘶哑等。主动脉瘤可以发生破裂引起失血性休克甚至死亡。

2. 病理 根据组织结构和病理分为真性和假性两类。动脉壁由三层组织结构组成的为真性动脉瘤，而假性动脉瘤由动脉壁破裂以后的血肿和周围包绕的结缔组织组成。组织学检查可见动脉瘤壁弹力纤维断裂，弹性蛋白含量减少；中膜和外膜慢性炎症，B 淋巴细胞和浆细胞浸润。

【影像学表现】

1. X 线表现

（1）在透视状态下瘤体可有扩张性搏动。

（2）X 线平片可见纵隔影局部膨隆且与主动脉相连，或是纵隔影增宽（图 5-22A）；主动脉瘤壁常可见钙化，瘤体较大可以压迫邻近的组织结构。

2. CT 表现

（1）平扫：可以显示主动脉瘤的部位、大小、形态和范围，瘤壁的钙化，瘤体对周围组织的压迫情况。

（2）增强扫描：可以观察附壁血栓及范围（图 5-22B、C），观察瘤体周围有无对比剂外渗。

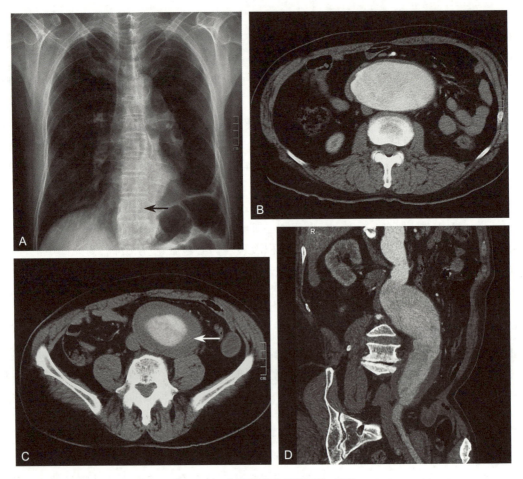

图 5-22　主动脉瘤（X 线平片、CT）
A. X 线平片显示胸主动脉明显增宽（↑），主动脉壁可见钙化；B. 腹主动脉明显增宽；C. 腹主动脉增宽，腔内可见低密度附壁血栓（↑）；D. 曲面重建图像显示腹主动脉瘤全貌。

（3）CTA：可以清晰地显示主动脉瘤与分支血管的关系，后处理图像比较清晰、立体和直观（图 5-22D）。

3. MRI 表现

（1）可以从横断位、冠状位、矢状位及任意斜位进行断面成像。

（2）平扫既可清晰地显示主动脉瘤腔内、外及瘤壁的情况，还可以显示瘤体与周围组织结构的关系。

（3）MRA 亦可以清晰、直观地显示主动脉瘤的大小、形态及部位，与邻近主动脉及分支的关系。

4. DSA 表现

（1）可直观显示主动脉瘤内的情况，包括瘤体的大小、形态。

（2）还可以观察瘤体周围有无对比剂外渗。

5. 超声表现

（1）二维超声检查：主要观察主动脉有无增宽、其内有无异常回声，主动脉瘤表现为主动脉局限性明显增宽，增宽的动脉腔内有时可见附壁血栓形成。

（2）多普勒超声检查：主要观察主动脉腔内的血流情况，增宽的主动脉腔内血流速度常较慢。

【诊断与鉴别诊断】

主动脉瘤的诊断比较容易，CT、DSA 和 MRI 都可以清晰、直观地显示主动脉瘤的部位、大小和形态。CTA 具有快速、便捷的优势,是主动脉瘤的首选影像学检查方法。诊断时要注意主动脉瘤与邻近主动脉主要分支的关系,要重点观察主动脉瘤内有无血栓,了解瘤体破裂的危险性,还要注意瘤体与周围组织结构的毗邻关系,有利于诊疗方案的制订。本病主要与老年性主动脉增宽、迂曲相鉴别,后者主动脉管腔扩张程度较轻。

十一、主动脉夹层

【概述】

主动脉夹层(aortic dissection)是严重威胁人类健康的危急病症,如果治疗不及时,病死率可高达每小时 1%~2%。随着现代医学影像技术的发展,如主动脉 CTA,简便、快捷,使得主动脉夹层诊断的特异度及灵敏度明显提高。主动脉夹层是由多种病因引起的主动脉内膜撕裂,血液通过撕裂内膜口进入中膜形成血肿,血肿在主动脉壁内延伸扩展,形成"双腔"主动脉,即扩张的假腔和受压变形的真腔,多数主动脉壁可见 2 个破口,1 个为入口,1 个为出口,也可为多处破口。主动脉夹层可累及主动脉的各主要分支,如冠状动脉、头臂干、腹腔干、肠系膜上动脉和肾动脉等。

【临床与病理】

1. 临床表现 常见于中老年人,急性主动脉夹层典型的症状为突发撕裂样胸部、背部疼痛,可向颈部及腹部放射,常伴有心率增快、呼吸困难、恶心呕吐、晕厥、肢体血压与脉搏不对称等。

2. 病理 常用的主动脉夹层分型方法有两类,这与外科治疗关系密切。

(1)DeBakey 分型

1)Ⅰ型内膜撕裂:位于升主动脉,但剥离可扩展至整个主动脉。

2)Ⅱ型内膜撕裂:位于升主动脉,剥离仅限于升主动脉。

3)Ⅲ型内膜撕裂:位于降主动脉,剥离仅累及降主动脉者为Ⅲa型,剥离达腹主动脉者为Ⅲb型。

(2)Stanford 分型:DeBakey Ⅰ、Ⅱ型为 Stanford A 型,DeBakey Ⅲ型为 Stanford B 型。

主动脉夹层最突出的组织病理学表现是中膜的退行性改变,但弹性纤维断裂、囊性中层退行性变、中层坏死等病理改变并非动脉夹层所特有,正常主动脉也可出现这些组织学变化。

【影像学表现】

1. X 线表现

(1)主动脉阴影明显增宽,突向肺野内。

(2)主动脉搏动减弱或消失,主动脉壁内膜钙化内移。

2. CT 表现(图 5-23)

(1)平扫:可显示受累主动脉管腔增宽,内膜钙化内移。

(2)增强扫描:可见"双腔"主动脉和内膜片,通常真腔较小,充盈对比剂较快,而假腔较大,充盈对比剂较慢;还可显示内膜破口和再破口以及主要分支血管受累情况。

(3)CTA:可以清晰、直观地显示病变,并能多方位显示、确定破口位置。

3. MRI 表现

(1)可提供主动脉夹层的形态和功能信息,多方位直接观察夹层的血流动态,不用注射对比剂即可清晰显示撕裂的内膜片及破口。

(2)MRI 电影成像显示破口的效果更佳。

4. DSA 表现

(1)主动脉造影为有创性检查,目前基本被无创伤性影像技术代替。

(2)主动脉造影可以观察病变的全貌和范围,还可看到内膜破口、内膜片和主动脉双腔以及主动脉主要分支血管受累的情况。

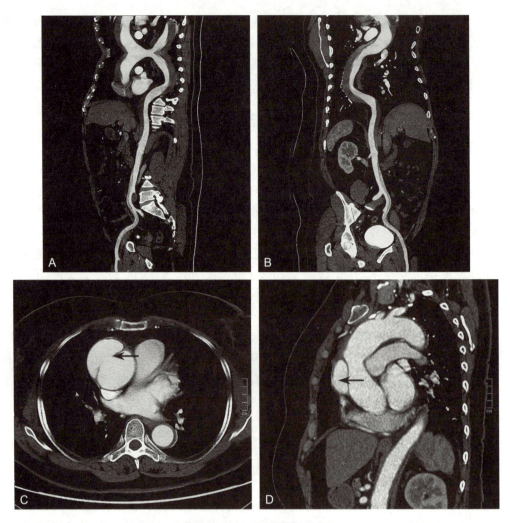

图 5-23　主动脉夹层（CT）

A、B. DeBakey Ⅰ型：多层螺旋 CT 血管成像（MSCTA）显示主动脉自主动脉窦水平至双侧髂总动脉水平呈双腔改变，真腔小、密度高，假腔大、密度低；真假腔之间可见低密度的内膜片影。C、D. DeBakey Ⅱ型：示升主动脉撕裂内膜片及撕裂口（↑）。

5. 超声表现

（1）主动脉夹层时可发现主动脉增宽，其内可见撕裂的内膜片反射，该内膜片反射纤细，将主动脉分为真假两腔。

（2）撕裂的内膜上有时可见其连续性中断，为真假腔相交通的破口，多位于夹层病变的起始处，在夹层病变的远端，有时可见再破口。

（3）真腔内血流速度相对较快，假腔内血流速度缓慢、血流信号延迟出现或无血流信号显示，有时可见血栓形成。

【诊断与鉴别诊断】

急性主动脉夹层表现为典型的突发撕裂样疼痛，诊断不难。主动脉夹层的影像诊断重点要观察夹层内膜片和真假腔及病变范围、升主动脉是否受累、内膜破口及位置、主要分支血管受累情况和有无其他继发改变。无创性影像技术如 CTA 和 MRI 应作为首选检查方法。主动脉夹层需要与主动脉扩张、主动脉瘤相鉴别，前者可见撕裂的内膜片。

十二、大动脉炎

【概述】

大动脉炎(Takayasu arteritis)是指主动脉及其主要分支的慢性进行性非特异性炎症,可引起不同部位动脉的狭窄或闭塞,出现相应部位缺血表现,少数也可以引起动脉扩张或动脉瘤。

【临床与病理】

1. **临床表现** 多发生于年轻女性,分为头臂干型、胸腹主动脉型、广泛型、肺动脉型和其他型,每种类型临床表现不同。

2. **病理** 大动脉炎主要累及弹力动脉,如主动脉及其主要分支、肺动脉、冠状动脉等,以主动脉弓及其分支、腹主动脉伴肾动脉受累最为常见。本病病变以主动脉分支起始部较为显著,从动脉中层及外膜开始波及内膜的全层动脉壁,呈节段性而不规则的增生和纤维化,受累动脉管腔出现狭窄或闭塞,偶尔合并血栓形成,部分动脉壁弹力纤维和平滑肌断裂,动脉壁变薄,使该处动脉局限性扩张或形成动脉瘤。早期镜下见动脉各层均有以淋巴细胞和浆细胞为主的炎症细胞浸润,中层可见上皮样细胞和朗格汉斯细胞,进而出现弹性纤维断裂、肌层破坏、纤维结缔组织增生,晚期全层血管壁均可被破坏。

【影像学表现】

1. **X 线表现**

(1) X 线检查诊断价值不大。

(2) 可发现累及主动脉及其分支所引起的继发性改变。

2. **CT 表现**

(1) 增强扫描可见不同程度的主动脉壁增厚,钙化的检出率较高,多为中膜或全层钙化,而动脉粥样硬化钙化则主要在内膜。

(2) CTA 可以直观显示病变的范围、程度(图 5-24)。

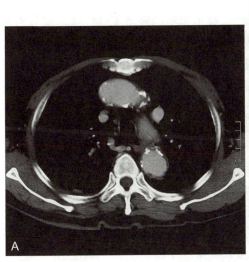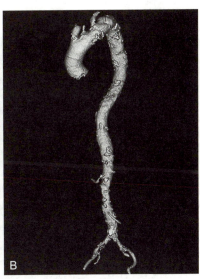

图 5-24 大动脉炎(CTA)(数字彩图)
主动脉壁增厚,并可见钙化,VR 图像可以直观显示病变的范围、程度。

3. **MRI 表现**

(1) MRA 无须造影增强,可以多方位成像。

(2) 对病变部位、范围、程度显示具有重要价值。

4. DSA 表现

（1）造影可显示病变部位、范围、程度和类型。

（2）累及主动脉时主要造影征象是动脉的狭窄和阻塞,部分病例可见扩张和动脉瘤形成或两者并存(混合型),表现为动脉管腔粗细不均或较均匀、边缘比较光滑的向心性狭窄和阻塞。

（3）累及肺动脉时病变以多发性叶、段乃至亚段支的局限性狭窄和/或阻塞最为常见。

5. 超声表现

（1）二维超声

1）纵切面:显示动脉管壁正常的三层结构模糊不清,动脉壁僵硬、搏动减弱,动脉壁全层弥漫性、不规则性增厚,呈弱回声、等回声或不均匀性回声。

2）横切面:可见管腔呈偏心性狭窄,有时可呈斑块状增厚,边缘多较光滑,管腔出现向心性狭窄以至闭塞。

（2）多普勒超声:①病变动脉轻度狭窄时,狭窄处彩色血流束可略变细;②血管中至重度狭窄时,彩色血流束可明显变细,呈细线状,为多彩镶嵌的血流,远端动脉内血流黯淡;③病变严重或管腔内血栓形成时,管腔可完全闭塞,无彩色血流显示;④病程长者,可见病变动脉附近有侧支循环建立。

【诊断与鉴别诊断】

结合 DSA、CTA、MRA 以及典型临床表现,诊断并不困难。本病需要与先天性主动脉缩窄、动脉粥样硬化、肾动脉纤维肌结构不良、血栓闭塞性脉管炎(Buerger 病)、结节性多动脉炎等疾病相鉴别。

十三、肺动脉栓塞

【概述】

肺动脉栓塞即肺栓塞(pulmonary embolism,PE),指肺动脉分支被外源性栓子或内源性血栓堵塞后引起的呼吸系统和循环系统功能障碍的综合征。肺栓塞的发病率和病死率高,临床进展凶险,需要高度重视。

【临床与病理】

1. 临床表现　多数患者无明显临床症状,或有不典型的轻微不适症状。部分患者表现为突发的呼吸困难、胸痛或咯血等症状。肺动脉主干栓塞、大分支或广泛的肺动脉小分支栓塞时表现为严重的呼吸困难、剧烈的胸痛、发绀、休克或死亡。

2. 病理　肺栓塞的病理改变取决于肺循环中的栓子大小和数目。下肢深静脉血栓是肺栓塞的首位病因。

【影像学表现】

1. X 线表现

（1）平片:正常或区域性肺纹理稀疏、纤细,肺透亮度增大,<10% 可见肺梗死所致楔形、三角形或团块状实变,尖端指向肺门。慢性者可继发肺动脉段突出及右心室增大征象。X 线平片仅对典型病例有一定的提示作用,其灵敏度和特异度均低。

（2）肺动脉造影:诊断肺栓塞的"金标准",可以显示病变部位、范围、程度和肺循环情况,但此项检查为有创检查,存在一定的危险性,适应证应从严掌握。主要征象包括肺动脉分支内的充盈缺损(栓子未完全栓塞肺动脉分支)或截断(栓子完全栓塞肺动脉分支);肺动脉分支的缺支,粗细不均,走行不规则;肺实质期局限性显影缺损和/或肺动脉分支充盈及排空延迟。

2. CT 表现

（1）平扫:可见肺少血、肺灌注不均及肺梗死。

（2）CTA:是目前临床诊断肺栓塞的首选检查方法。肺动脉内栓子形成是可靠的诊断肺栓塞的直接征象,表现为肺动脉及分支腔内偏心性或类圆形充盈缺损,也可呈附壁性环形充盈缺损,致管腔发生不同程度狭窄。当肺动脉腔闭塞时表现为肺动脉分支内无对比剂充盈(图5-25)。间接征象为主肺动脉增宽、局限性肺动脉分支血管影稀疏、肺段楔形实变和胸腔积液等。

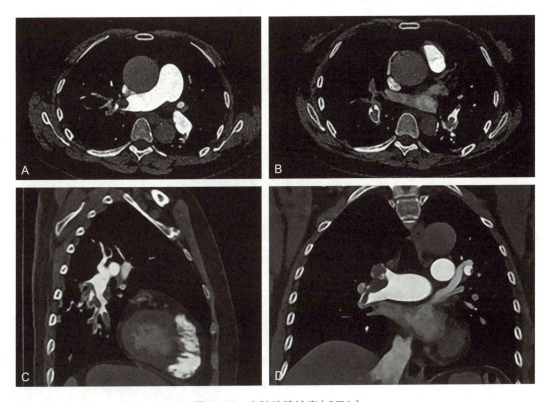

图5-25　右肺动脉栓塞(CTA)

A、B.横断位像;C.矢状位像;D.冠状位像。左肺动脉分叉处、右肺动脉分叉处及其分支内见充盈缺损。

3. MRI 表现

(1)肺栓塞在 SE 序列上呈中等至高信号,靠近肺门的较大动脉内的栓子通过平扫可以被检出、确诊,远离肺门的小动脉支内的栓子则需要通过增强扫描检出,以显示肺的血流区与非血流区。

(2)三维增强磁共振肺动脉成像能显示肺段和部分亚段级的肺动脉分支,主要征象为肺动脉腔内充盈缺损和分支截断,对于肺段以上的大分支还可显示管腔狭窄的成像,主要征象的特点与肺动脉造影相似。

4. 超声表现

(1)可以显示位于主肺动脉或分叉部以及左、右肺动脉主干内的较大栓子。

(2)表现为肺动脉管腔内的高回声团。

5. 放射性核素检查

(1)是肺栓塞最重要的筛选和诊断方法之一。

(2)肺栓塞的主要改变是肺血流灌注缺损,而通气功能正常,因此肺灌注显像和通气显像相结合可以灵敏地检出和诊断肺栓塞。

【诊断与鉴别诊断】

肺动脉栓塞的影像学表现具有特征性,本病病程较为凶险,需要保持高度警惕性,需密切结合临床病史,例如有下腔深静脉血栓病史的患者出现胸痛、呼吸困难等症状时需高度怀疑该病。对于绝大多数肺栓塞患者,肺动脉 CTA 成像可以明确诊断并在临床广泛使用,CT 和 MRI 增强肺动脉成像已经基本取代 X 线肺动脉造影检查。

(余永强　张永高　侯阳　谢晟)

第六章 消化系统

第一节 消化道

一、检查方法与要求

（一）X线检查

目前对于消化道疾病的诊断，X线检查仍是首选的影像学检查技术，常用于急症的筛查诊断，包括透视和常规摄影。

透视（fluoroscopy）时可以随意转动患者，主要用于动态观察器官的活动状态，包括膈肌运动、胃肠道蠕动等，目前应用较少。

常规摄影（conventional photography）可以作永久记录，并发现透视时不能看到的微小病变，主要用于与消化道疾病相关的急症检查，包括食管、胃肠道的金属异物、穿孔和肠梗阻等。常见的摄影体位包括仰卧位（supine position），侧卧位（lateral decubitus），站立正、侧位，头低正、侧位及倒立正、侧位等。

1. 仰卧前后位 为基本摄影位置。腹部摄片注意事项包括：①摄片前应清除肠内容物，曝光时屏气；②必要时检查当日禁食及禁服任何药物；③摄片前可先行腹部透视，观察有无影响诊断的影像（气体或对比剂影），如有，应进一步处理。除少量游离气体较难显示外，其余病理X线征象均可显示。此外，还能显示食管及胃肠道的高密度异物、腹内异常钙化、胁腹脂线、肾周及腰大肌脂线等（图6-1）。

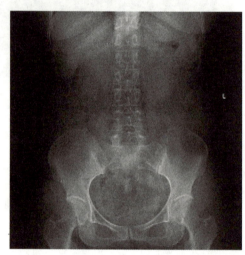

图6-1 仰卧前后位

2. 站立正、侧位 为特殊摄影位置。有利于观察双侧膈下游离气体和肠腔内有无异常气-液平面形成，对于危重患者可采用侧卧位水平投照（图6-2、图6-3）。

3. 倒立正、侧位 为特殊摄影位置。主要用于检查婴儿先天性肛门闭锁（congenital anal atresia）。由于重力关系，器官和腹腔内液体均下坠，致使近地侧的投影有一定的重叠，而腹腔内游离气体及含气较多的肠袢上浮，因而在平片的上方显示（图6-4、图6-5）。

（二）钡剂造影

食管和胃肠道属于空腔脏器，影像学检查多选择硫酸钡造影作为初筛方法。硫酸钡（barium sulfate）为不溶于水的白色粉末，钡的原子序数高，不易被X线穿透。当充填食管、胃肠道内腔时，可与周围组织形成明显对比；若同时用气体扩张内腔，则形成气钡双重对比，能清楚地勾画出食管、胃肠道内腔和内壁结构细节，从而达到疾病检出和诊断的目的。消化道造影检查分为食管造影、胃及十二指肠造影、小肠造影和结肠造影。此外，应注意当怀疑有胃肠道穿孔或肠梗阻时，禁用硫酸钡，可改用有机碘水溶液对比剂。

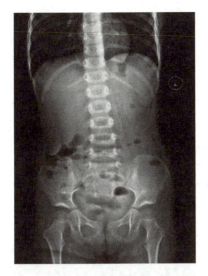

图6-2　站立正位

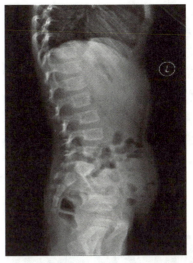

图6-3　站立侧位

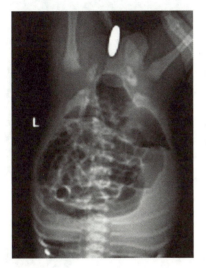

图6-4　倒立正位

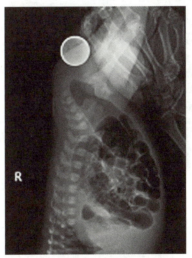

图6-5　倒立侧位

1. 食管造影　分为常规食管钡剂造影和食管双重对比造影（图6-6）。

（1）常规食管钡剂造影

1）适应证：①吞咽不畅及吞咽困难；②门静脉高压症；③食管异物及炎症；④食管肿瘤；⑤观察食管周围病变与食管的关系。

2）相对禁忌证：①食管气管瘘；②肠梗阻；③胃肠道穿孔；④急性消化道出血等。

3）注意事项：①在透视中应特别注意食管的两端和生理性狭窄处，观察食管有无狭窄、扩张、充盈缺损，管壁是否僵硬，黏膜有无破坏和钡剂通过是否通畅。如发现病变或可疑处，应局部点片。一般应选择病变显示最清楚的位置摄片，通常包括完全充盈相、中度充盈相和黏膜相。对有疑问或一时不能确诊的

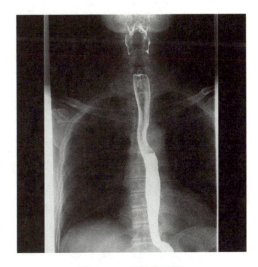

图6-6　食管充盈像

181

病变,可采取双重对比造影进一步检查。若仍难以确诊,建议短期复查或行内镜检查。②对于食管裂孔疝的患者,特别是滑动性者,一般检查方法不易显示,可采取俯卧左后斜位或头低15°仰卧位,大口服稠钡,并适当增加腹部压力,如上腹部棉垫加压、直腿抬高、深吸气后紧闭声门或做呃气、咳嗽等动作,以增加检出疝囊和反流的机会(图6-7)。③对于贲门失弛缓症患者,服钡后贲门痉挛不开放时,让患者吞咽数口温水或做跳跃动作,或肌内注射山莨菪碱(654-2)10~20mg,常可使收缩的贲门开放,钡剂间歇性向胃内喷流,借以观察狭窄部的柔软度和黏膜情况(图6-8)。④对于早期食管静脉曲张的患者,可取卧位,嘱其吞咽小口中等稠度的钡剂,当咽下的钡剂大部分已进入胃内,食管内尚留有少量钡剂时,让患者深吸气后屏气,随即点片。怀疑食管静脉曲张时,可注射山莨菪碱(654-2)10~20mg,以降低食管的张力并减少食管的分泌,有利于显示曲张的静脉。

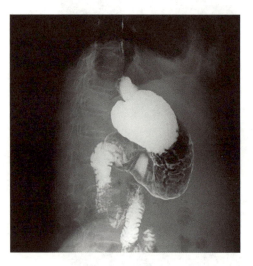

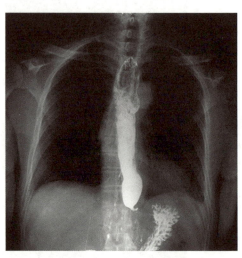

图6-7 食管裂孔疝(仰卧左后斜位)　　　图6-8 贲门失弛缓症

（2）食管双重对比造影(图6-9)

1）适应证:①临床怀疑食管肿瘤而常规检查未发现病变者;②常规检查怀疑有食管肿瘤而不能确诊者;③为明确肿瘤的大小、形态和范围。

2）禁忌证:解痉药禁忌者等。

2. 胃及十二指肠造影　分为胃及十二指肠普通造影和低张双重对比造影。

（1）胃及十二指肠普通造影

1）适应证:①先天性胃肠道异常者;②任何有上腹部症状如上消化道出血、疼痛、恶心、呕吐等欲明确原因者;③上腹部肿块,欲确定与胃肠道的关系;④胃、十二指肠手术后的复查。

2）禁忌证:①胃肠道穿孔;②急性胃肠道出血,一般于出血停止后2周,大便隐血试验阴性后方可进行;③肠梗阻,对于轻度单纯性小肠梗阻和高位梗阻,为明确原因可酌情进行;④患者体质衰弱,难以接受检查,一般不宜检查,如病情需要,可在严密观察下进行;⑤解痉药使用禁忌者。

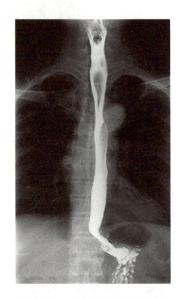

图6-9 食管双重对比造影

3）注意事项:①对于低张力胃,钡剂沉于胃体下部或胃窦,可倾斜床位或卧位检查(图6-10)。②对于高张力胃或体胖腹大者,按压困难,可取卧位,不断转动患者体位,并加手法按压胃部。③对于胃体、窦部病变，仰卧位时，胃内气体积于胃体、窦部形成对比，便于观察该部位的黏膜。在黏膜的检查中要注意观察其柔软度、粗细形态，有无破坏、中断和纠集现象。④对于胃底部的病变，仰卧位时，胃底充盈钡剂，可显示其充盈相的轮廓；俯卧位时，胃底充气，可显示胃底黏膜。由于胃底壁的厚度和柔软性，在深呼吸下可见胃泡均匀膨大或缩小（图6-11）。⑤对于食管下段及贲门处病变，要注意钡剂通过食管下段及贲门的情况，有无受阻、绕流、分流和走行位置的改变。右前斜位观察贲门下的连续曲线是否自然（图6-12、图6-13）。⑥对于十二指肠病变，立位时便于将球部的前后壁病变转到切线位置上观察；俯卧位时胃蠕动活跃，球和降段均易充盈，可显示其轮廓；仰卧位右侧抬高，易使胃窦的气体进入十二指肠内，构成双重对比（图6-14）。

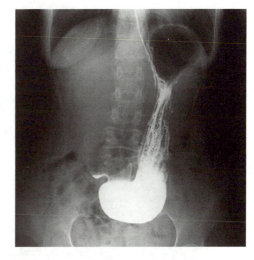

图 6-10　低张力胃

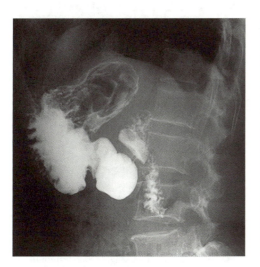

图 6-11　胃底部充盈缺损（碘对比剂）

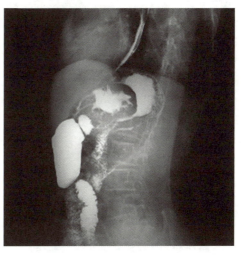

图 6-12　贲门充盈缺损

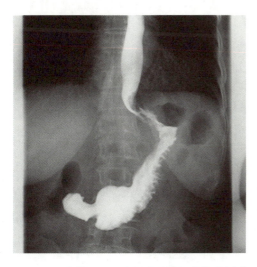

图 6-13　食管下段及贲门充盈缺损（碘对比剂）

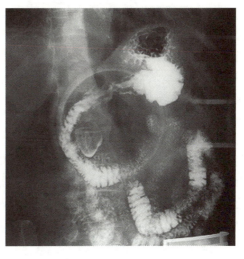

图 6-14　十二指肠降段憩室（1枚）

（2）胃及十二指肠低张双重对比造影（图6-15~图6-18）

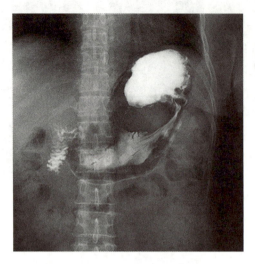

图6-15　胃体部充盈缺损

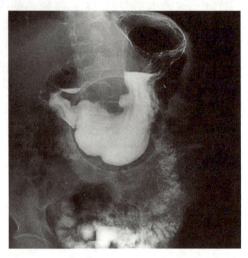

图6-16　胃体部溃疡

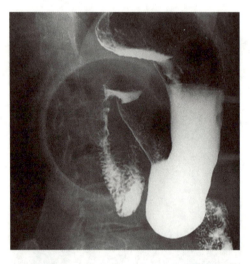

图6-17　十二指肠球后部黏膜紊乱

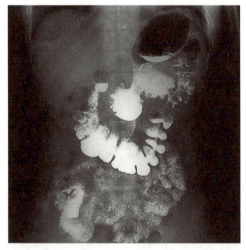

图6-18　胃体部充盈缺损并与横结肠间形成窦道

1）适应证：①胃普通造影发现可疑病变而难以定性者；②临床怀疑有肿瘤而常规造影又无阳性发现者；③胃镜检查发现早期肿瘤病变者；④十二指肠有可疑病变，如溃疡或肿瘤；⑤临床上有梗阻性黄疸，怀疑有胰头癌、壶腹癌、胆总管下段癌者；⑥十二指肠球后溃疡和狭窄者。

2）禁忌证：同胃及十二指肠普通造影。

3. 小肠造影　小肠包括十二指肠、空肠和回肠。十二指肠属上消化道检查范围，小肠检查主要指空肠和回肠检查。小肠疾病比较少见，病种不多。小肠造影分为小肠常规造影和气钡双重对比造影。

（1）小肠常规造影（图6-19）

1）适应证：①胃肠道出血怀疑来自小肠者；②不

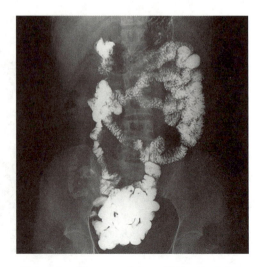

图6-19　空肠、回肠常规X线造影正常表现

明原因的腹痛、腹胀、腹泻;③怀疑有小肠炎症或肿瘤者。

2)禁忌证:①胃肠道穿孔;②急性胃肠道出血;③小肠完全梗阻。

(2)小肠气钡双重对比造影

1)适应证:①小肠肿瘤的诊断;②临床怀疑小肠不完全梗阻性病变;③出血性病变;④炎性病变(结核或局限性肠炎)及梅克尔憩室等。

2)禁忌证:①胃肠道穿孔;②急性胃肠道出血;③小肠坏死和十二指肠活动性溃疡;④小肠不完全梗阻等。

4. 结肠造影

(1)结肠常规钡剂灌肠造影

1)适应证:①结肠良恶性肿瘤、炎症及结核;②肠扭转、肠套叠的诊断及早期肠套叠的灌肠整复;③观察盆腔病变与结肠的关系。

2)禁忌证:①结肠穿孔或坏死;②急性阑尾炎;③肛裂疼痛不能插管者。

(2)结肠低张双重对比造影:是注入解痉药后,结肠内灌入钡剂并注入足量的气体,使肠腔充气扩张形成双重对比的改良方法。本法可以明确提高结肠内细微病变的显示率,目前已被广泛应用(图6-20)。

1)适应证:①怀疑有结肠息肉或肿瘤者;②慢性溃疡性结肠炎或肉芽肿性结肠炎者;③鉴别肠管局限性狭窄的性质;④结肠高度过敏或肛门失禁的患者等。

2)禁忌证:①结肠穿孔或坏死;②急性溃疡性结肠炎;③危重或虚弱的患者。

(3)肠套叠空气灌肠整复:肠套叠是婴幼儿急性肠梗阻常见的病因,系一段肠管套入邻近肠腔内所致,在治疗上采用空气灌肠压力复位法,该方法较手术效果好,简单易行,痛苦少,复位率可达90%以上(图6-21~图6-23)。

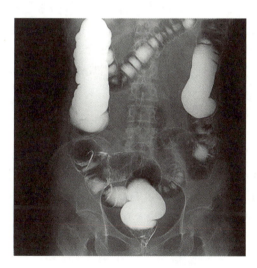

图6-20 结肠低张双重对比造影

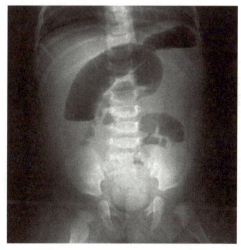

图6-21 肠套叠空气复位前

1)适应证:患儿一般情况好,体温不超过38℃,白细胞在 $12.0 \times 10^9/L$ 以下,无明显的脱水、酸中毒者。婴幼儿肠套叠的时间长短,对是否适宜灌肠复位起重要参考作用,一般发病在24小时以内为绝对适应证,24~48小时为一般适应证,48~72小时为谨慎适应证。临床上无腹膜炎、肠穿孔、肠坏死征象者。

2)禁忌证:超出适应证范围者,成人肠套叠大多继发于肿瘤,应以手术治疗为宜。

3)复位标准和注意事项

A. 复位标准:①气体大量进入小肠,回盲部肿块消失;②患儿症状消失,腹部柔软,安静入

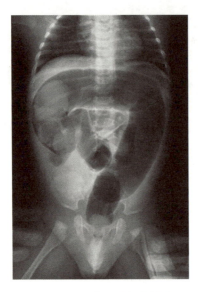 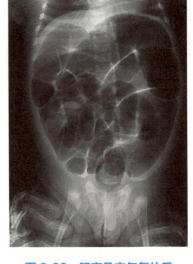

图 6-22　肠套叠空气复位中　　　图 6-23　肠套叠空气复位后

睡,血便消失。患儿复位后应留院观察。

B. 注意事项:在肠套叠注气复位中,应随时观察患儿精神状态和压力表的指针数字,切忌急速加大注气压力。注意肠管在充气高压下的穿孔征象,如突然感到腹部透亮度增高,压力表指针下降或突然感到注气囊压力减小等。检查时应尽量缩小照射野,减少照射量,对射线敏感的部位给予必要的防护措施。

(三) 血管造影

多采用动脉内数字减影血管造影,主要作用包括:①诊断胃肠道血管性病变,如血管栓塞、动脉瘤和动静脉畸形等。②寻找胃肠道富血供肿瘤的供血动脉,如恶性肿瘤、异位嗜铬细胞瘤等,必要时进行肿瘤栓塞治疗。③了解胃肠道出血的病因和部位。发现有对比剂外溢者,可根据器官的血供类型和特点,采用超选择性插管技术栓塞出血血管或应用动脉内局部注入血管收缩药来制止出血。

(四) CT 检查

1. 扫描技术与参数

(1)检查前准备:除急诊外,检查前 1 周内不服含重金属的药物,不做胃肠道钡剂检查,一般需在 CT 扫描前禁食 6~8 小时;检查前两天不服泻药,少食水果和蔬菜。扫描前嘱咐患者分段饮清水或等渗甘露醇(也可酌情使用 1%~3% 含碘阳性对比剂)800~1 000ml,以充分充盈胃腔。为了达到胃壁低张效果,可在扫描前 5 分钟肌内注射山莨菪碱(654-2)20mg。

(2)检查中准备

1)体位:常规取仰卧位,必要时也可取俯卧位、侧位或斜卧位,均采用横断位扫描。

2)扫描范围:胃和十二指肠扫描范围自膈顶扫描至脐部,部分患者视需要扫描至盆腔;小肠病变部位明确时可行病变部局部扫描,不明确时应行全腹部扫描。总的原则是扫描范围应包括病变的上下边界,将病变全覆盖。

3)层厚和层间距:一般均选择 2~3mm。

4)在选定恰当的 CT 扫描参数(扫描范围、扫描层厚、层间距等)后,先行 CT 平扫;然后采用静脉团注的方式注入含碘对比剂 80~100ml 或按体重 1.5~2.0ml/kg,速率为 2.0~3.5ml/s,即可行 CT 增强扫描。常规双期为对比剂注射后 25~30 秒扫动脉期,55~60 秒扫静脉期(图 6-24~图 6-26)。必要时可做 CT 血管成像(computed tomography angiography,CTA)检查,可清晰显示胃肠道血管的大体解剖形态,对于血管畸形、狭窄、闭塞和动脉瘤、肿瘤供血动脉等,可得

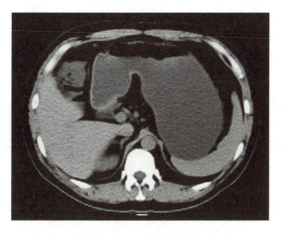
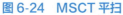

图 6-24 MSCT 平扫

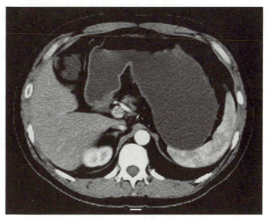

图 6-25 MSCT 动脉期

到与 DSA 类似的图像。

5）特殊检查方法：包括双能 CT 检查和灌注成像。

双能 CT 检查可为单源双能图像，扫描时需打开能谱开关；亦可为双源双能图像，扫描时需行双能量扫描；还可以光谱 CT 扫描，双层探测器常规能量成像。双能 CT 检查可通过后处理软件对图像进一步分析，如对胃肠道肿瘤的病理类型及分化程度、胃周动脉的成像等方面进行分析。

灌注成像为一种特殊的动态扫描，是指在静脉注射对比剂的同时对选定的层面进行连续多次扫描，以获得该层面内每一体素的时间-密度曲线，然后根据该曲线利用不同的数学模型计算出组织血流灌注的各项参数，并通过色阶赋值形成灌注图像，以此来评价组织器官的灌注状态（图 6-27）。

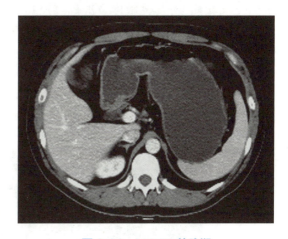

图 6-26 MSCT 静脉期

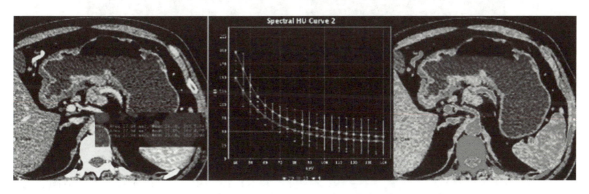

图 6-27 能谱 CT 碘基值、能谱曲线及伪彩图（数字彩图）

2. 胸部及腹部 CT 检查 胸部 CT 检查常用于评估食管疾病造成的管壁增厚、肿块，以及明确局部有无肿大淋巴结等，但对微小病变显示困难。

腹部 CT 检查已成为胃肠道疾病的主要影像学检查技术之一，可清晰显示消化道管壁本身的改变、管腔外的异常以及周围器官结构的继发性改变。在消化道肿瘤的分期、消化道急腹症、肠系膜病变等消化道疾病的评价方面，腹部 CT 检查能够提供更多的信息。

3. CT 仿真内镜（CT virtual endoscope, CTVE）检查

（1）扫描技术与参数：检查前要求与钡剂灌肠同样的肠道清洁准备，静脉注射山莨菪碱 20mg 使结肠低张。经肛管注入足量的气体后，采用层厚 1~3mm、螺距 1.5~2.0 进行连续 CT 横断位薄层扫描。然后通过计算机三维成像后处理，调整视屏距、视角、透视方向及灯光，以管道内腔为中心，不断缩短物屏距（调整 Z 轴），产生目标物体不断靠近观察者和逐渐放大的多幅图像。随后以每秒 15 帧连续重显这些图像，达到电影回放速度，即可产生类似纤维内镜进出和转向的动态观察效果，以获得仿真内镜图像。

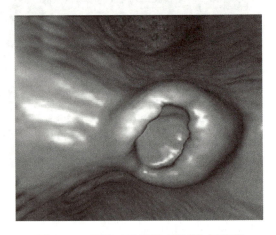

图 6-28 胃癌 CT 仿真内镜（数字彩图）

（2）可清晰显示消化道黏膜面上直径 5mm 以上的息肉状病变，其灵敏度及准确度已接近内镜检查，目前在结直肠病变的早期筛查方面应用较多（图 6-28）。

4. CT 小肠造影检查

检查前需向小肠内引入等渗甘露醇作为对比剂，多采用口服法，也可用 CT 小肠灌肠造影检查法。增强扫描时，强化的肠壁在腔内对比剂和壁外脂肪组织的衬托下得以清晰显示，故对小肠炎症和肿瘤性病变的检出及诊断要显著优于常规 CT 检查（图 6-29、图 6-30）。

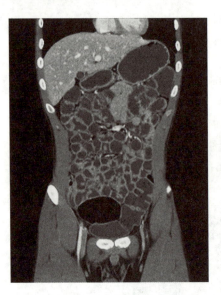

图 6-29 CT 小肠造影（冠状位）

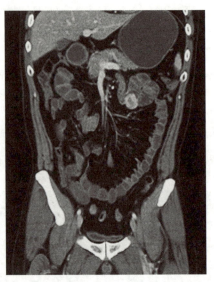

图 6-30 近段空肠间质瘤

（五）MRI 检查

目前 MRI 在检查食管和胃肠道疾病中的价值不及 CT，但 MRI 在显示消化道管壁结构、管腔外改变以及腹部其他器官、结构异常方面较有价值。特别是在远端小肠病变的诊断方面，MRI 提供了一个较好的无创性手段显示小肠黏膜、管壁及壁外的改变，可达到与小肠插管造影类似的效果。CT 与 MRI 检查对炎性病变和肿瘤分期具有较高的价值。

常用 MRI 成像序列包括 T_1WI、T_2WI 平扫及使用 Gd-DTPA 作为对比剂的 T_1WI 增强扫描，在横断位成像的基础上加冠状位、矢状位成像。常规上腹部 MRI 检查可用于胃癌的分期，检查前需空腹并口服等渗甘露醇或水 1 000ml。此外，尚有一些特殊的 MRI 序列（如 true FISP 序列等）用于小肠肠腔的成像，对评估小肠炎性病变具有较高的价值，能够准确判断炎性肠病的范围及是否

处于活动期。盆腔 MRI 检查用于直肠癌术前分期及术后鉴别纤维组织增生与肿瘤复发,其效果优于 CT 检查。常规应行多方位 T_1WI、T_2WI 及增强 T_1WI 检查。

(六) 超声检查

由于胃肠道内气体对回波的干扰,普通超声检查在消化道疾病诊断中应用有限。内镜超声检查把细小的超声探头置于内镜上,在直接观察黏膜病变的同时,能够清晰显示消化道管壁各层的细微情况及邻近结构的改变,此外还可以进行取材活检,因而在发现早期微细异常和定性诊断方面颇具优势。但该操作属于有创性操作,并且只反映受检区局部的问题,而难以评价消化道的全貌,可能漏诊消化道多重癌。

(七) 放射性核素检查

主要反映消化道的代谢、功能状态和特定组织的分布特点。主要用于消化道出血显像、消化道黏膜异位以及肿瘤的显像等方面。

二、基本病变影像表现

(一) X 线造影检查

1. 管腔改变

(1) 管腔狭窄(图 6-31):超过正常限度的管腔持续性缩小为狭窄。狭窄的形态与病变性质有关:①炎性病变引起的狭窄范围较广泛,有时呈阶段性,狭窄边缘较光整;②肿瘤引起的狭窄范围较局限,管壁僵硬,狭窄边缘不规则;③外压引起的狭窄多局限于管腔一侧且伴有移位,管腔压迹光整。

(2) 管腔扩张(图 6-32):超过正常限度的管腔持续性增大为管腔扩张。常见原因有消化道梗阻及肠道麻痹。肠梗阻引起的肠腔扩张常有液体和气体的积聚,典型者可表现为阶梯状气-液平面,伴肠蠕动增强;肠麻痹表现为全部肠管普遍扩张且蠕动减弱。

2. 轮廓改变
正常消化道充钡后轮廓平滑、完整而连续,消化道管壁的病变可造成轮廓的 X 线改变。

(1) 龛影(niche)(图 6-33):消化道局限性溃疡

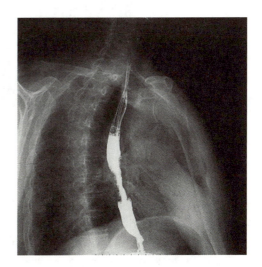

图 6-31 食管中段管腔狭窄,狭窄边缘不规则

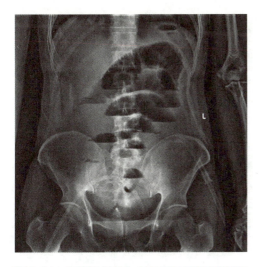

图 6-32 肠管阶梯状气-液平面,肠管扩张积气

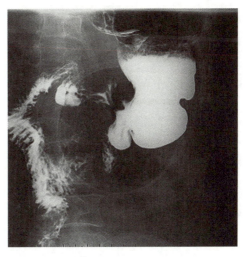

图 6-33 突出于胃轮廓之外的钡斑——龛影

形成的凹陷钡剂充盈,在切线位时呈局限性突向消化道轮廓外的钡剂影像,称龛影。横断位观溃疡呈火山口状,钡剂填充溃疡内表现为钡斑(barium spot)。

(2)充盈缺损(filling defect)(图6-34):钡剂充盈消化道轮廓时,来自消化道壁的肿块向腔内突出造成局部钡剂不能充盈,钡剂勾画的轮廓形成局限性的内凹改变。钡剂勾画的轮廓是肿块突向腔内的边缘。主要见于肿瘤性病变(如癌肿块)以及一些非肿瘤局限性病变(如炎性息肉)。

(3)憩室(diverticulum)(图6-35):表现为消化道壁向外囊袋状膨出,有正常黏膜通入,可有收缩,形态可随时间而发生变化,与龛影不同。

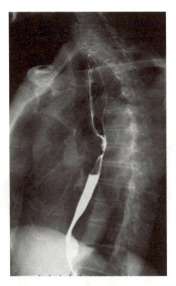 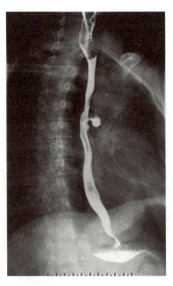

图6-34　食管充盈缺损　　图6-35　食管中段囊袋状突起影——憩室

3. 黏膜改变　黏膜的异常表现对发现早期病变和鉴别诊断有重要意义。

(1)黏膜破坏(图6-36):表现为黏膜皱襞消失,代之以杂乱不规则的钡斑,多由恶性肿瘤侵蚀所致。黏膜破坏与正常黏膜皱襞常有明确的分界,造成黏膜皱襞中断的表现。

(2)黏膜平坦(图6-37):黏膜皱襞的条纹状影变得不明显,甚至完全消失。原因多见于:①黏膜与黏膜下层被恶性肿瘤浸润,其形态较为固定而僵硬,与正常黏膜有明显的分界,常出现

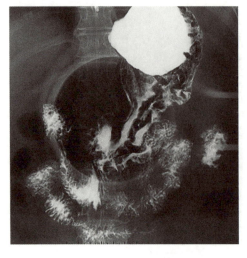 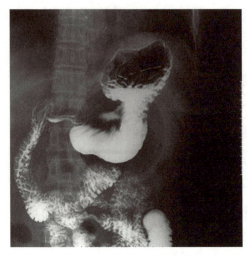

图6-36　黏膜破坏中断　　　　图6-37　龛影周围黏膜变浅消失

在肿瘤破坏区的周围;②黏膜和黏膜下层的炎性水肿,与正常黏膜皱襞无锐利的分界而逐渐移行,常见于溃疡龛影的周围。

（3）黏膜增宽和迂曲（图6-38）:表现为透明条纹状影的增宽,也称为黏膜皱襞的肥厚或肥大,常伴有黏膜皱襞迂曲、紊乱,由黏膜和黏膜下层的炎性浸润、肿胀和结缔组织增生引起,常见于慢性胃炎和胃底静脉曲张。

（4）黏膜纠集:表现为皱襞从四周向病变区集中,呈车轮状或放射状。常由慢性溃疡引起的纤维组织增生、瘢痕挛缩造成。有时硬癌（浸润型癌）的收缩作用也可造成类似改变,但黏膜较僵硬且不均匀,并有中断现象。

4. 位置改变

（1）腹盆腔肿瘤可压迫胃肠道造成移位,局部可见弧形压迹,部分肠管被推移聚集。

（2）肠管粘连、牵拉造成位置改变,移动度减小。

（3）腹腔积液可致小肠位置及分布改变。

（4）肠管先天性位置异常或固定不良。

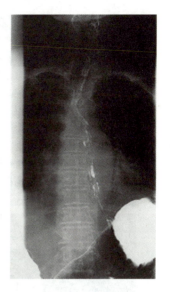

图 6-38　食管串珠状充盈缺损,食管静脉曲张

5. 功能改变

（1）张力的改变:胃肠道的张力由神经系统调节和控制。迷走神经兴奋使张力增高,交感神经兴奋或迷走神经麻痹使张力降低。张力高使管腔缩小,例如牛角胃;张力低则使管腔扩大、松弛,例如无力型胃。张力过低可出现胃下垂。痉挛是局部张力增高,多为暂时性。胃大、小弯的痉挛表现为一个或多个深浅不一的凹陷,其边缘光滑。胃窦痉挛表现为胃窦狭窄,但形状可变,胃壁柔软,使用解痉药可以消除,依此与胃癌鉴别。

（2）蠕动的改变:可为蠕动增强或减弱。肿瘤侵犯胃壁可使局部蠕动消失,浸润型胃癌所致的"皮革胃"表现为整个胃僵硬、无蠕动。

（3）运动力的改变:运动力为胃肠道输送食物的能力,具体表现在钡剂排空的时间。胃排空时间为2~4小时,服钡后4小时胃尚未排空可认为胃运动力减低或胃排空延迟。小肠排空时间约为9小时。若口服钡剂2小时内到达回盲部则认为动力过速,常见于肠易激综合征患者。

（4）分泌功能的改变:某些病变可引起分泌功能改变。胃分泌增加,空腹状态下胃液增多,称空腹滞留,表现为立位见胃内液面,服钡时见钡剂呈絮片状下降和不均匀分布。

（二）CT 和 MRI 检查

1. 管腔改变　CT、MRI可直接显示消化道管腔的狭窄及扩张。炎性病变时管腔狭窄范围较广泛,而肿瘤时则较局限。多数情况下,结合管腔改变处管壁的形态及管壁外的情况,可以明确造成管腔改变的病因（图6-39）。CT仿真内镜作为一种三维重建技术,可模拟纤维内镜,显示胃肠道黏膜形态,无创性评估消化道肿瘤形态学特征及浸润范围（图6-40）。

2. 管壁改变

（1）管壁增厚:在充盈良好的条件下,在CT断面图像上,食管管壁超过5mm、胃壁超过10mm、小肠管壁超过5mm可诊断为管壁增厚;大肠壁超过5mm为可疑增厚,超过10mm则肯定为异常增厚。炎性病变引起的管壁增厚范围较广泛,管壁增厚均匀,肠壁的各层层次清晰完整。肿瘤所致的管壁增厚常为局限性,管壁层次消失,局部可形成肿块（图6-41）。

（2）管壁肿块:与钡剂造影间接提示肿块相比,CT、MRI可直观显示消化道管壁的肿块,尤其是CT已能观察到大小约为0.5mm的管壁结节,管腔充盈良好的情况下,可判断黏膜有无破坏、中断及消失等（图6-42）。CT、MRI亦可明确肿块起源于黏膜层或黏膜下层,有利于肿瘤术前精确诊断（图6-43）。

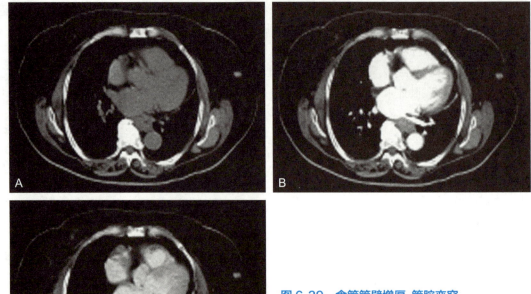

图 6-39　食管管壁增厚,管腔变窄

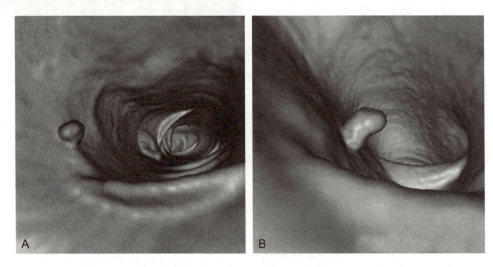

图 6-40　大肠息肉(数字彩图)

3. 管腔外改变

（1）炎症可造成相邻肠系膜水肿、充血,动脉供血增多、静脉回流受阻均可引起肠系膜血管的增粗、密集;动脉栓塞引起肠系膜血流灌注减低,系膜血管变细、稀疏。CTA 可清晰显示肠系膜动静脉管腔内栓子的形态和累及范围(图 6-44)。

（2）CT、MRI 断层图像可显示肿瘤穿透浆膜层造成周围脂肪间隙模糊甚至消失、淋巴结肿大、邻近脏器的浸润和远处转移等(图 6-45)。

（三）超声检查

超声内镜（endoscopic ultrasonography,EUS）将微型高频超声探头安装在内镜的前端,当内镜置于消化道管腔时,不仅可以直接观察消化道黏膜表面情况,同时可判断病变浸润的深度、与周围组织脏器之间的关系以及淋巴结转移情况。

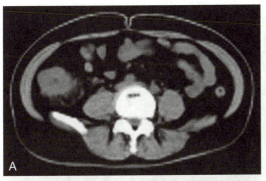

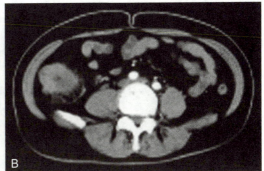

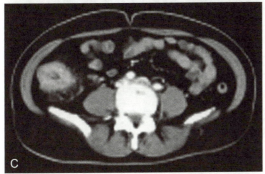

图 6-41　结肠管壁增厚,分层消失

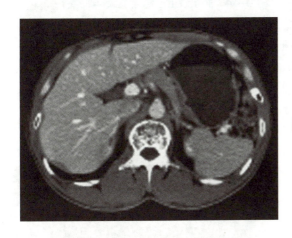

图 6-42　胃线样强化的黏膜中断

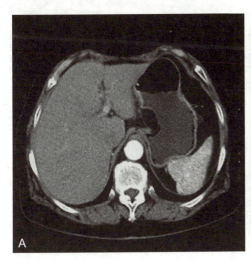

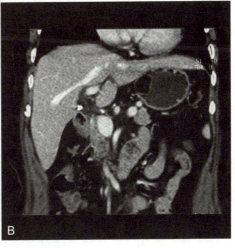

图 6-43　黏膜下脂肪瘤

黏膜完整,病变位于黏膜下。

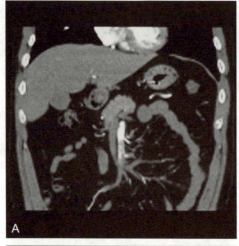
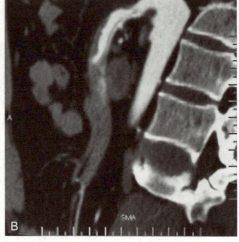
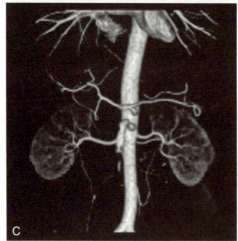

图 6-44　肠系膜上动脉栓子（数字彩图）

三、常见疾病影像表现

（一）食管异物

【概述】

食管异物（esophageal foreign body）是指因饮食不慎，误咽异物，如鱼刺、骨片或脱落的义齿等，异物可暂时停留或嵌顿于食管。多见于儿童，其次为老年人。

【临床与病理】

一般有明确的异物误咽史。最常见的症状为异物梗阻感、疼痛和吞咽困难等。当较大的异物阻塞食管或压迫气管时，常并发呼吸道症状。

【影像学表现】

1. X 线表现　是诊断食管异物及其并发症的重要方法。

（1）对于不透光的异物，一般在透视及摄片中就能发现异物的大小、位置及形态。

（2）由于食管横径较前后径大，如异物大而扁平（图 6-46），则其最大横径通常于冠状位显示，侧位呈条状或线状。

（3）对于较小的骨片或骨刺，可见到颈椎前部软组织肿胀或有气体等并发症征象。

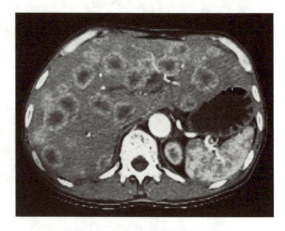

图 6-45　结肠癌肝脏多发转移

肝脏多发环形强化，牛眼征。

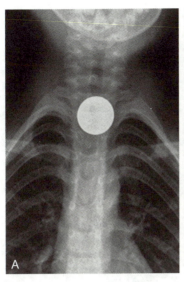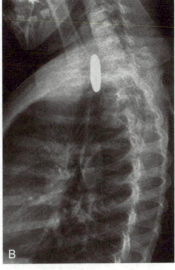

图 6-46　食管异物 X 线表现

2. CT 表现

（1）准确地显示异物、腔内情况、与大血管的关系，以及并发症的严重程度。

（2）对于指导手术有重要的意义。

【诊断与鉴别诊断】

根据明确的异物误咽史及影像学所见即可对本病作出诊断。

（二）食管静脉曲张

【概述】

食管静脉曲张（esophageal varices）是指食管黏膜下层的静脉丛异常迂曲呈瘤样扩张。

【临床与病理】

根据病变的发展部位分为两型，即上行性和下行性。上行性食管静脉曲张占绝大多数，其临床表现为肝硬化、脾大及腹腔积液等门静脉高压症状。

【影像学表现】

1. X 线表现　食管造影的异常表现包括（图 6-47）：①早期显示食管中下段黏膜皱襞增粗、迂曲；②中期病变迁延至食管中段，黏膜皱襞粗大，扭曲呈蚯蚓状，并可见串珠状或虫蚀样充盈缺损，食管稍扩张，管壁轮廓凹凸不平，钡剂排空延迟；③晚期范围明显延长，可累及食管全段，曲张形成明显的充盈缺损。常合并胃底静脉曲张。

2. CT 表现

（1）平扫：管壁增厚，管腔不规则，常合并胃底静脉曲张，除食管黏膜下或食管旁区外，肝胃韧带区也可以出现卵圆形或葡萄状软组织影（图 6-48A、B）。

（2）增强扫描：可以显示明显强化的迂曲血管团，呈持续性强化、延迟性强化

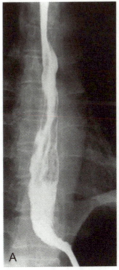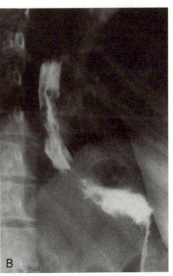

图 6-47　食管静脉曲张 X 线表现

A. 食管各段轮廓完整，黏膜增粗、迂曲，中下段呈虫蚀样改变；B. 食管中下段黏膜增粗、迂曲，呈串珠样改变，食管张力减低。

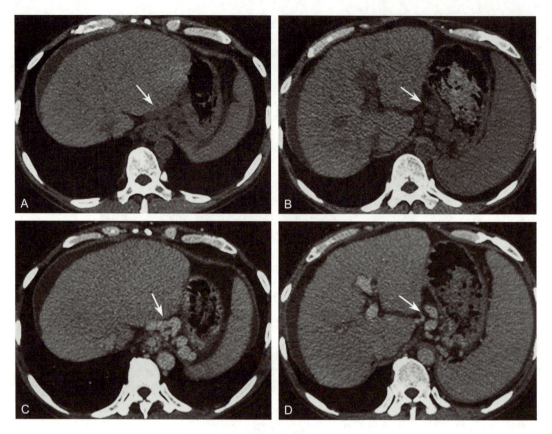

图6-48 食管静脉曲张CT表现

A、B. 平扫期食管区及肝胃韧带区可见葡萄状软组织影(↑);C、D. 延迟期可见迂曲血管明显强化(↑)。

(图6-48C、D)。

3. MRI表现

（1）平扫:典型表现为食管下段周围静脉、胃左静脉、胃短静脉及奇静脉呈圆条状、蚯蚓状扩张、迂曲。平扫T_1WI、T_2WI呈流空效应(图6-49A)。

（2）增强扫描:迂曲血管明显强化(图6-49B)。

【诊断与鉴别诊断】

食管静脉曲张有典型的影像学特征和发病部位,若充盈满意则诊断不难,但仍需与气泡、第

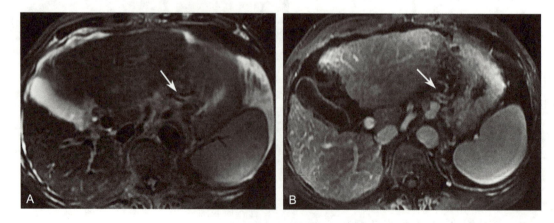

图6-49 食管静脉曲张MRI表现

A.T_2WI上曲张静脉呈流空效应(↑);B.增强扫描可见迂曲血管明显强化(↑)。

三蠕动波、食管癌等鉴别。

（三）贲门失弛缓症

【概述】

贲门失弛缓症（achalasia）是指食管下段及贲门部的神经肌肉功能障碍，以吞咽动作时弛缓不良、食管缺乏有力蠕动为特征的病变。

【临床与病理】

1. **临床表现** 主要有吞咽困难、食物反流和胸骨后不适或疼痛等症状。本病多见于青壮年。

2. **病理** 食管壁间神经丛的节细胞数量减少甚至消失，可累及整个胸段食管，以食管中下部最明显。

【影像学表现】

一般需做食管钡剂检查。典型表现如图6-50所示，包括：①食管下端自上而下逐渐狭窄呈漏斗状或鸟嘴状，腔内可见细而平行的黏膜纹理；②钡剂通过贲门受阻，呈滴注状下沉；③狭窄段以上食管呈不同程度扩张，其内可见潴留液；④食管蠕动减弱或消失；⑤并发炎症及溃疡时，则黏膜皱襞紊乱，出现龛影。

【诊断与鉴别诊断】

青壮年出现典型的鸟嘴状X线表现，以及临床表现为吞咽困难、食物反流和下端胸骨后不适或疼痛，不难诊断本病。但有时浸润型癌引起的狭窄段较为光滑规则时，与本病鉴别困难。可通过观察后者狭窄段呈硬管状、形态不随呼吸而改变并可见软组织块影等，予以鉴别。

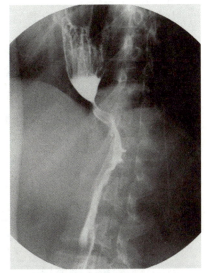

图6-50 贲门失弛缓症X线表现
食管扩张，其内可见潴留液，吞钡时对比剂呈滴注状下沉，食管蠕动减弱，欠规律，其下端呈鸟嘴样狭窄，腔内可见细而平行的黏膜纹理。

（四）食管癌

【概述】

食管癌（esophageal carcinoma）是我国常见的恶性肿瘤之一，也是食管最常见的疾病，每年平均病死约15万人。发病率北方高于南方，男多于女，发病年龄多在40岁以上。

【临床与病理】

1. **临床表现** 食管癌人群分布与年龄、性别、职业、种族、地域、生活环境、饮食生活习惯、遗传易感性等有一定关系。有关调查资料显示，食管癌可能是多种因素所致的疾病。早期食管癌症状不典型，可仅有食物通过时有些不适感或堵塞感。后逐渐发展为持续性和进行性的吞咽困难。

2. **病理** 食管黏膜为鳞状上皮，食管癌大多数为鳞状上皮癌，少数为腺癌或未分化癌，腺鳞癌罕见。食管癌最常发生在胸中段，下段次之，颈段和上段少见。浅表食管癌是指癌仅浸润至黏膜层、黏膜下层，不论有无淋巴结转移，其中无淋巴结转移者为早期食管癌。若癌肿已累及肌层或达外膜或外膜以外，有局部或远处淋巴结转移，则为中晚期食管癌。中晚期食管癌可分为4型：①髓质型；②蕈伞型；③溃疡型；④缩窄型（即硬化型）。

【影像学表现】

1. **X线表现**

（1）早期食管癌

1）隆起型：病变呈结节状、乳头状或息肉状隆起，突入管腔，形成充盈缺损，可有溃疡形成。

2）凹陷型：病变处黏膜紊乱中断，有糜烂或浅表溃疡，钡剂造影表现为不规则斑点状浅钡区,也可呈虚线状或地图状改变。

3）平坦型:癌肿位于黏膜表面,病变处黏膜既无隆起,又无凹陷,可见局部管壁略僵硬,黏膜粗糙呈细颗粒状或大颗粒状,提示癌性糜烂。

（2）中晚期食管癌

1）髓质型:病变范围较广,多侵及食管全周,呈不规则的充盈缺损,食管壁增厚僵直,黏膜破坏,管腔狭窄,钡剂流通不畅,晚期有梗阻表现。病变与正常食管的移行呈斜坡状,分界欠清晰（图 6-51）。

2）蕈伞型:病变常限于部分管壁,呈扁平的蕈状或菜花状充盈缺损,突入管腔内,表面可光滑,边缘较为整齐,与正常食管的移行带清晰,局部黏膜破坏（图 6-51）。

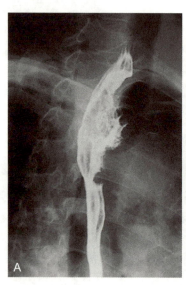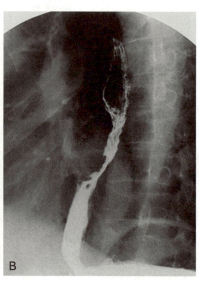

图 6-51 食管癌 X 线表现

A. 蕈伞型食管癌:食管中上段交界处管腔内可见一隆起性病变,表面不规则,可见龛影,局部管腔略窄。B. 髓质型食管癌:食管下段可见长约 7cm 的管腔狭窄,管壁僵硬,蠕动消失,钡剂通过缓慢;其上方食管略扩张,狭窄段管腔轮廓毛糙不规则,黏膜皱襞破坏消失。

3）溃疡型:病变常为较大的不规则的长条形龛影,边缘不规则、底部凹凸不平的溃疡,溃疡底往往深达肌层或穿透肌层。

4）缩窄型（硬化型）:病变累及食管全周,管腔呈环状或漏斗状狭窄,范围较局限,与正常食管分界清楚。病变段黏膜平坦,近端食管明显扩张。

2. CT 与 MRI 表现

（1）CT 主要能显示肿瘤与周围组织、邻近器官的关系,了解有无浸润、包绕,以及有无淋巴结转移,从而利于肿瘤的分期（图 6-52）。

（2）MRI 对食管癌和侵犯纵隔的诊断指标与 CT 相仿,显示食管周围的脂肪间隙则比 CT 更为清楚（图 6-52）。

【诊断与鉴别诊断】

早期无吞咽困难时,诊断有一定的难度,应与食管炎、食管憩室和食管静脉曲张相鉴别。当已有吞咽困难时,应与食管肿瘤、贲门失弛缓症和食管良性狭窄相鉴别。

（五）胃癌

【概述】

胃癌（gastric cancer,GC）是指源于胃黏膜上皮细胞的恶性肿瘤,是我国常见的恶性肿瘤之一。

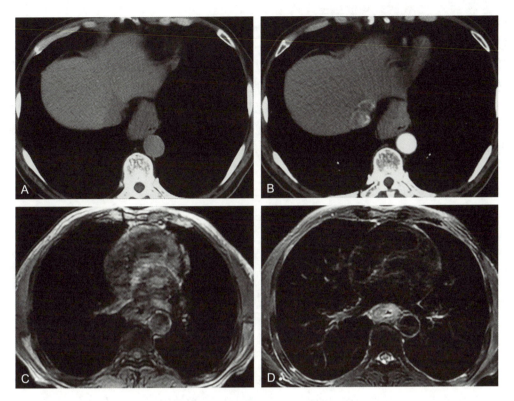

图 6-52 食管癌 CT 和 MRI 表现

A、B. 食管下段管壁增厚,管腔狭窄,平均 CT 值约 42Hu;增强扫描示增厚管壁不均匀强化,
CT 值约 64Hu。C、D. 同一患者,可见增厚管壁呈 T_1WI 等信号,T_2WI 等或高信号。

【临床与病理】

1. 临床表现 好发年龄为 40~60 岁,男女发病比例约为 2∶1。一般缺乏特异性临床表现,
早期多无明显自觉症状,可有上腹部不适、疼痛、食欲减退等。晚期会出现上腹部包块、明显消
瘦、呕血便血、锁骨上淋巴结转移等。胃癌可发生于胃的任何部分,以胃窦部最常见,其次是贲门
区、胃体、胃大弯。淋巴结途径转移最常见,也可有血行转移、直接浸润蔓延。

2. 病理

(1)早期胃癌:一般采用日本内镜学会提出的分型及定义,是指癌组织局限于黏膜或黏膜下
层,不论病灶大小及其有无转移。分为如下 3 型。

1)Ⅰ型:隆起型,病变隆起高度>5mm,形态为息肉状、菜花状等。

2)Ⅱ型:表浅型,又分为 3 个亚型。①Ⅱa 型:表浅隆起型,形态不规则,病灶隆起高度
≤5mm;②Ⅱb 型:表浅平坦型,形态有较轻微改变,无明显的隆起及凹陷;③Ⅱc 型:表浅凹陷型,
有小溃疡形成,局部凹陷深度≤5mm。

3)Ⅲ型:凹陷型,溃疡凹陷深度>5mm,溃疡可突破黏膜下层但癌灶不超过黏膜下层。

除上述类型外,还有混合型,即含有以上 2 种形态者,如Ⅱc+Ⅲ、Ⅱa+Ⅱc 等。

(2)进展期胃癌:Borrmann 将胃癌分为Ⅰ~Ⅳ型。进展期胃癌指癌组织超过黏膜下层已侵及
肌层以下,常伴有远处转移。

1)Ⅰ型:蕈伞型,癌组织呈巨块型、息肉状突出于胃腔之内,宽基底与胃壁相连,中央可见糜
烂和溃疡,周围胃壁较柔软,生长缓慢,转移晚,此型较少见。

2)Ⅱ型:溃疡型,癌组织中心形成较大溃疡,向壁内生长。边缘隆起呈火山口样,底部凹凸
不平,向周围浸润不明显,此型较多见。

3)Ⅲ型:浸润溃疡型,溃疡形状与Ⅱ型相似,但其外缘不光整,病灶与正常的胃壁分界不清,

呈浸润性生长,出现浆膜侵及或淋巴结转移较早,此型最多见。

4)Ⅳ型:浸润型,癌组织在胃壁内弥漫浸润性生长,分为局限型和弥漫型两个亚型。局限型指癌组织只局限在胃窦及幽门管,造成病变区胃壁僵硬,幽门管狭窄;弥漫型指癌组织侵及胃的大部或全部,造成胃壁弥漫性增厚,胃壁僵硬,胃腔缩小,形态固定,称为"皮革胃"。

3. 镜下表现 最常见的病理组织学分型是胃腺癌。胃癌分为上皮性肿瘤和类癌两类。上皮性肿瘤癌组织呈腺管样或腺泡状结构,癌细胞呈矮柱状或形态不定,呈小巢状或条索状排列。部分癌细胞分泌黏液。类癌的癌细胞较小,大小均一,排列密集,嗜银染色可见胞质内有黑褐色嗜银颗粒。

【影像学表现】

1. X线表现

(1)平片:一般不用于诊断胃癌。

(2)钡剂造影:气钡双重对比造影及加压法对早期胃癌具有重要的诊断价值,有助于发现黏膜及黏膜下层的微小病变。

1)早期胃癌

A. 隆起型(Ⅰ型):病灶向胃腔内突出,呈隆起性改变,与周围黏膜组织分界清晰,基底较宽,双重对比法显示病灶所在部位的充盈缺损影,表层局部坏死可形成大小不等、不规则的钡斑。

B. 表浅型(Ⅱ型):病灶位于表面,较平坦,形态欠规则,表面凹凸不平,病灶界限较清晰,胃小区及胃小沟破坏,形成圆形或不规则的钡斑,可有指压状充盈缺损影、胃壁僵硬等。

C. 凹陷型(Ⅲ型):溃疡凹陷较深,形态不规则,可形成龛影,邻近黏膜僵硬、截断,可见小结节影。

2)进展期胃癌

A. 充盈缺损:形状不规则,多见于蕈伞型胃癌。

B. 胃腔狭窄:主要由浸润型癌引起,也见于蕈伞型癌。

C. 龛影形成:多见于溃疡型癌,龛影形状不规则,多呈半月形,外缘平直,内缘不整齐而有多个尖角;龛影位于胃轮廓内,周围绕以宽窄不等的透亮带,即环堤,轮廓不规则而锐利,常见结节状或指压状充盈缺损,以上表现被称为半月综合征(图 6-53A)。

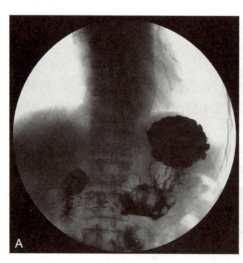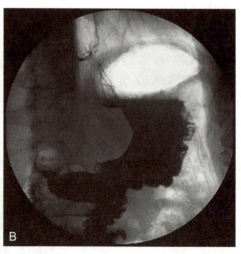

图 6-53 胃癌 X 线表现

A. 胃角部溃疡型胃癌:胃角部可见不规则龛影,位于胃轮廓内,周围可见环堤,有指压状充盈缺损影。B. 皮革胃:胃壁增厚,胃腔不规则狭窄,胃黏膜紊乱。

D. 黏膜皱襞破坏、消失、中断：肿瘤浸润常使皱襞异常粗大、僵直或如杵状和结节状，形态固定不变。

E. 胃癌区域胃壁僵硬、蠕动消失。

3）特殊位置胃癌

A. 贲门胃底癌：指位于贲门附近的软组织肿块，呈结节状、分叶状。X线表现为：肿物所在部位的充盈缺损影，易累及胃底，造成胃壁僵硬，胃腔变形。贲门胃底癌易侵犯食管下段，造成管壁僵硬，管腔狭窄，黏膜破坏，对比剂通过受阻，透视下可见钡剂走行异常、分流、绕流等。

B. 胃窦癌：由于胃窦部较窄小，癌组织生长极易引起管腔狭窄，狭窄段多呈漏斗状，尖端指向幽门，局部黏膜破坏，胃壁僵硬，蠕动消失，狭窄近端与正常胃分界清晰，常呈肩胛征或袖口征。

C. 全胃癌：整个胃腔狭窄，胃壁增厚、僵硬如皮革，可伴不规则腔内龛影，与邻近正常黏膜界限消失，蠕动消失，扩张受限（见图6-53B）。

2. CT表现

（1）平扫：表现为附着于胃壁的大小不等的软组织肿块影，呈结节状，胃壁增厚、僵硬、弹性消失，胃腔狭窄，腔内有溃疡（图6-54A）。

（2）增强扫描：显示病变部位显著强化，早期病变明显不均匀强化或者分层样强化，静脉期整个病灶均一强化。进展期胃癌往往突破浆膜层，造成周围组织器官的受累，表现为浆膜面毛糙，轮廓不清，胃周脂肪层模糊不清。食管下段、胰腺、肝左叶等常受累，伴有周围淋巴结及远处转移（图6-54B~D）。

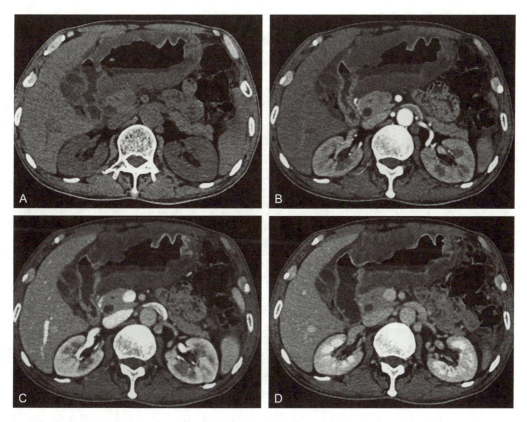

图6-54 胃癌CT表现

A. 平扫显示胃体中下段及胃窦部胃壁弥漫性增厚，黏膜面凹凸不平，增厚胃壁与正常胃壁分界欠清；B. 增强扫描显示动脉期胃壁明显不均匀强化，浆膜面不光滑，与周围脏器分界不清，脂肪间隙消失，胃周可见小淋巴结影；C、D. 门静脉期及延迟期显示胃壁持续强化。

201

动态增强 CT 对于发现早期胃癌有重要的价值。在胃腔良好充盈状态下，局部胃壁增厚，加之明显强化提示有早期病变的存在。对于进展期胃癌可以了解癌组织向外浸润的程度、与邻近组织的关系、判断有无转移，对肿瘤的分期及治疗有重要的意义。女性胃癌患者常转移到卵巢，因此 CT 检查尽量实施全腹部扫描。

（3）功能成像：包括能谱 CT 成像与 CT 灌注成像。不仅可以提供形态学信息，还可以提供多种定量参数，在胃癌诊断、鉴别诊断及疗效评估等方面具有应用价值。例如能谱 CT 最佳单能量图有利于早期胃癌检出以及更准确的术前分期；CT 灌注成像揭示器官组织、局部病灶的血流情况，在胃癌的定量及定性研究中具有广阔的应用前景，为胃癌患者个性化治疗及预后监测提供新思路。

（4）依据胃癌的 CT 表现，Moss 将胃癌分为如下 4 期。

Ⅰ期：胃癌仅限于胃腔内，无胃壁增厚，邻近组织未受侵且无远处转移。

Ⅱ期：胃壁增厚，且>1.0cm，但未突破浆膜层。

Ⅲ期：胃壁增厚，邻近组织受累，且无远处转移。

Ⅳ期：有远处转移。

3. MRI 表现

（1）平扫：进展期胃癌表现为胃壁不规则增厚或软组织肿块，伴或不伴溃疡，可有胃腔变形和狭窄。T_1WI 呈等或稍低信号，T_2WI 多呈等或稍高信号，部分癌组织侵及浆膜层造成浆膜面模糊，侵及邻近器官者胃周脂肪间隙模糊、消失。

（2）增强扫描：与 CT 增强表现类似。动态增强扫描示病灶呈明显强化，早期病变明显不均匀强化，静脉期整个病灶均一强化。

【诊断与鉴别诊断】

各型进展期胃癌鉴别诊断如下。

1. Ⅰ型（蕈伞型） 应与其他良、恶性肿瘤如平滑肌瘤、平滑肌肉瘤、腺瘤性息肉、淋巴瘤等相鉴别。

2. Ⅱ（溃疡型）、Ⅲ型（浸润溃疡型） 应与良性溃疡相鉴别。

3. Ⅳ型（浸润型） 需与肥厚性胃窦炎相鉴别，后者胃黏膜正常，胃壁柔软，无肩胛征及袖口征。

（六）胃肠道间质瘤

【概述】

胃肠道间质瘤（gastrointestinal stromal tumor，GIST）为消化道最常见的间叶源性肿瘤，起源于胃肠道缺乏分化或未分化的间质干细胞——Cajal 细胞。可发生在食管到肛门的任何部位，包括网膜、肠系膜、腹膜，其中以胃最多见，占 60%~70%，其次是小肠，占 20%~30%，食管、结肠、直肠较少见，偶见于网膜、肠系膜和腹膜，分为胃肠道内和胃肠道外两型。胃肠道内间质瘤较胃肠道外间质瘤常见。

【临床与病理】

1. 临床表现 40~79 岁的中老年人好发。临床上以腹痛、腹部不适、血便、腹部肿块为主。由于胃肠道间质瘤多为外生性生长，临床上较少引起肠梗阻。其中高危险度肿瘤约占 1/4，而发生在胃肠道外的间质瘤大多数为高危险度肿瘤，其以腹腔种植转移最多见，其次为血行转移，很少为淋巴道转移。

2. 病理 多起源于胃肠道壁，表现为膨胀性生长。

（1）大体表现：根据肿瘤发生的部位及与周围肠管的关系，大体上可以分为 5 型：腔内型、壁内型、腔外型、混合型、胃肠道外型。肿瘤大小不等，大部分无包膜。切面可有出血、坏死、囊性变等。

（2）镜下表现：瘤细胞的形态可分为梭形细胞型（70%）、上皮样细胞型（20%）、梭形细胞-上皮样细胞混合型（10%）3类,间质可呈硬化性,少数可表现为黏液样。根据细胞核分裂象的差异及其异型性将肿瘤分为低危险度、潜在高危险度、高危险度3类。

【影像学表现】

1. X线表现

（1）平片:一般不用于诊断胃肠道间质瘤。

（2）胃肠气钡双重对比造影:是间质瘤的常规检查方法,可以清楚地显示腔内病灶及黏膜细微结构,动态显示邻近肠管的运动及肠壁功能。一般而言,胃肠道间质瘤主要表现为孤立的圆形或类圆形肿块影,境界清晰,向腔内、腔外或同时向腔内外突出生长。

1）腔内型:肿瘤表现为局限性充盈缺损影,若溃疡形成可见龛影,周围黏膜正常。

2）腔外型:多为外压性改变,胃黏膜受压移位,部分黏膜可见破坏,肠管受压推移,肠间距增宽,胃肠蠕动减弱,肿瘤表面可形成溃疡,出现腔内龛影,有时可出现气-液平面或穿孔。

3）腔内外型:胃间质瘤多表现为局部黏膜皱襞变平或消失。小肠间质瘤可引起肠黏膜局限性消失、破坏,仅累及一侧肠管,且沿长轴发展,造成肠管偏心性狭窄,但很少出现肠梗阻征象。

2. CT表现（图6-55~图6-57） CT可以清晰地显示肿瘤所在部位、形态、密度、生长方式、有无周围脏器受累及远处转移等。

（1）平扫:一般而言,无论高低危险度主要表现为大小不等、境界清楚的团块影。

1）低危险度肿瘤:主要表现为压迫和推移,肿瘤表面光滑,边界清晰,密度均匀,体积较小（直径<2cm）,部分可出现钙化灶,邻近的脏器受累较少。

2）高危险度肿瘤:主要表现为浸润和远处转移,肿瘤多呈分叶状,形态欠规则,边界不清,肿瘤易发生出血、坏死、囊变而致密度不均,肿瘤体积较大（直径>5cm）,形成溃疡可出现气-液平面,肿瘤可侵及邻近的器官并向远处转移,肝脏是最常见的转移部位。

（2）增强扫描:肿瘤实性部分动脉期可呈中度或明显强化,且其内可见迂曲走行的血管影,门静脉期及延迟期持续进行性强化,而坏死、囊变区不强化。

3. MRI表现

（1）平扫:T_1WI呈低信号或稍低信号,出血时表现为高信号;T_2WI呈高信号或稍高信号。出现包膜时,瘤周可见细线样T_1WI、T_2WI低信号影。

（2）增强扫描:与CT增强表现类似。低危险度病灶均匀强化,高危险度病灶实性部分不均匀强化,坏死、囊变区未见强化,静脉期较动脉期强化显著,包膜强化或不强化。

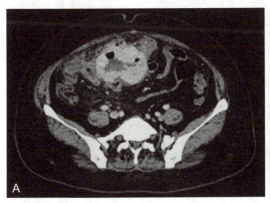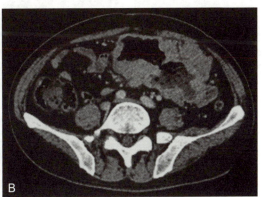

图6-55 小肠间质瘤CT表现

A. 小肠间质瘤:右中腹小肠内可见不规则软组织肿块影,管壁增厚,管腔狭窄,其内可见积气、积液,增强后强化较明显;B. 小肠间质瘤:左侧髂窝水平小肠内可见软组织肿块影,管壁不规则增厚,管腔狭窄,增强后中度均匀强化。

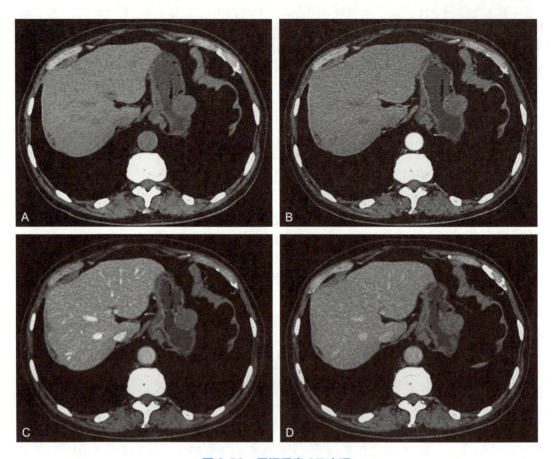

图 6-56 胃间质瘤 CT 表现

A. 平扫显示胃底大弯可见类圆形软组织肿块影,突出于胃轮廓之外,密度均匀,边缘光整;B. 动脉期病灶均匀强化;C、D. 门静脉期及延迟期病灶持续进行性强化。

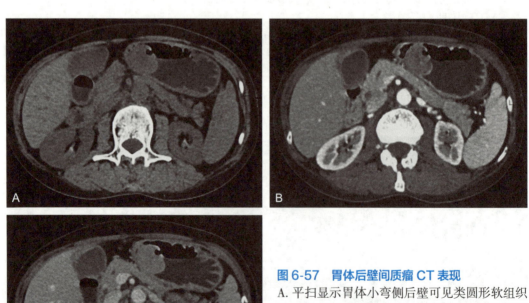

图 6-57 胃体后壁间质瘤 CT 表现

A. 平扫显示胃体小弯侧后壁可见类圆形软组织肿块影,局部伴溃疡形成,邻近胃壁黏膜面略增厚,与正常胃壁分界较清;B. 增强扫描动脉期明显强化;C. 门静脉期呈持续进行性强化。

【诊断与鉴别诊断】

CT 和 MRI 检查是检出和诊断胃肠道间质瘤的主要方法。胃壁黏膜下软组织肿块,有外生性倾向,多数较大,密度和信号不均,常提示为胃间质瘤,kit 蛋白(CD117)阳性表达是其确诊的指标。胃肠道间质瘤需与外生性胃癌、淋巴瘤及腹腔其他肿瘤相鉴别。

(七)消化性溃疡

消化性溃疡(peptic ulcer,PU)发生在胃或十二指肠,也可发生在与胃酸接触的其他部位,包括食管、胃肠吻合术后的吻合口内等,临床较为常见。发病的主要因素是幽门螺杆菌感染、胃酸分泌过多、胃黏膜保护作用减弱等。有研究表明,幽门螺杆菌和非甾体抗炎药是导致胃十二指肠保护作用减弱从而导致消化性溃疡发病的主要原因。胃溃疡会癌变,而十二指肠溃疡很少发生癌变。

1. 胃溃疡

【概述】

胃溃疡(gastric ulcer,GU)好发人群为中老年,男性发病率多于女性,最常见的发生部位为胃小弯侧,其次为胃窦部。胃壁分为 4 层,从内向外依次为黏膜层、黏膜下层、肌层、浆膜层,溃疡可侵及任何一层,当其侵及浆膜层时引起穿孔,胃内容物进入腹腔内引起急性腹膜炎的相关症状,此时需要急救。

【临床与病理】

(1)临床表现:主要有上腹部疼痛,具有间断性、周期性与节律性的特点,此外还有反酸、嗳气、恶心、呕吐等症状。

(2)病理:胃壁溃烂缺损,形成壁龛。溃疡先从黏膜开始并逐渐侵及黏膜下层,常深达肌层。溃疡多呈圆形、椭圆形,直径多为 5~20mm,深为 5~10mm。溃疡口部周围呈炎性水肿。

【影像学表现】

X 线表现主要分为直接征象和间接征象,直接征象指溃疡本身的改变,间接征象指由溃疡本身所引起的功能性与瘢痕性改变。

(1)直接征象:胃溃疡的直接征象为龛影,因钡剂填充到胃壁缺损处而形成,多位于胃小弯侧,切线位显示最清晰,多呈乳头状、锥形、类半圆形等,边界光整,底部平整或略不平,密度多均匀(图 6-58、图 6-59)。龛影口部有因黏膜水肿形成的透明带,此为良性溃疡的特征性表现,因溃疡的大小、位置不同,可有以下几种表现:①黏膜线:龛影口部宽约 1~2mm 的透明线;②项圈征:龛影口部宽约 0.5~1.0cm 的透明带,犹如项圈而得名;③狭颈征:龛影口部狭小,使得龛影看起来

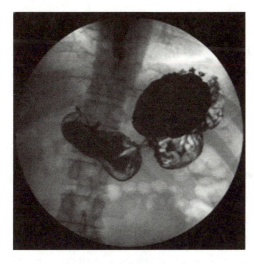

图 6-58 胃小弯侧龛影
边界规整,形态规则。

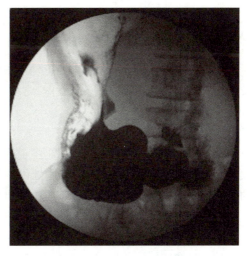

图 6-59 胃小弯侧龛影
边界规整,形态规则。

如一个狭长的颈。慢性溃疡周围瘢痕收缩使得龛影周围黏膜皱襞以龛影为中心呈车轮辐射状纠集，且越靠近龛影边缘黏膜皱襞越窄，此为良性溃疡的又一特征性表现。以上几种征象通过胃肠双重对比造影及加压法较易显示。

（2）间接征象

1）功能性改变：①痉挛性改变：小弯侧溃疡常在大弯侧的相对位置出现深的痉挛切迹，表现为胃壁的凹陷，犹如手指指向龛影；②胃液分泌增多：空腹时胃内可出现液平面，胃液增多使得钡剂不易黏附到黏膜表面，因此黏膜不易显示；③胃蠕动的变化：蠕动加快或减慢，胃张力增高或减低，排空加快或延迟。

2）瘢痕性改变：胃小弯侧的溃疡因瘢痕收缩使得小弯侧短缩，贲门、幽门靠近，胃体形状改变，犹如"葫芦状"或"哑铃状"；发生在幽门的溃疡因瘢痕收缩可导致幽门的狭窄或梗阻。

慢性溃疡可发生恶变，当出现以下几种表现时，常提示恶变的可能：①龛影形状不规则或边缘出现尖角征；②龛影周围黏膜皱襞增粗或中断；③龛影周围出现小结节状充盈缺损影；④经过治疗后，龛影面积不但未见减小反而增大。

【诊断与鉴别诊断】

胃溃疡表现典型时诊断相对容易，但有时溃疡表现不典型，极易与恶性溃疡相混淆。两者的鉴别要点见表6-1。

表6-1　胃良性溃疡与恶性溃疡的鉴别

鉴别要点	良性	恶性
龛影形状	规则，圆形或类半圆形，边缘光整	不规则，尖角征
龛影位置	位于胃轮廓之外	位于胃轮廓内
龛影周围与口部	见周围黏膜水肿带，如黏膜线、项圈征、狭颈征，周围皱襞车轮状纠集	充盈缺损影，不规则环堤，黏膜皱襞中断或破坏
附近胃壁	柔软，有蠕动波	僵硬，无蠕动波

2. 十二指肠溃疡

【概述】

十二指肠溃疡（duodenal ulcer，DU）多发于中青年，较胃溃疡发生年龄小，男性发病率大于女性，最常见的发生部位为十二指肠球部的前壁或后壁，其次为十二指肠降部，此病较胃溃疡更为常见。

【临床与病理】

（1）临床表现：多为慢性周期性、节律性上腹部疼痛，多在饥饿时发生，进食后可缓解，伴有反酸、嗳气，当有并发症时出现咖啡样呕吐物、黑便、穿孔等症状。

（2）病理：多发生在球部前壁或后壁，常呈圆形或椭圆形，直径多4~12mm，溃疡周围有炎性浸润、水肿及纤维组织增生。

【影像学表现】

（1）直接征象：龛影，半圆形或卵圆形，边界较规整，龛影周围有黏膜水肿形成的透明带，周围黏膜增粗、纠集（图6-60、图6-61）。病灶可单发，也可多发。十二指肠前后壁的相对位置同时发生的溃疡称为吻合溃疡，十二指肠溃疡伴胃溃疡时称为复合溃疡。

（2）间接征象：十二指肠球部变形，可为三叶形、山形、葫芦形等，溃疡愈合过程中，瘢痕收缩，十二指肠球部形状可恢复正常。变形也可一直存在，这取决于溃疡的大小、深浅。

（3）其他征象：十二指肠球部溃疡也可以引起以下变化。①激惹征：钡剂到达球部快速流出；②幽门痉挛、开放异常；③胃液分泌增多；④球部压痛。

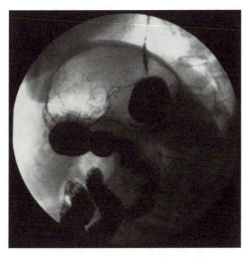
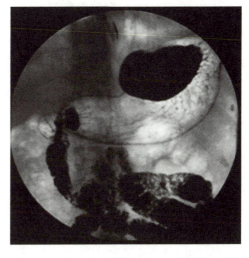

图 6-60 十二指肠球部变形,周围黏膜纠集,龛影不明显　　图 6-61 十二指肠球部变形,周围黏膜纠集,龛影不明显

【诊断与鉴别诊断】

十二指肠球部龛影、变形对提示十二指肠溃疡有重要意义,有以上征象时诊断相对容易。十二指肠炎的临床表现与十二指肠溃疡类似,也可有十二指肠的痉挛、激惹征,但是球部没有变形,也没有龛影,与十二指肠球部溃疡鉴别相对容易。

(八)克罗恩病

【概述】

克罗恩病(Crohn disease)是一种至今发病原因不明的非特异性干酪样肉芽肿性炎症性病变,好发于青壮年,可发生于消化道的任何部位,但是以小肠及结肠最为常见,尤其是回肠末端。

【临床与病理】

1. 临床表现 发病早期症状不明显,随着病情的进展,部分患者出现类似阑尾炎的症状,如腹痛、发热、腹泻、体重下降等,部分患者可出现恶心、呕吐,但脓血便少见。当溃疡穿透或肠内瘘形成时,可导致肠管粘连、狭窄,严重者出现腹腔脓肿、肠梗阻。本病缓解期与活动期交替,治愈后有复发倾向。

2. 病理 肠壁见纵行溃疡,呈节段性或跳跃性分布。

【影像学表现】

1. X线表现

(1)X线钡剂小肠造影可显示本病特点。发病早期,黏膜钡剂涂布不良,黏膜面可见多发小点状溃疡面形成。

(2)随着病情进展,肠管上可出现呈节段性或跳跃性分布、深浅不一、沿肠管纵轴分布的纵行溃疡,多位于肠系膜附着侧,也可合并横行溃疡。

(3)因水肿、纤维组织增生,以及管壁增厚、僵硬(图6-62、图6-63),肠管管腔不同程度狭窄,钡剂充盈时呈现长短不一、宽窄不一的"线样征"。

(4)肠管因黏膜水肿、炎症细胞浸润,黏膜表面可见纵横交错的裂隙状溃疡及结节状突起,钡剂充盈时可见结节状充盈缺损影,呈鹅卵石状,称为"鹅卵石征"或称"铺路石样"改变。

(5)溃疡导致病变肠管管壁僵硬、凹陷,病变对侧肠管呈外膨性改变,可见一个或多个假憩室样变形。

2. CT表现

(1)主要CT表现为管壁增厚,可以是局限性或弥漫性,周围黏膜及浆膜呈炎症性改变。

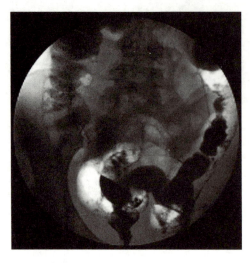
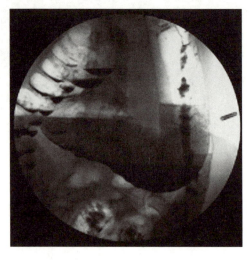

图 6-62　横结肠、降结肠的结肠袋结构消失,管壁僵硬

图 6-63　横结肠、降结肠的结肠袋结构消失,管壁僵硬

（2）活动期时,增强扫描可见管腔狭窄,肠壁增厚且分层,黏膜层明显强化;静止期时,黏膜层无强化,肠壁呈分层强化或均匀强化（图 6-64）。

（3）周围肠系膜脂肪间隙增厚时,肠间距可扩大;伴发炎症时,肠系膜密度增高。

（4）部分患者出现肠系膜淋巴结的肿大,一般大于 3mm。

（5）肠系膜血管增多、增粗、扭曲,导致肠管的直小动脉被拉长,间距增宽,呈梳齿状排列,称为"梳样征"（comb sign）,是表明克罗恩病处于活动期的重要征象。

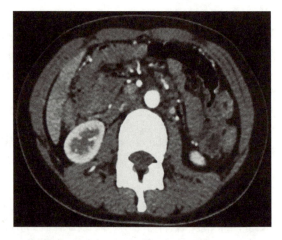

图 6-64　CT 增强扫描见降结肠管腔变窄,管壁可见强化

【诊断与鉴别诊断】

克罗恩病诊断要点为节段性或跳跃性分布的纵行溃疡,好发于回肠末端,肠管狭窄,"鹅卵石征"及"梳样征"为其代表性特征。本病最易与肠结核相混淆,可通过以下几点鉴别:①发病部位不同,肠结核最易累及回盲部,且呈连续性分布而不是节段性分布。②肠结核多继发于肺结核。③肠结核为环形溃疡,克罗恩病为纵行溃疡。④肠结核管壁对称性增厚,管腔环形狭窄;克罗恩病管壁非对称性增厚,多为系膜侧管壁增厚,对侧肠管可见假憩室样改变。

（九）肠结核

【概述】

肠结核（intestinal tuberculosis）是肠道受结核分枝杆菌侵犯引起的慢性特异性感染,多为继发性,大多继发于肺结核,通过血源性、肠源性途径或邻近的器官蔓延而来。多数可有结核菌素试验阳性,红细胞沉降率（简称血沉）加快。病变组织病理检查可找到结核分枝杆菌,抗结核治疗有效。

【临床与病理】

1. **临床表现**　以青壮年患者多见,好发于回盲部及回肠末端。临床表现无特异性,起病多较缓慢,常见的症状有腹泻、腹痛、便秘,发热,盗汗,体重减轻,右下腹可扪及包块等。

2. **病理**　肠壁或肠系膜淋巴结可见干酪样坏死性肉芽肿,部分肉芽肿可融合。依据大体病理分为以下类型。

（1）溃疡型：回肠末端好发，肠壁淋巴组织充血、水肿、渗出，进而发生干酪样坏死，形成溃疡，溃疡可深达肌层至浆膜层。在病变修复过程中，大量纤维组织增生和瘢痕形成可导致肠管狭窄及变形。

（2）增殖型：病变多局限在回盲部，有大量肉芽组织及纤维组织增生，使局部肠壁增厚僵硬，肠腔狭窄，黏膜局部隆起形成结节样或息肉样肿块突入肠腔内。

（3）混合型：兼有上述 2 种病变者，在临床上较为多见。

【影像学表现】

1. X 线表现

（1）平片：一般不用于诊断肠结核。

（2）胃肠气钡双重对比造影或钡剂灌肠：是回盲部肠结核病变检查常用方法。

1）溃疡型肠结核：此型较多见，常为多发。溃疡多较表浅，黏膜皱襞紊乱，肠管痉挛收缩，肠管刺激性增高。当钡餐检查时，钡剂到达病变所在部位时不能停留而迅速通过至远端肠管，如同跳跃状造成回肠末端、盲肠及部分升结肠不充盈或呈细线状充盈，而周围肠管充盈良好，即所谓的"跳跃征"。该激惹征象可随着治疗好转而消失，此为溃疡型肠结核的典型表现。当干酪样坏死物质破溃形成小溃疡时，在充盈相可见多发小针刺状或小结节样的龛影突出肠腔外。在后期病变修复过程中，大量纤维组织增生和瘢痕形成造成管壁增厚，管腔狭窄、变形。

2）增殖型肠结核：主要以肠管狭窄为主。黏膜上可见息肉样增生，X 线表现为不规则的充盈缺损影，结肠壁增厚，肠管不规则变形、狭窄，近段肠管扩张，结肠袋消失，黏膜增粗紊乱，升结肠短缩、僵直，该型较少有龛影及激惹征出现。若出现肠梗阻征象时该检查慎用，因黏稠钡剂会造成不完全性肠梗阻，进而演变为完全性肠梗阻。肠结核另一重要的特征为连续性病变，与周围正常肠管分界不清。此外，肠结核易累及周围肠管和系膜，造成盲肠变形、位置上移，回盲瓣常受累。

3）混合型肠结核：兼有溃疡型及增殖型两种 X 线造影表现，常以一种表现为主。

2. CT 表现（图 6-65）

（1）平扫：病变以回盲部为中心，受累范围较广，肠壁轻度增厚，管腔狭窄变形，肠管短缩，增殖型肠结核可见肠腔内肿块影。

（2）增强扫描：口服等渗甘露醇对比剂充盈肠腔，可见回盲部充盈不良，盲肠及升结肠呈细线样充盈，而周围的升结肠和小肠充盈良好，类似钡剂检查的跳跃征。

【诊断与鉴别诊断】

1. 回盲部克罗恩病 病变呈节段性（非连续性）分布，界限清楚，裂隙性溃疡即纵行溃疡多见。多位于肠腔一侧，黏膜增粗呈鹅卵石征，肠瘘及窦道多见，抗结核治疗无效。肠结核多为表浅溃疡，且多在与肠管长轴垂直方向分布，病变多连续，累及范围较广。

2. 溃疡型结肠炎 两者鉴别较困难，溃疡型结肠炎以脓血便为主，肠结核中该症状较少见。前者以左侧结肠受侵多见，后者多以右侧结肠及回盲部多见。溃疡型结肠炎弥漫锯齿状细小龛影多见，而后者龛影多较局限。前者形成假性息肉，形状不规则，肠管狭窄呈细管状，无结肠袋；后者炎性肉芽肿局限且较光滑，肠管短缩变形。

3. 结肠癌 应与回盲部增殖型结核相鉴别，结肠癌表现为充盈缺损影，移行段较短，呈蕈伞状、息肉状，形态欠规整。肠结核病变区移行段较长，与正常肠管界限不清。肠结核会引起盲肠及回肠上移，而结肠癌不具有该征象。

4. 原发性结直肠淋巴瘤 分为肿块型、息肉型和溃疡型。T 细胞结直肠淋巴瘤病变多呈溃疡型，B 细胞结直肠淋巴瘤病变多呈肿块型或息肉型。超声内镜在诊断原发性结直肠淋巴瘤方面较有优势，可发现肠壁增厚、肠壁层次结构消失和弥漫性低回声。

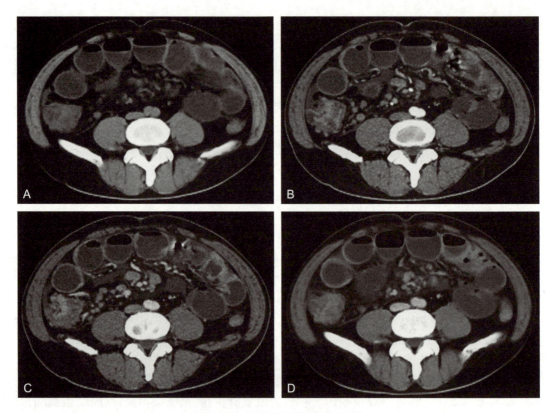

图 6-65　回盲部肠结核 CT 表现

A. 平扫显示回盲部、近段升结肠管壁明显增厚，回肠末端管腔缩窄。近段肠管管腔扩张积液，可见气-液平面影。B. 增强扫描显示动脉期管壁不均匀明显强化，浆膜面毛糙，周围可见多发索条影。肠系膜可见多发肿大淋巴结影。C、D. 门静脉期及延迟期可见病灶持续强化。

（十）结直肠癌

【概述】

结直肠癌（colorectal carcinoma）是发病率仅次于胃癌、食管癌的消化道常见恶性肿瘤之一，是由肠道黏膜上皮发生的恶性肿瘤，病因尚不明确，与高脂低纤维饮食、遗传、结肠腺瘤、息肉病、溃疡性结肠炎等有密切关系。

【临床与病理】

1. 临床表现　好发部位依次为直肠、乙状结肠、升结肠、盲肠等。发病年龄在 40 岁以上，以中老年男性多见。早期症状不明显，随着肿瘤增大，会出现排便习惯及粪便性状的改变，右侧结肠癌以贫血和腹部肿块为主，左侧结肠癌以便血、腹泻、腹泻与便秘交替等为主。直肠癌会有便频、便血、里急后重感。

2. 病理　组织病理学分型为腺癌、黏液癌、胶样癌、类癌、腺鳞癌等，以腺癌多见。分化较好的腺癌细胞多呈腺管状或高柱状；分化差、低分化腺癌细胞多为矮柱状或形态不定，呈小巢状或条索状排列；黏液癌细胞内含有大量黏液，将细胞核推于细胞一侧周边，称"印戒征"。

肿瘤的大体分型为：①增生型：肿块向肠腔内生长，呈结节状或息肉状，肠壁增厚，盲肠好发；②浸润型：肿瘤沿肠壁浸润，造成肠壁僵硬，外形不规则，引起肠腔狭窄及肠梗阻，好发于左侧结肠；③溃疡型：肿瘤向肠壁深层生长并向周围浸润，是结肠癌常见类型；④黏液型：肿瘤切面呈清白色胶冻样，产生大量黏液，多见于直肠。

【影像学表现】

1. X 线表现

（1）平片：价值有限。

（2）钡剂灌肠：通过将稀释的钡剂从肛门灌入，使得直肠、全部结肠、盲肠显影，可以清楚地显示结肠诸段结构及黏膜。

（3）气钡双重对比造影：对发现早期病变有重要价值，且灵敏度高、并发症发生率低，在临床诊断中处于重要地位。

1）早期小结肠癌：是指癌组织未超过黏膜下层，直径<2cm，表现为突入囊腔的类圆形充盈缺损影，外形光整，蠕动正常。

2）进展期结肠癌：癌组织已侵及肠壁肌层并向其深层生长。可表现为增生型、浸润型及溃疡型。

A. 增生型：病灶向肠腔内隆起，呈菜花状，形成不规则的充盈缺损影，且体积较大，表面可见小的溃疡及糜烂，黏膜皱襞破坏中断。肿瘤侵及肠壁致管壁增厚、僵硬，肠壁变形，结肠袋消失。当肿瘤较大时，透视下可见钡剂通过受阻，触诊可发现病变区有肿块。

B. 浸润型：癌组织突破黏膜下层向其深层浸润性生长，造成病变处肠管狭窄，管壁僵硬，外形不规则，黏膜破坏中断，病变范围较清晰。若病变仅累及肠管的一部分可造成一侧肠管狭窄；若病变累及肠壁一周，则形成向心性狭窄。此型常伴有不同程度的梗阻征象。透视下可见钡剂通过受阻（图6-66）。

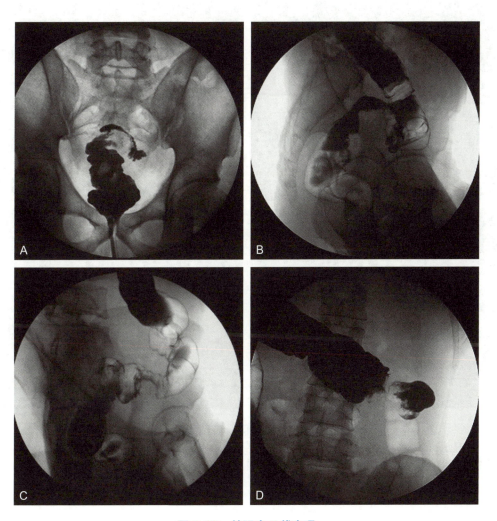

图6-66　结肠癌X线表现

A~D为同一患者X线钡剂灌肠结果，显示直肠、乙状结肠移行处可见充盈缺损影，局部黏膜皱襞破坏消失，管腔变窄，管壁增厚，对比剂通过受阻。

C. 溃疡型:肿块形成明显的溃疡,X 线上为肠腔内充盈缺损表面出现较大龛影,呈星芒状、锯齿状、边界不整、形态不规则,周围可见环堤,局部管壁僵硬,黏膜皱襞破坏消失,结肠袋消失。

2. CT 表现(图 6-67、图 6-68)

(1)平扫:管腔内可见分叶状肿块影,管壁增厚,与周围组织分界欠清,局部可见小龛影或低密度影。

(2)增强扫描:管壁及肿块明显强化。溃疡型结肠癌时可见"火山口"改变。癌组织浸润性生长时可造成肠管狭窄,浆膜面毛糙。

CT 检查对结肠癌早期病变、分期、周围组织受累情况、有无淋巴结转移及远处转移有重要的价值,需要充分的肠道准备。

(3)功能成像:CT 灌注成像成为近年研究的热点之一,它是一种功能成像技术,指注射对比剂后对选定层面进行动态扫描,获得该层面内每一个像素的时间-密度曲线,得到组织血流动力学信息,从而评估器官组织的血液灌注。

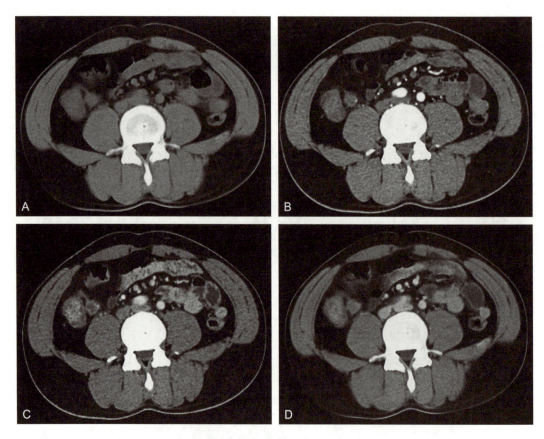

图 6-67 结肠癌 CT 表现

A. 平扫显示结肠右曲肠腔内可见不规则软组织肿块影,管壁增厚,管腔狭窄;B. 增强扫描动脉期可见软组织肿块明显不均匀强化,浆膜面毛糙,周围可见多发肿大淋巴结影;C、D. 门静脉期及延迟期软组织肿块仍可见强化。

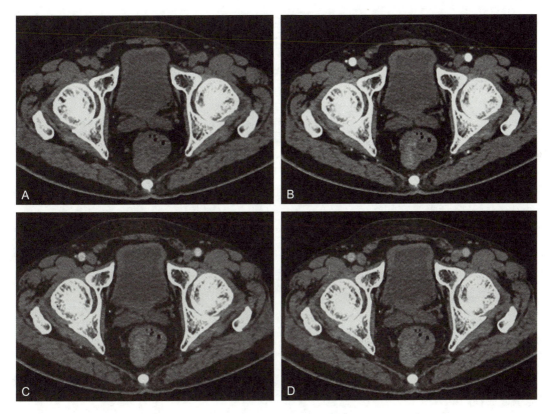

图 6-68　直肠癌 CT 表现

A. 平扫显示直肠中下段肠腔内可见不规则软组织肿块影,管壁明显增厚,管腔狭窄;B. 增强扫描显示动脉期软组织肿块明显不均匀强化;C、D. 门静脉期及延迟期可见肿块持续强化。

3. MRI 表现

（1）平扫:结直肠癌 T_1WI 呈中等信号,T_2WI 呈等或高信号,脂肪抑制序列呈高信号。病变境界欠清,除管壁弥漫增厚外,病灶往往与肠壁呈广基相连,表面不光整,呈菜花状外观,容易侵犯肌层、浆膜层,信号往往欠均匀。结直肠癌特别是直肠癌、乙状结肠癌和结肠右曲癌容易突破浆膜层后侵犯周围邻近脏器,表现为与邻近脏器正常分界消失、界限不清,周围脂肪间隙内可见异常信号灶,且与原发肿瘤信号一致。

（2）增强扫描:与 CT 增强表现类似,增强扫描呈明显强化。晚期会有周围脏器受累,局部或远处淋巴结转移,远隔器官转移,以肝、肺、骨多见。

（3）MRI 功能成像

1）磁共振结肠成像（magnetic resonance colonography, MRC）:它通过摄取对比剂增加肠道的信号对比,得到了临床认可。

2）弥散加权成像:通常用表观扩散系数来描述活体组织水分子的扩散情况。

【诊断与鉴别诊断】

1. 增生型结肠癌与结肠良性肿瘤及息肉相鉴别　后者外形较光滑整齐,黏膜规整,肠管蠕动正常。

2. 与结核性病变相鉴别　增殖型的回盲部结核常为末端回肠与盲肠同时受累,盲肠挛缩向上。

3. 与阿米巴结肠炎相鉴别　有阿米巴感染史,阿米巴肉芽肿与正常的结肠分界不清,为渐变性改变。

4. 与其他部位的恶性肿瘤侵及或转移至结肠相鉴别 如胃癌蔓延至横结肠,胰腺癌侵及横结肠,卵巢、子宫、前列腺、肾脏恶性肿瘤侵及邻近的肠道,肺癌血行转移至结肠等,结合病史及临床资料可以鉴别出结肠肿物为原发还是继发而来。

(十一)结肠腺瘤

【概述】

结肠腺瘤是大肠的常见病变,也是结肠癌主要的癌前病变,多发生于乙状结肠。最常见的发生人群为 40 岁以上的中老年人。

【临床与病理】

1. 临床表现 腺瘤较小时,患者可无任何症状及体征;腺瘤较大时,部分患者会出现腹泻、便血、肠套叠及肠梗阻等症状。

2. 病理 根据腺瘤的外观形态将其分为 3 种类型:隆起型、扁平型、凹陷型。隆起型又分为有蒂和无蒂两类。根据腺瘤病理类型的不同,可将其分为管状腺瘤、绒毛状腺瘤、管状绒毛状腺瘤和锯齿状腺瘤,其中,管状腺瘤最为常见,绒毛状腺瘤癌变率最高。

【影像学表现】

1. X 线表现

(1)隆起型:结肠腔内有充盈缺损影,边缘规整,黏膜规则,蠕动正常,部分肿块也可合并溃疡,肿块较大时可使钡剂通过困难,病变区可触及肿块,严重者可引起肠梗阻。

(2)扁平型:病变导致肠管偏心性狭窄,轮廓较规整,黏膜规则,肠管蠕动正常,若肿块较大,亦能引起肠梗阻。

(3)凹陷型:肠腔内有龛影,形态较为规则,边界规整,龛影周围可伴有不同程度的充盈缺损与狭窄。

2. CT 表现 可以发现结肠内较小的病灶、评价周围淋巴结,也可以对梗阻部位及梗阻的近端肠管进行评价。不同类型的结肠腺瘤表现不同。隆起型腺瘤在病灶较小时就可发现,最易引起肠梗阻;扁平型腺瘤发现相对不易;凹陷型腺瘤可见壁内龛影。但不同类型腺瘤形态都较为规则,增强扫描可见明显强化。

【诊断与鉴别诊断】

1. 结肠息肉 结肠黏膜表面的局限性隆起,X 线钡剂检查表现为结肠腔内的充盈缺损,圆形或长条形,边界锐利清晰。单纯行 X 线检查两者鉴别较为困难,结肠镜可将两者进行区分。

2. 肠结核 多继发于肺结核,好发部位为回盲部及结肠末端,有腹痛、腹泻、午后低热、盗汗等症状,X 线检查可见黏膜破坏、龛影及息肉状充盈缺损,结肠袋结构消失,以上几点及结肠镜检查有助于两者之间的鉴别。

3. 结肠癌 结肠癌充盈缺损影不规则,黏膜皱襞中断、破坏,管壁僵硬,蠕动消失,结肠袋结构消失。而结肠腺瘤充盈缺损影光滑整齐,黏膜规则,蠕动正常。

第二节 肝胆胰脾疾病

一、检查方法与要求

(一)X 线检查

1. X 线平片 包括立位及仰卧位腹部平片。肝脏、脾脏及胰腺属实质性器官,在 X 线平片上呈中等密度。因器官周围脂肪组织、相邻胃肠道气体的对比,可显示器官的轮廓、大小、形态和位置及其与肺、膈肌的关系。X 线平片对肝胆胰脾病变价值有限,目前可用于显示经导管动脉化疗栓塞（TACE）治疗后碘化油在肝脏实质及病灶内的沉积等情况。

2. 造影检查

（1）钡剂造影检查：用于肝硬化并发症如食管静脉曲张的诊断。

（2）胆道造影检查：用于显示胆道形态改变及病变情况，包括如下几种。

1）术后 T 形管造影（T-tube cholangiography）：是利用胆总管手术后放置于胆总管内的 T 形引流管做造影检查，可用于了解肝内、外胆管有无残留结石，胆总管下段是否通畅等。

2）内镜逆行胰胆管造影（endoscopic retrograde cholangiopancreatography，ERCP）和经皮经肝胆管造影（percutaneous transhepatic cholangiography，PTC）(图 6-69)：两者均属于有创性检查方法，主要用于判断梗阻性黄疸的病因，并可同时进行活检和治疗，如引流胆汁以减轻黄疸、十二指肠乳头切开取石术等。口服法及静脉法胆囊造影现已基本弃用。

（3）血管造影检查：随着介入放射学的发展，数字减影血管造影技术的临床应用日益广泛，不仅用于诊断，也是血管栓塞术和血管再通术等介入治疗的重要基础。肝动脉造影是采用 Seldinger 技术，经皮穿刺股动脉后将导管送至肝总动脉、肝固有动脉并注入对比剂，肝动脉、血窦和门静脉依次显影。若导管进入脾动脉、肠系膜上动脉等部位，可进行选择性的靶血管造影（图 6-70）。

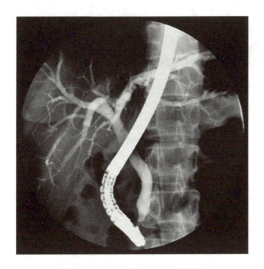

图 6-69 正常 ERCP 检查

经内镜从十二指肠乳头逆行注入对比剂，显示胆总管、肝总管、左右肝管及其肝内分支胆管。

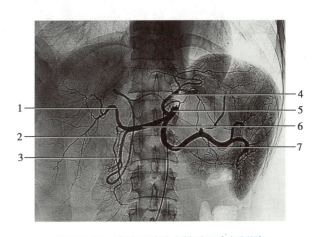

图 6-70 腹腔干动脉血管造影（动脉期）

1. 肝固有动脉；2. 胃右动脉；3. 胃十二指肠动脉；4. 胃左动脉；5. 腹腔干；6. 肝总动脉；7. 脾动脉。

（二）CT 检查

CT 具有良好的空间分辨力和密度分辨力，能清晰显示解剖细节，广泛应用于肝胆胰脾疾病的诊断。目前多层螺旋 CT 能在一次屏气时间内完成整个腹部扫描（10 秒以内），避免了呼吸运动的伪影及层面遗漏。

CT 扫描包括平扫、增强扫描。增强扫描一般采用多期增强的方式，即在静脉注入对比剂后于不同时间（20~30 秒、50~70 秒、100~120 秒及 3 分钟以后）扫描，分别得到包括肝动脉期、门静脉期、平衡期及延迟期的图像，显示肝脏、胰腺、脾脏及病变在不同时相的增强效应（图 6-71）。特别是对于肝脏占位性病变的 CT 增强检查，建议行三期 CT 增强扫描观察，能够准确、全面地显示病变血供方式的特点，对于明确病变性质非常重要。对比剂的注射速率一般为 3~5ml/s。

CT 除了扫描速度快、覆盖范围广的优势，还可以应用三维成像技术，对肝胆胰脾病变及脉管系统作出全面的评价。三维成像技术包括如下几种。

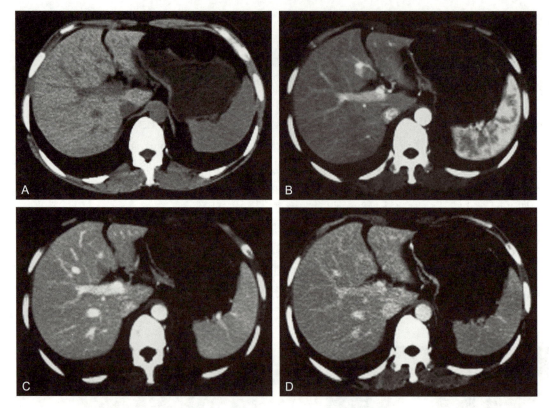

图 6-71 正常肝脏 CT 平扫及增强扫描检查

A. 平扫显示肝实质呈均匀软组织密度,肝内门静脉和肝静脉密度低于肝实质,呈管状或圆形影;
B. 增强扫描动脉期肝门部肝动脉强化明显,呈条状、点状高密度影,肝实质无明显强化;C. 门静脉期
显示门静脉和肝静脉强化明显,肝实质明显强化;D. 平衡期可见门静脉内对比剂浓度下降,而肝实
质强化达到高峰。

    1. 多平面重建 可以用 1~3mm 层厚重建肝胆胰脾横断位、冠状位及矢状位图像,也可以任意角度进行斜位和曲面重建。

    2. CT 血管成像(CTA) 利用肝动脉期及门静脉期的容积数据可重建肝动脉、门静脉系统的图像(图 6-72)。

    3. CT 胆管造影(CT cholangiography) 包括阴性法和阳性法。

    (1)阴性法胆管造影:较为常用,是指利用肝胰实质增强后与低密度胆胰管形成密度差,以最小密度投影(MinP)、MPR、VR 等技术方式显示胆胰管。

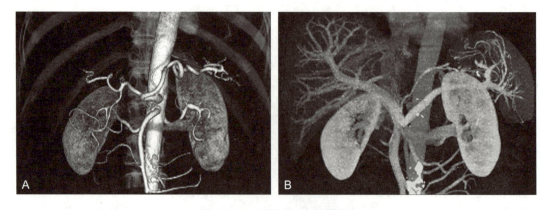

图 6-72 肝脏 CT 血管成像
A. 容积再现技术重建动脉成像;B. 最大密度投影技术重建门静脉成像。

（2）阳性法胆管造影：是指利用经胆道排泄的高密度对比剂,使胆管内密度增高而进行三维成像。严重胆道梗阻的患者由于胆管上皮受损,排泌功能下降,可能影响阳性法的成像效果。

4. CT灌注成像（CT perfusion imaging,CTP） CT灌注成像可以获得肝胰脾实质组织、病变的血流动力学信息。

（1）肝胆胰脾的CT扫描检查应尽量减少呼吸运动及胃肠蠕动伪影的影响。

（2）扫描方案因检查部位而异,平扫和增强扫描一般不可缺少,肝脏和胰腺的增强需要多期扫描,必要时增加实质期及延迟期,以准确显示病变的强化特点。

（3）三维重建图像以病变为中心,以适当的方位、层厚准确显示病变的CT征象特点及与邻近器官结构的关系。

5. CT能量、能谱或者光谱成像 采用"双低"（低辐射剂量、低碘用量）扫描技术。可以早期发现肝脏较小的病灶,以及获得更好显影效果的血管成像。

（三）MRI检查

MRI具有极高的组织分辨力,可以反映病灶内的组织结构和成分,对于肝硬化背景上发生的各类结节具有重要的检测和定性诊断价值。MRI技术正在不断发展,新成像序列不断出现,在肝胆胰脾疾病的应用前景十分广阔。MRI扫描包括如下方法。

1. 平扫 常规选择横断位及冠状位,扫描范围从膈顶至拟观察的器官结构下缘。平扫包括 T_1WI 及 T_2WI 序列。T_1WI 多采用梯度回波序列,T_2WI 多采用 FSE 合并脂肪抑制技术。快速成像技术如半傅里叶采集单次激发快速自旋回波（half-Fourier acquisition single-shot turbo spin echo, HASTE）序列可以在一次屏气内完成扫描。利用门控技术,MRI扫描可以在自由呼吸下进行,避免呼吸运动造成的伪影,获得高信噪比、良好对比度的 T_1WI 和 T_2WI。MRI双回波序列,即梯度回波 T_1WI 的同相位（in-phase）、反相位（out-phase）序列扫描图像可以显示是否存在脂肪,水脂分离技术可以计算肝实质的脂肪含量（图6-73）。

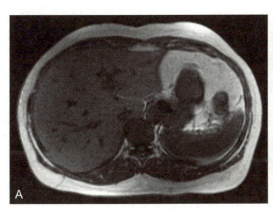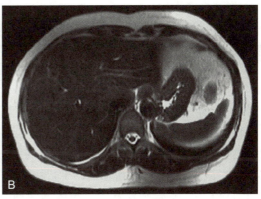

图6-73 肝脏MRI平扫检查

A. T_1WI 显示肝实质呈中等信号,比脾脏信号稍高;B. T_2WI 肝实质信号强度低于脾脏。

2. 增强扫描 与CT相似,MRI多期增强一般包括肝动脉期、门静脉期、实质期,必要时增加延迟期。肝胆胰脾增强检查一般采用 Gd-DTPA 作为对比剂,注射速率为 3~5ml/s。静脉注射对比剂后于不同时间（20~25秒、45~60秒、90~120秒及 3~5分钟以后）扫描,分别得到肝动脉期、门静脉期、平衡期及延迟期扫描图像。肝脏特异性对比剂通过改变含对比剂肝组织的 T_1 或 T_2 而达到强化目的,包括钆螯合物和锰螯合物等,如 Gd-EOB-DTPA、Mn-DPDP,能被肝细胞摄取并经胆汁分泌,从而使肝脏和胆道系统强化,在 T_1WI 上的信号增高。与正常肝实质相比,非肝细胞肿瘤病变不强化,大多数肝细胞癌的增强程度亦较低,因此可以清楚显示上述病变。

3. 磁共振血管成像(magnetic resonance angiography,MRA) 血管成像方法包括时间飞跃法、相位对比法及对比增强法等。三维对比增强MRA是目前最常用的腹部血管成像技术,可以针对肝动脉系统、门静脉系统及其侧支循环通路等进行血管成像,常用的序列包括三维快速小角度激发(three-dimensional fast low angle shot,3D FLASH)、扰相梯度回波序列(spoiled gradient echo,SPGR)等序列。

4. 磁共振胆胰管成像(MR cholangiopancreatography,MRCP) 是利用重T_2加权使水显示为高信号,而其他组织的信号被抑制的成像技术。其优势在于不需要使用对比剂,无创和无辐射损伤,可以三维多角度观察胆管与胰管,同时结合薄层多序列成像又可以显示胆管周围组织信息,是最常用的胆系检查方法(图6-74)。

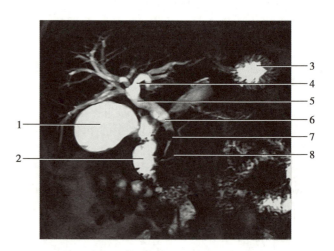

图6-74 磁共振胆胰管成像
1. 胆囊;2. 十二指肠;3. 胃底;4. 左肝管;5. 肝总管;6. 胆总管;7. 胆总管内结石形成的充盈缺损;8. 胰管。

5. 磁共振弥散加权成像(diffusion weighted imaging,DWI) 可以无创性检测活体组织内水分子的布朗运动水平,属于功能成像技术,能为肝胆胰脾病变的检出及鉴别诊断提供信息。

6. 磁共振灌注加权成像(perfusion weighted imaging,PWI) 快速团注顺磁性对比剂后,灌注加权成像序列扫描可以获得肝胆胰脾组织增强影像及相关灌注信息,观察组织血流动力学改变。目前常用动态对比增强MRI(dynamic contrast-enhanced MRI,DCE-MRI)的方式,即在静脉注射对比剂后几分钟内,每隔几秒进行组织和器官的一系列的T_1图像扫描,获得灌注评价曲线及相关血流动力学参数。

7. 磁共振波谱成像(magnetic resonance spectroscopy,MRS) MRS是目前唯一能够无创性研究活体组织代谢、生化变化和进行化合物定量分析的影像学方法。可以利用MRS对肝组织的脂肪含量进行定量分析。除^1H外,用于肝脏MRS研究的原子包括^{31}P、^{13}C、^{23}Na、^{19}F等。

肝胆胰脾的MRI扫描要特别注意呼吸运动的影响,做好检查前准备和患者的呼吸屏气训练。MRI扫描时要准确选择屏气或自由呼吸的扫描序列,合理选择信噪比、对比度和时间分辨力、空间分辨力,减少运动伪影、搏动伪影、金属伪影。扫描方案因检查部位而异,准确选择脂肪抑制、MRCP、DWI等技术得到良好的上腹部图像;肝脏和胰腺的增强需要多期扫描,必要时增加延迟期,准确显示病变的强化特点。

(四) 超声检查

超声检查对肝胆胰脾等实质性器官病变检查的灵敏度高,对组织影响小,并且价廉经济,操作方便,应用广泛,是临床首选影像学检查方法。

1. 通过超声探头的不同断面扫查,可清楚显示解剖结构,确定肝胆胰脾病变的存在。对肝脏、胆囊、脾脏和肝外胆管上段疾病诊断的灵敏度高。

2. 通过实时动态的多方位断层扫查,超声对病灶的定位诊断准确率非常高。肝胆胰脾常见疾病的表现如结石、钙化、实性与囊性肿块、管道扩张等,声像图特征性明显,能够准确诊断。

3. 彩色多普勒血流成像可以通过观察肝脏血管的血流方向、频谱形态和测量血流信息等,进一步确定血管病变的性质和获得肝脏的血流动力学信息。

（五）放射性核素检查

肝胆胰脾的放射性核素检查可以显示正常器官组织、病变形态以及功能信息。

1. 肝脏胶体成像 放射性胶体物质如 ^{99m}Tc 等，被库普弗细胞吞噬后均匀分布于肝脏。通过显示肝区的放射性分布，了解肝脏大小、位置、形态及功能，判断肝内、外病变及其相互关系。

2. 肝脏血池显像 核素标记的血池显像剂如 ^{113m}In-转铁蛋白等可以均匀分布在血液中，在一定的时间内既不透过血管壁，也不被脏器清除。显像剂在血液丰富的部位或器官内可以长时间聚集，其放射性信息可鉴别病变的血管丰富程度。

3. 肝胆动态显像 使用经肝细胞快速代谢并从胆道排出的放射性显像剂，进行肝胆和肠区放射性信息的连续动态采集或间断多次采集，显示肝脏、胆囊功能及胆道通畅情况，进行肝胆疾病诊断。

4. 肝胆系统肿瘤的阳性显像 具有亲肿瘤特性或与肿瘤代谢、血流动力学特点相关的核素显像剂如 ^{67}Ga、^{169}Yb、^{75}Se-甲硫氨酸、^{18}F-FDG、^{99m}Tc-PMT 等，经静脉注射后，可在肿瘤组织浓聚而显像。

5. 脾显像 放射性核素标记的变性红细胞或放射性胶体物质进入脾后，可在体外显像。

6. PET、PET-CT 与 PET-MR 利用正电子核素的示踪作用进行显像。糖代谢显像剂 ^{18m}F-FDG 是常用于肿瘤显像的正电子显像剂，其他如氨基酸类显像剂 ^{11}C-甲硫氨酸等。PET、PET-CT 与 PET-MR 可用于对肝胆胰脾恶性肿瘤进行诊断、分期评价，特别是对淋巴瘤、淋巴结转移等病变具有重要临床价值。

二、基本病变影像表现

肝、胆和胰腺是重要的消化器官，脾脏是重要的造血免疫器官，影像学检查对于显示其解剖结构和诊断相关疾病尤为重要。对于实质性脏器（肝、胰、脾），其基本病变主要包括形态、质地、肿块和血管等方面的异常。而对于胆囊和肝内、外胆管这些空腔脏器而言，其基本病变主要包括管腔大小、管壁厚薄和管腔内的改变。

（一）肝脏基本病变

1. 形态异常 肝脏的形态异常主要表现在肝脏的大小、边缘、外形轮廓、肝叶比例、肝裂宽度等方面。常见于典型肝硬化、肝脏实质内较大或外生性占位性病变。肝硬化晚期会引起肝叶比例失调，此时行断面影像学检查时应适当加大范围，以免变形的肝脏扫描不完整。

2. 实质异常 分为弥漫性和局灶性两类，只包括肝组织的异常，不包括肝内胆道系统和血管系统的异常。

（1）弥漫性肝实质异常：即肝脏弥漫性疾病（diffuse lesion of liver），为一组弥漫性肝细胞变性、坏死的疾病。其中一些疾病可以引起肝脏大小、形态及密度的改变。

1）常见病因：①各种病因引起的肝炎、肝硬化：肝小叶的破坏与再生造成肝组织结构质地的改变；②弥漫性脂肪肝；③胆红素代谢障碍性疾病：如 Gilbert 综合征、Rotor 综合征、Crigler-Najjar 综合征、Dubin-Johnson 综合征；④自身性疾病造成的肝脏受累：如白血病、淋巴瘤和系统性红斑狼疮等；⑤遗传性疾病：如 α-抗胰蛋白酶缺乏症、肝豆状核变性、先天性肝纤维化等。

2）影像学表现：①肝脏体积、形态的变化，通常为体积增大，但肝硬化晚期常表现为肝叶不成比例地萎缩；②肝实质质地变化，表现为 CT 图像上肝实质密度减低（脂肪肝）、升高（血色病）或不均匀，或 MRI 图像上信号强度的改变；③当 CT 增强图像上显示肝内门静脉和下腔静脉属支周围环状低密度带，即门静脉周围晕轮征（periportal halo sign），提示肝细胞肿胀，肝内淋巴回流阻滞、汇管区淋巴管扩张；④当病情进展至肝硬化阶段，大量肝细胞坏死，肝小叶结构破坏及再生，假小叶形成及广泛纤维化，CT 和 MRI 可表现出典型的肝硬化表现，即肝脏大小、形态失常，质地不均匀以及伴随门静脉高压和脾脏体积增大的典型影像学表现(图6-75)。

(2)局灶性肝实质异常:主要指肝内单发的、孤立性的病变,或虽为多发病变,但病变未引起肝实质广泛且显著的形态学及组织病理学异常。肝囊肿、肝脓肿、寄生虫病、肝脏各种良恶性肿瘤等病变中常见。

1)病灶大小:肝内病变大小不一,较大者可占据肝脏的大部分容积或突出于肝脏轮廓之外生长,如巨块型肝细胞癌(图6-76)。较小者,几毫米至1cm,如微小囊肿、小肝癌和肝脏小的转移瘤等。

2)病灶形态及边界:局灶性肝内病变多为圆形或类圆形肿块,轮廓规则。囊肿、良性肿瘤和愈合期肝脓肿通常边界清晰锐利,而恶性肿瘤伴周边侵犯、常边缘不清。

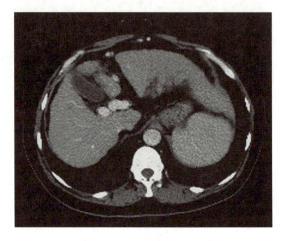

图6-75 肝硬化CT表现

肝脏形态失常,肝叶比例失调,左叶增大,肝表面不光整,伴有门静脉高压引起的脾大、门静脉增粗、腹壁静脉曲张表现。

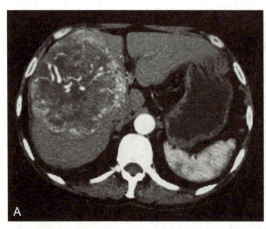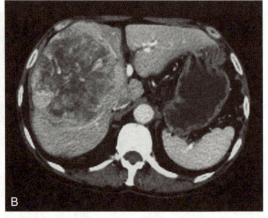

图6-76 巨块型肝细胞癌CT表现

肝右叶巨大类圆形软组织肿块。动脉期(A)肿瘤不均匀明显强化,内可见多发迂曲病理血管,周围肝实质无强化;静脉期(B)周围正常肝实质明显强化,肿瘤实质强化程度减低,呈相对低密度,边缘可见假包膜。

3)病灶数目:肝内转移瘤、肝囊肿和肝血管瘤具有多发的特点。原发性肝细胞癌可为单发,亦可为多发,易经门静脉系统发生肝内转移,表现为多发病灶。明确病灶的数目和定位有助于选择合适的临床治疗方案。

4)病灶质地

A. X线表现:可见肝区钙化、气-液平面等明显异常改变,对于肝内局灶性病变提示信息较少,已基本被CT、MRI及超声等检查代替。

B. 超声表现:根据回声特点不同可分为高回声、中等回声、低回声、无回声和混合回声病灶。超声对肝脏局灶性病变诊断的灵敏度尚可,但对病灶诊断的特异度较低。肝血管瘤、肝硬化增生结节和局灶性脂肪肝通常表现为高回声灶;肝腺瘤、局灶性结节增生和部分肝癌表现为中等回声灶;早期小肝癌和转移性肝肿瘤常表现为低回声灶;肝囊肿、肝脓肿、肝棘球蚴病和坏死严重的巨块型肝癌可表现为无回声灶;大部分原发性肝癌、肝血管瘤及早期肝脓肿表现为混合回声病灶。

C. CT表现:CT平扫图像病灶通常表现为低密度。肝囊肿呈水样低密度,边界清晰,但囊液成分变化时会引起 CT 图像病灶密度的改变,合并出血或蛋白质成分较高时,密度会增高。肝脓肿内可出现小气泡或气-液平面,部分可见分隔,通常壁比较厚。肝肿瘤通常为混杂不均匀密度,合并出血、钙化时表现为高密度,合并液化坏死时表现为低密度灶。

D. MRI 表现:肝囊肿 T_1WI 呈均匀较低信号,T_2WI 呈显著高信号,边界清晰锐利。肝脓肿 T_1WI 呈均匀或不均匀的低信号,T_2WI 表现为极高信号;环绕周围的脓肿壁,T_1WI 信号强度高于脓腔、低于肝实质,T_2WI 呈中等信号。肝血管瘤 T_1WI 呈均匀低信号,T_2WI 呈均匀高信号。肝癌 MRI 信号与血管瘤相似,当病灶合并出血、液化坏死和脂肪变时呈混杂信号。

5)病灶强化特征:超声造影通过静脉注射气泡对比剂可实时观察肿瘤的强化特点,对于小肝癌的诊断有一定的价值。CT 增强图像通过静脉注射含碘对比剂,MRI 增强图像通过静脉注射含钆对比剂,两种增强图像均反映肿块内部的血供和循环灌注特点,强化方式基本一致。通常,不同性质的肿瘤具有不同的强化方式和特点,其强化特征对于定性诊断具有较大价值。

A. 囊性病变:该类病变不强化,包括肝囊肿、肝棘球蚴病。

B. 肝脓肿壁:表现为厚壁环形强化,环形强化的脓肿壁和周围无强化的低密度水肿带可形成环征(ring sign)(图 6-77)。

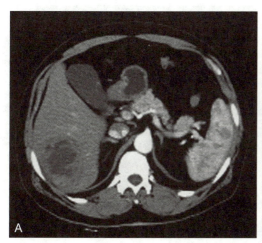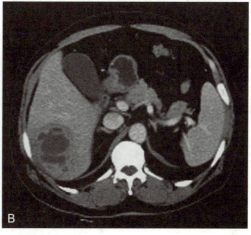

图 6-77 肝脓肿增强 CT 表现

肝右叶单发类圆形脓肿。动脉期(A)强化不明显;静脉期(B)厚壁和脓腔内分隔呈轻度延迟强化,液化坏死不强化,壁周可见低密度水肿带,形成"环征"。

C. 肝海绵状血管瘤:其强化具有特征性。动脉期出现病灶边缘小结节状强化灶,强化程度与同层大血管密度相当;随着时间延长,强化灶增多并融合向病灶中央扩展;延长数分钟后肿瘤可与周围正常肝组织呈现相同密度或信号。表现为典型的"快进慢出"式向心性强化特征(图 6-78)。

D. 富血供肝肿瘤:包括肝细胞腺瘤、局灶性结节性增生(focal nodular hyperplasia,FNH)和肝细胞癌(hepatocellular carcinoma,HCC)(图 6-79)。通常为肝动脉分支供血,肿瘤动脉期就表现出明显强化;但由于肿瘤内新生血管内皮基底膜发育不完善,病灶廓清对比剂的速率也很快,在门静脉期呈等、低密度或信号,尤其是 HCC 呈现"快进快出"式强化特征。肿瘤内部的出血、囊变和坏死区无强化。FNH 病灶内常含有星状纤维瘢痕,动脉期不强化,随时间延长呈轻度强化,为 FNH 的特征(图 6-80)。

E. 乏血供肝肿瘤:包括大部分转移性肝肿瘤和原发性胆管细胞癌。因肿瘤血供不足,病灶中央区通常为不强化组织或坏死区。转移瘤病灶周边呈环形强化,部分转移瘤外周有低于肝实质密度的水肿带,形成"牛眼征"(图 6-81);胆管细胞癌呈轻度延迟强化,可以加以鉴别。

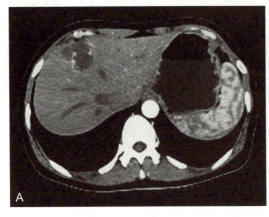
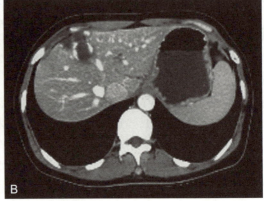

图 6-78 肝内"快进慢出"向心性强化病灶

肝右前叶海绵状血管瘤。动脉期（A）显示病灶边缘结节状强化灶，强化程度与同层腹主动脉相当；静脉期（B）强化灶向中央扩展，呈填充式强化。

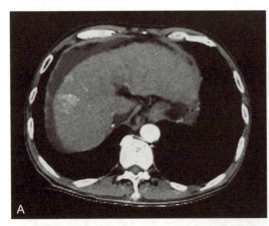
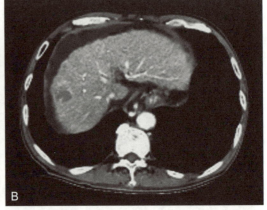

图 6-79 肝内"快进快出"式强化灶

小肝癌。动脉期（A）肝右叶见两个圆形肿瘤病灶，一大一小，强化明显，高于周围正常无强化肝组织；静脉期（B）病灶强化程度下降，低于正常肝组织。

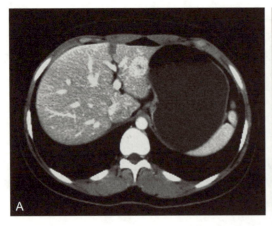
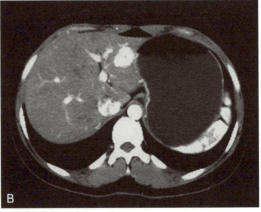

图 6-80 局灶性结节性增生 CT 表现

肝左叶动脉期（A）明显强化肿块，包膜不清晰，内可见点状无强化区；静脉期（B）肿块强化程度显著，肿块内斑点状无强化区为纤维瘢痕，呈延迟强化。

6）病灶周围结构异常：①肝脏良性肿瘤对周围血管及胆管呈推压、移位改变；②原发性肝细胞癌常侵蚀、破坏邻近结构，引起门静脉或肝静脉内癌栓时表现为增强图像上血管内对比剂的充盈缺损影（图6-82）；③肝内胆管细胞癌可侵犯破坏邻近胆管，引起周围胆管的扩张、狭窄及胆管内癌栓。

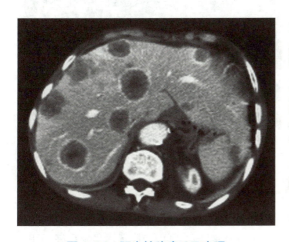

图6-81 肝内转移瘤CT表现

肝实质内多发大小不等的圆形软组织肿块，周边环形强化，呈典型的"牛眼征"。

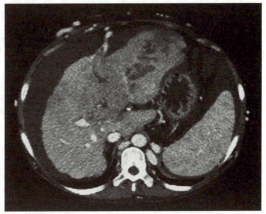

图6-82 肝癌合并门静脉癌栓

肝左叶肝癌，静脉期图像显示肝左叶门静脉分支内充盈缺损。

3. 肝内血管异常 包括肝动脉、门静脉和肝静脉的异常。

（1）解剖学变异：主要表现为肝动脉系统的起源及发育畸形，门静脉、肝静脉和下腔静脉系统血管走行、分布及管腔等方面的变异，包括肝动脉的起源异常、门静脉海绵样变性、肝静脉和下腔静脉系统闭塞性疾病（布-加综合征）（图6-83）。CT血管成像和DSA可以清晰直观地显示血管的起源发育异常及管腔内病变。

（2）病理学异常：指继发于肿瘤侵犯血管而出现的一系列改变，包括以下几类。

1）供血肝动脉的增粗、扭曲：因肿瘤多为肝动脉分支供血。

2）肿块占位效应导致的血管受压、移位、拉直、分离等异常征象。

3）肿瘤对血管的浸润：表现为血管壁的不规则狭窄、闭塞、僵硬等。

4）异常新生血管：又称肿瘤血管，是一些发育不成熟的血管腔隙，表现为动脉期肿瘤区内粗细不均、走行紊乱的新生血管。

5）肿瘤染色：肿瘤内血液循环缓慢，对比剂廓清延迟，毛细血管期或静脉期呈密度增高影。

6）肝实质内充盈缺损：病变区无血供，静脉期表现为无对比剂染色的空白区，常见于肝内囊性病变或实性肿瘤的液化坏死区。

7）静脉早显：指动脉期见到门静脉或肝静脉显影，多见于肿瘤破坏动脉或静脉，造成动静脉短路或瘘所致（图6-84）。

8）静脉腔内充盈缺损：恶性肿瘤对门静脉主干及其属支、肝静脉和下腔静脉等的直接侵犯引起管腔内癌栓，出现受累静脉腔内的对比剂充盈缺损影。由癌栓引起的充盈缺损，具有新生血管供血，在动脉期受累静脉腔内癌栓可出现线状、片状强化征象。癌栓于动脉期的表现特异性强，静脉期检出灵敏度高。

9）静脉管径及压力的变化：合并肝硬化、门静脉高压时，CT、MRI及超声检查可见门静脉内径增加，此外，超声检查尚可见门静脉反向血流征象。

（二）胆道基本病变

胆道系统是重要的消化器官，影像学检查对于显示其解剖结构和诊断相关疾病尤为重要。

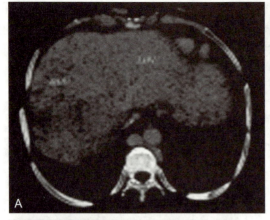
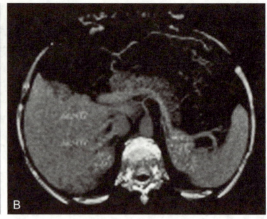

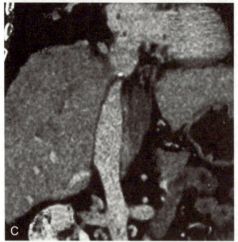

图 6-83　布-加综合征 CT 表现（数字彩图）
A. MIP 图像显示肝左、肝中静脉远段显影良好，下腔静脉开口处未见显影；B. MIP 图像显示肝门下方两支粗大副肝静脉汇入下腔静脉；C. 曲面重建图像显示下腔静脉肝段膜性狭窄。

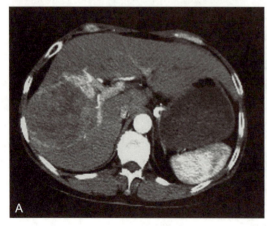
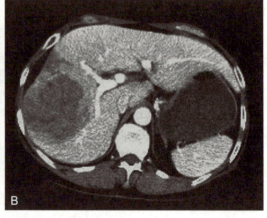

图 6-84　肝癌合并动静脉瘘 CT 表现
A. 横断位动脉期图像显示肝右叶明显强化肿块，肝动脉供血，门静脉提前显影；B. 横断位静脉期图像显示肿块强化程度下降，低于周围肝实质。

对于胆囊和肝内外胆管这些空腔脏器而言，其基本病变主要包括管腔大小、管壁厚薄和管腔内的改变。

　　胆道系统常见的疾病包括胆石症、胆囊炎、胆道系统肿瘤以及这些疾病引起的胆管梗阻。影像学检查的主要价值在于确定是否有胆道系统结石、炎症或肿瘤，并明确其部位、大小、范围及其引起胆管梗阻的程度。

　　1. 胆囊大小、形态及位置异常　　胆囊增大见于胆囊炎、胆囊管梗阻及胆总管梗阻等。超声检查显示胆囊纵径×横径超过 9cm×3cm,CT 检查显示胆囊横断面直径超过 5cm。胆囊缩小常伴有胆囊壁增厚,胆囊壁厚度超过 3mm,可表现为环形均匀增厚或局限性增厚。单纯胆囊壁增厚常见于胆囊炎(图 6-85);超声表现为胆囊壁呈"壁内分层",由外向内表现高、低、高回声(中层低回声为浆膜下水肿、炎性坏死);CT 和 MRI 表现为胆囊壁的弥漫均匀增厚,增强检查可见壁明显强化。

2. 囊腔异常内容物 囊腔内高密度内容物多为结石。超声检查胆囊和胆管内结石的典型声像图表现为强回声,后方伴声影(图 6-86),前者可随体位改变而移动。CT 检查胆囊和胆管结石表现为胆囊或胆管内单发或多发、密度均匀或

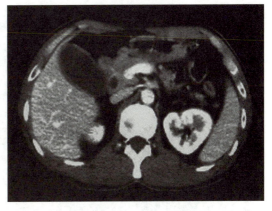

图 6-85 胆囊炎 CT 表现
胆囊壁毛糙增厚,增强呈明显强化。

不均匀高密度影。在扩张的胆管内,异常结石在周围低密度胆汁衬托下出现"靶征""新月征"。MRI 检查大部分胆囊和胆管结石在 T_1WI 和 T_2WI 均表现为低信号,T_2WI 及 MRCP 显示更加清晰,表现为高信号的胆汁中圆形或类圆形低信号充盈缺损。MR 波谱成像可在胆汁成分的分析中发挥重要作用。

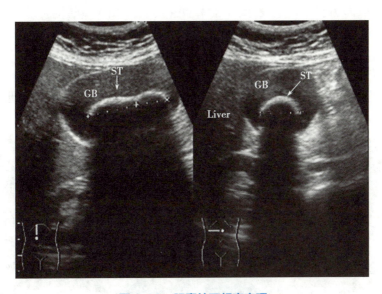

图 6-86 胆囊结石超声表现
胆囊内强回声光团,后方伴有声影。
Liver—肝脏;GB—胆囊;ST—结石。

3. 胆管扩张 目前用于临床胆道系统的 X 线检查方法主要包括 ERCP 和术后 T 形管造影。ERCP 可清晰显示胆系扩张情况,包括先天性的胆管扩张,表现为单发或多发的局部胆管梭形或囊状扩大;后天性的胆管扩张多由于下段狭窄或阻塞而引起上段胆管的全程扩张。超声检查容易显示扩张的胆管,表现为从肝门到肝外周的无回声的增粗管状结构。CT 检查表现为肝内胆管呈圆形或管状低密度区。壶腹部周围病变引起的胆管扩张,还可引起胰管扩张,出现"双管征",为低位胆道梗阻的重要征象,多提示胰头癌或十二指肠壶腹部肿瘤。MRI 检查中,扩张胆管 T_1WI 表现为低信号,T_2WI 表现为高信号(图 6-87)。MRCP 由于黑色肝脏背景和高信号胆管形成明显的信号差,扩张的胆管表现得更加清晰(图 6-88)。

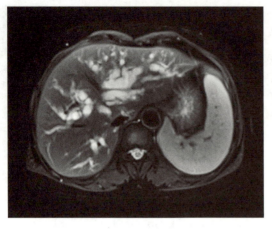

图 6-87　肝内胆管扩张 MRI 表现

T$_2$WI 图像显示肝内胆管弥漫性扩张，呈 T$_2$ 高信号。

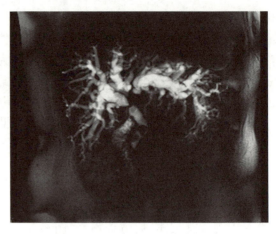

图 6-88　胆管扩张 MRCP 表现

MRCP 显示肝内胆管、肝总管、胆总管弥漫性扩张，呈高信号，胆总管下段管腔内可见低信号结节，为胆总管结石引起的肝内外胆管梗阻扩张。

4. 胆管狭窄　炎症、结石、肿瘤是引起胆管狭窄的最常见原因，狭窄病变以上的胆管出现梗阻扩张。ERCP 可见不同程度胆管管径变细或突然中断。CT 可通过扩张胆管逐层追踪，当出现扩张胆管消失层面，即为胆管狭窄段（图 6-89）；胆管狭窄的 MRI 横断位表现与 CT 相同。MRCP 表现与 ERCP 相同。炎症引起的胆管狭窄呈鼠尾状或漏斗状，边缘光滑，范围较长，与肿瘤引起的"软藤征"不同。

5. 囊壁占位性病变　主要包括胆囊癌、胆囊息肉、腺瘤和胆管癌。ERCP 表现为囊腔内的充盈缺损，良性者边缘光滑，恶性者边缘不规则。超声可见胆囊壁圆形或类圆形软组织肿块，多

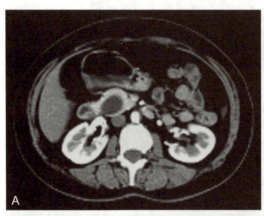
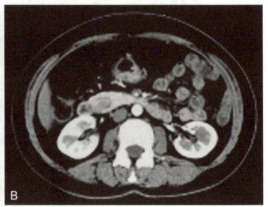
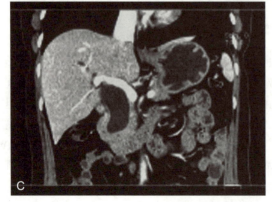

图 6-89　胆管狭窄 CT 表现

A. 横断位图像显示胆总管囊状扩张，沿层面向下追踪；B. 横断位图像显示胆管内软组织结节阻塞胆管；C. 冠状位图像显示胆总管中上段梗阻性扩张和下段截断性狭窄。

为稍高回声(图6-90),或胆囊壁局部不规则增厚,超声造影有助于对病变性质进行鉴别;胆管癌则在狭窄或阻塞处呈现弱回声或中等回声的软组织肿块。CT上胆囊肿瘤表现为胆囊内软组织肿块,壁增厚;胆管肿瘤则在扩张胆管见到胆管壁增厚及沿壁生长的软组织肿块。MRI检查肿块在T_2WI呈高信号,T_1WI呈低信号。MRCP表现与ERCP相似。

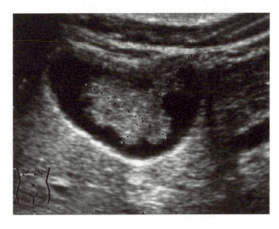

图6-90 胆囊占位超声表现

胆囊内的实质性肿块向囊内突起,呈覃伞型,强回声,局部胆囊壁回声不连续,病灶边缘不整。

(三)胰腺基本病变

1. 形态异常

(1)直接征象

1)胰腺各部比例失调、局部隆起突出:多见于胰腺肿瘤占位。胰头癌时多表现为胰头部肿块,并伴有胰体尾部萎缩(图6-91)。

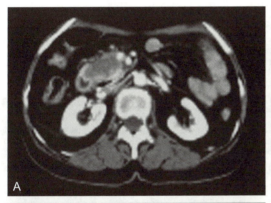
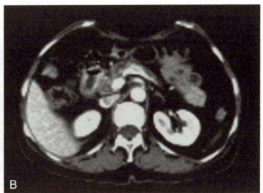
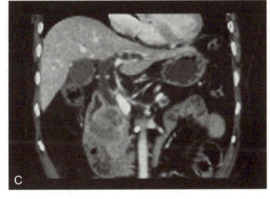

图6-91 胰腺癌 CT 表现

A. 横断位图像显示胰头部相对低密度软组织肿块,边界不清;B. 横断位图像显示胰体尾部萎缩,胰管扩张;C. 冠状位图像显示胰头部肿块伴十二指肠内侧壁侵犯,肝内外胆管梗阻扩张。

2)胰腺肿大、丰满:多见于急性胰腺炎时胰腺弥漫性或节段性的肿胀。

3)胰腺萎缩:多见于慢性胰腺炎时,胰腺体积缩小。

4)胰腺边缘毛糙、模糊不清:多见于急性胰腺炎、胰周渗出明显时。

(2)间接征象:上消化道造影检查能显示胰腺疾病造成的胰腺周围消化道的继发性改变,如十二指肠环扩大、淤胀,结肠切断征,胃结肠间距扩大等。

2. 实质异常

(1)胰腺的囊性病灶:主要包括胰腺囊肿、假性囊肿、坏死液化灶和囊性胰腺肿瘤等。超声表现为液性无回声区,胰腺囊腺瘤多为多囊性,内可见高回声分隔;在CT上呈水样低密度灶,增强检查囊性成分无强化,肿瘤分隔可强化(图6-92);在MRI的T_1WI上呈低信号,T_2WI上呈高信号。

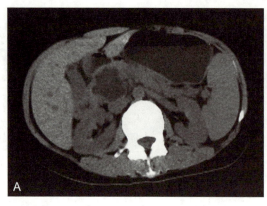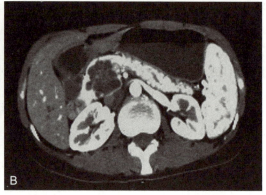

图 6-92　胰腺囊腺瘤 CT 表现

A. 横断位平扫图像显示胰头部多房囊性肿块,内可见多发分隔;B. 横断位增强图像显示囊壁及分隔强化,囊液不强化。

（2）胰管内结石、胰腺内钙化灶、胰腺内出血在 CT 上表现为高或稍高密度影,增强后无强化;结石在超声上表现为强回声伴声影,MRI 表现为无信号灶。

（3）胰腺的实性占位:包括胰腺原发性肿瘤和胰腺转移性肿瘤。在超声上一般呈稍低回声;因胰腺肿瘤乏血供者较多,故在 CT 上多为无明显强化的低密度灶,而胰岛细胞瘤及其他神经内分泌肿瘤多强化明显;在 MRI 各序列上呈软组织信号,与周围正常胰腺组织信号不同,在 T_2WI 尤为明显,增强后强化方式与 CT 类似。

3. 胰管异常　胰腺肿瘤(特别是胰腺癌)、慢性胰腺炎可造成不同程度的胰管扩张。胰腺癌胰管扩张通常比较均匀,在肿瘤发生处胰管狭窄甚至闭塞;慢性胰腺炎的胰管扩张多为节段性扩张与狭窄交替,呈串珠样改变,且扩张的胰管常伴发结石(图 6-93)。ERCP 和 MRCP 可直观清晰地显示胰管狭窄、梗阻、扩张、粗细不均、扭曲、受压等改变。

4. 周围结构异常　胰腺癌易对周围结构造成侵犯,血管侵犯常见,包括邻近下腔静脉、脾动静脉、肝动脉、门静脉和肠系膜上动静脉。增强 CT 和 MRI 对胰腺癌周围结构的侵犯、肿瘤分期等判定上有重要价值。

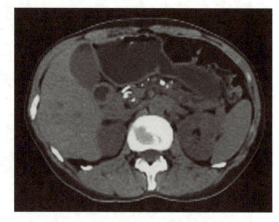

图 6-93　胰管扩张、结石

慢性胰腺炎患者,胰腺实质萎缩,胰管扩张,胰管内高密度结石、钙化灶。

（四）脾脏基本病变

脾脏是重要的造血免疫器官,影像学检查对于显示其解剖结构和诊断相关疾病尤为重要。基本病变主要包括形态、质地、肿块和血管等方面的异常。

脾脏病变的影像学特点包括:①在位置和数目上的先天发育性变异较多;②多数脾实质占位性病变的影像学表现缺乏特异性,定性诊断有一定的难度。

1. 脾脏体积增大　脾脏大小存在个体差异。当脾脏的径线显著超过正常脾脏的径线范围,即可认为是脾大。X 线上脾大明显时可见左侧膈肌抬高,胃泡右移,结肠左曲下移。超声诊断脾大的指标包括:①在肋下缘超声显示脾脏,除外脾下垂者;②成人脾脏厚度超过 4.5cm,最大长径大于 12cm(图 6-94);③脾脏面积指数超过 20cm²;④脾上极接近或超过脊柱左侧缘,即腹主动脉前缘;⑤小儿脾脏,脾/左肾长轴比率大于 1.25。

CT 横断面上脾外缘对应的肋单元超过 5 个即为脾大(图 6-95);若肝脏下缘消失的层面上,

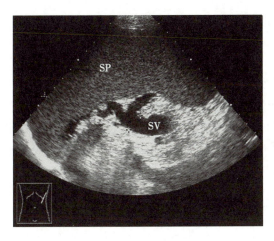

图 6-94 脾大超声表现

肿大的脾脏,内部回声均匀,长径为 165mm,脾静脉增宽,内径 15mm。

SP—脾脏;SV—脾静脉。

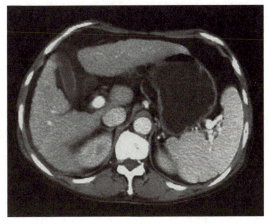

图 6-95 脾大 CT 表现

脾外缘对应肋单元超过 5 个,脾实质强化均匀,伴肝硬化、腹腔积液表现。

脾下缘仍能见到则可认为脾向下增大。MRI 诊断标准同 CT。脾大的判断需因人而异,可以在三维上不成比例,既可以是单独的上下径增大、前后径增大或厚度增大,也可以是均增大。需要与周围器官比较(肝脏)以及与自身以往的影像学资料对比,是明确有无脾大的较好方法。需要注意的是,当临床怀疑有脾大的患者行横断位扫描时(CT 或 MRI),需要把扫描范围适当加大,以免脾脏扫描不完整。

2. 数目和位置异常 主要有多脾、副脾(图 6-96)、无脾和脾脏异位这几种先天发育异常。根据这些结节的位置分布、质地特点(超声回声、CT 密度、MRI 信号)以及强化方式等征象,不难明确诊断。

3. 脾实质异常 主要包括脾实质完整性中断和脾实质内占位性病变。脾实质完整性中断常见于外伤所造成的各种类型的脾挫裂伤(即脾破裂),多伴有脾周和腹腔内的积血、积液。增强 CT 扫描对于脾实质完整性的判断、脾破裂类型和程度的评估以及了解腹腔继发性或合并性改变有较大帮助。

(1)CT、MRI 平扫表现

1)脾囊肿、脾梗死、脾挫裂伤慢性期、脾脓肿等囊性病变在 CT 平扫上表现为液性低密度灶;在 MRI 的 T_1WI 上呈低信号,T_2WI 上呈均匀高信号。

2)各类脾实质肿瘤,如脾海绵状血管瘤、血管肉瘤、脾淋巴瘤、转移性肿瘤等在 CT 平扫上多表现为等密度或稍低密度灶;T_1WI 呈低信号,T_2WI 呈高信号。

3)脾挫裂伤和脾血肿的急性期(图 6-97)、脾

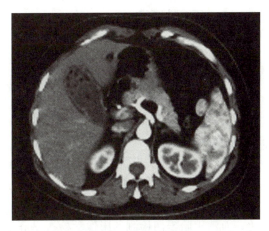

图 6-96 副脾 CT 表现

脾门处椭圆形软组织结节,边界清楚,增强 CT 显示结节双期强化方式与脾脏相同。

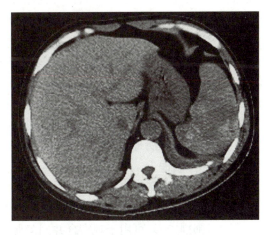

图 6-97 脾挫裂伤 CT 表现

脾实质密度不均匀,内可见不规则片状低密度及稍高密度影,提示出血可能,外缘包膜不完整;另可见左侧后肋骨折,左侧胸膜腔积液。

229

错构瘤和寄生虫病内的钙化在 CT 平扫上呈稍高或高密度灶；根据出血时期不同，MRI 上表现相应不同，钙化在 MRI 上均呈低信号。

（2）增强 CT 和 MRI 表现

1）强化病灶：海绵状血管瘤在动脉期呈周边结节样强化，随时间延迟强化向中央填充，逐渐与周围正常脾实质趋于一致，呈典型的"快进慢出"式强化，与肝脏海绵状血管瘤强化相同；局灶性淋巴瘤、转移瘤呈现轻至中度的周边性、不均匀性环状强化；脾脓肿壁常表现为较均匀的环状强化。

2）无强化病灶：见于脾囊肿、液化坏死灶和脾梗死。

三、常见疾病影像表现

肝脏疾病

影像学检查特别是各种断面成像技术，可以显示肝脏的形态异常、实质异常及脉管系统异常，已成为诊断肝脏疾病的重要手段。肝脏疾病包括肿瘤性、炎症性、先天性疾病等。本节主要介绍原发性肝癌、肝转移瘤、肝海绵状血管瘤、肝脓肿、肝硬化等常见肝脏病变。

（一）原发性肝癌

【概述】

原发性肝癌（primary hepatic carcinoma）包括来源于肝细胞的肝细胞癌（hepatocellular carcinoma，HCC）和来源于肝内胆管上皮细胞的胆管细胞癌（cholangiocellular carcinoma，CC），同时包括两种成分者称为混合型肝癌。慢性乙型肝炎病毒感染合并肝硬化患者属于肝细胞癌的高危人群，应定期进行超声及血清甲胎蛋白（alpha fetoprotein，AFP）检查。本节主要介绍肝细胞癌。

【临床与病理】

1. 临床表现　肝细胞癌好发于 30~60 岁男性，常在慢性乙型肝炎和肝硬化基础上发生。早期多无明显症状，中晚期可有肝区疼痛、腹胀、食欲减退、乏力、消瘦、发热等。晚期可有肝脾大、腹腔积液、黄疸、上消化道出血、恶病质。血清甲胎蛋白常呈阳性。早期发现和诊断可以提高疗效。血清甲胎蛋白检测和影像学检查是肝细胞癌的重要诊断手段。

2. 病理　原发性肝癌中绝大部分为肝细胞癌，大体上可分为 3 种形态。

（1）巨块型：常见。呈大块状，直径≥5cm，可以是单发巨大肿块，也可以是多发结节融合而成，病灶周围常有多发子灶，常合并门静脉癌栓。

（2）结节型：肿瘤结节直径<5cm，单个或多个，大小不等，也可为多个结节融合成一较大结节。

（3）弥漫型：少见。小癌结节弥漫分布于整个肝脏，常合并门静脉癌栓。小肝癌是指单个癌结节直径≤3cm，或 2 个结节直径之和≤3cm 的肝癌。

癌细胞呈条索状排列，粗细不一；条索之间有血窦和发育程度不一的肿瘤新生血管。癌细胞浸润性生长，易侵犯血管或于胆管内形成癌栓。较大的肿瘤病灶中心常常出现液化坏死区，可有出血、脂肪变性等病理改变。常可见假包膜。

【影像学表现】

1. X 线表现

（1）平片：一般不用于诊断肝细胞癌，对于评估肿瘤碘化油栓塞效果有一定价值。

（2）钡剂造影：可用于观察合并门静脉高压的肝细胞癌，显示食管及胃底静脉曲张情况。

（3）DSA：肝细胞癌的异常表现包括以下几种。①肿瘤供血动脉扩张，动脉分支变形、移位、扭曲及包绕；②肿瘤新生血管增多；③肿瘤染色明显；④动静脉瘘、血管湖或血管池；⑤门静脉癌栓，表现为门静脉内充盈缺损；⑥肝静脉及下腔静脉癌栓。

2. CT 表现(图 6-98~图 6-101)

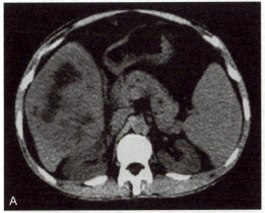

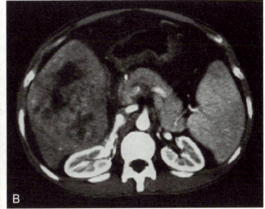

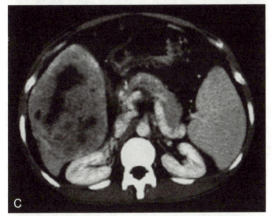

图 6-98 肝细胞癌(巨块型)CT 表现
A. CT 平扫显示肝右叶巨大肿块,以稍低密度为主,其内见多发不均匀更低密度区;B. 增强扫描动脉期肿瘤病灶呈不均匀强化;C. 门静脉期肿瘤病灶对比剂廓清快,呈稍低密度,坏死区不强化,显示更清楚。

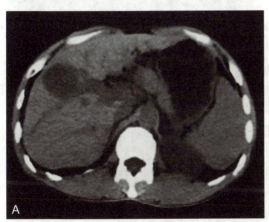

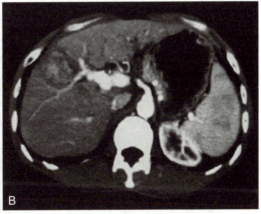

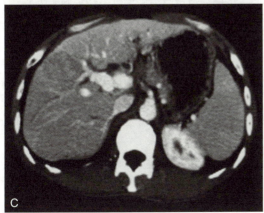

图 6-99 肝细胞癌(结节型)CT 表现
A. CT 平扫显示肝右叶结节状肿块,以稍低密度为主,边界稍模糊;B. 增强扫描动脉期肿瘤病灶呈不均匀强化;C. 门静脉期肿瘤病灶对比剂廓清快,呈稍低密度,周边隐约见不完整的环形强化。

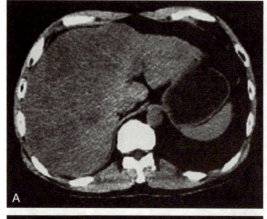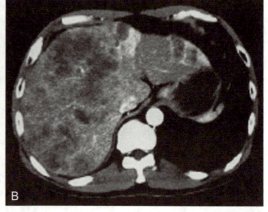

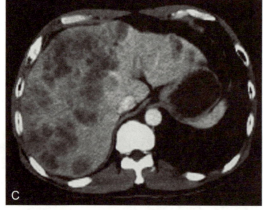

图 6-100　肝细胞癌（弥漫型）CT 表现
A. CT 平扫显示肝脏弥漫分布的稍低密度病灶，边界模糊不清；B. 增强扫描动脉期大多数肿瘤病灶呈明显不均匀强化；C. 门静脉期肿瘤病灶对比剂廓清快，呈稍低密度，边界显示更清楚。

（1）平扫

1）绝大多数肝细胞癌呈稍低密度，也可为等密度或混合密度。

2）较大肿瘤密度常不均匀，坏死、囊变及脂肪变性等呈低密度，合并出血为稍高密度。

（2）增强扫描

1）呈典型"快进快出"表现。肝动脉期肿瘤病灶强化显著，均匀或不均匀。肿瘤较大时可见供血血管影。门静脉期由于对比剂廓清较快，呈相对稍低密度。实质期以稍低密度为主要表现。

2）肝细胞癌进一步分为巨块浸润型和巨块包囊型，后者常有"包膜征"，也称"晕圈征"（halo sign）。门静脉癌栓在动脉期强化，门静脉期呈低密度。

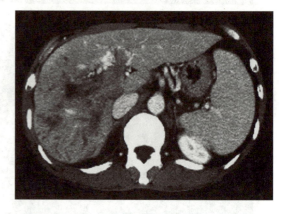

图 6-101　肝细胞癌合并门静脉癌栓 CT 表现
CT 增强扫描门静脉期显示门静脉主干及左右分支扩张，均为充盈缺损，周围见杂乱的侧支循环影。

3）肿瘤供血动脉在 CTA 上呈粗细不均的不规则形态，一般来源于肝固有动脉，也可来源于或部分来源于变异的副肝动脉。

4）有门静脉肝内分支受压、移位、中断等改变。门静脉癌栓形成表现为门静脉主干或分支内的充盈缺损影。

5）肝脏三期增强可明确肿瘤血供等微循环状态，有助于肝占位性病变的定位、定性诊断。

（3）功能成像

1）对于富血供的肝细胞癌，CT 灌注成像和 CT 能量成像将功能性及形态学有机结合，可反映肿瘤的生理功能变化。

2）表现为实性部分的血流量、血容量及肝动脉灌注指数、动脉期碘基值等均高于正常肝组织,在肿瘤的性质判定以及疗效评估等方面有一定的优势。

3）能谱成像双低技术与常规扫描相比,可以提高对小肝癌的诊断与鉴别诊断发现概率。

3. MRI 表现（图6-102）

（1）平扫

1）肝细胞癌在 T_1WI 上以稍低信号为主,含脂质成分则表现为稍高信号；T_2WI 以稍高信号为主。

2）坏死、囊变以及出血等可导致信号不均匀,T_1WI 表现为低信号,T_2WI 表现为高低混杂信

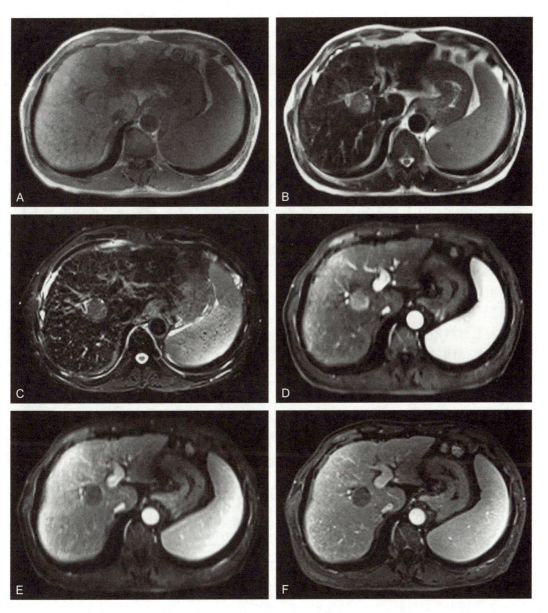

图6-102 肝细胞癌(结节型)MRI 表现

A. MRI 平扫 T_1WI 上显示肝右叶结节,呈等信号,见低信号环；B. T_2WI 上显示肿瘤病灶呈稍高信号；C. 脂肪抑制 T_2WI 上肿瘤病灶仍为稍高信号；D. 增强扫描动脉期肿瘤病灶呈较均匀强化；E. 门静脉期肿瘤病灶对比剂廓清快,呈稍低信号；F. 实质期肝实质进一步强化,肿瘤病灶呈低信号,见环形强化的"包膜征",边界显示更清楚。

号,呈"马赛克征"或"镶嵌征"。

3）假包膜呈环形的低信号,称为"包膜征",部分肿瘤浸润性生长可致边缘不清。

（2）增强扫描

1）与 CT 增强表现类似。动脉期肿瘤明显强化,呈均匀或不均匀稍高信号。门静脉期强化消退呈稍低信号。实质期及延迟期肿瘤强化继续消退。

2）"包膜征"在门静脉期、实质期或延迟期表现为肿瘤周围的环形强化,可能是受压肝组织所致。

MRI 对小肝癌的诊断更具灵敏性和特异性,特别是合并肝硬化的病例,小肝癌常合并再生结节（regenerative nodule）或不典型增生结节（atypical hyperplastic nodule）。小肝癌 T_1WI 表现为稍高、等或稍低信号,T_2WI 表现为稍高信号。动脉期可见强化,实质期和延迟期呈低信号,常伴环形"包膜征"。

（3）MRI 功能成像

1）DWI 上肿瘤由于弥散受限常表现为高信号。

2）PWI 主要反映组织微观血流动力学变化,通过测量灌注参数可评价肿瘤的血流灌注情况。

3）MRS 通过检测瘤区胆碱/脂质比值、胆碱含量等,可进一步反映肿瘤细胞的代谢情况。

【诊断与鉴别诊断】

直径较小的肝细胞癌,特别是在肝硬化基础上发生的直径约 1cm 的肝细胞癌,常缺乏典型影像征象,需要与肝硬化再生结节、肝血管瘤、单发性肝转移瘤、炎性假瘤等相鉴别。MRI 多序列成像和多期增强扫描,以及以脂溶性乙氧基苯甲基（EOB）为主的肝细胞特异性 MRI 对比剂的使用,对于发现和诊断肝内小肝细胞癌有重要价值。肝血管瘤边界清楚,具有"快进慢出"的强化特点;炎性假瘤常边界不清,不具有"快进快出"的强化特点;肝转移瘤常常为多发病灶,因中心性坏死出现"牛眼征";肝硬化再生结节一般无肝动脉血供;肝腺瘤女性好发,常有口服避孕药史,有"包膜征",瘤内出血有鉴别诊断意义。

（二）肝转移瘤

【概述】

肝脏是恶性肿瘤最易转移的器官之一。其他部位恶性肿瘤可经肝动脉、门静脉及淋巴管途径转移至肝脏,肝脏邻近器官的肿瘤也可直接侵犯肝脏。消化系统血液绝大部分回流入肝脏,其肿瘤细胞易经门静脉转移至肝脏。肠系膜上静脉的血液汇入门静脉后,主要进入肝右叶,因此转移瘤至肝右叶的概率多于左叶。

【临床与病理】

1. 临床表现　肝转移瘤（liver metastasis）早期常以原发肿瘤临床表现为主,无明显肝脏局部症状和体征。少数以肝转移为首发表现。个别者可能无法发现原发肿瘤。中晚期可出现肝区疼痛、肝大、黄疸、腹腔积液等。

2. 病理　肝转移瘤的大小、数目和形态多变,常常表现为散在多发、大小不等的结节,也可单发或形成巨块状。病灶内可有坏死、囊变、出血或钙化等。肝转移瘤按血供丰富程度可分为 3 类。

（1）血供丰富:如来源于甲状腺癌、肾癌、恶性胰岛细胞瘤等。

（2）血供中等:如来源于乳腺癌、结肠癌、精原细胞瘤、黑色素瘤等。

（3）血供稀少:如来源于胃癌、胰腺癌、肺癌、食管癌等。

【影像学表现】

1. CT 表现（图 6-103）

（1）平扫

1）一般表现为多发、大小不等的圆形、类圆形低密度影,边缘清楚或不清楚。

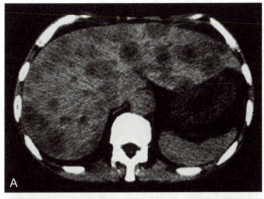
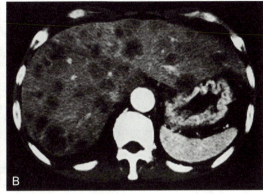
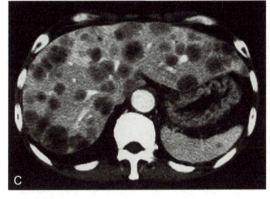

图 6-103 肝转移瘤 CT 表现
A. CT 平扫显示肝脏弥漫分布的稍低密度病灶，边界模糊，病灶内中心区见更低密度区；B. 增强扫描动脉期肿瘤病灶呈周围轻度不均匀环形强化；C. 门静脉期肝实质强化，肿瘤病灶边界清晰，中心坏死区始终不强化，显示更清楚，呈 "牛眼征"。

2）病灶内常见坏死，呈更低密度区，而出血、钙化可呈高密度。少数单发。

（2）增强扫描

1）血供丰富的肝转移瘤在肝动脉期呈环形强化，中心坏死区不强化，表现为 "牛眼征"（bull's eye）、"靶征"，具有特征性。

2）瘤周环形强化的病理基础是与正常肝组织交界处的肿瘤浸润、生长最活跃，动脉性供血较丰富。门静脉期呈稍低密度。

3）血供不丰富者常中心坏死明显，动脉期呈轻度环形强化。少数坏死明显者可呈囊样改变。

2. MRI 表现

（1）平扫：①一般表现为 T_1WI 稍低信号，T_2WI 稍高信号；②病灶周围可有水肿，呈高信号的 "晕征"；③中心坏死区呈 T_2WI 高信号，形成 "牛眼征""靶征"。

（2）增强扫描：病灶周围常呈不同程度环形强化。

【诊断与鉴别诊断】

肝内多发性病灶，表现出 "牛眼征" 或 "靶征"，边缘环状强化，AFP 阴性，结合原发恶性肿瘤病史，一般可以诊断肝转移瘤。

肝转移瘤可有富血供或少血供类型，影像学表现可类似于肝细胞癌、肝血管瘤、肝囊肿等。CT 和 MRI 的多期增强扫描可全面显示病灶形态、信号/密度以及强化方式的特点，有助于鉴别。肝多发转移瘤病灶表现不典型时还需要与肝脓肿、肝寄生虫病以及肝结核等鉴别。

（三）肝海绵状血管瘤

【概述】

肝海绵状血管瘤（cavernous hemangioma of liver）是肝脏最常见的良性肿瘤。

【临床与病理】

1. 临床表现 可见于任何年龄，以成年女性多见。一般无临床症状，常于影像学检查中偶然发现。巨大者可扪及肿块;压迫肝脏或邻近脏器而引起腹部不适或腹痛;自发性破裂出血者少见,外伤、肝穿刺等外因可致破裂出血。

2. 病理 单发者居多,但多发者可达 9%~25%。病灶一般为囊性或囊实混合性。大体上呈紫红色,边界清楚,一般无包膜。切面呈囊状或蜂窝状,犹如海绵,故称为海绵状血管瘤(cavernous hemangioma)。少数瘤体中央可见机化血栓、瘢痕组织或钙化。镜下,由丰富血窦组成,血窦腔大小及形态均不规则,表面被覆单层扁平内皮细胞,并由薄层结缔组织分隔。血窦腔内可见新鲜或机化血栓,可致窦腔消失和继发纤维化。

【影像学表现】

1. CT 表现(图 6-104)

(1)平扫

1)病灶多呈圆形、类圆形的均匀稍低密度区,边界清楚,边缘可见分叶。

2)直径大于 5cm 者称为巨大血管瘤,其密度可不均匀,中心可见裂隙状、星芒状或不规则形的更低密度区。

(2)增强扫描

1)呈典型"快进慢出"的特点。肝动脉期病灶边缘斑片状、结节状强化,为动脉供血的扩张血窦。

2)门静脉期、实质期和延迟期呈向心性强化(centripetal enhancement),直至完整填充。

3)延迟期可仍呈稍高密度或等密度,中心不强化区为血栓机化、纤维化部分。

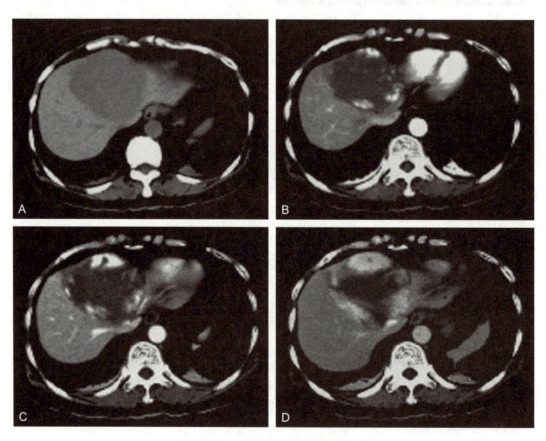

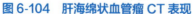

图 6-104 肝海绵状血管瘤 CT 表现

A. CT 平扫显示肝脏巨大稍低密度肿块,密度均匀,边界清楚;B. 增强扫描动脉期肿瘤病灶周边见斑片状、条点状强化,呈高密度;C. 门静脉期病变强化区逐渐扩大;D. 实质期病变进一步强化,向中心区填充。

2. MRI 表现（图 6-105）

（1）平扫：①边界清楚、信号均匀，T_1WI 呈稍低信号，T_2WI 呈高信号；②特别是在 T_2WI 上，信号强度随回波时间（TE）延长而增高，在重 T_2WI 上（TE=120~160ms），其信号强度非常高，称为"灯泡征"。

（2）增强扫描：①强化方式与 CT 相似；②肝海绵状血管瘤病灶在 MRI 的 T_2WI、增强 T_1WI 的形态、信号特点，以及强化方式特点具有特征性，MRI 诊断灵敏度和特异度非常高。

【诊断与鉴别诊断】

根据肝海绵状血管瘤在影像学检查上的密度、信号或回声特点，以及特征性强化方式，特别

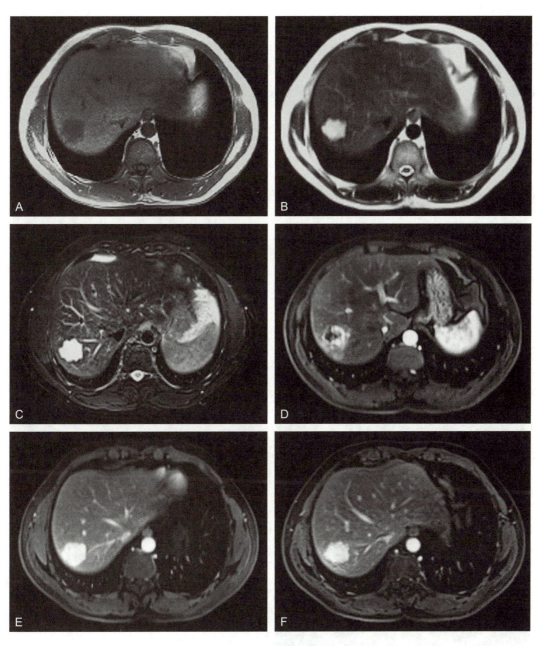

图 6-105 肝海绵状血管瘤 MRI 表现

A. MRI 平扫 T_1WI 上显示肝右叶稍低信号结节，信号均匀，边界清楚；B. T_2WI 上显示肿瘤病灶呈均匀高信号；C. 脂肪抑制 T_2WI 肿瘤病灶呈明显均匀高信号，边界清楚锐利；D. 增强扫描动脉期肿瘤病灶周边见斑片状、条点状强化，呈高信号；E. 门静脉期肿瘤病灶呈均匀强化，边界清楚；F. 实质期肝实质进一步强化，肿瘤病灶仍强化，呈高信号。

是可见"灯泡征"时,一般能作出准确的定性诊断。

肝海绵状血管瘤的血窦内出现血栓形成、机化以及继发性纤维化,可导致影像学表现不典型。肝海绵状血管瘤内大量血栓形成和机化、继发显著纤维化时,需与原发性肝细胞癌和肝转移瘤相鉴别。结合临床及相关实验室检查结果,必要时行血管造影检查,可有助于鉴别肝海绵状血管瘤和肝恶性肿瘤。

(四)肝囊肿

【概述】

肝囊肿(hepatic cyst)属于先天性病变,一般由肝内小胆管扩张演变而来,但与胆管不相通。

【临床与病理】

1. 临床表现 一般无临床症状,常于体检时偶然发现。巨大肝囊肿可压迫肝脏和邻近脏器而引起上腹胀痛、恶心等症状。囊肿合并破裂、出血、感染时,可引起急腹症和感染的临床表现。

2. 病理 单发或多发,甚至为多囊肝。后者常合并多囊肾和胰、脾的多发囊肿。囊肿直径自数毫米至数十厘米不等。囊液清亮无色或淡黄色,合并出血时呈咖啡色。囊肿内壁被覆柱状上皮细胞,周围可有薄层纤维基质。

【影像学表现】

1. CT 表现(图 6-106)

(1)平扫:①病灶呈圆形或类圆形的均匀低密度影,边界光整;②囊壁菲薄,常不能显示。囊液 CT 值约 0~20Hu,合并出血感染时密度增高。

(2)增强扫描:①在多期增强扫描的各个期相上均无强化;②在周围强化肝实质衬托下,病变边界显示更清楚。

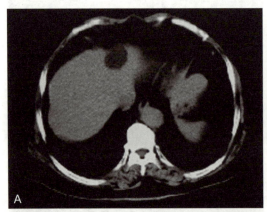
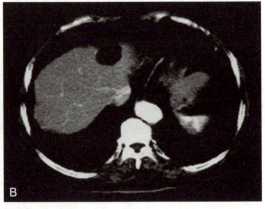
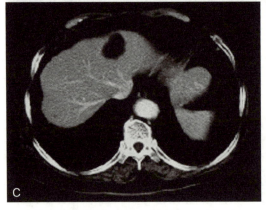

图 6-106 肝囊肿 CT 表现
A. CT 平扫示肝左外叶上段类圆形低密度区,密度均匀,边界清楚;B. 增强扫描动脉期病灶不强化,边界清楚;C. 门静脉期病变仍不强化,边界更清楚。

2. MRI 表现(图 6-107)

(1)平扫:①T_1WI 呈低信号,T_2WI 呈高信号;②信号均匀,边界清楚。

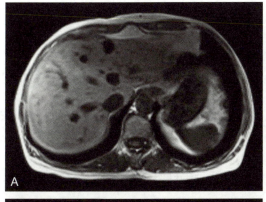
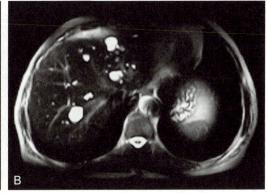
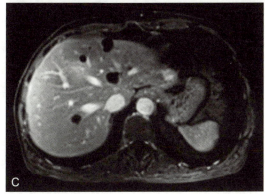

图 6-107　肝囊肿 MRI 表现
A. MRI 平扫 T₁WI 上显示肝脏内多发大小不等的囊状低信号,信号均匀,边界清楚。静脉血管分支断面也呈边界清楚的低信号。B. T₂WI 上囊肿病灶呈高信号,信号均匀,边界清楚,可以显示更多的小囊肿。C. 增强扫描实质期肝实质强化,囊肿病灶不强化,边界清楚。静脉血管分支强化呈均匀高信号。

（2）增强扫描:在多期增强扫描的各个期相上均无强化。

【诊断与鉴别诊断】

影像学检查(超声、CT、MRI)对典型肝囊肿均可作出准确诊断。影像学检查不仅能显示肝囊肿内含液体的特点,还能清楚显示囊壁厚度和边缘情况。对于出血、感染等并发症,影像学检查也能准确显示囊液成分、囊壁及周围肝组织的变化。

少数情况下,肝囊肿需要与肝脏其他囊性肿瘤或肿瘤样病变鉴别。肝转移瘤完全坏死囊变时可类似肝囊肿,但前者常可见较厚的囊壁,增强扫描有轻度或明显强化,病灶与邻近肝组织分界不清晰。肝棘球蚴囊肿的囊壁稍厚,多有钙化,囊内见子囊和头节,囊壁外周有环状水肿带,结合流行病学史和免疫学检查,可与肝囊肿鉴别。肝囊肿合并感染时较难与肝脓肿相鉴别,需借助连续影像学资料进行对比观察。

（五）肝脓肿

【概述】

肝脓肿(liver abscess)是肝组织的局限性化脓性炎症。

【临床与病理】

1. **临床表现**　典型临床表现有寒战、高热、肝区疼痛及叩击痛、肝大和实验室检查显示的感染性血象。不同来源的肝脓肿可有基础疾病的相关临床表现。如阿米巴肝脓肿发病前可有阿米巴痢疾或腹泻;胆源性肝脓肿常有化脓性胆管炎反复发作的病史;细菌性肝脓肿常有糖尿病、血液病和/或恶性肿瘤放化疗病史等。

2. **病理**　按病原体的不同,临床上肝脓肿可分为细菌性、原虫性(阿米巴肝脓肿)、真菌性三类,以细菌性最为常见。肝脓肿多数位于肝右叶。早期小脓肿可最后融合成大脓肿。可单发或多发。多为单房,少数为多房,为纤维肉芽组织或未破坏的肝组织分隔而成。早期表现为肝组织充血、水肿和大量白细胞浸润;继而发生液化坏死,形成脓腔。周围肉芽组织增生形成脓肿壁。周围肝实质常有充血、水肿等炎性反应。

【影像学表现】

1. CT 表现（图6-108~图6-110）

（1）平扫

1）病灶单发或多发,呈圆形或类圆形低密度区,边缘模糊。CT值约20Hu。中央脓腔区密度可均匀或不均匀。

2）合并产气杆菌感染时病灶内可见气体。病灶内的气体密度影以及气-液平面,是肝脓肿的特征性征象。

（2）增强扫描

1）病灶多房或蜂窝状结构显示清楚。脓肿壁及分隔、周围肝组织强化,可呈"三环"征、"双环"征或"单环"征。

2）脓肿壁由无明显强化的内层坏死组织和明显强化的外层纤维肉芽组织构成时,加上周围低密度水肿带可形成"三环"征。

3）脓肿壁以纤维肉芽组织为主时,加上周围低密度水肿带可形成"双环"征。

4）当脓肿壁仅由纤维肉芽组织构成,且无周围低密度水肿带时,则形成"单环"征。环征也是肝脓肿的特征性征象。

2. MRI 表现

（1）平扫

1）病灶单发或多发,呈圆形或类圆形异常信号区,边缘模糊。

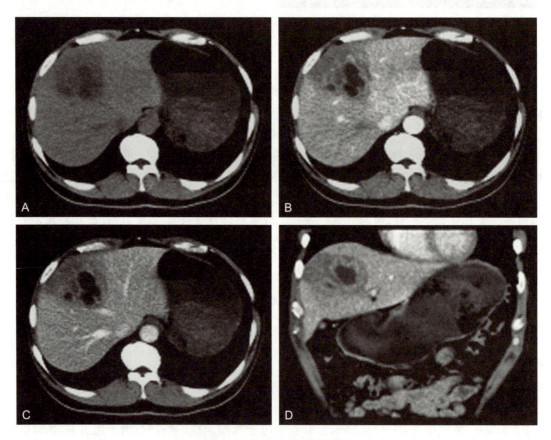

图6-108　肝脓肿 CT 表现

A. CT平扫显示肝左内叶病灶呈团状稍低密度,边界模糊不清,病灶内见多发更低密度区;B. 增强扫描动脉期病灶呈多房状,脓肿壁强化,厚薄不均,坏死区不强化,脓肿周围水肿区呈低密度;C. 门静脉期脓肿壁仍强化,坏死区一致不强化,周围水肿区稍有强化;D. 增强扫描冠状位重建图像更清楚地显示脓肿壁呈不规则环形强化改变。

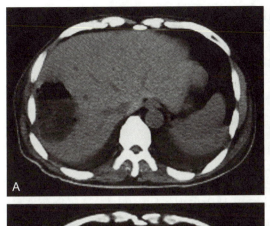
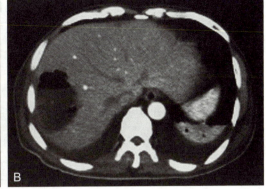
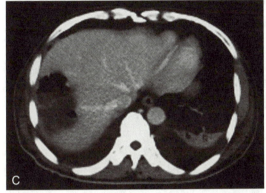

图 6-109 肝脓肿 CT 表现

A. CT 平扫显示肝脏右叶病灶边界清楚,其内见气-液平面;B. 增强扫描动脉期脓肿壁显示未见强化,边界显示更清楚,周围水肿区不明显;C. 门静脉期脓肿壁及坏死区仍不强化。

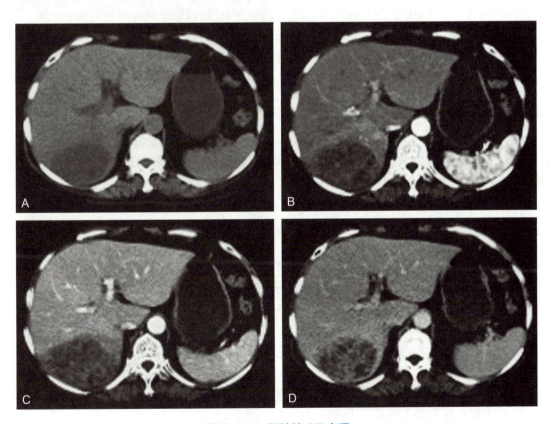

图 6-110 肝脓肿 CT 表现

A. CT 平扫显示肝脏右叶病灶呈团状稍低密度,边界模糊不清,其内见少许更低密度区;B. 增强扫描动脉期病灶呈轻度不均匀强化,周围肝实质淡薄强化;C. 门静脉期病灶进一步强化,周围水肿区呈不均匀稍低密度;D. 实质期病灶及周围肝实质继续强化,病灶显示有缩小,但蜂窝状结构显示更清楚。

2）T_1WI 上脓腔一般为低信号,脓肿壁为稍低信号,外周水肿带为低信号。T_2WI 上脓腔为高信号,脓肿壁为稍高信号,外周水肿带为高信号。脓液蛋白含量高、合并出血时,T_1WI 可呈等信号或高信号,信号不均匀。

（2）增强扫描

1）强化表现与 CT 增强相似。

2）脓肿壁动脉期即可明显强化,在门静脉期、实质期和延迟期可呈持续强化。

3）MRI 增强更容易显示不强化的脓肿腔。

【诊断与鉴别诊断】

影像学检查(超声、CT、MRI)可以清楚显示肝脓肿壁、脓腔以及周围水肿带的病理结构特点,结合典型临床表现、实验室检查,可作出准确诊断。病灶内出现气体密度、气-液平面等特异性征象时,诊断更为明确。CT 和 MRI 对于肝脓肿的病因有一定提示作用。

早期肝脓肿尚未明显液化坏死时,易与肝细胞癌、肝转移瘤等肝脏恶性肿瘤混淆。CT 和 MRI 的多期增强扫描显示的病灶强化特点有助于鉴别诊断。另外,肝硬化背景和原发恶性肿瘤的病史有鉴别诊断价值。短期内连续影像学检查可以观察脓肿的动态演变,也有助于鉴别诊断。

（六）肝硬化

【概述】

肝硬化(liver cirrhosis)是由一种或多种病因长期或反复作用导致的弥漫性、不可逆性肝损害。主要病因是病毒性肝炎和酒精中毒,其他病因包括慢性胆系疾病、代谢性疾病、药物中毒、寄生虫感染等。在我国以病毒性肝炎(乙型肝炎和丙型肝炎)所致的肝硬化最为常见。

【临床与病理】

1. 临床表现　肝硬化早期可无明显症状,仅有引起肝硬化的基础疾病的临床表现,如慢性肝炎、慢性胆管炎、血吸虫感染、心功能不全等。失代偿期以肝功能损害和门静脉高压为主要表现,可出现腹腔积液、脾大、食管胃底静脉曲张。晚期或终末期出现黄疸、上消化道出血、肝性脑病等,预后不良。

2. 病理　肝硬化早期,肝体积可稍增大;晚期则明显缩小,质地变硬,表面呈结节状。按形态可分为小结节性、大结节性和混合性肝硬化三类。特征性表现是肝细胞变性、坏死、再生,伴纤维组织增生。原有的正常肝小叶结构被破坏,大量肝细胞再生而形成不具有正常结构的假小叶。

【影像学表现】

1. CT 表现（图 6-111）

（1）平扫

1）早期肝脏形态可无明显变化,仅表现为肝裂、胆囊窝增宽。

2）进展期肝脏表面呈结节状,肝叶比例失调,肝右叶和左叶内侧段萎缩,尾状叶和左叶外侧段代偿性肥大。

3）肝脏实质密度不均匀,由再生结节、纤维化及变性坏死等所致。

4）铁质和脂肪沉积可分别引起结节的密度增高、降低。

（2）增强扫描

1）肝实质(包括再生结节)的强化方式相同,呈均匀强化。

2）部分再生结节周围可见低密度的晕环。多个结节可融合成较大结节。

（3）继发性改变:包括脾大、腹腔积液、门静脉扩张、侧支循环形成等。

2. MRI 表现（图 6-112）

（1）平扫

1）肝硬化的实质在 T_1WI 上呈等信号,在 T_2WI 上信号常不均匀。

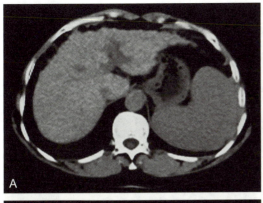
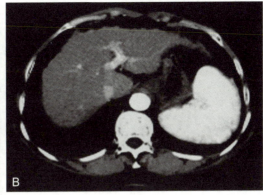
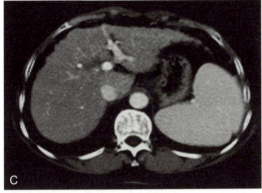

图 6-111 肝硬化 CT 表现
A. CT 平扫显示肝脏体积缩小,轮廓不规则呈结节状,肝实质密度尚均匀;B. 增强扫描动脉期肝实质呈均匀等密度;C. 门静脉期肝实质均匀强化呈等密度。

2)变细的血管和增生纤维组织呈稍高信号,表现为细小网格状影。

3)不典型增生结节在 T_2WI 上呈低信号。

4)再生结节中的含铁血黄素沉着可致信号降低,而脂肪变性可致信号增高。

(2)增强扫描

1)肝硬化的实质在动脉期多呈不均匀强化,部分典型增生结节出现强化。

2)门静脉期再生结节和不典型增生结节均匀强化,与肝实质相同。

(3)继发性改变

1)腹腔积液表现为肝脏表面弧形 T_1WI 均匀低信号,T_2WI 均匀高信号。

2)MRI 可良好显示门静脉系统扩张及其与体循环之间的侧支血管,平扫表现为迂曲扩张或集合成团的管状流空信号。

3)磁共振增强血管成像可以三维立体显示肝内、外门静脉系统,提供重要的术前信息,并评价术后门-体分流情况,可替代传统门静脉造影检查。

【诊断与鉴别诊断】

肝硬化早期,肝脏形态学改变不显著,影像学检查不能明确诊断。肝硬化中晚期,根据典型的影像学表现可确定诊断。肝穿刺活检是诊断肝硬化的"金标准"。

大多数情况下,影像学检查所显示的肝形态学改变不能明确肝硬化病因;少数情况下,影像学表现可提示胆源性肝硬化等的潜在病因。MRI 对肝硬化基础上的一系列结节病灶的鉴别诊断具有优势。再生结节在 T_1WI 呈等至高信号,在 T_2WI 呈等或低信号。不典型增生结节在 T_1WI 呈等至高信号,在 T_2WI 呈等信号。而小肝细胞癌(small hepatocellular carcinoma,sHCC)在 T_1WI 呈低至高信号,在 T_2WI 呈等至高信号。T_2WI 上信号强度的演变与结节的良恶性有相关性。

(七)脂肪肝

【概述】

脂肪肝(fatty liver)是指各种原因所导致的肝脏脂类代谢功能发生障碍,从而引起脂肪(主要

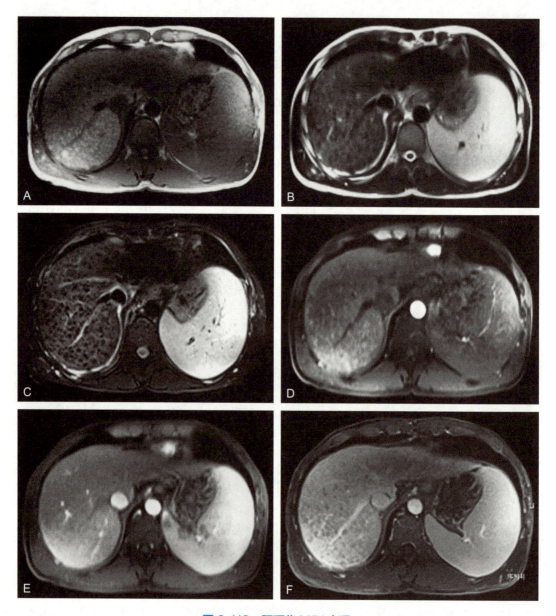

图 6-112 肝硬化 MRI 表现

A. MRI 平扫 T_1WI 上显示肝实质信号不均,见多发小圆形稍高信号,边界不清;B. T_2WI 上再生结节显示为稍低信号,弥漫分布;C. 脂肪抑制 T_2WI 再生结节显示更清楚,呈低信号,肝实质呈网状改变;D. 增强扫描动脉期再生结节呈不均匀轻度强化;E. 门静脉期肝实质及再生结节均有强化,呈均匀等信号改变;F. 实质期肝实质进一步强化,而再生结节内对比剂廓清,呈稍低信号。

是甘油三酯)在肝细胞内贮积。脂肪总量超过肝脏重量的 5%,或组织学上有 50% 以上的肝细胞脂肪变性时,即为脂肪肝。

【临床与病理】

1. **临床表现** 常见于慢性肝病、早期肝硬化,内分泌和代谢性疾病如糖尿病、库欣综合征、高脂血症,以及酗酒、肥胖、营养不良、妊娠、化疗和激素治疗等。脂肪含量占肝脏重量的 5%~10% 为轻度脂肪肝;>10%~25% 为中度脂肪肝;25% 以上为重度脂肪肝。轻度脂肪肝多无临床症状。重度者可伴肝功能损害,有肝区不适、胀痛,或出现与病因相关的相应症状。

2. **病理** 肝脏脂肪变性可呈弥漫性或局灶性分布。前者常伴肝脏体积增大,质地变软,切面呈淡黄色。局灶性脂肪肝常发生在肝脏的叶或段、亚段,呈斑片状、小结节状。镜下见肝细胞肿大,内含大量脂滴,细胞核受压推移,周围血管和血窦变细。

【影像学表现】

1. CT表现(图6-113)

(1)平扫

1)脂肪肝的肝实质密度降低。脂肪变性区域密度降低,CT值低于脾脏,即可诊断脂肪肝。肝细胞脂肪含量越高,CT值越低,严重者可呈负值。

2)脂肪肝轻者的肝实质密度下降,造成肝内血管模糊不清,严重者血管呈相对高密度,类似增强CT所见。

(2)增强扫描

1)脂肪肝的肝实质均匀强化,但仍为相对低密度,低于增强后脾脏。

2)肝内血管影显示特别清晰。

(3)局灶性脂肪肝

1)常为斑片状或小结节状,呈水样或脂肪密度,与正常肝实质分界不清,无占位效应。

2)增强扫描于病灶内可见走行正常的血管影;病变区增强CT值仍低于正常肝组织及脾脏。

(4)肝岛

1)是指脂肪肝内部分未受累的正常肝组织,呈圆形、条形或不规则形的相对高密度影,边界清楚。

2)通常位于胆囊床、叶间裂附近或包膜下,以左叶内侧段最常见。

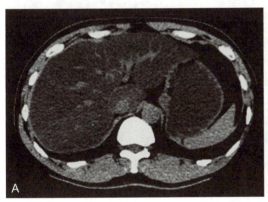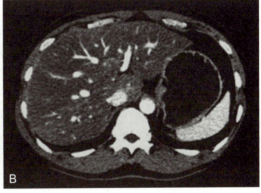

图6-113 脂肪肝CT表现

A. CT平扫显示肝实质密度降低,明显低于脾脏的密度,血管也呈边缘模糊的高密度影;B. 增强扫描门静脉期肝实质均匀强化,但仍为相对低密度,低于增强后的脾脏,静脉血管显示特别清晰,走行分布正常。

2. MRI表现(图6-114)

(1)平扫

1)脂肪肝的肝实质在T_1WI及T_2WI上信号稍有增高,但轻度、中度者肝实质信号变化不灵敏。

2)血管结构无明显改变。脂肪抑制的T_1WI及T_2WI可以显示局灶性脂肪肝的信号受抑制,但有时效果较差。

3)化学位移成像可用于脂肪肝诊断。同相位图像上,肝脂肪变与正常肝实质信号相等或呈稍高信号;反相位图像上,则呈低信号。

(2)增强扫描:病灶无明显强化,可见少量小血管进入其内。

3. 超声表现

(1)肝脏体积增大,变圆钝,轮廓不清。

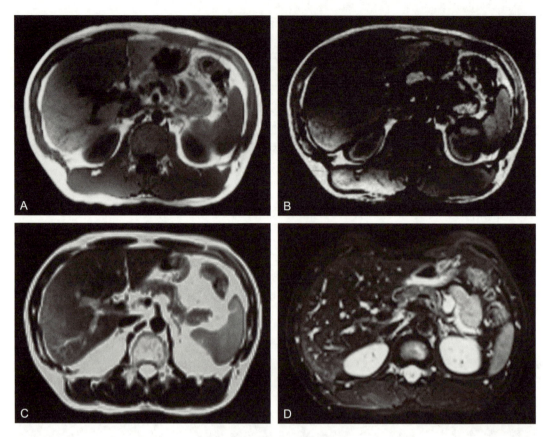

图 6-114 脂肪肝 MRI 表现

A. MRI 平扫 T₁WI 同相位上显示肝实质信号均匀；B. T₁WI 反相位上显示相对于左叶，肝右叶信号降低，提示脂肪变性；C. T₂WI 肝右叶信号稍有增高，边界不清；D. 脂肪抑制 T₂WI 显示肝脏信号均匀。

（2）肝实质回声增高，表现为"光亮肝"。

（3）肝内血管显示不清，血管与肝实质回声水平接近，回声反差消失。

【诊断与鉴别诊断】

CT 具有很高的密度分辨力和空间分辨力，平扫即可对典型的弥漫性或局灶性脂肪肝准确诊断，且灵敏度高。增强扫描显示病变区血管分布正常是诊断脂肪肝的特异性征象。MRI 的同反相位成像可以准确显示脂肪成分的存在，对于不典型脂肪肝的诊断具有重要价值。

局灶性脂肪肝或弥漫性脂肪肝中的正常肝岛，均可造成肝实质内局灶性密度或信号异常，需要与肝细胞癌、转移瘤、血管瘤和肝脓肿等疾病鉴别。肝脏弥漫性不均匀脂肪变性需与浸润型肝细胞癌相鉴别。脂肪肝与肝细胞癌、肝血管瘤和肝转移瘤等同时存在时，诊断困难。

胆道疾病

（一）胆道结石

【概述】

胆道结石包括胆囊结石和胆管结石。胆管结石又分为肝内胆管结石和肝外胆管结石。

【临床与病理】

1. 临床表现 好发于中年女性。临床表现与结石的部位、大小、是否嵌顿、有无合并感染等密切相关。胆囊结石可无明显临床症状，偶可有右上腹不适。合并胆囊炎时右上腹疼痛加重，并向右肩部放射。查体右上腹压痛、肌紧张，墨菲征阳性。当结石发生嵌顿时，可出现胆绞痛。肝内胆管结石临床表现不典型时，表现为间歇性发作。胆总管结石的典型临床表现为胆绞痛、高热寒战和黄疸。

2. 病理 以胆固醇结石最为常见,结石一般较大,常单发,圆形或类圆形。肝内胆管结石几乎为胆色素结石,常呈泥沙状或颗粒状。混合性结石常呈多面体形,切面呈层、年轮或放射状。胆道结石常常合并胆道感染,如胆囊炎、胆管炎。若结石嵌顿在胆囊颈部或胆囊管,可引起胆囊积水或积脓,甚至胆囊坏疽、穿孔。

胆道结石由不同比例的胆固醇、胆色素和钙盐混合而成。胆固醇结石的胆固醇含量达 70% 以上;胆色素结石的主要成分为胆红素钙,胆固醇含量低于 25%。

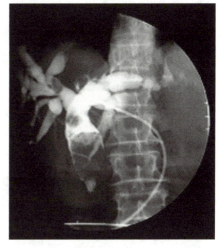

图 6-115　多发胆管结石 X 线表现
PTC 显示肝内胆管及肝外胆管明显扩张,其内见多发圆形、类圆形充盈缺损。

【影像学表现】

1. X 线表现

（1）平片

1）胆道结石的钙盐成分较多时,X 线透过率下降,称为阳性结石,反之称为阴性结石。

2）胆囊结石仅 10%~20% 为阳性结石,平片诊断价值有限。

3）表现为胆囊区结节状、环形高密度影,大小不等,可单发或多发。大量结石聚集可呈石榴籽样。

（2）PTC 和 ERCP:表现为圆形或类圆形、柱状、不规则的充盈缺损,受累胆管扩张(图 6-115)。

2. CT 表现（图 6-116~图 6-121）

（1）平扫可直接显示结石位于胆囊、肝内胆管、肝外胆管中。

（2）因成分不同,可表现为均匀高密度结石、均匀稍高密度结石、等密度结石、环状结石(周边高密度,中间低密度)、低密度结石(密度低于周围胆汁)。

（3）结石中胆固醇含量越高,其密度越低;而胆色素钙含量越高,其密度越高。

（4）肝内胆管结石以高密度常见。CT 还可显示并发的胆道感染征象。

3. MRI 表现

（1）平扫

1）胆囊结石在 T_1WI 呈低信号或等信号,少数呈高信号。

2）低信号的结石与低信号的胆汁对比不明显。

3）胆囊结石在 T_2WI 均呈低信号,由于高信号胆汁的衬托,更易于显示,表现为充盈缺损。

4）胆管结石在 T_2WI 上表现为扩张的胆管内的低信号影。

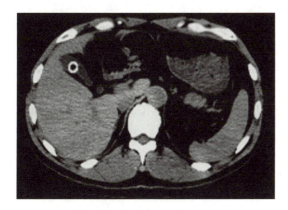

图 6-116　胆囊结石 CT 表现
CT 平扫显示胆囊内环状高密度结石。

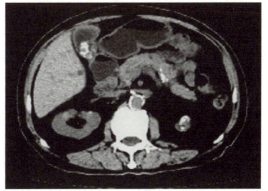

图 6-117　胆囊结石 CT 表现
CT 平扫显示胆囊内多发高密度结石,聚集成堆。

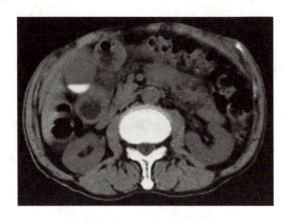

图 6-118 胆囊结石 CT 表现
CT 平扫显示胆囊内高密度结石,呈泥沙样聚集。

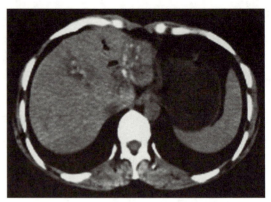

图 6-119 肝内胆管结石 CT 表现
CT 平扫示肝左叶和右叶的胆管内结石,呈多发条状高密度影;邻近胆管扩张积气。

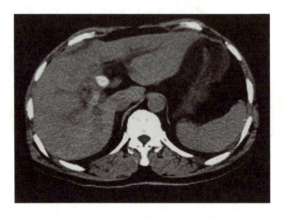

图 6-120 肝总管结石 CT 表现
CT 平扫显示肝总管上段见类圆形高密度影,密度均匀,边界清楚。

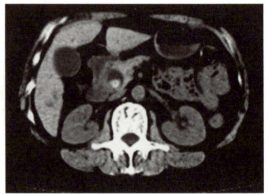

图 6-121 胆总管结石 CT 表现
CT 平扫显示胆总管扩张,呈圆形低密度区,其内见小圆形高密度影。

（2）MRCP

1）可以显示肝内、外胆管的整体形态,结石在扩张的胆管内呈低信号。

2）结合横断位图像和原始图像,可提高小结石发现率。

【诊断与鉴别诊断】

多种影像学检查方法均可显示胆道结石,但显示能力各有差异。平片只能显示阳性结石,而超声和 MRI 可显示不同成分的结石。胆囊结石的影像学表现典型,超声是最佳检查手段,诊断准确率达 95% 以上,但对胆总管下段结石的显示欠佳。CT 能够显示胆总管下段腔内的阳性结石,但对等密度结石显示不佳。MRI 检查的横断位薄层图像与 MRCP 结合,能准确显示胆总管腔内情况,发现各类成分的结石,并能将胆总管结石与胆管癌、胰头癌等相鉴别。对于胆道结石的并发症,如胆囊炎、胆囊穿孔、胆道梗阻、胆肠瘘、胆石性肠梗阻等,CT 和 MRI 能够给予全面评价。

（二）胆道炎症

【概述】

胆囊炎与胆管炎均属于胆道炎症（inflammation of biliary tract）。本节介绍内容以胆囊炎（cholecystitis）为主。胆囊炎与胆囊结石密切相关,临床上胆囊炎分为急性和慢性两类。

【临床与病理】

1. 临床表现 急性胆囊炎的两个重要临床表现是右上腹痛并向右肩胛区放射、墨菲征阳性,其他包括发热、恶心、呕吐等,以及局部压痛及反跳痛、黄疸等。慢性胆囊炎临床表现不典型,一般症状较轻。急性梗阻性化脓性胆管炎是胆道感染的最严重阶段,起病急骤,以 Charcot 三联征或五联征为特征,慢性胆管炎表现不典型。

2. 病理 急性胆囊炎由结石梗阻、细菌感染、胰液反流等引起。早期为急性单纯性胆囊炎,后可进展为急性化脓性胆囊炎,炎症累及胆囊全层,可有溃疡脓肿形成并有胆囊窝积脓;严重者可为急性坏疽性胆囊炎,出现胆囊穿孔、胆囊瘘及胆汁性腹膜炎等。慢性胆囊炎可为急性胆囊炎迁延所致,也可为原发慢性炎症,常合并胆囊结石。

急性胆囊炎早期表现为胆囊黏膜充血、水肿和炎症细胞渗出;进展期为炎症累及胆囊全层,黏膜及肌层破坏,溃疡形成。慢性胆囊炎主要表现为胆囊壁增厚,纤维组织增生和慢性炎症细胞浸润,肌层萎缩且胆囊收缩功能减退。

胆管炎分为急性梗阻性化脓性胆管炎和慢性胆管炎。前者主要病理表现是肝实质及肝内胆管的胆汁淤积和化脓性炎症;炎症迁延和反复发作可致胆管壁增厚及胆管腔狭窄。

【影像学表现】

1. CT 表现(图 6-122、图 6-123)

(1)平扫

1)胆囊炎

A. 急性胆囊炎:表现为胆囊增大,横径超过 5cm;胆囊壁增厚(厚度超过 3mm),以弥漫性、向心性增厚为主。

B. 慢性胆囊炎:主要表现为胆囊壁增厚、胆囊结石;胆囊体积多缩小;胆囊壁钙化是特征性征象。

2)胆管炎:胆管炎有时可见肝内胆管内积气,胆管边缘模糊。慢性者可合并肝叶萎缩。

(2)增强扫描

1)胆囊炎

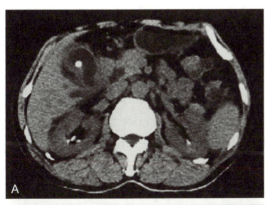
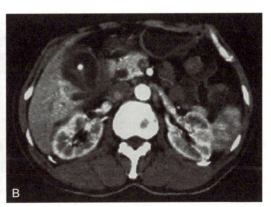
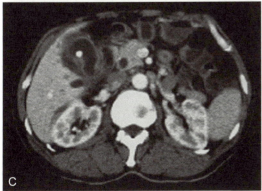

图 6-122 急性胆囊炎 CT 表现

A. CT 平扫显示胆囊增大,胆囊壁不均匀增厚,胆囊内见高密度小结石,胆囊窝积液呈低密度;
B. 增强扫描动脉期增厚的胆囊壁呈轻度强化;
C. 门静脉期肝实质强化,增厚的胆囊壁仍有强化,显示更清楚。

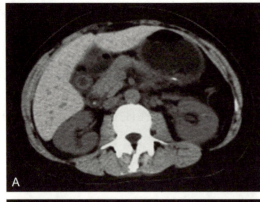
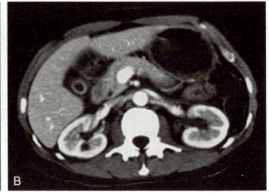
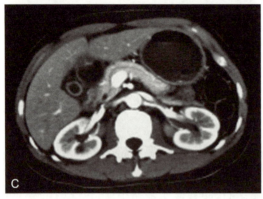

图 6-123　慢性胆囊炎 CT 表现
A. CT 平扫显示胆囊缩小,胆囊壁轻度增厚,边缘模糊,胆囊窝积液呈低密度;B. 增强扫描动脉期增厚的胆囊壁呈轻度强化;C. 门静脉期增厚的胆囊壁仍有强化,显示更清楚。

　　A. 急性胆囊炎:胆囊壁强化明显,且持续时间较长,偶有结节状增厚;胆囊周围见低密度水肿带。其他包括结石、积气、出血、穿孔及肝内脓肿等。

　　B. 慢性胆囊炎:主要表现为胆囊壁增厚、强化。

　　2)胆管炎

　　A. 急性胆管炎:胆管强化,胆管边缘模糊,可发现肝内并发的小脓肿。

　　B. 慢性胆管炎:表现为局部或弥漫性胆管壁增厚强化。

2. MRI 表现

（1）平扫

　　1)胆囊炎

　　A. 急性胆囊炎:胆囊周围水肿在 T_2WI 上呈高信号,而胆汁的信号多变。黏膜面较光整,而浆膜面由于炎症反应和粘连而界限不清。胆囊周围积液、积脓在 T_2WI 呈高信号。

　　B. 慢性胆囊炎:主要表现为胆囊缩小和胆囊壁增厚。

　　2)胆管炎:表现为胆管扩张和胆管壁增厚。

（2）增强扫描

　　1)胆囊炎

　　A. 急性胆囊炎:动脉期胆囊壁内层强化,邻近肝实质可见炎性充血导致的一过性强化;门静脉期和实质期可见增厚的胆囊壁逐渐强化。邻近肝脓肿表现为环状强化。

　　B. 慢性胆囊炎:表现为均匀或不均匀增厚的胆囊壁均匀强化。

　　2)胆管炎:表现为增厚的胆管壁持续性强化。

（3）MRCP

　　1)MRCP 可良好显示肝内外胆管的全貌。

　　2)胆管炎时 MRCP 上可见胆管壁走行僵硬,胆管树呈"枯树枝"征,狭窄远端呈鼠尾状逐渐变细。

【诊断与鉴别诊断】

胆道炎症主要依据典型影像学表现,结合临床表现和实验室检查可明确诊断。超声检查是首选的影像学检查方法。疑有胆道炎症并发症时,可选择 CT 和 MRI 的增强检查。

肝硬化腹腔积液所致的低蛋白血症、慢性活动性肝炎、右心衰竭、肾功能不全、糖尿病等也可出现胆囊壁水肿、增厚,需与急性胆囊炎相鉴别。慢性胆囊炎有时需与胆囊癌相鉴别,早期胆囊癌或表现不典型时,两者鉴别困难。胆管癌肿块不明显时,有时与慢性胆管炎鉴别困难。

(三)胆道肿瘤

【概述】

胆道肿瘤(tumor of biliary tract)以恶性肿瘤常见,胆道恶性肿瘤主要为起源于胆囊与胆管上皮细胞的恶性肿瘤,又以腺癌多见。胆道恶性肿瘤按部位分为胆囊癌和胆管癌。胆管癌可发生在胆管的各个部位,可分为:①周围型:起源于肝内小胆管,又称胆管细胞癌;②肝门型:较常见,约占 70%,起源于肝门附近较大肝管;③胆总管型:起源于胆总管,包括起源于下段壶腹部的壶腹型。本节主要介绍肝门型和胆总管型的胆管癌。

【临床与病理】

1. 临床表现 胆管癌好发于 50~70 岁男性,起病隐匿,发病早期仅可有右上腹不适。随着病程进展,出现黄疸、肝区钝痛、消瘦、食欲缺乏、肝大等,大部分患者的黄疸具有进行性加重的特点。合并急性胆管炎者,可有寒战和发热。

2. 病理 根据大体病理,胆管癌可分为浸润型、结节型和乳头型,与生长方式相关。浸润型常见,累及整个胆管壁周径,管腔局限性狭窄,肿块不明显。结节型突向管腔内生长,胆道梗阻可不明显。乳头型少见,胆管内肿块早期即可造成胆道梗阻。组织学上以分化较好的腺癌多见,其次为未分化癌、乳头状癌和鳞癌。

【影像学表现】

1. X 线表现 PTC 和 ERCP 上胆管癌的表现包括:①胆管狭窄:局限或广泛的规则、不规则狭窄,是其主要表现;②胆管腔内充盈缺损:表现为胆管内边缘清楚,密度均匀的低密度影;③胆管阻塞中断:狭窄末端不规则、突然中断呈截断征象;④梗阻以上肝内外胆管扩张:胆管呈"软藤征",提示重度急性扩张,胆管中度扩张多呈柱状改变。

2. CT 表现(图 6-124、图 6-125)

(1)平扫

1)可见梗阻平面以上肝内外胆管扩张。

2)明显扩张的肝内外胆管突然中断。

3)少数可见密度稍低的结节、肿块;肝门型胆管癌的肝门部结构不清。

(2)增强扫描

1)扩张的胆管显示更为清楚;梗阻处胆管壁均匀或不均匀增厚、强化,有时可见管腔内强化结节。

2)胆管癌转移征象包括肝内转移、肝门部及其他腹腔内淋巴结转移等,在增强扫描显示更为清楚。

3. MRI 表现

(1)平扫

1)显示胆管癌的灵敏度与 CT 相仿。

2)明显扩张的肝内外胆管在 T_1WI 呈低信号,在 T_2WI 呈高信号。

3)肿块、结节在 T_1WI 呈稍低信号,在 T_2WI 呈稍高信号。

(2)增强扫描

1)肿块强化程度低于周围肝组织,呈稍低信号。

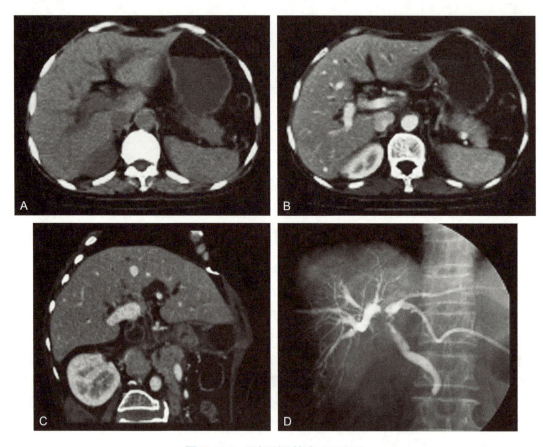

图 6-124　肝门型胆管癌 CT 表现

A. CT 平扫显示肝门区不规则小结节影,呈等密度,肝内胆管未见显示;B. 增强扫描动脉期肝门区小结节强化,肝内胆管轻度扩张,呈条状低密度影;C. 增强扫描斜冠状位重建显示肝门区肝总管管壁不均匀增厚,有强化,其以远胆总管显示呈管状低密度;D. PTC 显示肝内胆管轻度扩张,狭窄末端位于肝门部,以远胆总管内对比剂充盈,未见扩张。

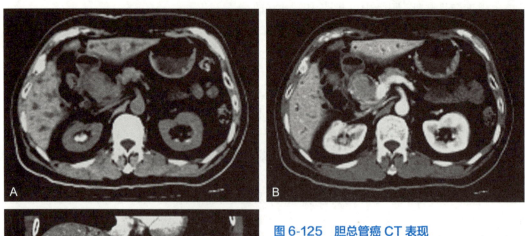

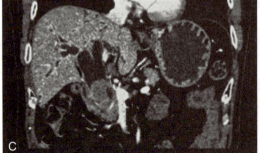

图 6-125　胆总管癌 CT 表现

A. CT 平扫显示胆总管内结节状肿块,呈等密度,周边胆汁呈稍低密度;肝内胆管弥漫性扩张呈低密度。B. 增强扫描门静脉期胆总管内结节轻度均匀强化,边缘显示清楚,与周围胆汁及胆总管壁对比明显。C. 增强扫描冠状位重建显示胆总管明显扩张,强化的腔内肿块位于胆总管中下段;肝内胆管不均匀扩张。

2）扩张的胆管壁可见强化。

（3）MRCP（图 6-126）

1）能反映胆管树全貌，清楚显示胆道狭窄的部位、程度以及范围。

2）与常规 MRI 结合可以准确判断阻塞部位和原因。

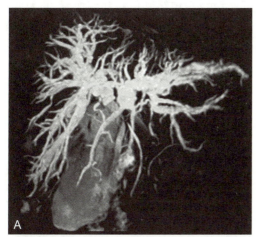

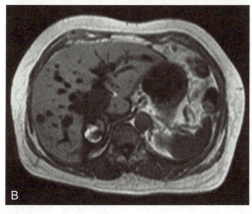
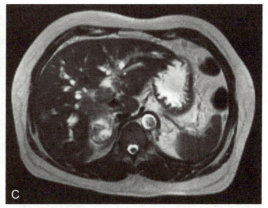

图 6-126 肝门型胆管癌 MRI 表现
A. MRCP 显示肝内胆管弥漫性扩张，狭窄末端位于肝总管下段，远侧胆总管及胰管部分显示。
B. MRI 平扫 T_1WI 上显示肝门部肿块呈结节状稍低信号，边界清楚；肝内胆管扩张呈低信号，边界清楚。C. MRI 平扫 T_2WI 上显示肝门部肿块呈结节状稍高信号，边界清楚；肝内胆管扩张呈高信号，边界清楚。

【诊断与鉴别诊断】

影像学检查特别是 CT 和 MRI 的薄层增强扫描能准确显示胆管癌在胆管树发生的部位，即肝内、肝门或肝外胆管。通过对胆管梗阻部位、形态的观察，可以判断胆管梗阻良恶性，结合临床表现进行定性诊断以及分期评价。

胆道结石梗阻、胆管炎性狭窄等胆道梗阻性疾病，也可引起黄疸，有时需要与胆管癌相鉴别。CT 和 MRI，特别是结合 MRCP 成像，对胆管梗阻部位、形态特点的显示，有助于胆管梗阻的病因鉴别诊断。肝内胆管细胞癌需与肝细胞癌、肝转移瘤等相鉴别。

胰腺疾病

胰腺癌和胰腺炎是常见的胰腺疾病。

（一）胰腺癌

【概述】

胰腺癌（pancreatic carcinoma）是胰腺最常见的肿瘤。胰腺肿瘤大多数为起源于胰腺导管或腺泡上皮的肿瘤，其中 90% 为导管细胞癌，即胰腺癌。其他包括起源于胰岛的内分泌性肿瘤及非上皮性的肿瘤。本节主要介绍胰腺癌。

【临床与病理】

1. 临床表现 好发年龄段为 40~80 岁，男女之比为 1.5：1。早期临床症状无特异性，如上腹不适、闷胀、食欲缺乏等;中晚期以持续性上腹痛和背痛为典型症状,同时伴消瘦、腹腔积液、恶病质等。胰头癌早期即可累及胆管而出现梗阻性黄疸,且进行性加重。发生在胰体、尾部者一般不会引起黄疸,症状出现较晚。

2. 病理 70%位于胰头,胰体及胰尾较少见,个别者累及全胰。胰腺癌具有围管性浸润和嗜神经生长的生物学行为特点,易侵犯胆管造成梗阻性黄疸,包绕和侵犯胰周血管,累及腹腔干神经丛。胰腺癌早期即可出现局部淋巴结转移,也易出现肝转移和腹膜、大网膜、肠系膜种植转移。病理学上,胰腺癌多数为中-高分化腺癌,间质内有大量纤维组织,质地较硬,血管结构较少。

【影像学表现】

1. X 线表现

(1)ERCP 表现为主胰管不规则狭窄或阻塞。

(2)主胰管扭曲、僵直和受压移位。

(3)胰管分支残缺或受压移位。

(4)主胰管和胆总管胰段扩张呈双管征;对比剂外溢进入坏死区或假囊肿。

2. CT 表现(图 6-127)

(1)平扫

1)胰腺轮廓局部增大且外形改变,常呈分叶状。

2)胰头部肿瘤常引起胰体、尾部萎缩及胰管扩张。

3)病灶常呈等密度,其内液化坏死区呈低密度。

(2)增强扫描

1)肿瘤间质纤维成分多而血供较少,病灶动脉期呈均匀或不均匀稍低密度,液化坏死区呈更低密度。

2)门静脉期及实质期肿瘤仍为低密度,但肿瘤和正常胰腺组织密度差减小致其边界模糊。

3)门静脉期可以良好显示胰胆管扩张、肝脏及其他脏器转移、门静脉系统侵犯、淋巴结转移等间接征象。

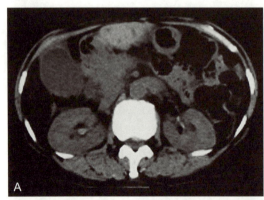
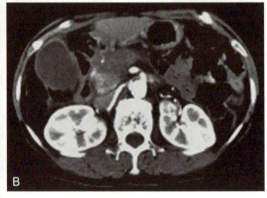
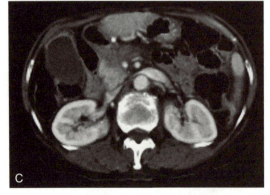

图 6-127 胰腺癌 CT 表现
A. CT 平扫显示胰头、胰体部等密度肿块,密度均匀,边界模糊不清;B. 增强扫描动脉期肿瘤病灶强化较正常胰腺组织弱,边缘稍变清楚;C. 门静脉期仍为稍低密度,密度低于周围强化的胰腺组织,门静脉被病变包绕,边缘模糊。

3. MRI 表现

（1）平扫

1）病灶 T_1WI 呈稍低或等信号,瘤内见更低信号。

2）T_2WI 呈混杂或稍高信号,应用脂肪抑制技术可使肿块显示更清楚。

（2）增强扫描

1）类似 CT 所见,病灶在动脉期呈低信号,在门静脉期和实质期肿块仍为稍低信号。

2）较小肿瘤有时可呈高信号。

3）MRI 对于肝脏转移、血管侵犯和淋巴结转移的显示优于 CT,更有利于准确评价肿瘤分期和手术可切除性。

（3）MRCP

1）可清楚直观地显示胆管和胰管系统扩张。

2）结合冠状位、横断位等不同角度,于扩张胆总管消失的层面可见软组织信号肿块。

3）肿瘤向胰周浸润时表现为胰周脂肪内出现毛刺状影或脂肪间隙消失。

【诊断与鉴别诊断】

影像学检查能反映出胰腺癌肿瘤间质纤维成分多而血供较少的病理特点。典型影像学表现,结合临床和相关实验室检查,可准确诊断胰腺癌。CT 和 MRI 增强对血管受累、淋巴结转移、肝内转移等能清楚显示,能准确进行胰腺癌的肿瘤分期评价和手术可切除性评估。鉴别诊断主要包括慢性胰腺炎、胰腺囊腺瘤及囊腺癌和胰岛细胞瘤等。

（二）胰腺炎症

【概述】

急性胰腺炎（acute pancreatitis）是胰腺最常见的疾病。急性胰腺炎是各种病因使胰管发生阻塞而导致胰酶释放进入胰腺间质组织,造成胰腺组织的自溶性改变和反应性炎症。主要与胆道系统疾病、长期酗酒、高脂血症等因素有关。慢性胰腺炎（chronic pancreatitis）多由急性胰腺炎迁延、反复发作而形成。

【临床与病理】

1. 临床表现 急性胰腺炎多有过量饮酒、高脂肪餐或胆道结石病史。主要临床表现是突发性剧烈中上腹痛,并向背部放射;大多数患者伴有恶心、呕吐以及发热等症状。查体有中上腹压痛、反跳痛和肌紧张等腹膜炎体征。严重者有低血压、休克和多器官功能衰竭的表现。实验室检查示白细胞计数升高,血、尿淀粉酶升高。慢性胰腺炎主要临床表现是中上腹痛,饮酒和饱餐后常加重。胰腺功能不全导致胰液分泌减少,出现消化不良、厌食、腹泻和脂肪泻等。体重下降。可并发糖尿病表现。

2. 病理

（1）急性胰腺炎

1）急性间质性胰腺炎:是较轻类型,也称为水肿性胰腺炎。胰腺体积增大、间质水肿和少数炎症细胞浸润;胰腺内散在局灶性坏死,周围脂肪组织出现轻度皂化。

2）坏死性胰腺炎:是较重类型。胰腺实质和胰腺邻近组织发生局灶或弥漫性坏死、出血、液化,腺泡及小叶结构破坏,模糊不清;肾周筋膜增厚。胰周、肠系膜、大网膜等区域脂肪组织坏死和液体集聚;胰腺内外形成假性囊肿;可并发蜂窝织炎和胰腺脓肿。

（2）慢性胰腺炎:胰腺内广泛纤维化,腺泡及胰岛萎缩和消失,质地变硬,体积缩小;胰管呈不规则、串珠样扩张,胰管内结石和胰体钙化。

【影像学表现】

1. CT 表现（图 6-128~图 6-130）

（1）平扫

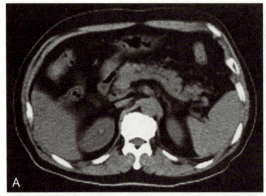
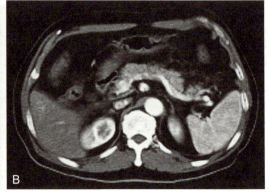
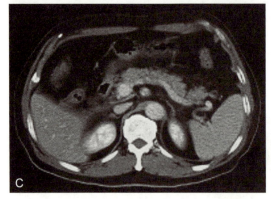

图6-128 急性间质性胰腺炎CT表现

A. CT平扫显示胰腺密度不均匀,边缘模糊,周围脂肪密度模糊增高;B. 增强扫描动脉期胰腺组织均匀强化,边缘仍不清楚;C. 门静脉期胰腺实质均匀强化,边缘不清楚。

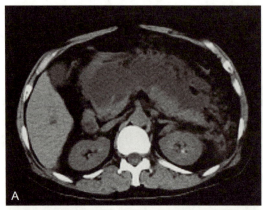
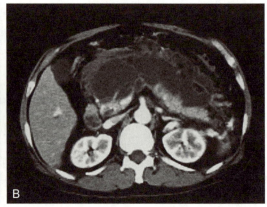
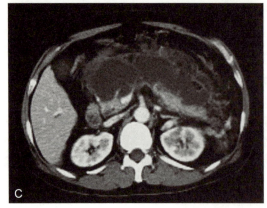

图6-129 坏死性胰腺炎CT表现

A. CT平扫显示胰腺实质破坏,边缘模糊,见大量胰周积液,呈稍低密度;左侧肾前筋膜增厚。B. 增强扫描动脉期残余胰腺组织强化,较均匀,胰腺边缘不规整,周围积液无强化,脂肪间隙密度增高。C. 实质期胰腺实质均匀强化。

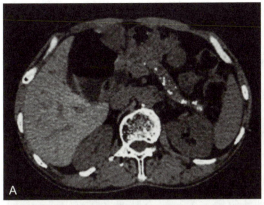
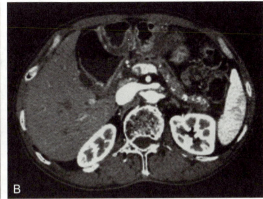
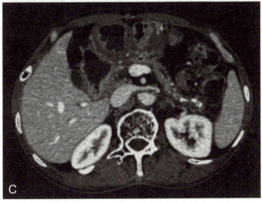

图 6-130 慢性胰腺炎 CT 表现
A. CT 平扫显示胰腺体积弥漫性缩小,边界尚清楚,胰腺实质内大量散在分布的斑点状钙化影;B. 增强扫描动脉期胰腺实质不均匀强化;C. 门静脉期胰腺实质强化,胰管轻度不均匀扩张,显示清楚。

1)急性间质性胰腺炎表现为胰腺弥漫性肿大;密度正常或轻度降低,均匀或不均匀;轮廓清楚或模糊;可见胰周积液、肾前筋膜增厚。

2)坏死性胰腺炎的胰腺密度不均匀,坏死区呈低密度而出血灶呈稍高密度。

3)慢性胰腺炎主要表现为胰腺体积节段性或弥漫性缩小,少数者体积正常或增大。

4)局限于胰头者呈肿块样改变;可见胰管扩张、胰腺结石和胰腺实质钙化。

(2)增强扫描

1)急性间质性胰腺炎表现为胰腺均匀强化。

2)坏死性胰腺炎的胰腺强化不均匀,坏死、出血灶不强化;胰周改变更明显,可出现假性囊肿、胰周脓肿、假性动脉瘤等。

3)慢性胰腺炎的胰管扩张等征象显示更为清楚。

2. MRI 表现

(1)急性间质性胰腺炎:在平扫上表现为胰腺弥漫性肿大,T_1WI 呈低信号,T_2WI 呈高信号;胰周积液呈 T_2WI 高信号,显示比 CT 灵敏。

(2)坏死性胰腺炎:胰腺实质在 T_1WI 及 T_2WI 上信号不均匀,脂肪抑制序列显示清楚,出血灶呈 T_1WI 稍高信号;增强扫描胰腺实质不均匀强化,坏死区无强化。MRI 对假性囊肿、胰腺出血、脓肿的显示、定位优于 CT。

(3)慢性胰腺炎:表现为胰腺萎缩、胰管串珠样扩张;胰腺实质强化不明显;胰腺纤维化在 T_1WI 及 T_2WI 均表现为信号降低。MRCP 可更好地显示胰管串珠状扩张。

【诊断与鉴别诊断】

急性胰腺炎临床表现典型,影像学检查能显示胰腺本身改变和胰周、腹膜后间隙等的继发性改变,结合血、尿淀粉酶水平,可以准确作出诊断。对急性胰腺炎的并发症,如假性囊肿、胰周脓肿、假性动脉瘤形成、静脉血栓、肠瘘、急性呼吸窘迫综合征等,也能通过影像学检查诊断。CT 和 MRI 是诊断急性胰腺炎和评价其严重程度、监测疗效及评估预后的最佳影像学检查方法。但少数轻型者,影像学检查可为阴性。慢性胰腺炎的影像学表现典型,诊断不难。表现为胰头肿大的慢性肿块型胰腺炎需与胰头癌相鉴别。

脾脏疾病

（一）脾肿瘤

【概述】

相对于肝脏肿瘤而言,脾肿瘤（splenic tumor）临床上少见,但种类较多。

【临床与病理】

1. 临床表现 脾肿瘤临床表现缺乏特异性。肿瘤较小时常无明显症状;肿瘤较大时可引起腹痛、腹部包块、发热、不适、消瘦和贫血,延迟血小板减少等。巨大肿瘤可破裂出血,引起相应症状。

2. 病理 包括原发性肿瘤和继发性肿瘤。原发性良性肿瘤以血管瘤多见,其他包括淋巴管瘤、错构瘤等;原发性恶性肿瘤包括原发性淋巴瘤、血管肉瘤等。脾转移瘤占全身转移瘤的2%~4%。

【影像学表现】

1. CT 表现（图 6-131、图 6-132）

（1）平扫

1）脾脏局限性或弥漫性增大。单发结节状病变一般表现为局限性增大,脾淋巴瘤和其他多发肿瘤病灶可致弥漫性增大。

2）一般为稍低密度或等密度,边界欠清楚。

3）脉管类肿瘤可呈囊性低密度,边界较清楚,囊内分隔多见。

4）脾转移瘤常多发、大小不一,可出现中心性坏死。

（2）增强扫描

1）强化方式多样。脾淋巴瘤、脾转移瘤等一般强化程度较正常脾脏低。

2）脾错构瘤常呈渐进性明显强化,与血管瘤鉴别困难;脾转移瘤可见中心性坏死形成"牛眼征"。

3）脾血管瘤呈"快进慢出"的强化方式;而脾淋巴管瘤强化不明显。

2. MRI 表现

（1）平扫

1）脾脏局限性或弥漫性增大。

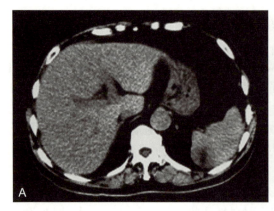
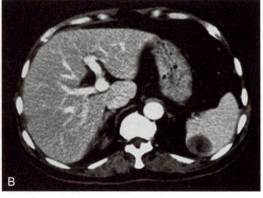

图 6-131 脾转移瘤 CT 表现

A. CT 平扫示脾脏后部低密度结节,其内密度不均,边缘模糊;B. 增强扫描门静脉期脾脏实质均匀强化,肿瘤病灶边界变清楚,呈低密度,中心坏死区不强化。

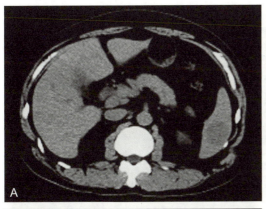
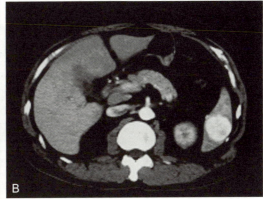
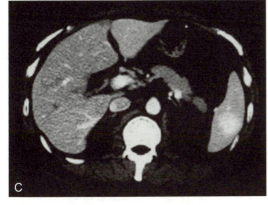

图 6-132 脾错构瘤 CT 表现

A. CT 平扫显示脾脏内稍低密度结节,密度均匀,边界模糊;B. 增强扫描动脉期病灶呈明显均匀强化,边界清楚;C. 门静脉期脾脏实质强化减低,病灶仍有强化,边界变模糊。

2)T$_1$WI 上脾瘤病灶常呈低或稍低信号;T$_2$WI 上脾淋巴瘤、脾错构瘤常呈等或稍高信号,而脾血管瘤、脾淋巴管瘤等常呈高信号,边界较清楚,内可见低信号纤维间隔。脾转移瘤信号常不均匀,部分 DWI 呈高信号。

(2)增强扫描:不同脾肿瘤的强化各有特点,与 CT 相仿。

【诊断与鉴别诊断】

脾肿瘤相对少见,但种类较多。结合病灶在影像学检查上显示的形态特点、多期增强表现出的强化方式特点,以及临床表现,可以对常见的脾脏良恶性肿瘤进行诊断及鉴别。

(二)脾脓肿

【概述】

脾脓肿(splenic abscess)比较少见,发病率约 0.14%~0.70%,常为沙门杆菌、葡萄球菌、链球菌及其他革兰氏阴性菌的血源性感染引起的败血症所致。常见病因包括亚急性心内膜炎、外伤继发感染、脾梗死继发感染等。介入治疗如脾动脉栓塞术后可继发脾脓肿。

【临床与病理】

1. 临床表现 左上腹或左肩胛区疼痛;寒战、高热、恶心、呕吐和白细胞计数升高等败血症症状;查体有左上腹压痛、左侧胸腔积液、脾大等。

2. 病理 脓肿可单发或多发,呈圆形或椭圆形,大小不等,单房或多房。脾脏可增大。早期以急性炎症反应为主,后可局限形成脓肿,脓肿壁外合并炎性渗出和水肿。

【影像学表现】

1. CT 表现(图 6-133)

(1)平扫

1)早期脾脏弥漫性肿大,呈较均匀的稍低密度。

2)脓肿形成时表现为单发或多发低密度区,大小不等,圆形或椭圆形,边界清楚或模糊。

3)少数可见病灶内气体密度影,表现为小气泡或气-液平面。

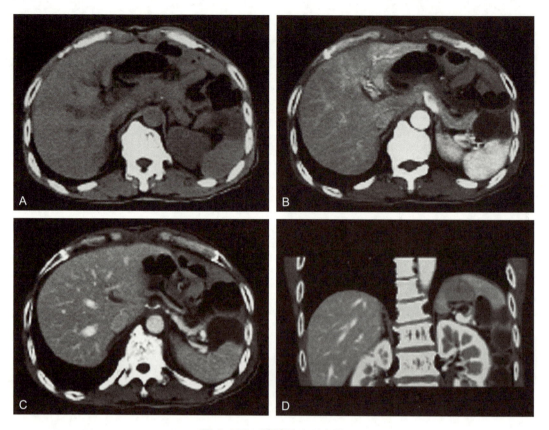

图 6-133　脾脓肿 CT 表现

A. CT 平扫显示脾脏前部见稍低密度区,边界模糊,内见更低密度区;B. 增强扫描动脉期囊性病灶的囊性成分不强化,后缘与脾脏交界处不光整,见轻度不均匀强化区;C. 门静脉期脾脏实质强化,囊性病灶的囊内不强化,后缘变光整;D.门静脉期冠状位重建图像显示病变内少许气体密度影。

（2）增强扫描

1）脓肿壁明显强化,厚薄不均。

2）液化区不强化,脓肿壁周围可见稍低密度的水肿带。

2. MRI 表现

（1）平扫

1）早期脾脏弥漫性肿大,信号可无明显异常。

2）脓肿形成时,T_1WI 呈低信号,T_2WI 呈明显高信号,信号可不均匀;DWI 呈高信号,一般脓腔 ADC 值较低。

3）脓肿壁呈稍高信号,脓肿周围水肿组织呈高信号或稍高信号,边界不清。

（2）增强扫描:脓肿壁强化及其周围水肿带所见,类似 CT。

【诊断与鉴别诊断】

临床表现典型时,结合影像学检查显示脓肿壁强化及周围水肿带的特点,一般可以准确诊断。出现气体密度影为特征性征象,影像学检查可清楚显示脓肿范围、判断病程和有无并发症。

脾脓肿处于早期阶段,脓肿壁及周围水肿带征象显示不典型时,需要与多种脾脏肿瘤鉴别。多发脾脓肿需要与转移瘤、淋巴瘤鉴别。

（三）脾弥漫性疾病

【概述】

脾弥漫性疾病常表现为脾大。

【临床与病理】

1. **临床表现** 脾弥漫性疾病的病因多种多样,包括炎症性疾病、淤血性疾病、肿瘤性疾病、寄生虫感染、自身免疫性疾病等,其临床表现也由于病因不同而各异。

2. **病理** 因病因不同,其病理改变亦各不相同。

【影像学表现】

1. **CT 表现**（图 6-134）

（1）横断面上长径超过 10cm,短径超过 6cm,头尾方向上长度超过 15cm,即为脾大。

（2）临床工作中常以超过 5 个肋单元作为脾大标准。CT 可以清楚显示弥漫性脾大的形态、程度,以及脾脏实质和邻近组织结构的密度变化。

（3）多数脾大实质密度均匀,强化均一。

（4）肝淤血并发脾大时密度及强化可不均匀。

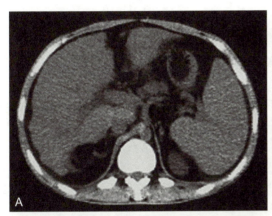
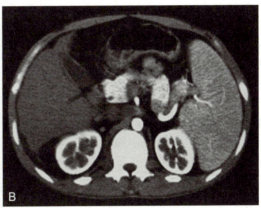
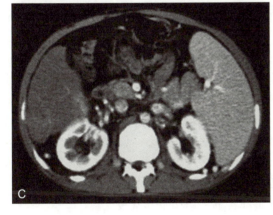

图 6-134 脾大 CT 表现
A. CT 平扫显示脾脏明显增大增厚,超过 5 个肋单元,边缘光整,密度均匀;B. 增强扫描动脉期脾脏实质呈较均匀强化;C. 门静脉期脾脏实质呈均匀强化。

2. **MRI 表现**

（1）脾大判断与 CT 类似。

（2）多数脾大信号及强化均匀,肝淤血并发的脾大信号及强化不均匀。

【诊断与鉴别诊断】

影像学检查可以显示脾大的形态及实质变化,但病因诊断需结合临床及实验室检查,必要时穿刺活检进行组织学诊断。

CT 和 MRI 的增强检查对于部分脾弥漫性疾病的鉴别诊断具有一定价值。如脾转移瘤的多发病灶可见中心性坏死;弥漫型脾结核可见弥漫分布的粟粒状强化结节;门静脉高压引起的脾大可见门静脉扩张及侧支循环等。

第三节　急腹症

一、检查方法与要求

急腹症常用的影像学检查方法包括 X 线检查、CT 检查和超声检查,而 MRI 检查的应用相对较少。

急腹症影像学检查的目的在于明确疾病的有无,病变的部位、范围、性质以及并发症等,了解急腹症的正确影像学检查方法、应用范围和限度,有助于为疾病的诊断、治疗和疗效评估提供依据。

(一) X 线检查

1. 透视　常规进行胸腹部透视。

(1) 可观察膈肌运动及胃肠蠕动情况。

(2) 可观察有无膈下游离气体;肠管有无扩张、积气、积液及气-液平面。

2. 腹部平片　是最常用的方法。

(1) 站立前后位及侧位:能清楚显示腹腔内游离气体和肠管内的气-液平面,对胃肠道穿孔及肠梗阻的诊断具有较高价值。

(2) 仰卧前后位:显示腹内脏器的排列位置、腹脂线、胆石、尿路结石及下胸部病变,但难以显示少量气腹、肠内液平面及脓腔液平面。

(3) 侧卧、仰卧水平位:用于危重患者,尤其适用于不能站立而又必须了解有无游离气体或肠内液平面者。

3. 上消化道造影　需口服稀释后的碘对比剂。可用于诊断十二指肠梗阻和胃肠道穿孔等。

4. 钡剂或空气灌肠　钡剂或空气灌肠可用于诊断肠套叠、乙状结肠扭转、结肠癌所致梗阻及先天性肠旋转不良等。结肠钡剂灌肠检查可用于结肠梗阻诊断,明确梗阻部位及性质。空气灌肠多用于小儿急性肠套叠的诊断与复位。对部分肠套叠和乙状结肠扭转者,还可行加压灌肠复位。

5. 血管造影　选择性或超选择性血管造影可显示血管改变,明确病变的部位、范围及受损情况。对于急性消化道大出血患者,可同时滴注加压素或栓塞止血。

(二) CT 检查

1. 平扫　扫描范围上起膈肌,下达盆腔。窗技术的应用可以将气体与脂肪明确区分以显示腹内游离气体。多平面重建可全方位、多角度观察腹部各解剖结构及异常表现。

2. 增强扫描　主要用于检查与血管有关的急腹症、腹内脏器损伤、炎症及腹腔脓肿等,用于了解肠梗阻血供障碍情况。对血管病变导致的急腹症,CTA 可清晰显示动脉瘤及动脉夹层的位置、形态、破裂情况、累及范围等。

(三) MRI 检查

MRI 可显示腹膜、亚腹膜间隙及其病变,尤其在妇科疾病所致的急腹症诊断中,MRI 检查具有一定的优势,同时 MRI 的多平面成像有其独特的优越性。

二、基本病变影像表现

(一) X 线检查

1. 腹腔积气　是由某种病因导致的消化道以外的腹膜腔内积气,又称气腹,常见于胃肠道穿孔、腹腔术后或合并感染等。

气腹包括游离气腹和局限性气腹。游离气腹时气体可随体位改变而游动,始终位于靠上位置的腹腔内。立位检查时,气体位于膈与肝或胃之间,表现为一侧或双侧膈下新月形透亮影;大量气体时可见膈肌位置升高,内脏下移。仰卧位或侧位检查时,气体位于靠上方的腹壁与邻近腹腔脏器外壁之间。局限性气腹为气体局限于腹腔内某处,不随体位改变而移动。

2. 腹腔积液 可由多种病因导致,常见于感染、外伤、肿瘤、肝硬化、低蛋白血症等,简称腹水。

腹腔积液位于较低位置的腹腔内,可导致腹部相应位置的密度增高,其密度增高程度与腹腔积液量及位置相关。少量积液时,X线检查不易发现;大量积液时,腹部密度增高显著,仰卧位时肠管间隙因腹腔积液而加宽。

3. 空腔脏器内积气、积液及管腔扩大 胃肠道腔内积气、积液和管腔扩大最常见于梗阻性病变,也见于炎症和外伤。

不同位置的梗阻,其X线表现不同。幽门梗阻可致胃腔扩张,立位检查时,表现为上腹部较长的气-液平面;十二指肠降部梗阻,其近侧的胃和十二指肠球部充气扩张,立位或侧卧位检查时,表现为"双泡征";空回肠和结肠充气扩张,可通过观察肠黏膜皱襞的形态、肠曲位置及排列形式而将它们区分。空肠扩张时,立位检查表现为上腹部或上中腹部偏左侧呈拱形扩张的肠管,其黏膜呈弹簧样或平行线状阴影;仰卧位检查时,扩张的空肠呈平行或层层连续排列。回肠扩张时,表现为中下腹部或中下腹部偏右侧扩张的肠管,其黏膜皱襞排列稀疏或消失,呈光滑管状。结肠扩张时,其管径明显大于小肠,立位检查时,扩张的肠管位于腹部周围,结肠边缘呈波浪状,仰卧位时呈花边状,肠管内黏膜皱襞不横贯管腔内径。

4. 腹腔内肿块影 在相邻充气肠曲的对比下,肿块可显示为软组织密度影,边界较清晰,邻近肠管受压移位。常见于腹腔内肿瘤,或由两端闭锁的绞窄肠段导致的"假肿瘤征"。

5. 腹腔内高密度影 主要为阳性结石、钙化斑和金属异物。阳性结石常为胆石、泌尿系结石和阑尾粪石等。

(二)CT检查

1. 平扫

(1)腹腔积气、积液:CT可以清楚显示腹腔积气、积液,即使少量的气体或液体存在于位置较深之处。此外,通过测量CT值能够推测腹腔积液的性质,同时观察其所邻近的脏器是否存在异常。

(2)空腔脏器扩大:CT可以显示空腔脏器的解剖位置、形态及扩张程度,获得其腔内、外和肠系膜的改变,包括肠壁厚度、肠黏膜皱襞形态、肠系膜形态及密度等。

(3)腹腔内肿块:CT可以直接清晰地显示腹腔内肿块的形态及密度,通过密度改变判断其内在特征,观察其内有无坏死、钙化或脂肪成分等。

(4)其他:CT还可以显示腹膜增厚、腹腔内高密度影及腹壁和胸部的异常。

2. 增强扫描

(1)实质脏器:挫裂伤、血肿、包膜下出血呈不均匀强化或无强化。

(2)空腔脏器:炎症或肿瘤呈异常强化,坏死无强化,可伴有肠壁积气。

(3)肠系膜:肠系膜血管拉长、增粗、扭曲、集中,血流灌注延迟,管腔狭窄甚至闭塞。

(4)腹主动脉:管径异常扩大,动脉瘤、血栓或夹层形成,可伴周围血肿,对比剂外溢提示腹主动脉瘤或夹层破裂。

(5)腹膜腔:炎症或肿瘤等病变可导致增厚的腹膜呈异常强化。

三、常见疾病影像表现

(一)胃肠道穿孔

胃肠道穿孔(gastrointestinal perforation)是常见的急腹症之一,常继发于溃疡、外伤破裂、炎症、肿瘤等,其中胃及十二指肠溃疡为穿孔最常见的原因。

【临床与病理】

1. 临床表现 突发性、持续性上腹部疼痛,可蔓延至全腹。查体可有腹肌紧张、腹部压痛及反跳痛等腹膜刺激征。

2. 病理 胃及十二指肠溃疡穿孔分为急性和慢性。急性穿孔多发生在前壁,穿孔时胃及十二指肠内的气体和内容物流入腹腔,引起气腹和急性腹膜炎。慢性穿孔多发生在后壁,穿透前浆膜与附近组织器官粘连,内容物不流入腹腔。小肠发生穿孔时,由于小肠肠曲彼此紧靠,穿孔后纤维蛋白沉着,相互粘连而使穿孔很快被封闭,因此小肠内容物流出很少;又因小肠气体很少,故很少造成气腹。结肠内气体较多,穿孔后肠内容物随大量气体进入腹腔,导致气腹和局限性腹膜炎或弥漫性腹膜炎。

【影像学表现】

1. X线检查 胃肠道穿孔的主要表现为气腹、腹腔积液、腹脂线异常、麻痹性肠梗阻等。

(1)气腹:是胃肠道穿孔的重要征象,但在诊断时需排除非胃肠道穿孔所致气腹的其他因素。此外,无游离气腹征象并不能除外胃肠道穿孔。具体表现如下。

1)胃、十二指肠球部及结肠内正常时可有气体,因此穿孔后常有游离气腹征象。立位检查时可见膈下游离气体影,呈新月形或镰刀状(图6-135);仰卧位检查时可见腹腔内靠前腹壁的透亮影。若为胃后壁溃疡穿孔,胃内气体可进入小网膜囊,如网膜孔不通畅,气体则局限在网膜囊内,表现为局限性气腹征象,立位检查时于中腹部可见气腔或气液腔。

2)小肠及阑尾正常时一般无气体,穿孔后很少有游离气腹征象。

3)腹膜间位或腹膜后空腔器官向腹膜后间隙穿孔,气体进入肾旁前间隙或腹膜后其他间隙,出现腹膜后间隙充气征象,而腹腔内并无游离气体。

(2)腹腔积液:是胃肠道穿孔后继发性腹膜炎的表现。积液量较少时可无阳性表现,较多时腹部密度增高,肠管间隙增宽,可见充气肠管漂浮征或麻痹性肠胀气。液体游离到肝脏下面,肝三角显示模糊或消失;液体游离到胁腹壁内侧,胁腹线显示模糊。

2. CT检查 胃肠道穿孔后,CT检查可以显示气腹、腹膜后积气及腹腔积液(图6-136),即使是少量气腹或少量积液,也可以显示腹腔积液的具体位置。

(1)横结肠系膜上方的积液,最初位于肝后下间隙内,表现为围绕肝右叶后内缘的水样密度影。

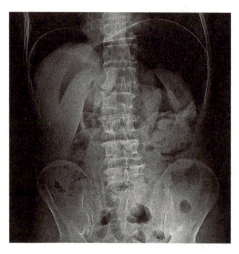

图6-135 膈下游离气体X线表现
立位腹部平片显示双侧膈下游离气体。

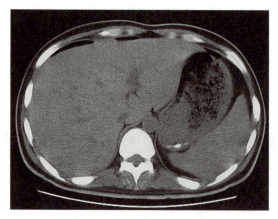

图6-136 胃肠道穿孔CT表现
腹腔内(肝周)游离气体

（2）横结肠系膜下方的积液,早期位于盆腔的直肠膀胱陷凹或直肠子宫陷凹内,其后可延伸至结肠旁沟内,表现为水样密度影。

（3）大量积液时,水样密度影弥漫性分布于腹腔内,小肠漂浮集中在前腹部,脂肪性低密度的肠系膜在周围腹腔积液衬托下可清楚显示。

（4）小网膜囊积液时,水样密度影位于胃体后壁与胰腺之间,当有大量积液时,胃脾韧带受压移位。

【诊断与鉴别诊断】

X线检查及CT检查可显示腹腔积气,结合临床突发的持续性上腹痛表现,通常可以明确诊断,但需排除其他原因导致的气腹,如输卵管通气检查、腹部手术后等,因此要仔细询问病史。X线检查时,膈下游离气体有时需与间位结肠及正常胃泡内气体相鉴别,可通过变换体位进行多角度观察。CT检查不仅能够明确显示气腹,有时还可以判断其穿孔的位置及病因,为急腹症的鉴别诊断提供重要依据。

（二）肠梗阻

肠梗阻（intestinal obstruction）是各种原因造成的肠腔内容物通过障碍。肠梗阻分为机械性、动力性和血运性三类,以机械性肠梗阻最常见。①机械性肠梗阻:分为单纯性肠梗阻和绞窄性肠梗阻两种,前者只有肠道内容物通过障碍,而无血运障碍;后者则伴有血运障碍。②动力性肠梗阻:分为麻痹性肠梗阻与痉挛性肠梗阻,肠道本身并无器质性病变。③血运性肠梗阻:见于肠系膜血管血栓形成或栓塞,有血液循环障碍和肠肌运动功能失调。

1. 单纯性肠梗阻

【概述】

单纯性肠梗阻（simple intestinal obstruction）最常见。多由肠粘连、小肠炎症狭窄、肠腔内肿瘤等引起,其中以肠粘连引起最为常见,属非闭袢性梗阻。

【临床与病理】

（1）临床表现:可有腹痛、恶心、呕吐,停止排气、排便及腹胀等症状。体征有腹部膨隆、有压痛、可见肠型。听诊肠鸣音增强,有气过水声等。

（2）病理:梗阻发生后,梗阻上方肠腔扩张、积气积液,梗阻以下肠曲空虚、萎缩。随着病情的发展及时间的推移,梗阻以上肠腔内压力增高明显,肠壁血运发生障碍,从而可以导致肠壁坏死和穿孔,引起腹腔积液及腹膜炎。

【影像学表现】

（1）X线表现:主要应用于判断是否有肠梗阻存在、了解梗阻部位、分析梗阻原因。

1）小肠扩张积气,小肠内径多超过3cm,远侧肠道少气或无气,扩张积气的肠管横贯于腹腔大部,常在上中腹部呈现一层一层平行排列、互相靠拢,显示鱼肋样黏膜皱襞或皱襞稀少（图6-137）。

2）肠腔内积液,立位平片可见肠腔内有多个液平面。液平面较短,肠腔内气柱高,呈阶梯状排列,为单纯性肠梗阻的特征性表现。

3）由于肠壁血运无障碍,肠张力不降低,透视下可见液平面随肠蠕动而上下运动。

通过以下表现对梗阻部位进行判断:①十二指肠梗阻:可见胃和十二指肠充气扩张,呈"双泡征",其余大、小肠内无液平面;②空肠梗阻:多表现为上腹部或中上腹偏左有数量不多的扩张肠曲,液平面数量少;③回肠梗阻:可见积气扩张的空回肠占满大部腹腔,肠曲横贯或斜贯腹腔,呈阶梯状排列的液平面;④结肠梗阻:梗阻近侧的结肠积气扩张,视回盲瓣关闭情况,小肠可以扩张或不扩张。

（2）CT表现:可显示扩张的肠曲,并可见多个肠腔内气-液平面。

1）肠管互相融合成团,或与腹壁相连,提示为粘连性梗阻。

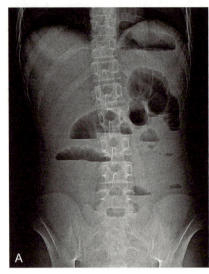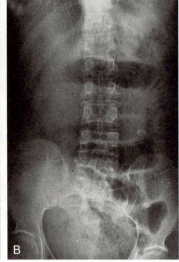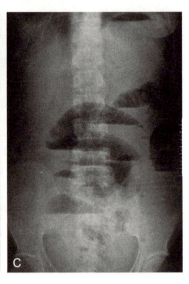

图 6-137　肠梗阻 X 线表现
立位腹部平片显示不同部位腹腔肠管扩张积气。

2）肠道内或腹腔内可见肿块,提示为肿瘤引起的梗阻。

3）如有肠套叠,则可显示出典型 CT 征象,出现三层肠壁征。

2. 绞窄性肠梗阻

【概述】

绞窄性肠梗阻(strangulated intestinal obstruction)多为闭袢肠梗阻,肠系膜血管发生狭窄,导致血液循环发生障碍,常见原因有小肠扭转、粘连及腹内疝等。

【临床与病理】

(1)临床表现:体液丢失而不能回收、失水迅速等造成病情危重、休克,甚至死亡。症状与体征均比单纯性肠梗阻严重。

(2)病理

1)绞窄后引发静脉回流障碍,黏膜充血和淤血,小血管破裂,血液渗入肠腔和腹腔内,导致出血性梗死。

2)绞窄肠腔内可产生大量细菌,其毒素被腹膜吸收后,造成毒血症。

3)体液及电解质的丢失紊乱,可导致休克,甚至死亡。

【影像学表现】

除肠腔扩张、积气和积液等单纯性肠梗阻的常见征象外,还可出现一些特殊征象。

(1)"假肿瘤征":闭袢性肠梗阻肠腔内充满液体,表现为软组织密度肿块影,CT 检查可协助确定"假肿瘤征",并观察腹腔内是否有积液。

(2)"咖啡豆征":多见于不完全性绞窄性肠梗阻,充气闭袢肠管呈"U"形,形态上类似咖啡豆。

(3)乙状结肠扭转时,闭袢的乙状结肠明显扩张、积气积液,呈"马蹄状"(图 6-138)。钡剂灌肠时,直肠、乙状结肠交界处阻塞,如"鸟嘴状"。

CT 增强扫描可根据肠壁强化情况,判断肠缺血程度以及是否发生肠坏死,MPR 技术对显示绞窄性肠梗阻有重要价值。

3. 麻痹性肠梗阻(paralytic intestinal obstruction)

【临床与病理】

(1)临床表现:主要表现为疼痛、呕吐、腹胀和停止排气排便,但腹部柔软,肠鸣音减弱或消失。

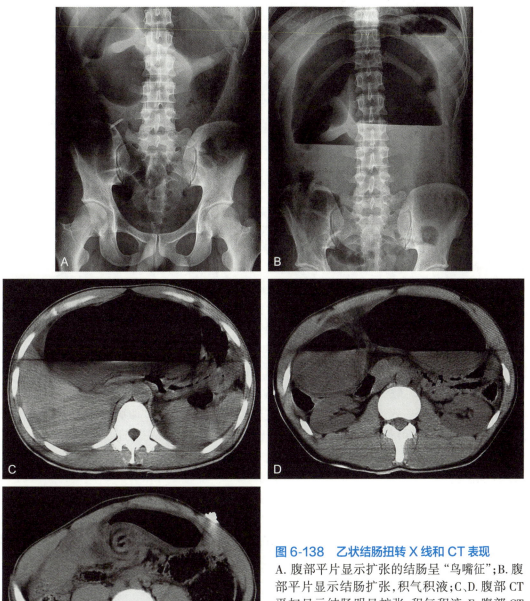

图 6-138 乙状结肠扭转 X 线和 CT 表现
A. 腹部平片显示扩张的结肠呈"鸟嘴征";B. 腹部平片显示结肠扩张,积气积液;C、D. 腹部 CT 平扫显示结肠明显扩张,积气积液;E. 腹部 CT 平扫显示梗阻部位,结肠扭转,呈"漩涡状"。

（2）病理:常见于急性腹膜炎、腹部手术后或感染、低钾血症、严重的外伤及休克等。

【影像学表现】

腹部 X 线平片及 CT 均表现为大小肠及胃的普遍性扩张、积气积液,其中结肠积气显著。立位可见液平面,但液平面少于机械性小肠梗阻。多次复查肠管形态改变不明显是本病的又一重要征象。

4. 血运性肠梗阻

【临床与病理】

（1）临床表现:多表现为腹痛,无明显特异性征象,随病情进展腹痛加剧,还可出现腹泻及血便等症状,甚至可引起休克。

（2）病理：各种原因导致的肠系膜上动脉或静脉的主干或其分支发生血运障碍，导致肠壁缺血缺氧，引起痉挛，而后发生充血、水肿、出血和坏死以及肠壁穿孔。肠腔内有气体和液体积留。

【影像学表现】

发病早期无明显特异性征象。影像学表现与机械性肠梗阻相似，肠曲扩张充气的范围与发生肠系膜血管病变的供血区分布一致。CT增强扫描可更清晰地显示肠壁增厚的改变，三维血管成像还可以直接显示肠系膜上动脉狭窄、阻塞或静脉主干较大分支内血栓，可为诊断提供可靠依据。

【诊断与鉴别诊断】

影像学检查的目的在于明确有无梗阻、描述梗阻位置、分析梗阻原因。应按照以下注意事项依次判断。

（1）判定有无梗阻：①完全性机械性肠梗阻早期，梗阻近端肠管扩张、积气积液，24~48小时内，梗阻远端肠管内气体被吸收，表现为梗阻段以下肠管看不到气体；②在梗阻早期或不完全性肠梗阻时，结肠内可有气体存在。

（2）判定梗阻部位：根据肠曲扩张和液平面的部位、数量及黏膜皱襞的特点可以判断梗阻的大致部位。例如：①小肠近端梗阻，扩张肠曲少，多位于上腹部；②小肠远端梗阻如回肠末端梗阻，扩张肠曲多、液平面多，有时可遍及全腹；③结肠梗阻时，由于回盲瓣单向通过作用，在梗阻早期，积气积液主要发生在回肠，随病情进展，回盲瓣功能丧失，小肠也开始出现较多扩张、积气积液。

（3）判定有无绞窄：除引起完全性肠梗阻征象外，还会出现肠壁明显淤血、肿胀、增厚且伴有大量渗出，最终导致肠坏死。绞窄性肠梗阻可出现如下影像征象：①"假肿瘤征"；②"咖啡豆征"；③若出现肠坏死，肠壁可见线状或小泡状气体密度影；④病情发展迅速，1~2天即可出现腹腔积液。

（三）腹部创伤

腹部创伤可由开放性损伤或闭合性损伤直接或间接作用于腹部所致，可伴邻近肋骨骨折。腹部创伤常累及实质性脏器，如肝、脾、肾、胰腺及肾上腺，或者造成空腔脏器穿孔，也可发生在腹膜腔或者腹膜后间隙，导致肠系膜血管断裂出血，严重者可危及生命。本节主要介绍脾破裂及肝破裂。

1．脾破裂

【临床与病理】

脾破裂（rupture of spleen）多为暴力冲击或直接损伤所致。根据破裂程度可分为完全性破裂、中央破裂和包膜下破裂。临床表现为突发左上腹疼痛或弥漫性腹痛，有腹膜刺激征及血红蛋白明显减低。严重者可伴失血性休克。

【影像学表现】

（1）X线表现

1）脾外形不清，脾增大，密度增高等，有时可见邻近肋骨的骨折。

2）胃体右移，左半结肠及结肠左曲下移，胃大弯与结肠左曲间隙增宽，这是由血液沿胃大弯流向胃与结肠之间所致。

3）腹腔内有游离液体征象，胃、小肠和结肠可有轻度积气。

（2）CT表现

1）脾包膜下血肿：CT平扫表现为脾外周新月形或半月形高或略高密度影，相邻脾实质受压变平或呈内凹状，随时间推移，血肿变为等密度或低密度影，增强扫描血肿无强化。

2）脾内血肿：视检查时间而表现不同。新鲜血肿CT平扫可表现为圆形或椭圆形高或略高密度影（图6-139），密度可不均匀，边界不清，随时间延长可逐渐呈低密度影。增强扫描正常脾有强化,而血肿无强化,表现为裂隙状低密度影。

3)脾撕裂:单一脾撕裂在脾实质内见窄带样低密度裂隙,多发脾撕裂及粉碎性脾破裂呈多发不规则形低密度影,增强扫描无强化,且较平扫显示更清楚。损伤脾包膜可形成脾周血肿及腹腔积血。

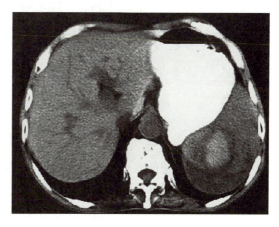

图 6-139 脾破裂 CT 表现
CT 平扫示脾实质内多发低密度影,边界模糊,并见高密度出血灶。

【诊断与鉴别诊断】

结合临床外伤史及相应临床症状,诊断脾破裂不难。CT 检查具有较高的灵敏度及特异度,可明确损伤的部位、类型及范围,为首选影像学检查方法。主要表现为脾包膜下及脾实质内的高密度影,且随检查时间延长,密度逐渐减低,脾撕裂时表现为线状或片状低密度裂隙,常伴脾周血肿及腹腔积血。如果 CT 平扫仅见腹腔积血和/或脾周血肿,而未显示脾撕裂的征象,应采用增强检查进一步评估。

2. 肝破裂

【临床与病理】

肝破裂(rupture of liver)为仅次于脾破裂的常见腹部损伤,上腹部开放性和闭合性外伤常为直接原因,临床表现为右上腹或全腹疼痛,有腹膜刺激征,严重者可造成失血性休克。

【影像学表现】

(1)X 线平片

1)肝下缘模糊不清,肝三角消失,结肠右曲受压下移。

2)可伴右下胸部肋骨骨折,胸腔积液、气胸,皮下气肿或腹腔积液征象。

(2)CT 表现

1)肝包膜下血肿:呈新月形或梭形影,界限清楚。血肿密度因时间长短而不同,新鲜血肿密度略高或近似肝实质,随时间推移密度逐渐减低,增强扫描血肿不强化(图 6-140)。

2)实质内血肿:肝实质内血肿呈圆形或椭圆形,偶尔呈星状病灶,为略高或等密度。增强扫描病变不强化,随时间推移密度减低并缩小(图 6-140)。

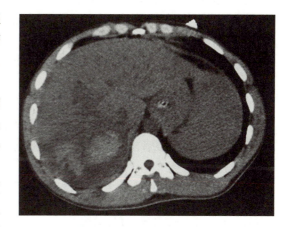

图 6-140 肝破裂 CT 表现
CT 平扫示肝右叶大片状低密度影,内见斑状高密度血肿。

3)肝撕裂:呈窄带样或不规则形片状低密度影,边缘模糊,病变比肝实质的密度低,仅急性血凝块的密度可稍高于肝脏,增强扫描不强化。如果血管受损则可发生肝动脉假性动脉瘤和肝动脉门静脉瘘。肝破裂可伴有肝周血肿和腹腔积血。

【诊断与鉴别诊断】

结合外伤史,CT 可明确诊断肝破裂,表现为肝包膜下及肝实质内略高密度影或等密度血肿,且随检查时间的推移密度逐渐减低;肝撕裂则表现为窄带样或片状低密度区。肝破裂与脾破裂一样,若 CT 平扫仅见腹腔积血和/或肝周血肿,而未显示肝撕裂的征象,必须应用增强检查仔细评估有无肝撕裂。

(高剑波 许乙凯 梁长华 王培源 肖喜刚)

第七章 泌尿系统及肾上腺、腹膜后间隙

泌尿生殖系统的疾病种类较多,影像学检查是疾病诊断、鉴别诊断的主要手段,也是制订治疗方案的重要依据。肾和输尿管位于腹膜后间隙,肾上腺和肾解剖关系密切,影像学检查对腹膜后疾病和肾上腺疾病的诊断同样有较高的诊断价值,故一并纳入本章内介绍。

第一节 肾与输尿管

一、检查方法与要求

(一)X线检查

1. 泌尿系统平片(kidney ureter bladder,KUB) 作为常用的X线检查手段,是临床诊断泌尿系统结石的首选检查方法,对怀疑肾结石者往往需要结合腹部侧位片协助诊断。检查范围包括双肾区、中下腹及盆腔。检查前一日可服用缓泻剂清洁肠道内容物及积气。

2. 尿路造影检查 肾与输尿管常用的造影检查包括静脉肾盂造影(intravenous pyelography,IVP)和逆行肾盂造影(retrograde pyelography)。

(1)静脉肾盂造影:又称静脉尿路造影(intravenous urography,IVU),是泌尿系统最常用的检查方法,适用于所有怀疑肾、输尿管、膀胱病变及不能解释的泌尿系统症状者。目前对比剂主要选择泛影葡胺、碘普罗胺等。禁忌证主要包括:碘过敏者、严重高热、全身或者泌尿系感染、严重心肾功能不全者、妊娠及甲状腺功能亢进等。对于肾积水患者及肾浓缩功能不良者,可以选择大剂量静脉滴注尿路造影,即在短时间(5~10分钟)内将大量对比剂经静脉快速滴注,每隔10分钟摄片一张,共摄片3~4张。

(2)逆行肾盂造影:是借助膀胱镜将导管逆行插入输尿管内,并经导管注入对比剂从而观察肾与输尿管情况的检查技术,适用于静脉肾盂造影观察不理想或者不适于静脉肾盂造影检查者。该检查不适于全身或者泌尿系感染、严重膀胱疾患及尿道狭窄者。

(二)CT检查

肾与输尿管CT检查主要用于诊断肾脏及周围病变、泌尿系统恶性肿瘤诊断及临床分期、创伤、结石、各种原因引起的泌尿系积水、不明原因血尿等。CT检查前一周内不能做钡剂检查,已行钡餐检查者须确定已无钡剂残留。检查前半小时及检查前分别口服稀释的泛影葡胺溶液或者饮用水充盈胃及小肠,每次150~250ml。

CT扫描技术包括平扫和增强扫描。

1. 平扫 患者取仰卧位,腹部定位扫描后,扫描范围包括肾脏上极直至输尿管末端,层厚依据检查目的需要选择。MSCT容积扫描图像可以进行不同层厚重建,并可应用软件进行二维或三维后处理。

2. 增强扫描 经外周静脉快速注射非离子型有机碘对比剂后进行扫描。肾脏增强扫描一般包括三个期相,即皮质期、实质期和排泄期。

(1)皮质期:肾皮质和肾柱密度升高,而髓质尚未强化,皮质与髓质交界清晰。

（2）实质期：髓质强化且密度不断增高，与皮质密度一致或略超过肾皮质，皮质与髓质分界不清。

（3）排泄期：肾盏、肾盂及输尿管内充盈对比剂，通过连续层面观察可追踪输尿管全程至膀胱入口区。

肾动脉 CTA 检查后应用多种后处理技术进行重建，能够清楚显示肾动脉、肾周围动脉及分支，为判断肾血管性病变及肾移植提供重要临床信息。

3. CT 尿路成像（CT urography，CTU）　注入对比剂后延迟 10~20 分钟扫描，进行 3D MIP 重建获得泌尿系统整体观的检查技术，常用于怀疑肾集合系统肿瘤、结石、梗阻性病变的诊断及鉴别诊断。

（三）MRI 检查

MRI 检查具有多参数、多方位成像，软组织分辨力高，无骨骼及钙化伪影，流空效应不需要注射对比剂进行血管成像，无辐射损伤等优点。其任意多方位体层成像能够清楚显示泌尿系统脏器正常解剖、病变来源定位及与周围结构的关系等。MRI 检查常用扫描位置有横断位、矢状位和冠状位。MRI 增强扫描期相及表现与 CT 相似，常用对比剂为 Gd-DTPA。应用流空效应进行 3D-MRA 检查，能够获得类似 X 线血管造影的图像，但是图像质量不如对比增强 MRA（contrast enhanced MRA，CE-MRA）。MR 泌尿系水成像（MR urography，MRU）是结合重 T_2 序列与脂肪抑制技术，使泌尿系统内流动缓慢或静止的液体呈高信号，得到类似于注射对比剂或静脉肾盂造影影像的检查技术，可以作为泌尿系常规检查的补充，以进一步提高诊断质量。

（四）DSA 检查

肾血管造影（renal angiography）主要包括肾动脉造影（renal arteriography）和肾静脉造影（renal venography）。两者均应用 Seldinger 技术，分别穿刺股动脉和股静脉进行血管造影。

肾动脉造影适用于肾血管性病变的诊断、肾恶性肿瘤的栓塞治疗、肾创伤的诊断和栓塞治疗、肾移植术前及术后检查等方面。肾静脉造影多用于诊断静脉疾患，如肾静脉血栓、瘤栓形成，肾静脉外压性病变的诊断及治疗等。

（五）超声检查

超声检查简单便捷，是泌尿系统首选检查技术。适用于怀疑泌尿系统肿瘤或结石、感染、创伤、肾血管性病变、先天异常、肾移植前后检查或超声引导介入治疗等；彩色多普勒技术对肾肿瘤、肾静脉血栓或瘤栓有较大的诊断价值。肾脏检查前不需要做任何准备，输尿管末端及膀胱检查需要提前憋尿。肾血管、肾上腺及肾门区淋巴结检查时需要空腹准备。检查体位包括仰卧位、侧卧位和俯卧位。

（六）放射性核素检查

肾脏核素检查主要包括肾动态显像、静态显像和肾功能测定。检查前不需要肠道准备、不需要禁饮食。肾静态显像（static renography）又称为肾皮质显像，通过平面和断层显像可以显示肾脏位置、大小、形态及实质功能，显示实质内占位性病变。肾动态显像（dynamic renography）分为肾血流灌注显像和肾实质功能动态显像，能更好地定性评价和定量测定肾血流、肾功能及上尿路通畅性，并且可以用于肾移植的监测。肾功能测定包括肾图、肾小球滤过率测定及肾有效血浆流量测定等。

二、基本病变影像表现

（一）肾脏基本病变

1. 肾脏数目及大小异常　肾脏数目异常可为单肾或重复肾。单肾多为对侧肾先天性无发育，且单肾体积较大。重复肾多为一侧性，少数为双侧性，肾脏体积可增大或正常，可伴有重复输尿管。

肾脏增大可为局限性膨隆，如由肾实质内肿瘤或囊肿导致；弥漫性增大可见于代偿性增大或肾积水。肾体积缩小可见于肾炎性肾萎缩、肾动脉狭窄或先天性肾发育不全。

2. 肾脏形状及位置异常 正常肾脏形状如"蚕豆",边缘光滑规则。肾脏实质内肿瘤或囊肿可表现为局部轮廓突起;先天性发育异常可表现为驼峰状或分叶状。慢性肾盂肾炎、创伤、手术等可以引起肾脏边缘皱缩,轮廓凹凸不平。肾内及肾周围炎性病变或严重的肾创伤时肾脏形态多不规则,轮廓模糊。肾脏形状改变往往提示病理改变的存在,各种影像学检查技术能够协助作出定性诊断。

正常肾脏位于 T_{12}~L_2 椎体水平脊柱旁,有一定的上下和左右方向移动幅度。肾脏位置异常可以为先天性异位肾或肾移植术后改变,多位于盆腔。肾下垂者患侧肾上下方向活动度增大,立位与卧位移动范围超过本人一个半腰椎椎体高度。肾移位多由肾脏周围结构病变引起,如肾上腺巨大占位、腹主动脉瘤或腹膜后肿瘤压迫所致。此外,肾脏位置异常还可表现为肾轴旋转不良。

3. 肾脏密度异常 肾内密度增高最常见的是结石,还可见于肾脏肿瘤性病变、肾结核或甲状旁腺功能亢进症等代谢性疾病。肾结石 X 线平片表现为肾区点状、弧形或不规则形、单发或多发高密度影;CT 上典型结石常位于肾盏、肾盂内,CT 有利于其形态及位置显示,便于疾病诊断。

X 线平片对肾脏密度减低的显示能力有限;静脉肾盂造影通过肾实质显影情况能够间接提示肾内局部病变或全肾功能障碍。CT 及 MRI 对肾脏密度减低显示效果较好,且 CT 通过 CT 值测量,能够明确病变的具体密度改变。病变呈水样密度或信号,多为囊肿性病变(单发或多发);若为脂肪密度或信号提示血管平滑肌脂肪瘤或肾脂肪瘤可能性大。

4. 肾脏实质内结构异常 肾脏实质内结构异常 X 线检查难以显示,主要通过 CT、MRI 和超声检查。

肾脏实质内结构异常主要为占位性病变或各种原因引起的肾实质破坏。可表现为:①病变呈液体密度、信号、回声,边缘清楚,轮廓规则,密度、信号或回声均匀,增强扫描无强化,可能为囊肿或囊性病变;②病变为实性,密度、信号、回声相对较均匀,边缘清楚,轮廓规则,可能为肾脏腺瘤、血管平滑肌脂肪瘤等良性肿瘤或肾炎性假瘤、早期转移瘤等;③病变较小时一般不伴肾轮廓改变,较大者可引起肾轮廓局部外膨;④病变形态不规则,边缘不清,伴肾脏轮廓异常,密度、信号、回声不均匀;⑤不均匀性强化,可见于肾细胞癌、较大的肾转移瘤、肉瘤等恶性肿瘤,或大的血管平滑肌脂肪瘤、肾创伤、肾结核等。

5. 肾盂肾盏内结构异常 肾盂肾盏积水多由远端尿路梗阻性病变引起。占位性病变在静脉肾盂造影、CT 尿路成像、MR 泌尿系水成像表现为肾盂肾盏内充盈缺损,较大者可引起邻近结构的压迫移位,甚至管腔变窄、梗阻积水,可能由结石、血凝块或肿瘤所致。肾盂肾盏的破坏表现为肾盂肾盏形态失常、边缘毛糙模糊,常见于肾结核等炎性病变。

6. 肾功能性异常 肾功能减低表现为静脉肾盂造影显影延迟或不显影,CT 或 MRI 增强扫描示肾实质强化程度降低或不强化。见于严重肾功能不全、各种原因引起的肾积水、肾血管病变(如肾动脉狭窄或梗死、肾脏病变侵犯肾动脉)等。

7. 肾脏周围改变 在超声、CT 和 MRI 上,肾脏周围改变主要表现为肾周脂肪密度、回声、信号异常,筋膜增厚,积液或积血。多见于炎症、创伤或肿瘤侵犯。

(二) 输尿管基本病变

1. 输尿管内充盈缺损 输尿管腔内充盈缺损可以为高密度的结石、略高密度的血凝块、软组织密度的炎性息肉及肿瘤。

2. 输尿管狭窄与扩张 输尿管扩张表现为管腔增宽、积水,常为远侧泌尿系统狭窄性病变引起的梗阻所致,如输尿管结石、肿瘤、结核、输尿管下段炎症、膀胱病变侵犯或累及输尿管开口等。先天性狭窄或瘢痕性狭窄也可引起类似改变。CT 尿路成像、MR 泌尿系水成像能够全程准确显示输尿管狭窄及扩张范围,并显示病变的形态、位置及与周围结构的关系等。

3. 输尿管管壁增厚 局限性增厚常见于输尿管肿瘤引起的偏心性增厚;广泛性增厚见于输

尿管炎性病变浸润;管腔串珠状增厚且管壁僵硬短缩多见于输尿管结核。

4. 输尿管位置及数目异常 输尿管可因周围组织病变压迫发生移位,如肾肿瘤、肾创伤、腹膜后淋巴瘤、腹主动脉瘤、盆腔巨大肿瘤等。输尿管先天发育异常也可表现为位置异常,如腔静脉后输尿管。输尿管数目异常多由先天发育异常引起,如双肾盂双输尿管。

三、常见疾病影像表现

(一)马蹄肾

【概述】

马蹄肾(horseshoe kidney)是融合肾(fused kidney)中最常见的类型,为原始肾组织块分裂停顿,造成两肾上极(10%)或下极(90%)融合在一起,形如马蹄状;融合部位称为峡部,可为肾组织或纤维组织。

【临床与病理】

1. 临床表现 常无明显症状,多为查体发现;少数可有血尿、腰痛等。

2. 病理 马蹄肾发生在胚胎早期,是两侧肾脏胚胎在脐动脉之间被紧挤而融合的结果。

【影像学表现】

1. X 线表现

(1)平片:诊断价值不大,表现为肾影形态异常,位置降低,肾上极或下极靠近脊柱,甚至两侧经峡部相连。

(2)静脉肾盂造影:有助于显示肾盂肾盏的转位及并存的形态异常。

2. CT 表现

(1)能够清楚显示马蹄肾上极或下极靠近脊柱的外形改变,以及位于脊柱前方峡部的组成。

(2)CT 尿路成像的显示效果与静脉肾盂造影类似(图 7-1)。

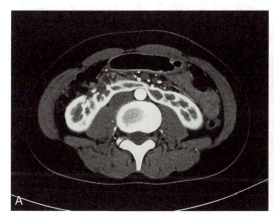
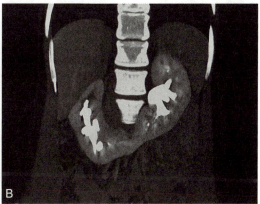

图 7-1 马蹄肾 CT 表现

A. 增强扫描动脉期;B. MPR 图像。双肾上极分离,下极靠近并融合,峡部由肾实质构成。

3. MRI 表现 与 CT 相同,MR 泌尿系水成像显示效果与 CT 尿路成像类似。

【诊断与鉴别诊断】

马蹄肾的特征性表现是两侧肾脏上极或下极相连,且多为下极相连,尿路造影、超声检查均能发现相关异常表现,而 CT 和 MRI 检查能直接显示这种特征,易于诊断。

(二)肾旋转不良

【概述】

正常肾脏位于肾窝内,肾盏朝向侧壁,肾盂开口向中线内侧,否则称为肾旋转不良(malrotation of kidney)。肾旋转不良可以分为腹侧旋转不良（旋转缺如）、腹中向旋转不良（不完全旋转）、侧向旋转不良（反向旋转）和背侧旋转不良（过度旋转）。常伴有其他肾发育异常。

【临床与病理】

1. 临床表现　常无明显症状，多为体检发现。

2. 病理　胎儿肾发育过程中，肾门逐渐由前位向前内侧旋转，若旋转受阻或者过度旋转则致肾旋转不良。

【影像学表现】

1. X线表现

（1）排泄性尿路造影正位片可见肾盏转至肾盂内侧，肾盏指向前、后或内侧。肾盂影显示较长。

（2）输尿管上段可有不同程度外移。

2. CT表现

（1）表现为肾门方向异常，位于肾前方、外侧或背侧等其他方向，输尿管起始位置呈相应改变（图7-2）。

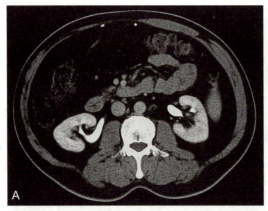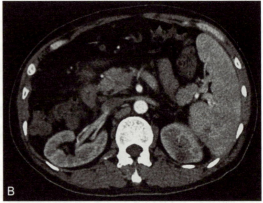

图 7-2　肾旋转不良 CT 表现
A. 增强扫描排泄期，右肾门朝向内后方；B. 增强扫描皮质期，右肾门朝向前方。

（2）CT尿路成像可以清楚显示旋转不良的肾盂、肾盏及输尿管的方向。

3. MRI表现　与CT相同。

【诊断与鉴别诊断】

肾脏旋转异常时，各种影像学检查均能发现肾门、肾盂的朝向异常及其并发症，易于诊断，需要注意的是，应除外邻近肿物压迫造成的肾轴转位。

（三）肾盂输尿管重复畸形

【概述】

肾盂输尿管重复畸形（duplication of renal pelvis and ureter）又称为重复肾（duplication of kidney），是临床比较常见的先天畸形，分为部分重复畸形和完全重复畸形。重复的肾脏往往融合为一体，分为上、下两部分。上段肾小于下段肾，且上段肾常为单肾盏，容易感染和积水，甚至无功能。重复的两条输尿管可相互汇合后注入膀胱三角区（部分重复畸形），也可以分别开口于膀胱三角区（完全重复畸形），但是下段肾的输尿管开口位置正常，上段肾的输尿管多为异位开口。

【临床与病理】

1. 临床表现　常无明显症状，合并肾积水和感染时会引起相应临床症状。

2. 病理　在人体胚胎第6周时，中肾管背侧突出一小的盲管即输尿管芽，输尿管芽最终发育成肾盂,其分支形成肾盏,再分支形成小盏和集合管,如分支过早则形成重复肾畸形。重复肾多数结合成为一体,有一共同被膜,表面有一浅沟,但肾盂、输尿管和血管都各自分开。

【影像学表现】

1. X线表现

（1）平片无特殊发现。

（2）静脉肾盂造影是本病重要的检查方法之一,可表现为一侧肾区有上下两套肾盂、肾盏系统,下肾盂、肾盏形态近似正常。部分重复畸形的两根输尿管可在肾下方、膀胱入口上方的任何位置汇合,也可以近端汇合成一根输尿管,远端又分成两根注入膀胱。完全重复畸形的两根输尿管分别汇入膀胱。如果重复肾的上段肾积水扩张并且肾功能消失,则静脉肾盂造影仅能显示下段肾盂、输尿管。

2. CT表现

（1）均能够显示病变侧肾区的异常,即患侧肾有两套肾盂、肾盏和输尿管,并且CT重建可清楚显示上段肾的肾盂、输尿管的积水扩张。

（2）CT尿路成像表现与静脉肾盂造影类似（图7-3）。

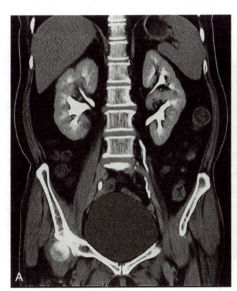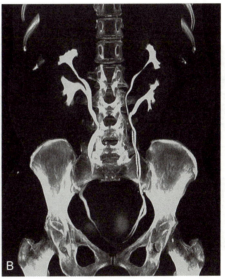

图7-3　肾盂输尿管重复畸形CT表现

A. 增强扫描排泄期冠状位重建;B. CT尿路成像。双肾均呈双肾盂、双输尿管改变;上段肾较小,可见一个肾盏;下段肾较大;右侧双输尿管于肾盂、输尿管移行部汇合成一支,左侧双输尿管单独汇入膀胱。

3. MRI表现　与CT表现相同。

【诊断与鉴别诊断】

排泄性尿路造影、CTU和MRI检查均可显示肾盂输尿管重复畸形,且具有明确征象,易于诊断。然而,并有上方肾盂、输尿管积水时,排泄性尿路造影难以显示,CT和MRI检查则可明确诊断。

（四）输尿管囊肿

【概述】

输尿管囊肿（ureterocele）是临床少见的先天发育畸形,由输尿管末端囊状扩张膨入膀胱内所致,囊壁由膀胱及输尿管黏膜组成。病变常为单侧性,双侧少见,女性多见。

【临床与病理】

1. 临床表现　可无特殊症状,亦可因囊肿引起上方输尿管、肾盂梗阻性积水继发感染就诊。

2. 病理 囊肿的外层为膀胱黏膜,内层为输尿管黏膜,两者之间为很薄的输尿管肌层。

【影像学表现】

1. X线表现

(1)尿路造影是常用的检查方法。

(2)静脉肾盂造影典型表现为患侧输尿管下端膀胱入口处"眼镜蛇头征"或球状扩张。

1)囊肿内无对比剂充盈时,表现为边缘清楚、轮廓规则的低密度充盈缺损。

2)囊肿内及膀胱均有对比剂充盈时,膀胱区囊肿边缘表现为环形透亮影。较小的囊肿,一般不压迫输尿管,不引起输尿管及肾盂积水扩张。囊肿较大时压迫输尿管,可引起上方输尿管及肾盂扩张。

2. CT表现

(1)平扫:膀胱三角区内圆形或类圆形液体密度灶,壁薄而均匀。

(2)增强扫描:囊肿无强化;排泄期对比剂进入囊肿内,病变表现为膀胱内高密度充盈缺损,囊壁呈环形低密度,病变与上方扩张的输尿管相连续(图7-4)。

(3)CT尿路成像:与静脉肾盂造影相似。

3. MRI表现 与CT表现相似,呈类圆形T_1WI低信号,T_2WI高信号的水样信号影。

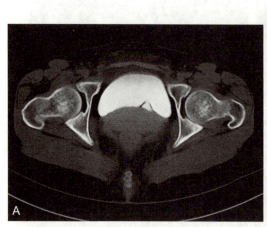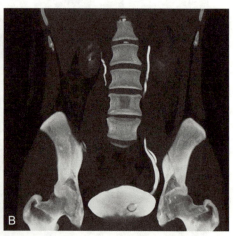

图7-4 输尿管囊肿CT表现

A.增强扫描排泄期横断位;B.CT尿路成像。左侧输尿管末端膨出形成囊肿与上方输尿管相连续,并伸入膀胱腔内,囊肿内含有对比剂,囊壁呈环形透亮影。

【诊断与鉴别诊断】

输尿管囊肿典型者表现为输尿管下端膀胱入口处"眼镜蛇头征"或球状扩张,诊断不难;需要与膀胱腔内肿瘤、前列腺增生等鉴别。CT及MRI检查可以清楚显示病变来源及密度、信号改变,便于以上疾病的鉴别诊断。

(五)肾与输尿管结石

【概述】

泌尿系结石(urinary calculus)是临床常见病,可发生于尿路的任何部位。肾结石(renal calculus)是最常见的泌尿系结石,好发于20~50岁的男性,单发或多发,单侧或双侧均可发病。好发部位为肾盂、肾盂输尿管连接部和肾盏。输尿管结石(ureteral calculus)一般较小,绝大多数来源于肾结石下移,好发于生理性狭窄区;发病年龄同肾结石。

【临床与病理】

1. 临床表现 主要表现为血尿和疼痛。肾结石发作时疼痛为肾绞痛或钝痛;输尿管结石发作时疼痛较肾结石重,常向会阴部放射,且发作后半数会出现肉眼血尿。尿路梗阻时可继发感染和肾积水,出现膀胱刺激症状。

2. 病理　结石形成受多种因素影响,常含有多种成分,如草酸钙、尿酸盐、磷酸钙、胱氨酸盐等。我国以磷酸钙和草酸钙为主的混合结石最常见。

【影像学表现】

1. X线表现

（1）平片:90% 泌尿系结石可以在 X 线平片上显影(阳性结石),呈圆形、类圆形、三角形、桑葚状或条状等多种形态的高密度影;典型肾盂肾盏铸型结石呈鹿角形或珊瑚状,输尿管结石长轴与输尿管走行方向一致。结石大小不一,肾结石大小悬殊,输尿管结石一般较小。结石可以单发或多发,单侧或双侧均可发病。较小肾结石可随体位改变发生位置移动,输尿管结石因治疗或者输尿管逆蠕动等因素可发生上下移动。阴性结石 X 线平片不能显示。

（2）尿路造影:能够发现 X 线平片不显示的阴性结石及其位置,确定有无伴发泌尿系积水,了解肾脏排泌功能。阴性结石表现为所在部位的充盈缺损;与对比剂密度相当的肾或输尿管结石,往往容易被掩盖而难以辨认;较对比剂密度高的阳性结石仍可以准确定位。

（3）逆行肾盂造影:作为静脉肾盂造影的补充。阴性结石形成的肾盏、肾盂内充盈缺损需要与肿瘤、血凝块等鉴别。

2. CT 表现（图 7-5、图 7-6）

（1）阳性及阴性结石在 CT 图像上均呈高密度,CT 值在 100Hu 以上。CT 可准确显示结石的

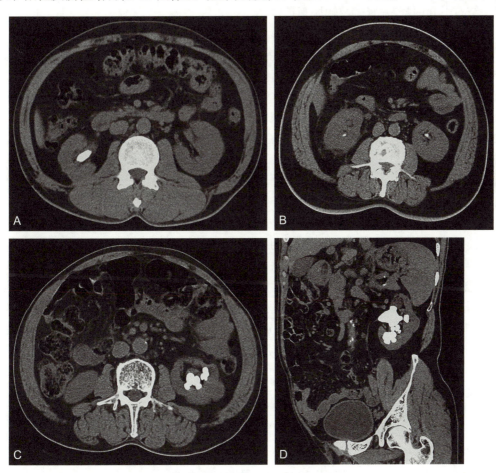

图 7-5　肾结石 CT 表现

A. 右肾盂条状高密度结石,肾窦脂肪模糊;B. 双肾盏内点状高密度结石;C. 左侧肾盏内多发类圆形结石;D. MPR 图像示左侧肾盂、肾盏多发结石,形成铸型,上肾盏积水扩张。

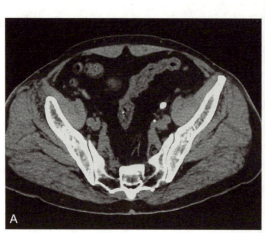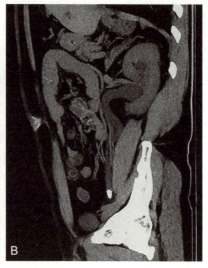

图 7-6　输尿管结石 CT 表现

A. CT 平扫横断位；B. MPR 图像。左侧输尿管盆腔段卵圆形结石，其上输尿管及肾盂扩张积水，输尿管周围脂肪密度增高，边缘模糊。

位置、数目、形态及大小。

（2）结石引起的肾盏、肾盂及输尿管扩张。

（3）肾脏及输尿管周围炎症与渗出等。

（4）多方位 MPR 技术可以显示肾盂、肾盏及输尿管全程，利于检测容易遗漏的小结石。

（5）小的肾结石需要与肾窦内动脉壁钙化鉴别。

3. MRI 表现

（1）由于对钙化不灵敏，MRI 在肾及输尿管结石显示方面不如 CT。

（2）MR 泌尿系水成像能够清楚显示结石所致的充盈缺损及引起的梗阻部位以上的泌尿系扩张。

4. 超声表现

（1）典型结石表现为肾窦或输尿管走行区单发或多发、点状、团状或珊瑚状强回声，后方伴声影。

（2）同时还可观察伴发肾、输尿管积水的扩张程度。

【诊断与鉴别诊断】

肾与输尿管结石影像学表现典型，诊断不难。但是 X 线平片上，肾结石需要与阳性胆囊结石、肠系膜淋巴结钙化等鉴别。侧位片上胆囊结石位于腹部中前 1/3，脊柱前方；肾结石偏后，与脊柱重叠；肠系膜淋巴结钙化偏前，且往往成簇分布，并可随时间发生位置改变。此外，X 线平片上肾结石需与髓质海绵肾、肾钙质沉着症鉴别，输尿管结石需与盆腔静脉石鉴别。CT 或超声检查可以协助诊断。

（六）肾与输尿管结核

【概述】

泌尿系结核中最常见的是肾结核（renal tuberculosis），多由其他部位结核分枝杆菌经血源性播散至肾脏引起。肾结核病灶可经尿路和黏膜下层引起输尿管结核（ureteric tuberculosis）及膀胱结核（bladder tuberculosis）。好发于 20~40 岁，男性多于女性。

【临床与病理】

1. 临床表现　肾结核早期常无明显临床症状；病变发展累及肾盂、肾盏和输尿管可出现腰痛、尿频、尿痛、血尿或脓尿等。

2. 病理　常单侧发病,主要位于肾髓质锥体深部和乳头部。病理上可见大量干酪样坏死,坏死经肾乳头排出后可形成细小空洞。晚期肾结核可出现不同程度的纤维化和钙化,造成肾盂、肾盏变形狭窄,严重时病变肾脏钙化广泛,肾功能丧失,即"肾自截"。

【影像学表现】

1. X线表现

（1）平片:①早期,肾脏及输尿管一般无异常发现。②进一步发展,出现肾区不规则形、不同程度的密度增高。③严重者,全肾散布钙化并且肾体积缩小,形成肾自截;输尿管走行区可见线状钙化。

（2）静脉肾盂造影:

1）肾结核:①早期,病变局限于肾实质,多表现正常;②病变累及肾盏、肾盂,表现为肾盏边缘不规整,肾盂、肾盏轮廓毛糙,甚至失去正常形态,并可见与肾盂相连的肾内不规则形干酪空洞;③严重者,患侧肾可不显影。

2）输尿管结核:①早期表现为输尿管扩张、管壁规则或轻微不规则;②进一步发展出现管壁僵硬、轮廓不规则扭曲、短缩、管腔狭窄或粗细不均匀;③累及膀胱三角区及对侧输尿管入口,则表现为对侧输尿管扩张积水。

2. CT表现

（1）肾结核

1）干酪样坏死灶CT表现为肾实质内边缘模糊的低密度灶;干酪性空洞表现为不规则形液性低密度区,多与变形的肾盂相连,空洞壁可见不规则钙化影,增强扫描对比剂可进入空洞内。

2）晚期肾脏体积缩小,呈明显多发钙化,增强扫描无明显强化(图7-7)。合并梗阻者表现为肾盂扩张积水,肾皮质菲薄。

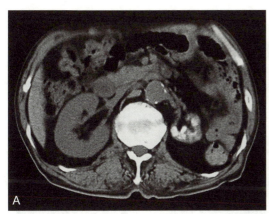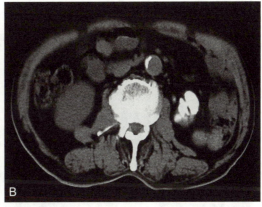

图 7-7　肾结核 CT 表现

CT平扫横断位。左肾体积缩小,内见散在斑块状及团块状钙化灶,输尿管起始部线条状钙化,肾盂、肾盏无扩张。

（2）输尿管结核:CT表现为输尿管全程管壁弥漫、不均匀性增厚,轮廓不规则,管腔粗细不均匀,管壁可见点条状钙化斑。

3. MRI表现

（1）与CT相似,肾实质内干酪样坏死区与空洞区均呈T_1WI低信号,T_2WI高信号。

（2）MR泌尿系水成像对肾及输尿管病变的显示与静脉肾盂造影相似。

【诊断与鉴别诊断】

肾结核的诊断主要依赖于尿中查出结核分枝杆菌和相应的临床及影像学表现,后者多以尿路造影和 CT 检查为主,特别是尿路造影能显示早期肾盏改变,CT 则能显示肾盂壁增厚和灵敏地发现病灶钙化,均有助于诊断。

输尿管结核的影像学诊断主要靠尿路造影和 CT 检查,输尿管呈串珠样、软木塞钻状或笔杆状表现和输尿管壁增厚及并存的肾结核表现是诊断的可靠依据,结合临床表现,即可作出诊断。

(七)单纯性肾囊肿

【概述】

单纯性肾囊肿(simple cyst of kidney)是最常见的泌尿系囊性病变,多由肾小管和集合管发育异常扩张形成,也可为后天性。

【临床与病理】

1. 临床表现 临床上多无症状,常为查体偶然发现。病变较大时可表现为肾区肿块,伴有不同程度的局部不适。

2. 病理 囊肿单发或多发,大小不等,多为单房,偶见多房,有囊壁。

【影像学表现】

1. X 线表现

(1)平片:多无异常;囊肿较大时表现为肾轮廓增大。

(2)静脉肾盂造影:与囊肿位置及大小有关。

1)囊肿较小或者以向肾轮廓外生长为主,造影表现多正常。

2)囊肿位置较深或较大,压迫肾盂、肾盏,表现为邻近肾盂、肾盏变形、拉伸、移位或消失等,严重者引起肾轴旋转。

3)囊肿向肾窦内生长,表现为肾盂外压性改变,甚至引起肾积水。

2. CT 表现 囊肿内液体多为浆液。

(1)平扫:肾实质内单发或多发、大小不等、圆形或类圆形囊性低密度灶,边缘清楚,密度均匀,可向肾轮廓外生长。

(2)增强扫描:囊肿无强化(图 7-8)。囊肿合并感染、出血或钙化时形成复杂性囊肿,表现为囊壁增厚,囊腔密度增高,囊壁见点状或条弧状钙化。

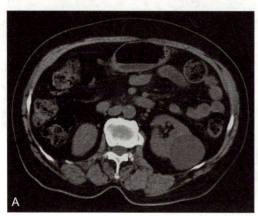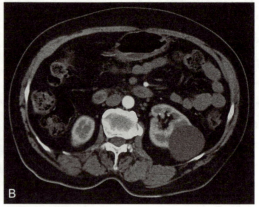

图 7-8 单纯性肾囊肿 CT 表现

A. CT 平扫示左肾门水平下方背侧肾实质内类圆形水样密度灶,边缘清楚,突出于肾轮廓外;B. 增强扫描示病变无强化。

3. MRI 表现

(1)平扫:单纯性囊肿呈水样信号影,即 T_1WI 低信号,T_2WI 高信号。

(2)增强扫描:无强化。复杂性囊肿可因囊肿内出血或蛋白质含量增高,T_1WI 呈异常高信号。

【诊断与鉴别诊断】

典型单纯性肾囊肿诊断不难。复杂囊肿需要与囊性肾细胞癌鉴别。

（八）肾血管平滑肌脂肪瘤

【概述】

肾血管平滑肌脂肪瘤（renal angiomyolipoma，AML）又称肾错构瘤，为良性肿瘤。一般单发，好发于中年女性。

【临床与病理】

1. **临床表现**　临床早期无明显症状，偶尔查体发现；较大者可触及肿块，偶见血尿。

2. **病理**　肾血管平滑肌脂肪瘤是由血管、平滑肌、脂肪三种成分构成，各种成分比例不同。

【影像学表现】

1. **X线表现**

（1）平片：诊断价值有限，较大病变表现为肾轮廓改变。

（2）静脉肾盂造影：较大肿瘤可引起肾盂、肾盏受压移位、变形。

2. **CT表现（图7-9）**

（1）平扫：典型肾血管平滑肌脂肪瘤表现为肾实质内或突出于肾轮廓外的等（血管、平滑肌）、低（脂肪密度）混杂密度肿块，边缘清楚，轮廓光整。肿瘤内发现脂肪密度是诊断该病的重要征象。肾血管平滑肌脂肪瘤合并出血，其内可见不规则形高密度；肿瘤破裂，出血可延伸至肾外，轮廓不清楚。

（2）增强扫描：病变内血管结构及平滑肌成分明显强化，脂肪组织无强化。

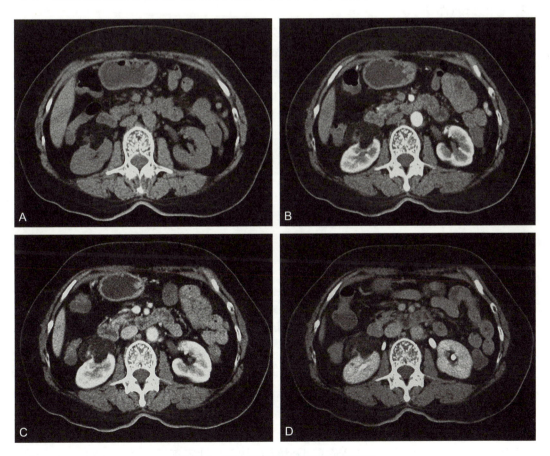

图7-9　肾血管平滑肌脂肪瘤 CT 表现

A. CT 平扫；B. 皮质期；C. 实质期；D. 排泄期。右肾下极腹侧实质内脂肪密度灶，其内见小片状等密度，病变突出于肾轮廓外；增强扫描实性部分明显强化，脂肪组织无强化。

3. MRI 表现

（1）平扫：肿瘤形态同 CT 所见，病变内脂肪组织在 T_1WI 呈高信号，T_2WI 呈高信号。

（2）脂肪抑制序列：信号衰减。合并出血病变信号复杂，出血随期相不同表现为不同信号。

【诊断与鉴别诊断】

脂肪含量较少的肾血管平滑肌脂肪瘤诊断困难，需要与肾细胞癌鉴别。肾上极以脂肪成分为主的病变需要与肾上腺髓样脂肪瘤鉴别。

（九）肾细胞癌

【概述】

肾细胞癌（renal cell carcinoma，RCC）又称肾癌，是最常见的肾恶性肿瘤（约占 85%），好发于 40 岁以上，男性多于女性。

【临床与病理】

1. 临床表现 主要表现为无痛性肉眼血尿、腹部肿块和疼痛。

2. 病理 主要来源于肾小管上皮细胞，肿瘤大小不一，多伴有出血、坏死、钙化等。组织学上分为透明细胞肾细胞癌、乳头状肾细胞癌、嫌色细胞肾细胞癌和未分类癌等类型，其中透明细胞肾细胞癌最常见。

【影像学表现】

1. X 线表现

（1）平片：较大病变可表现为肾轮廓改变。

（2）静脉肾盂造影：表现正常或病变邻近肾盏及肾盂受压变形、移位，甚至破坏。

2. CT 表现（图 7-10）

（1）平扫：可发生于肾脏任何部位，以上极多见；多为单侧发病，直径小于 3cm 者为小肾癌。

1）肾实质内单发略低密度肿块，小肾癌密度较均匀，边缘规则，呈圆形或类圆形。

2）较大者密度常不均匀，形态不规则，边界不清，内见低密度坏死或囊变区、高密度出血及钙化。

3）肾外周病变常向肾轮廓外膨出。

（2）增强扫描

1）富血供类型（透明细胞肾细胞癌）肾皮质期明显强化，肾实质期及排泄期强化程度迅速下降，低于肾皮质。

2）乳头状肾细胞癌和嫌色细胞肾细胞癌呈渐进性强化。CT 还可显示肾周脂肪密度增高、肾周筋膜增厚、肾门及腹主动脉周围淋巴结肿大、肾静脉及下腔静脉瘤栓形成等肿瘤肾外侵犯与转移表现。

3. MRI 表现

（1）平扫：肾细胞癌的形态改变与 CT 相似。①肿瘤区多呈 T_1WI 等信号，T_2WI 高信号，小肾癌信号较均匀，较大肾癌多呈混杂信号；②坏死囊变区呈 T_1WI 低信号，T_2WI 高信号；③钙化呈低信号；④出血因期相不同呈不同信号，T_2WI 病变周围常见线状低信号假包膜影。

（2）增强扫描：强化改变与 CT 表现类似。

4. 超声表现 肾脏病变的首选筛查方法，能够显示病变的位置、形态、内部回声、肾盂肾盏破坏等改变，并可观察肾门及腹膜后情况。

【诊断与鉴别诊断】

肾细胞癌需要与以下疾病鉴别。典型肾血管平滑肌脂肪瘤内含脂肪成分，鉴别诊断不难。复杂肾囊肿增强扫描不强化，壁均匀光滑，且边缘清楚。囊性肾细胞癌壁不规则，囊内分隔并可见实性成分；多房性囊性肾瘤形态比较规则，囊内无实性成分的分隔，增强扫描一般不强化。肾脓肿往往有明显感染的临床表现，脓肿周围包绕明显环形强化的厚壁，可穿破肾实质形成肾周脓

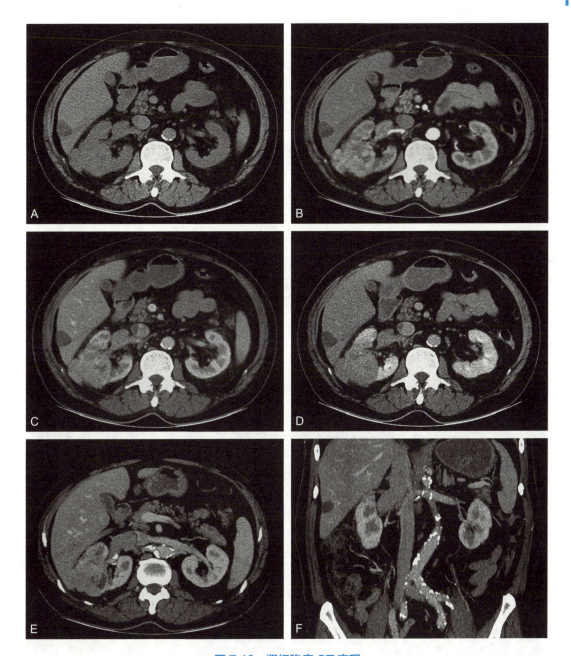

图 7-10　肾细胞癌 CT 表现

A. CT 平扫,右肾门水平实质内见等、略低混杂密度实性肿块,突出于肾轮廓外;B. 皮质期,肿块明显不均匀强化,密度接近肾皮质,坏死区无明显强化;C. 肾实质期,肿块强化程度下降,周围肾实质强化;D、E. 髓质期,肿块呈相对低密度;F. MPR 图像,右肾静脉及下腔静脉内见瘤栓形成的充盈缺损。

肿。肾淋巴瘤多双肾受累,肾内多发结节灶,增强扫描明显强化,并可伴有腹膜后淋巴结肿大。

(十) 肾盂癌

【概述】

肾盂癌(renal pelvic carcinoma)为肾脏第 2 位常见恶性肿瘤,原发于尿路移行上皮。

【临床与病理】

1. 临床表现　本病好发于 40 岁以上男性,早期临床表现为间歇性、无痛性肉眼血尿,可伴有腰部隐痛、肾绞痛等症状;病变较大或引起肾积水者可触及腹部肿块。

2. 病理　大多数为移行细胞癌(85%~95%,又分为乳头状和非乳头状),其次为鳞状细胞癌。

【影像学表现】

1. X线表现

（1）平片：缺乏特异性。

（2）静脉肾盂造影：诊断肾盂癌的基本方法，表现为肾盂、肾盏内不同形态充盈缺损，边缘光滑或毛糙；侵犯肾实质，可引起肾内结构紊乱。病变较大或邻近肾盂输尿管连接部，容易引起肾积水。

2. CT表现（图7-11）

（1）平扫：表现为肾窦内软组织密度肿块。较小者肿块形态一般规则，不压迫肾盂、肾盏；较大者肿块形态不规则，可呈分叶状，压迫肾窦脂肪使其发生移位，并引起肾盂、肾盏积水扩张。病变侵犯肾实质表现为肾实质密度减低，与肾窦分界不清。

（2）增强扫描：肾窦内软组织肿块呈均匀性、轻中度强化，可以与血凝块鉴别；受侵犯肾实质呈相对低强化区；患侧肾强化程度可低于对侧正常肾。排泄期在对比剂衬托下，能够更清楚显示肾盂或肾盏内充盈缺损。还可显示肾外蔓延及腹膜后淋巴结转移。

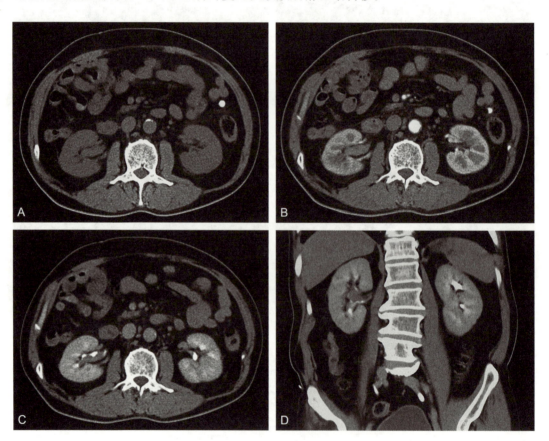

图7-11 肾盂癌CT表现

A. CT平扫，右肾盂内不规则条状软组织密度肿块，右肾形态无明显改变；B. 皮质期，右肾盂内肿块中度强化；C. 排泄期，肿块强化程度低于肾实质，周围可见线条状对比剂影；D. MPR图像，在对比剂衬托下肾盂内不规则形充盈缺损显示清楚。

3. MRI表现

（1）平扫：与正常肾实质比较，T_1WI呈相对稍低信号，T_2WI呈稍高信号；在高信号尿液衬托下，T_2WI能够较明显地观察病变形成的充盈缺损。

（2）增强扫描：强化方式与CT相似。

（3）MR泌尿系水成像：能清楚地显示肾盂、肾盏及输尿管内的充盈缺损及泌尿系梗阻性积水。

【诊断与鉴别诊断】

肾盂癌需要与肾盂内血凝块鉴别,肾盂内血凝块密度一般较高,增强扫描无强化,可以与轻度强化的肾盂癌鉴别。肾盂癌侵犯肾实质与肾细胞癌侵犯肾盂鉴别困难,肾细胞癌强化程度较肾盂癌明显,但强化多不均匀,且病变部位肾轮廓多外膨,便于和肾盂癌鉴别。

第二节　膀胱

一、检查方法与要求

(一) X 线检查

1. 泌尿系统平片　平片是临床诊断膀胱疾病首选的检查方法;可以同时观察腹部钙化分布、脊柱和骨盆骨质情况。检查前准备同肾与输尿管检查。

2. 尿路造影检查　包括静脉肾盂造影和膀胱造影(cystography)。后者经导尿管向膀胱内注入对比剂后观察,能够显示膀胱内肿瘤、结石的形态大小及先天发育异常等。但是严重感染、创伤及大出血患者不能进行该检查。

(二) CT 检查

膀胱 CT 检查前患者需要适量饮水,保证膀胱充盈以利于病变显示;不能憋尿的患者,可以经导尿管注入生理盐水,检查完成后立即引流出来。其他检查前准备同肾与输尿管检查。增强检查需要扫描动脉期、静脉期,延迟 10~30 分钟后扫描,膀胱腔内由于对比剂充盈而呈均匀高密度,利于腔内病变显示。

(三) MRI 检查

常规行横断位,辅以冠状位及矢状位扫描,并可应用脂肪抑制技术及 DWI 序列。Gd-DTPA 增强扫描与 CT 扫描期相相似。MR 泌尿系水成像检查膀胱腔呈高信号,可以更清楚地显示腔内病变并可多方位观察,效果与静脉肾盂造影相似。

(四) 超声检查

超声检查前,患者适量饮水,充盈膀胱,一般充盈量为 300~400ml。膀胱检查可经腹壁探测或经直肠、阴道腔内探测。常用于膀胱容积及残余尿量、膀胱炎症、结石或肿瘤性病变等检查。

(五) 放射性核素检查

膀胱显像主要用于诊断膀胱输尿管反流(vesicoureteral reflux,VUR),通过显像观察反流程度、评价和随访疗效,该方法灵敏度明显高于 X 线膀胱造影。给药途径包括直接法(经导尿管向膀胱内注入放射性示踪剂)和间接法(肾动态显像的一部分)。

二、基本病变影像表现

(一) 膀胱壁增厚

膀胱壁局限性增厚,多见于膀胱肿瘤或邻近病变侵犯膀胱。均匀或不均匀性弥漫增厚,常见于急性或慢性膀胱炎、慢性尿道梗阻等。超声、CT 及 MRI 均能清楚显示增厚的膀胱壁,内壁毛糙或规整,同时可发现膀胱肿瘤或膀胱周围原发侵袭性病变。

(二) 膀胱肿块

膀胱肿块表现为自膀胱壁向腔内突出的软组织肿块,呈不规则形或乳头状,可宽基底或呈蒂状与膀胱壁相连,也可在腔内游离。造影检查呈腔内充盈缺损。超声、CT 及 MRI 均能够清楚显示病变形态及与膀胱壁的关系。常见病变为膀胱肿瘤、结石或异物、血凝块、膀胱炎性病变(结核或其他肉芽肿性炎)等。

285

（三）膀胱大小、形态异常

膀胱增大多见于各种原因引起的尿道梗阻。膀胱缩小见于神经源性膀胱、膀胱结核、慢性膀胱炎等。膀胱外病变如前列腺增生、附件囊肿等良性病变压迫,前列腺癌、子宫颈癌、直肠癌及乙状结肠癌等侵犯,膀胱壁创伤性瘢痕收缩等,均可引起膀胱壁变形。膀胱憩室表现为膀胱壁局部外突的囊袋影,与膀胱腔相通,颈部可宽可窄,憩室内可见结石。

三、常见疾病影像表现

（一）膀胱结石

【概述】

膀胱结石(bladder calculus)好发于男性,可发生于任何年龄。分为原发性和继发性两种。起源于膀胱的原发性结石好发于儿童,多伴有营养不良;继发性膀胱结石多来源于上尿路结石移位,也见于尿路梗阻、膀胱憩室或异物等。

【临床与病理】

1. 临床表现　主要症状为排尿疼痛、尿流中断和血尿,继发感染者可出现尿频、尿急、尿痛等膀胱刺激症状;膀胱结石疼痛可放射至阴茎和会阴部。

2. 病理　常为草酸盐为主的结石、尿酸盐为主的结石和混合结石。

【影像学表现】

1. X线表现

（1）平片:位于耻骨联合上方、盆腔中下部,呈单发或多发、大小不等的圆形或类圆形高密度影(图7-12A)。较大者,边缘毛糙,密度不均匀,可出现分层现象,并且可以随体位改变而活动。膀胱憩室内结石位置一般较固定。膀胱造影检查能够进一步证实膀胱内阳性结石的诊断,阴性结石表现为膀胱腔内充盈缺损。

（2）膀胱造影:可诊断膀胱憩室,明确憩室内结石的存在与否。

2. CT表现

（1）能进一步明确膀胱阳性及阴性结石的诊断,准确定位结石位于膀胱腔内、憩室内或者膀胱壁。

（2）平扫呈高密度,CT值在100Hu以上(图7-12B)。

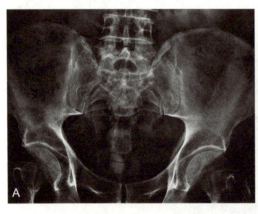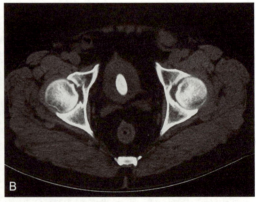

图7-12　膀胱结石X线和CT表现

A. 骨盆正位片,膀胱区类圆形高密度结石,边缘清楚规则;B. CT平扫,膀胱内高密度结石,密度不均匀,呈类同心圆状。

3. MRI表现

（1）较少应用于膀胱结石的检查,在T_1WI、T_2WI上均呈低信号,在液体信号衬托下呈边缘清楚的充盈缺损。

（2）可显示继发性膀胱炎症及膀胱周围改变。

【诊断与鉴别诊断】

膀胱结石的诊断主要依赖于X线平片、膀胱造影和超声检查,根据其位置和表现特征,诊断并不困难。但当膀胱结石表现不典型时需与以下疾病相鉴别。

1. 膀胱息肉　本病较少见,多发生于慢性炎症、寄生虫及异物刺激,继发感染时有膀胱刺激征等临床表现,血尿较肿瘤轻。CT表现为附着于膀胱壁的软组织密度影,增强后呈轻度强化,不随体位改变而移动,可与膀胱结石相鉴别。

2. 膀胱异物　有膀胱异物植入的病史。膀胱镜检查是主要鉴别手段,可以直接看到异物的性质、形状和大小。膀胱区X线平片对不透光的异物有鉴别诊断价值。

（二）膀胱结核

【概述】

膀胱结核(bladder tuberculosis)多由肾结核、输尿管结核向下播散引起。最先发生于膀胱输尿管开口及膀胱三角区,结核病变侵犯膀胱肌层形成纤维化可引起膀胱挛缩,甚至侵犯对侧输尿管开口,引起肾及输尿管积水。

【临床与病理】

1. 临床表现　主要临床表现为尿频、尿痛、血尿、脓尿。

2. 病理　膀胱黏膜的结核结节、溃疡、肉芽肿、纤维化等,病变蔓延至膀胱造成膀胱内壁不规则,累及肌层会引起膀胱挛缩。

【影像学表现】

1. X线表现

（1）平片:诊断价值有限。

（2）静脉肾盂造影:早期表现为患侧输尿管入口和膀胱三角区膀胱壁凹凸不平、毛糙,局部膀胱壁变形;病变发展,整个膀胱挛缩,体积缩小,边缘呈不规则锯齿状改变。

2. CT表现

（1）平扫:能够清楚显示膀胱壁增厚,膀胱腔缩小,内壁凹凸不平,局部可见肉芽肿性腔内突起。一侧输尿管入口及膀胱三角区结核容易累及对侧输尿管开口,从而引起对侧肾盂、输尿管积水。

（2）CT尿路成像:能较好地显示挛缩的膀胱及对侧扩张的输尿管和肾结构;如果患侧肾、输尿管结核病变程度较重,输尿管结构可显示不清,仅显示患侧肾积水、肾脏体积缩小或者患侧肾不显影。

3. MRI表现(图7-13)

（1）平扫:临床应用较少,表现与CT相似。

（2）MR泌尿系水成像:能显示整个泌尿系排泄情况,表现同CT尿路成像。

【诊断与鉴别诊断】

膀胱结核早期缺乏特征性影像学表现,晚期膀胱痉挛、体积变小、壁增厚,通常伴有肾和输尿管结核表现,结合临床和实验室检查,多不难诊断。晚期需与慢性膀胱炎相鉴别,后者虽有膀胱体积变小和壁增厚,但多合并假性憩室,且无肾和输尿管相应病变,一般不难鉴别。

（三）膀胱癌

【概述】

膀胱癌(bladder carcinoma)是膀胱上皮性肿瘤,约占所有膀胱肿瘤的95%。好发于40岁以上成年男性。病变好发于膀胱三角区和两侧壁。

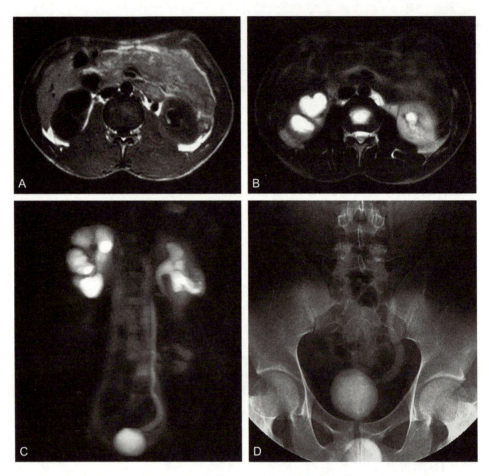

图 7-13 膀胱结核 MRI 表现及静脉肾盂造影

A. T$_1$WI。B. T$_2$WI,双侧肾盏、肾盂扩张积水,右肾皮质明显变薄。C. MR 泌尿系水成像,右肾明显扩张积水,右输尿管未显影;左肾盂、肾盏积水,左侧输尿管不规则性增粗,膀胱体积明显缩小。D. 静脉肾盂造影,左侧输尿管不均匀性增粗,管壁毛糙,膀胱体积缩小,边缘尚规整。

【临床与病理】

1. 临床表现 以无痛性全程血尿为特征,可出现排尿困难;合并感染者伴有膀胱刺激征。

2. 病理 多数为移行细胞癌,少数为鳞癌和腺癌。移行细胞癌常呈乳头状生长,自膀胱壁突向腔内,常侵犯肌层;部分移行细胞癌、鳞癌和腺癌呈浸润性生长,造成膀胱壁局限性增厚。肿瘤表面凹凸不平,可有溃疡,少数可有钙化。膀胱癌转移以淋巴结转移多见,晚期可有血行转移。

【影像学表现】

1. X 线表现

(1)平片:无确切诊断价值。

(2)静脉肾盂造影或膀胱造影:膀胱腔内单发或多发充盈缺损,呈结节状或菜花状,大小不等,表面光整或凹凸不平;膀胱壁受侵犯表现为局部变形、僵硬,扩张受限。

2. CT 表现(图 7-14)

(1)平扫:多呈腔内生长,自膀胱壁向腔内突出的软组织密度肿块,形态多样,可为结节状、菜花状或不规则形;病变密度较均匀,较大肿块因坏死而密度不均匀。在低密度尿液衬托下病变边缘清楚;如果膀胱腔内出血量较大,病变边缘显示欠清。

(2)增强扫描:肿瘤往往明显强化,坏死区呈低强化;受侵犯膀胱壁显示明显异常强化。

(3)CT 尿路成像:在对比剂衬托下病灶呈低密度充盈缺损。膀胱癌侵犯转移表现为膀胱壁

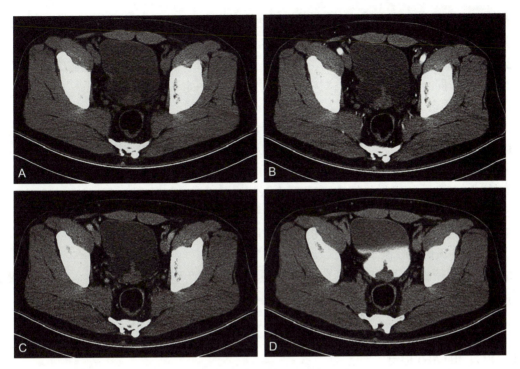

图 7-14 膀胱癌 CT 表现

A. CT 平扫,膀胱后壁不规则形软组织密度肿块突入膀胱腔内,密度较均匀,宽基底与膀胱壁相连;B. 动脉期;C. 静脉期,肿块中度强化;D. 延迟期,在对比剂衬托下,表现为腔内充盈缺损。

外肿块、周围脂肪间隙模糊、盆腔积液、淋巴结肿大等。

3. MRI 表现

(1)平扫:在 T_1WI 上呈等信号,T_2WI 上多呈中高信号。坏死区在 T_1WI 上呈低信号,在 T_2WI 上呈高信号。

(2)增强扫描:明显强化,可清楚显示病变侵犯或浸润范围。MRI 对膀胱癌周围侵犯及淋巴结转移显示效果优于 CT。

(3)MR 泌尿系水成像:表现与 CT 尿路成像相似。

【诊断与鉴别诊断】

膀胱癌需要与膀胱腔内血凝块、前列腺癌、前列腺增生、膀胱炎等鉴别。血凝块形态不规则,平扫呈等高密度,增强扫描无强化;加行俯卧位扫描血凝块位置移动到近地侧有助于与膀胱癌鉴别。前列腺癌侵犯膀胱时表现为膀胱壁僵硬、变形,但是病变主体位于前列腺;前列腺增生压迫膀胱底形成的压迹光滑规则,可以作为鉴别要点。乳头状瘤型腺性膀胱炎与膀胱癌鉴别有赖于病理学检查。

第三节 肾上腺

一、检查方法与要求

(一)CT 检查

目前对于肾上腺疾病的诊断,CT 检查是公认的最佳影像学检查技术,包括平扫和增强扫描。

1. 平扫 检查前应于禁食 8 小时后口服含 1%~2% 泛影葡胺的清水 200~400ml,以避免将胃肠道结构误诊为肾上腺区肿块。常规横断位扫描,自第11胸椎至左肾门水平,当高度怀疑肾上腺嗜铬细胞瘤时,应扫描全腹部甚至纵隔,需薄层扫描。

2. 增强扫描 当CT平扫发现肾上腺病变,尤其是肿块性病变,常需行增强CT检查。有时还需于注药后不同时间行延迟扫描,对病变的鉴别诊断有一定帮助。

(二)MRI检查

MRI检查是CT和超声的辅助检查方法,对肾上腺非功能性肿块的鉴别诊断有很大价值。

1. 平扫 以横断位为主,辅以冠状位和矢状位扫描。常规行SE或FSE序列T_1WI及T_2WI,使用化学位移成像对肾上腺皮质腺瘤的诊断有价值。

2. 增强扫描 同CT增强扫描,多数肾上腺肿块需行增强MRI扫描。

(三)超声检查

超声检查通常作为肾上腺病变的初查方法,能够发现较大的肾上腺肿块,但对肾上腺轻度增大和较小肿块的灵敏度较低。

超声检查所用仪器需要有较高分辨力,多采用扇形或凸形探头。探头频率为3.0~5.0MHz。常规取侧卧位经肋缘下、肋间检查,俯卧位经背部检查。

二、基本病变影像表现

(一)CT和MRI检查

1. 肾上腺大小改变 通常为双侧性。

(1)肾上腺弥漫性增大,形态和密度正常:常见于肾上腺皮质增生(adrenal cortical hyperplasia)(图7-15)。

(2)肾上腺弥漫性增大且有边缘小结节,密度正常:见于肾上腺结节性皮质增生(adrenal nodular cortical hyperplasia)。

(3)肾上腺弥漫性变小,形态和密度仍维持正常:见于肾上腺萎缩(adrenal atrophy)(图7-16)。

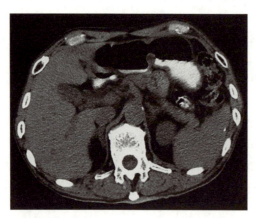

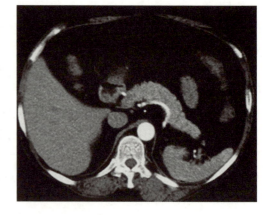

图7-15 肾上腺弥漫性增大CT表现
肾上腺双侧弥漫性增大,形态和密度正常。

图7-16 肾上腺弥漫性变小CT表现
肾上腺双侧弥漫性变小,形态和密度正常。

2. 肾上腺肿块(adrenal mass) 肿块的数目、大小和密度(信号强度)及增强表现与其性质相关。

(1)肿块数目

1)双侧性肿块:常见于肾上腺转移瘤(adrenal metastasis),也可为肾上腺皮质腺瘤(adrenocortical adenoma)、嗜铬细胞瘤(pheochromocytoma)、肾上腺结核(adrenal tuberculosis)。

2)单侧肿块:常见于肾上腺皮质腺瘤、嗜铬细胞瘤、肾上腺皮质癌、肾上腺囊肿(adrenal cyst)等。

（2）肿块大小

1）良性功能性肿瘤常较小：原发性醛固酮增多症（primary hyperaldosteronism）和库欣综合征（Cushing syndrome）中的腺瘤，直径常分别小于 2cm 和 3cm。

2）非功能性肿瘤和恶性肿瘤常较大：肾上腺皮质癌（adrenocortical carcinoma）的直径常大于 8cm。

（3）肿块密度（信号强度）

1）CT 呈均匀水样低密度肿块，均匀强化；肿块在 T_1WI 和 T_2WI 上的信号强度类似于肝实质，梯度回波序列反相位上信号强度明显下降。常见于功能性腺瘤和非功能性腺瘤。

2）CT 呈均匀水样低密度肿块，无强化；肿块在 T_1WI 上呈低信号，T_2WI 呈高信号，类似游离水，无强化。常见于肾上腺囊肿。

3）CT 呈含脂肪密度的混杂密度肿块；MRI 呈混杂信号肿块，内有可被抑制的脂肪性高信号灶。是肾上腺髓样脂肪瘤（adrenal myelolipoma）特征性表现。

4）CT 呈混杂密度肿块，中心有不规则的坏死、囊变低密度区，不均匀强化；MRI 呈混杂信号肿块，不均匀强化。见于肾上腺嗜铬细胞瘤、皮质癌、神经母细胞瘤（neuroblastoma）、转移瘤等，也可为肾上腺结核。

（二）超声检查

1. 肾上腺大小改变 超声检查不易发现大小改变，若显示，其意义同 CT 检查。

2. 肾上腺肿块 肿块的数目、大小、形态和回声与其性质相关。

（1）肿块数目和大小：超声检查所示同 CT、MRI 检查。

（2）肿块回声

1）类圆形的光滑无回声区：见于肾上腺囊肿（图 7-17）。

2）包膜完整的高回声或粗网状回声团块：为肾上腺髓样脂肪瘤的特征性表现。

3）边缘回声高而光整，内部呈均质低回声：常见于肾上腺皮质腺瘤（图 7-18）。

4）内部呈混杂回声，常有不规则无回声区：可见于肾上腺嗜铬细胞瘤（图 7-19）、转移瘤和皮质癌等。

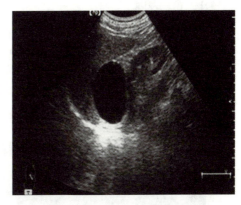

图 7-17 肾上腺囊肿超声表现
超声示左肾上腺有球形无回声区，囊壁薄，后方回声增强。

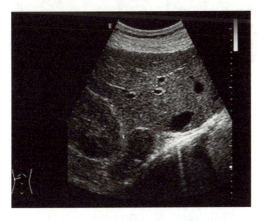

图 7-18 肾上腺皮质腺瘤超声表现
超声示右侧肾上腺低回声肿块，内部回声均匀，直径 2~3cm，肿块形态规则，边界清楚。

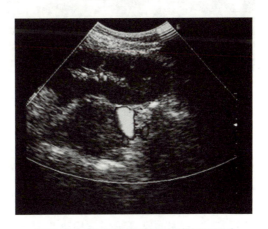

图 7-19 肾上腺嗜铬细胞瘤（数字彩图）
超声示左侧肾上腺混杂回声肿块，部分液化，肿块形态欠规则，边界清楚，直径约 4~5cm。

三、常见疾病影像表现

肾上腺具有分泌多种激素的功能,组织结构复杂,可发生多种病变。根据是否产生过量激素或是否致正常激素分泌水平下降,可将肾上腺病变分为三种类型,即肾上腺功能亢进性病变、功能低下性病变和非功能性病变。肾上腺功能亢进性病变和功能低下性病变常有典型临床表现,影像学检查的目的是确定病变的部位、大小和性质;对于肾上腺非功能性病变,影像学检查的目的是发现病变和确定其性质。本节主要介绍肾上腺增生、肾上腺皮质腺瘤、嗜铬细胞瘤、肾上腺皮质癌、肾上腺结核、肾上腺囊肿等常见肾上腺病变。

(一) 肾上腺增生

【概述】

肾上腺增生(adrenal hyperplasia)可发生于任何年龄,以青壮年多见,女性明显多于男性。

【临床与病理】

1. 临床表现 肾上腺皮质增生属于功能亢进性病变,因增生的组织来源和所分泌激素不同而临床表现各异,包括皮质醇过多分泌导致的库欣综合征、醛固酮增高导致的原发性醛固酮增多症即 Conn 综合征,以及性激素过量导致的男性假性性早熟和女性假两性畸形等。

2. 病理 双侧肾上腺皮质弥漫增生,可呈结节状,较正常肾上腺大。

【影像学表现】

1. CT 表现

(1)双侧肾上腺弥漫性增大,但密度和形态仍维持正常。

(2)当肾上腺侧支宽度大于 10mm 和/或横断面最大面积大于 $150mm^2$ 即可诊断。

(3)结节性肾上腺增生也是皮质增生的一种表现类型,除显示弥漫性增生所具有的双侧肾上腺增大外,边缘可见一个或多个小结节影,且通常为双侧性。

2. MRI 表现 双侧肾上腺弥漫性增大,增大肾上腺信号强度与正常肾上腺相似(图 7-20)。

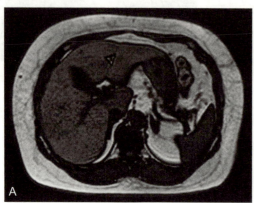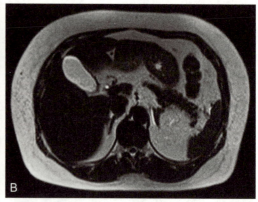

图 7-20 肾上腺增生 MRI 表现

A. T_1WI,左侧肾上腺增粗,略厚于同层面膈肌脚厚度,呈等信号;B. T_2WI,左侧肾上腺均匀增粗,信号正常。

3. 超声表现 表现为肾上腺增大,回声均匀,但对发现轻度肾上腺增大的灵敏度较低。

【诊断与鉴别诊断】

肾上腺增生时,影像学检查可显示正常,这是由于肾上腺增生虽有组织学和功能的异常,但仍维持正常大小,因而常规影像学检查难以发现。影像学检查发现双侧肾上腺弥漫性增大时,虽能提示肾上腺增生的诊断,但难以确定其性质,需结合临床表现和实验室检查,以明确是库欣综合征或原发性醛固酮增多症引起的肾上腺增生,还是先天性肾上腺皮质增生。

（二）肾上腺皮质腺瘤

【概述】

肾上腺皮质腺瘤（adrenocortical adenoma）是发生于肾上腺皮质的良性肿瘤，多数具有分泌功能，分泌糖皮质激素（主要为皮质醇）者称为皮质醇腺瘤，又称 Cushing 腺瘤；分泌醛固酮者称为醛固酮腺瘤，又称 Conn 腺瘤；无分泌功能者为无功能腺瘤。生长缓慢，有恶变可能。

【临床与病理】

1. 临床表现　好发于 20~40 岁，女性多见。无功能腺瘤一般无临床症状，多数是体检时发现的。Cushing 腺瘤患者表现为满月脸、多血质外貌、向心性肥胖、痤疮、紫纹、高血压、继发性糖尿病和骨质疏松等，实验室检查发现血和尿中 17-羟皮质类固醇和 17-酮类固醇增多。Conn 腺瘤患者临床表现为高血压、肌无力、麻痹、夜尿增多，实验室检查发现低血钾、高血钠、血浆和尿中醛固酮水平增高，肾素水平下降。

2. 病理　肾上腺皮质内圆形肿块，有包膜，出血、坏死少见，肿块周围腺体萎缩。Conn 腺瘤内富含脂类物质。

【影像学表现】

1. CT 表现

（1）平扫：边界清楚、密度均匀的圆形或椭圆形软组织肿块，多位于肾上腺内支、外支夹角之间。肿块呈等密度，或密度接近于水。功能性皮质腺瘤的对侧肾上腺萎缩，而无功能性皮质腺瘤的对侧肾上腺正常。

（2）增强扫描：呈均质或不均质一过性强化。

2. MRI 表现（图 7-21）

（1）在 T_1WI、T_2WI 上信号与肝脏信号相似或稍高。

（2）因瘤体内多含脂质，在脂肪抑制序列可见信号衰减。

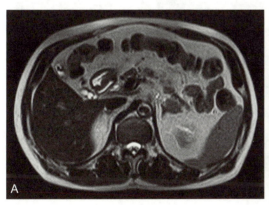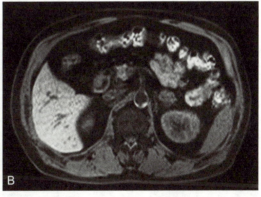

图 7-21　肾上腺皮质腺瘤 MRI 表现

A. T_2WI 显示类圆形结节，与肝脏信号相似；B. 脂肪抑制 T_1WI 病灶信号衰减。

3. 超声表现　肾上腺区圆形或椭圆形低或弱回声团块，直径多为 1~2cm，边界回声高而光整，内部回声均匀。

【诊断与鉴别诊断】

醛固酮增多症患者消瘦，腺瘤多小于 2cm，平扫密度多接近水。皮质醇增多症患者肥胖，腺瘤直径范围 2~4cm，平扫呈等密度。肾上腺无功能腺瘤需与肾上腺皮质癌鉴别。

（三）嗜铬细胞瘤

【概述】

嗜铬细胞瘤（pheochromocytoma）是源于交感神经嗜铬细胞的一种神经内分泌肿瘤，通常产

293

生儿茶酚胺,从而导致继发性高血压。肾上腺髓质是嗜铬细胞瘤的主要发生部位,占全部嗜铬细胞瘤的 90% 左右。肾上腺外嗜铬细胞瘤也称副神经节瘤,占 10% 左右,常位于腹主动脉旁、后纵隔、颈总动脉旁或膀胱壁。嗜铬细胞瘤也称为 10% 肿瘤,即 10% 肿瘤位于肾上腺之外,10% 为双侧,10% 为恶性肿瘤和 10% 为家族性。

【临床与病理】

1. 临床表现 阵发性或持续性高血压为嗜铬细胞瘤的主要表现。病情发作时血压升高,常伴有头疼、多汗、面色苍白、心悸、恶心、呕吐等表现。

2. 病理 肿瘤常较大,易发生坏死、囊变和出血。有完整包膜,恶性者有包膜侵犯并可发生淋巴结或脏器转移。

【影像学表现】

1. CT 表现(图 7-22)

(1)平扫:肾上腺圆形或椭圆形肿块,约 3~5cm,边缘锐利、密度不均匀,常发生坏死、囊变、出血等,偶有钙化。恶性嗜铬细胞瘤,肿块大小 7~10cm,分叶状,边缘不规则,粘连或包埋主动脉、下腔静脉等大血管,有腹膜后淋巴结肿大及远处转移。

(2)增强扫描:明显不均匀强化。

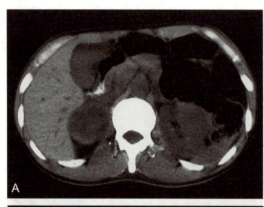
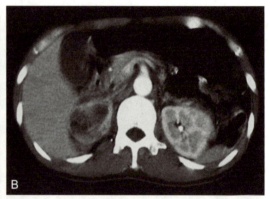
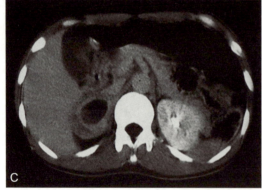

图 7-22 肾上腺嗜铬细胞瘤 CT 表现
A. 平扫示右肾上腺区一类圆形软组织肿块,密度不均匀,边界欠清晰;B. 增强扫描早期呈不均匀中度强化,其内囊变、坏死区未见明显强化;C. 延迟扫描呈不均匀低密度区。

2. MRI 表现

(1)平扫:在 T_1WI 上呈低信号或等信号,在 T_2WI 上呈高信号,信号强度接近脑脊液。多数肿瘤信号均匀,少数因肿瘤内出血或坏死、囊变而信号不均匀。

(2)增强扫描:实性部分呈持续性强化。

3. 超声表现 肿块边缘回声高而平滑,与肾包膜回声构成典型的"海鸥征",内部回声均匀。但有出血或玻璃样变性时,回声可不均匀。

【诊断与鉴别诊断】

肾上腺是嗜铬细胞瘤最常发生的部位,因此所有临床拟诊嗜铬细胞瘤的患者均应首先行肾上腺区检查,若 CT、MRI 检查发现单侧或双侧肾上腺较大类圆形肿块,并具有上述表现特性,结合临床症状和实验室检查,通常可作出正确的定位和定性诊断。

(四)肾上腺皮质癌

【概述】

肾上腺皮质癌(adrenocortical carcinoma)少见,12 岁以下儿童相对较多见,仅少数发生在成年人。

【临床与病理】

1. 临床表现 可分为功能性和非功能性。大部分肾上腺皮质癌为功能性,多数表现为皮质醇增多症,少有表现醛固酮增多症。

2. 病理 肿块较大,形状不规则,分叶,包膜不完整,易发生出血、坏死、囊变。淋巴结及远处转移出现早。肿块周围及对侧肾上腺萎缩。

【影像学表现】

1. CT 表现(图 7-23)

(1)平扫:显示为较大的分叶状肿块,密度不均匀,有时可见钙化。常有肾静脉及下腔静脉瘤栓、腹膜后淋巴结转移、肝肾侵犯。

(2)增强扫描:肿块周边有不规则强化环,中心坏死部分的低密度区则无强化。

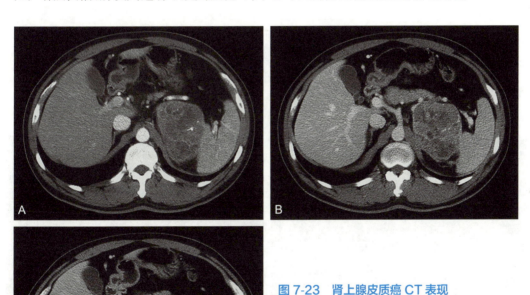

图 7-23 肾上腺皮质癌 CT 表现

A. 动脉期;B. 静脉期;C. 延迟期。三期见左侧肾上腺类圆形、密度不均匀的肿块,周围组织受压,病灶呈不均匀强化,其内可见低密度无强化区及钙化灶。

2. MRI 表现

(1)平扫:信号取决于肿块的成分及是否有出血、坏死、囊变等。肿块越大,信号往往越不均匀。

(2)增强扫描:不均匀强化,内有不规则无强化区。

3. 超声表现

(1)肾上腺区分叶状低回声或回声不均的肿块(>3cm)。

(2)一般位于肾上极的侧方或前下方,边界多不清楚,内部可因出血、坏死而形成不规则的低回声区。

【诊断与鉴别诊断】

中老年患者,CT、MRI检查发现一侧肾上腺区巨大不规则实性肿块,要考虑本病,若发现远处转移灶则诊断可明确。应与直径较大的嗜铬细胞瘤相鉴别,临床表现和实验室检查是鉴别的重点。

(五)肾上腺结核

【概述】

肾上腺结核(adrenal tuberculosis)继发于身体其他部位的结核,是继发性肾上腺功能低下最常见的原因。

【临床与病理】

1. 临床表现 常引起皮质醇减少症,表现为乏力、消瘦、色素沉着、低血压、尿17-羟皮质类固醇降低等。

2. 病理 常双侧发病,同时累及皮质和髓质。病理上可见大量干酪样坏死,不同程度的纤维化和钙化,有时可形成脓肿。

【影像学表现】

1. CT表现(图7-24)

(1)平扫

1)干酪化期:双侧肾上腺增大,形成不规则肿块,其长轴与肾上腺一致。肿块密度不均,内有多发低密度区,代表干酪样坏死灶。病变中心或边缘可见点状钙化。

2)钙化期:双侧肾上腺弥漫性钙化,其形态和方向与肾上腺一致。

(2)增强扫描:肿块周边部及内隔发生强化,其内低密度区无强化。

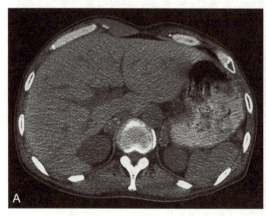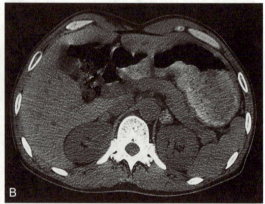

图7-24 肾上腺结核CT表现
CT平扫示双侧肾上腺见不规则形多发结节影,方向与肾上腺走行一致,并可见多发点状高密度钙化影。

2. MRI表现

(1)干酪化期:双侧肾上腺肿块,呈混杂信号,T_1WI和T_2WI主要呈低信号,其内可有T_1WI低信号、T_2WI高信号灶。

(2)钙化期:钙化灶在T_1WI和T_2WI上呈极低信号。

3. 超声表现

(1)表现为双侧肾上腺区不规则低回声病变,边界不清,回声杂乱。

(2)病程长者尚可见钙化所致的强回声,后方伴有声影。

【诊断与鉴别诊断】

肾上腺结核多具有较长病史及典型临床表现,当 CT、MRI 及超声检查显示双侧肾上腺病变并具有如上表现时,可诊断为肾上腺结核并能确定病期。在干酪化期,肾上腺结核所致的双侧肾上腺肿块需与其他双侧性肾上腺病变如转移瘤、嗜铬细胞瘤、腺瘤等鉴别,这些病变的影像学表现有所不同,且临床症状、体征和实验室检查有明显差异,一般不难鉴别。

(六) 肾上腺囊肿

【概述】

肾上腺囊肿(adrenal cyst)包括真性囊肿与假性囊肿。真性囊肿指囊壁有内皮或上皮细胞内衬。假性囊肿见于血肿或缺血性坏死的继发性改变,囊壁无内皮或上皮细胞。

【临床与病理】

1. 临床表现　肾上腺囊肿多无明显症状,多于体检时偶然发现。囊肿较大时可压迫推移周围器官而引起症状。

2. 病理　肾上腺囊肿常为单房,内有红棕色液体,囊壁可有钙化。

【影像学表现】

1. CT 表现

(1)平扫:肾上腺类圆形或椭圆形肿块,呈均一水样密度。边缘光滑、锐利,壁薄而一致。少数囊肿边缘可有弧线状钙化。

(2)增强扫描:无强化。

2. MRI 表现(图 7-25)

(1)平扫:在 T_1WI 上呈低信号,在 T_2WI 上呈高信号,信号均匀。出血性假性囊肿可见血液

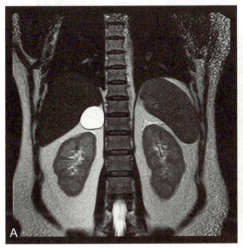
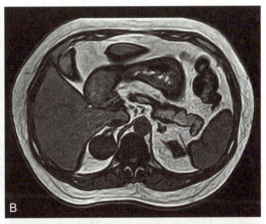
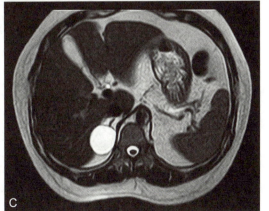

图 7-25　肾上腺囊肿 MRI 表现
A. MRI 平扫冠状位 T_2WI 显示右侧肾上腺区见类圆形高信号病灶,壁光滑,信号均匀;B. T_1WI 显示低信号;C. T_2WI 显示高信号。

降解产物的信号。

（2）增强扫描：无强化。

3. 超声表现 肾上腺区域边缘光滑的圆形无回声区，壁薄，后方回声强。

【诊断与鉴别诊断】

肾上腺囊肿影像学表现具有特征，即为肾上腺类圆形囊性肿块，CT 和 MRI 检查分别为均匀水样密度和信号强度，不强化，诊断并不困难。

第四节　腹膜后间隙

腹膜后间隙（retroperitoneal space）位于后腹部，是指腹后壁腹膜与腹横筋膜之间的间隙及其内解剖结构的总称。上起自膈，向下达骨盆上口处，以肾前、后筋膜及侧锥筋膜为界将腹膜后间隙分为肾旁前、肾周和肾旁后间隙（图 7-26）。腹膜后间隙内有胰腺、十二指肠的大部分、升结肠、降结肠、肾、肾上腺、输尿管、血管、淋巴结、神经和大量疏松结缔组织等。这里探讨的腹膜后间隙的内容不包括胰腺、十二指肠、升结肠、降结肠、肾、肾上腺、输尿管，这些脏器的病变（除肾损伤外）在其他相关章节中介绍。

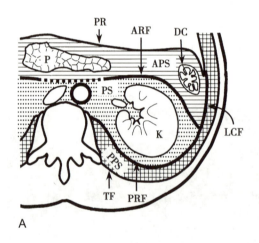
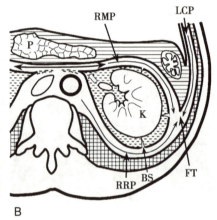
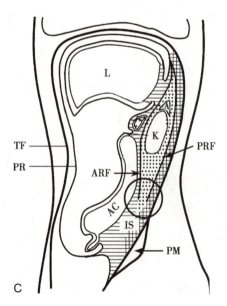

图 7-26　腹膜后间隙的解剖分区线图

A、B. 肾门平面横断位，示传统的腹膜后间隙分区法以及筋膜间平面概念；C. 右肾矢状位，示传统的腹膜后间隙分区法以及筋膜间平面概念，肾周间隙下份开放（圆圈）。PR—腹膜后壁；TF—腹横筋膜；ARF—肾前筋膜；PRF—肾后筋膜；LCF—侧锥筋膜；APS（横线区域）—肾旁前间隙；PS（点状区域）—肾周间隙；PPS（网格区域）—肾旁后间隙；IS—肾下间隙；RMP—系膜后平面；RRP—肾后平面；LCP—侧锥平面；BS—桥隔；FT—三筋膜平面汇合；PM—腰大肌；P—胰腺；K—肾脏；L—肝脏；A—肾上腺；AC—升结肠；DC—降结肠。

一、检查方法与要求

(一) X 线检查

X 线检查包括平片和造影检查。腹部 X 线平片检查因腹膜后 3 个间隙彼此重叠,提供的信息甚少,故价值不大,现已很少应用。当观察后腹膜病变对尿路的影响时可采用静脉尿路造影。

(二) CT 检查

常用 CT 平扫和增强扫描。平扫需采用较宽的窗宽和恰当的窗位,可清楚显示腹膜后间隙内的筋膜结构。增强扫描可更清楚准确地显示中线大血管及肾脏与腹膜后间隙病变的关系,特别是螺旋 CT 及重组重建技术可以三维立体显示病变的空间位置及其与邻近脏器的解剖关系,有利于病变的定位诊断。

(三) MRI 检查

MRI 检查包括平扫和增强扫描,除横断位以外,尚需加作冠状位和/或矢状位扫描,以明确病变的三维关系。注意采用不同序列,如脂肪抑制技术可以帮助判断病变性质。必要时行 MRA 以了解血管与病变的关系,行 MRU 了解病变与输尿管的关系。MRI 检查在确定肿瘤性质、出血等方面优于 CT,但对筋膜的显示不如 CT。

(四) 超声检查

超声检查可作为腹膜后间隙病变的初查方法,能显示腹膜后脏器结构及其毗邻关系,检出腹膜后积液、肿块等,并能判断肿块的囊、实性及其血流状况,有助于肿块的定性诊断。

二、基本病变影像表现

(一) 腹膜后间隙积气

若十二指肠、结肠穿孔或腹膜后间隙发生产气细菌感染,可致腹膜后间隙积气。腹部 X 线平片和 CT 表现为相应的腹膜后间隙内有低密度气体影或气-液平面。

(二) 腹膜后间隙积液

腹膜后间隙炎症、外伤等病变可使腹膜后间隙内积液。腹部 X 线平片多无明显异常。CT 表现为腹膜后相应间隙撑开扩大,密度增高,其内充满水样密度影,边界不清,相邻脏器受压移位。积液性质不同,MRI 信号表现有所不同。非出血性积液表现为 T_1WI 低信号、T_2WI 高信号;若为出血,则 T_1WI 和 T_2WI 均可表现为高信号。超声表现为腹膜后相应间隙内的液性无回声区。

(三) 腹膜后间隙肿块

腹膜后肿瘤、增大的淋巴结、腹膜后纤维化等表现为腹膜后间隙肿块。良性肿块一般较小,形态规则,质地均匀,与周围器官和结构分界清楚,增强检查多均匀强化(如实性肿块)或不强化(如囊肿)。恶性肿块常较大,形态不规则,不均质,内有坏死、囊变区,与周围器官和结构分界不清,增强检查多不均匀强化。

三、常见疾病影像表现

(一) 腹膜后损伤

【概述】

腹膜后损伤多为腹部或腰部受到外力撞击而产生的闭合性损伤,常累及实质性脏器如肾脏、胰腺等,以肾脏损伤较多见。本节主要介绍肾损伤。

【临床与病理】

1. 临床表现　肾损伤(renal injury)主要临床表现为外伤后血尿、腰痛,局部压痛,严重者出现休克。

2. 病理　肾损伤根据损伤程度不同可分为不同的类型,常包括肾被膜下血肿、肾周血肿、肾挫伤及肾撕裂伤。

【影像学表现】

影像学检查可确定肾脏有无损伤、损伤的类型和程度。目前很少应用 X 线平片和泌尿系造影来检查肾脏损伤，MRI 检查也较少应用。主要检查方法是 CT 和超声，所以这里主要介绍肾损伤的 CT 和超声表现。

1. 肾被膜下血肿（renal subcapsular hematoma）

（1）CT 表现（图 7-27A）

1）平扫：与肾实质边缘紧密相连的新月形或双凸状高密度影，邻近肾实质受压变形。

2）增强扫描：血肿不强化。复查 CT，血肿密度减低，范围缩小。

（2）超声表现：肾包膜与肾实质分离，其间为无回声区，内部可见散在小光点回声，并有漂浮感；随着时间延长，其内出现条索状回声或中高回声改变，为血凝块所致。

2. 肾周血肿（perinephric hematoma）

（1）CT 表现（图 7-27B）

1）平扫：表现为肾脏周围的新月形高密度影，范围较广，但限于肾筋膜囊内。

2）增强扫描：血肿不强化。常伴有肾被膜下血肿。复查 CT，血肿密度减低，范围缩小。

（2）超声表现：表现为环绕肾实质周围的无回声区，其余表现与肾被膜下血肿相同。

3. 肾挫伤（renal contusion）

（1）CT 表现（图 7-27C）

1）平扫：出血量、并存的肾组织水肿及尿液外溢情况不同，表现有所不同。可表现为肾影增大，肾实质内高密度、混杂密度或低密度灶。

2）增强扫描：多无强化。

（2）超声表现：表现为局限性边界不清的不规则低回声区，其内有小片状无回声区和后方回声轻度增强等。

4. 肾撕裂伤（renal laceration）

（1）CT 表现（图 7-27D）

1）平扫：肾实质连续性中断，间隔以血肿和/或外溢的尿液而呈不规则带状高密度或低密度影。

2）增强扫描：撕裂的肾组织可以强化，但若撕裂的肾组织完全离断则无强化。常伴有肾周血肿和肾被膜下血肿。

（2）超声表现：肾脏形态失常，内部和周围可见出血无回声区。

【诊断与鉴别诊断】

外伤患者，CT 和超声检查发现上述改变，应诊断为肾损伤。注意观察肾损伤的类型和程度，同时注意有无并存的其他脏器如肝、脾、胰的损伤。

（二）腹膜后感染

【概述】

腹膜后感染（infection of retroperitoneal space）依病变累及间隙不同而有不同的解剖病理基础和临床表现。

【临床与病理】

1. 临床表现　肾旁前间隙感染常表现为急性腹痛等急性胰腺炎的症状和体征；肾周间隙和肾旁后间隙的感染可表现为脓毒血症或败血症症状，肾区（肋脊角）可能显示饱满，有叩痛，但不一定有尿路症状。

2. 病理　腹膜后感染主要表现为炎症及脓肿。其中肾旁前间隙感染最常见的是急性胰腺炎及其胰周、腹膜后间隙扩散和脓肿形成；肾周间隙感染最常见的是肾脓肿破溃或继发于肾盂肾

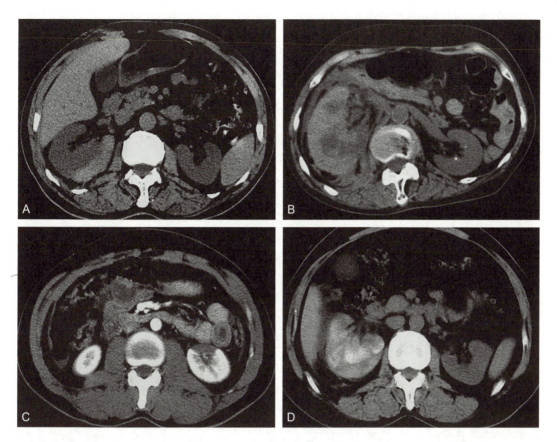

图 7-27　各类肾损伤 CT 表现

A. 肾被膜下血肿:外伤后急诊 CT 平扫见右肾内后方新月形高密度影;B. 肾周血肿:外伤后急诊 CT 平扫见右肾周围高密度影;C. 肾挫伤:外伤后急诊增强扫描见左肾实质内片状低密度区;D. 肾撕裂伤伴肾被膜下血肿:外伤后急诊 CT 平扫见右肾实质粉碎,密度不均匀增高,肾周新月形高密度影。

炎;肾旁后间隙感染可来源于急性胰腺炎跨筋膜、间隙扩散,也可来源于肾周间隙或后腹壁炎性病变的直接扩散。

【影像学表现】

1. X 线表现　前后位平片显示征象较少,可表现为病变区密度相对增高,或者局部出现气泡影。气泡若局限于肾周区域则考虑为肾周感染,超过肾周区域则多为肾旁前或肾旁后间隙感染。

2. CT 表现(图 7-28、图 7-29)

(1)平扫:相应的腹膜后间隙内密度增高呈液体或近似软组织密度,范围较广,常无确切界限。若脓肿形成,脓肿内常见坏死液化,脓肿壁有时可显示不清;脓肿内若有气泡或气-液平面,诊断常能成立。常伴肾筋膜增厚(正常时,一般不超过 3mm)。

(2)增强扫描:脓肿壁环状强化,常可同时显示邻近脏器内的病灶。

3. MRI 表现

(1)平扫:T_1WI 呈低信号,T_2WI 呈高信号;脓肿在 DWI 上呈高信号。

(2)增强扫描:脓肿壁环状强化。

4. 超声表现　腹膜后间隙内可见液性无回声区,脓肿表现为类圆形无回声区,内可见液平面分层现象。

【诊断与鉴别诊断】

根据上述影像学表现,结合临床表现,诊断并不难。

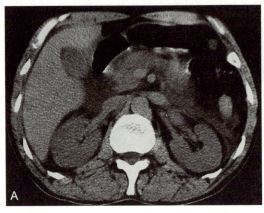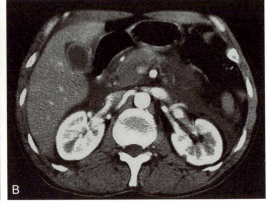

图 7-28　急性胰腺炎所致肾旁前间隙积液 CT 表现

A. CT 平扫,肾旁前间隙内可见水样密度影,边界不清;B. 增强扫描,病灶未见强化。

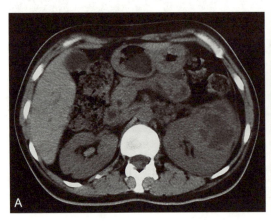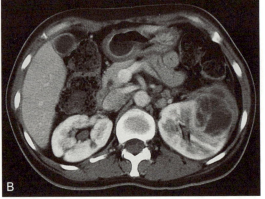

图 7-29　肾脓肿伴肾周脓肿 CT 表现

A. CT 平扫,左肾实质及邻近的肾周间隙内可见不规则混杂密度影;B. 增强扫描,病灶呈环状强化,边界尚清,内有分隔,邻近的肾筋膜增厚。

(三) 腹膜后肿瘤

【概述】

　　腹膜后肿瘤(tumor of retroperitoneal space)包括原发腹膜后肿瘤和转移瘤。前者是指来源于腹膜后间叶组织(如脂肪、结缔组织、肌肉、淋巴、神经等)的肿瘤,后者指来自全身其他系统脏器肿瘤的转移。恶性淋巴瘤是全身性疾病,可首先或单独累及腹膜后淋巴结,也可为其他部位原发扩散至腹膜后淋巴结。

【临床与病理】

　　1. 临床表现　腹膜后肿瘤因位置深,早期一般无临床表现。肿瘤较大时,因压迫、推移相邻的脏器或腹壁,可引起相应的临床症状和体征,如腰背部胀痛、胁腹部不适伴腹部包块等;肿块若压迫输尿管或肠管,可导致尿路梗阻或不全性肠梗阻等临床表现。腹膜后转移瘤患者可有原发肿瘤的表现。淋巴瘤好发于中年以上男性,常以浅表部位的淋巴结无痛性、进行性肿大就诊,部分患者还可能出现发热、盗汗、乏力、消瘦、贫血等全身症状。

　　2. 病理　原发腹膜后肿瘤少见,但种类繁多,其中约 85% 为恶性,以间叶组织来源的肉瘤(如脂肪肉瘤、平滑肌肉瘤、纤维肉瘤等)和恶性畸胎瘤等最常见。腹膜后良性肿瘤少见,主要为脂肪瘤、平滑肌瘤、良性畸胎瘤、异位嗜铬细胞瘤、神经纤维瘤、神经鞘瘤、淋巴管瘤等。

各部位的恶性肿瘤均可转移到腹膜后间隙,以腹膜后脏器、消化系统、盆腔、泌尿和生殖系统的恶性肿瘤转移最多见。转移途径包括经淋巴扩散、血行转移、直接扩散或种植,以淋巴结转移多见。

腹膜后淋巴瘤引起受累淋巴结增大,质地多均匀,有时可有小的坏死灶。

【影像学表现】

1. X线表现 腹部平片、尿路造影和胃肠造影检查可显示为局部软组织密度肿块影和邻近器官受压移位征象。

2. CT表现

(1)CT平扫

1)原发腹膜后肿瘤:不同组织类型的肿瘤有一定的特殊CT表现。如脂肪瘤呈均一的脂肪性低密度肿块。畸胎瘤表现为混杂密度肿块,内有低密度脂肪组织、水样密度区、软组织密度区及高密度钙化灶。脂肪肉瘤含3种组织成分,即纤维组织、黏液组织和脂肪组织,依脂肪细胞分化程度以及前述3种组织成分所占比例不同(尤其是脂肪组织所占比例)分成3种类型:①实质型,其CT值在+20Hu以上;②假囊肿型,具有较均匀的密度,其CT值为-20Hu到+20Hu;③混合型,具有散在的脂肪密度区,其CT值低于-20Hu,同时又有其他一些高于+20Hu的区域(图7-30)。一般地,分化程度高的脂肪肉瘤有较丰富的成熟脂肪组织,因而属于混合型;分化程度低的脂肪肉瘤仅有很少量的脂肪,显示以实质为主的实质型表现,因而在CT上有时很难与其他软组织密度肿瘤区分。平滑肌肉瘤中心多有坏死囊性变,中心呈水样密度。神经母细胞瘤一般见于婴幼儿及儿童,其肿块常合并不规则的斑点状、片状或结节状钙化等。

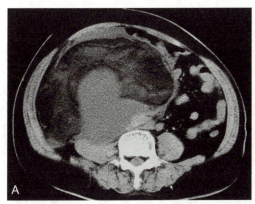
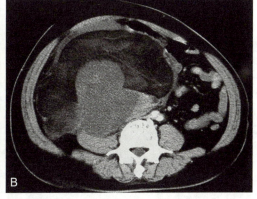

图7-30 脂肪肉瘤CT表现

A. CT平扫,后腹部可见一巨大混杂密度肿块,内可见脂肪密度影;B. 增强扫描,实质部分可见轻度强化。

2)腹膜后转移瘤:最常见的表现为实质性肿块或淋巴结增大。实质性肿块表现多样,缺乏特征性,部分可伴有椎体骨质破坏。淋巴结转移多位于腹主动脉旁淋巴结,增大的淋巴结呈单个或多个类圆形软组织密度结节,边界清楚,密度均匀或不均匀,多个增大的淋巴结可融合成团而呈分叶状改变,推移或包绕大血管。

3)淋巴瘤:可见腹膜后淋巴结增大,表现与转移性淋巴结增大相似,当腹主动脉和下腔静脉后方淋巴结增大时,向前推移腹主动脉和下腔静脉,致其显示不清,称为"主动脉淹没征"(图7-31)。

(2)增强扫描:原发腹膜后肿瘤多呈不规则强化,腹膜后转移瘤和淋巴瘤多呈轻中度强化。

3. MRI表现

(1)平扫:实质性肿块多表现为T_1WI低信号、T_2WI高信号、DWI等高信号。脂肪瘤、分化良

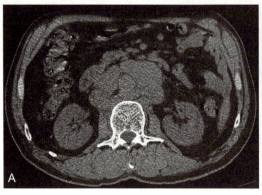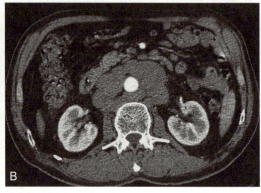

图 7-31　淋巴瘤 CT 表现

A. CT 平扫,腹膜后可见多个结节状肿块,融合成团;B. 增强扫描,肿块轻度强化,主动脉被包埋其中。

好的脂肪肉瘤、畸胎瘤内可见 T_1WI 和 T_2WI 均呈高信号的脂肪组织,采用脂肪抑制技术后高信号灶变为低信号灶。畸胎瘤内含多种组织成分,通过不同的成像序列,可识别出其内脂肪、囊液、软组织和钙化。脂肪肉瘤根据其组织成分类型不同,表现出相应不同的信号强度。分化程度高的脂肪肉瘤内可见脂肪信号;分化低的与其他软组织密度肿瘤鉴别困难。平滑肌肉瘤多表现为混杂信号软组织肿块。神经母细胞瘤多见于婴幼儿,内可见钙化成分信号。

腹膜后转移瘤(图 7-32)和淋巴瘤所致的增大淋巴结表现为单个或多个类圆形结节,T_1WI 信号强度略高于肌肉,T_2WI 呈高信号,DWI 呈高信号;多个增大的淋巴结可融合成分叶状肿块,推移或包绕大血管及其主要分支。T_2WI 上,由于淋巴结信号强度与周围脂肪相似,因而采用脂肪抑制技术有助于区分二者。

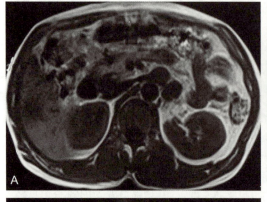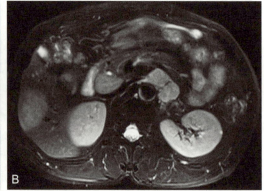

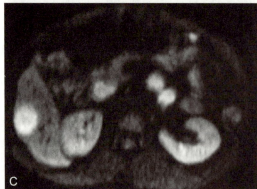

图 7-32　肝癌腹膜后转移 MRI 表现

A. T_1WI,腹主动脉旁可见 2 个中等信号结节,信号均匀;B. T_2WI,肿块呈高信号;C. DWI,肿块呈明显高信号。肝内可见占位灶。

(2)增强扫描:与 CT 表现相同。

4. 超声表现　腹膜后肿瘤因组织来源和结构不同,其声像图上回声有较大差异,多表现为中低回声肿块,内部回声均匀或不均匀,CDFI 可显示肿块内及周围有血流信号。

【诊断与鉴别诊断】

根据腹膜后间隙内脏器的移位以及病变与筋膜的关系,不难判断其为腹膜后肿块及其所处的解剖间隙。原发腹膜后肿瘤中的脂肪瘤、畸胎瘤、脂肪肉瘤具有特征性影像学表现,容易诊断。伴有原发恶性肿瘤病史的患者若出现腹膜后单发、多发或融合成团的结节或肿块,应考虑为腹膜后转移瘤。已经确诊淋巴瘤者,发现腹膜后淋巴结增大,则可明确诊断。当淋巴瘤仅累及腹膜后淋巴结时,依据上述影像学表现也可提示诊断,但应与转移瘤相鉴别,有无原发恶性肿瘤病史是主要的鉴别点。腹膜后其他肿瘤多缺乏特征性表现,影像学定性诊断困难,需穿刺活检或手术才能确诊。

(四)腹膜后纤维化

【概述】

腹膜后纤维化(retroperitoneal fibrosis,RPF)是一种少见病,分为特发性和继发性。约 70% 病因不明,为特发性;继发性与恶性肿瘤、外伤、炎症、手术、放射治疗和某些药物的使用有关。

【临床与病理】

1. 临床表现　多见于 40~60 岁男性患者。多无明显症状;有些可表现为非特异性的腰、背痛和体重下降;当病变累及输尿管时,可产生尿路梗阻症状;少数病例由于下腔静脉受累可有下肢水肿或深静脉血栓形成。

2. 病理　腹膜后大血管和输尿管周围有大量纤维组织增生,并包绕大血管和输尿管,使其受压狭窄,产生梗阻。组织学上由纤维细胞、炎症细胞及胶原组成。

【影像学表现】

1. X 线表现　一般无明显异常表现。累及输尿管者,尿路造影显示单侧或双侧肾积水,输尿管有不同程度的扩张、狭窄、移位。

2. CT 表现(图 7-33)

(1)平扫:病变局限于中线及脊柱旁区,多位于肾水平下方,并可扩展到髂总动脉水平。表现为腹膜后边界清楚的片状、板状软组织密度肿块,包绕腹主动脉、下腔静脉和输尿管,且与腹主动脉、下腔静脉甚至髂总动脉分界不清。

(2)增强扫描:活动期病变由于含有丰富的毛细血管网而明显强化,静止期则强化不明显;腹主动脉和下腔静脉可有受压表现,但通常无明显向前移位。同时可见肾积水、上段输尿管扩张和下段输尿管狭窄移位。

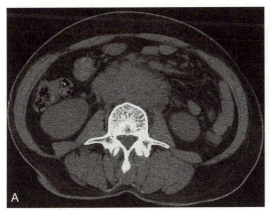
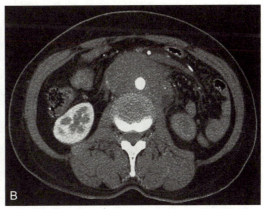

图 7-33　腹膜后纤维化 CT 表现

A. CT 平扫,腹膜后可见一软组织肿块,密度均匀;B. 增强扫描,肿块轻度强化,可见主动脉和输尿管被包埋其中。

3. MRI 表现

（1）平扫：在 T_1WI 上，病变信号强度类似腰大肌；在 T_2WI 上，活动期较腰大肌信号高，静止期可与腰大肌信号相同（系胶原形成所致，有一定的特征性）；在 DWI 上信号不高。

（2）增强扫描：病变明显或不明显强化。

4. 超声表现
病变区呈中低回声，分布欠均匀，境界清楚，无包膜回声。

【诊断与鉴别诊断】

根据上述影像学表现，可以提示本病的诊断。但需与淋巴瘤或转移瘤鉴别，前者常造成腹主动脉明显前移，后者可查出原发瘤灶。

（宋　彬　夏瑞明　褚志刚）

第八章　生殖系统及乳腺

第一节　女性生殖系统

女性生殖系统常以超声作为首选和主要的影像学检查方法,同时,超声也是产科领域最主要的影像学检查方法。CT 或 MRI 多用于进一步确定病变性质、明确病变范围。由于胎儿和性腺对 X 线辐射很敏感,易受不可逆性损伤,故对于妊娠和育龄期妇女应慎用 CT 和 X 线检查。MRI 检查能较早地发现病变,对肿瘤特别是恶性肿瘤的分期和疗效观察有重要价值。

一、检查方法与要求

(一) X 线检查

女性生殖系统呈软组织密度,与周围结构缺乏自然对比,普通 X 线平片不能显示,故需引入对比剂行子宫输卵管造影(hysterosalpingography)或盆腔动脉造影(pelvic arteriography)。

1. 子宫输卵管造影　是通过插管经子宫颈口注入碘化油或有机碘剂以显示子宫腔和输卵管内腔的检查方法,可观察输卵管的畅通情况。一般选择月经干净后 5~10 天内进行,检查前需排空膀胱。具体操作是在透视下注入对比剂,待子宫和输卵管充盈后摄片,并于注入碘化油后 24 小时或注入水溶性碘剂后 1~2 小时重复摄片。

2. 盆腔动脉造影　应用 Seldinger 技术行股动脉插管,将导管顶端置于腹主动脉分叉处、髂总或髂内动脉内,注入对比剂行造影检查,以显示髂内动脉及子宫动脉。若导管置于肾动脉起始处稍下方,能显示卵巢动脉。目前,由于 CTA 和 MRA 广泛应用于诊断血管病变或观察病变血供,因而 DSA 很少用于疾病的诊断,而是主要用于疾病的介入治疗。

(二) CT 检查

女性生殖系统周围有丰富的脂肪组织,位于盆腔深部而受呼吸运动的影响小,因而适于 CT 检查,但由于 CT 检查的辐射剂量高而应用受限,不宜作为初查和常规影像学检查方法,尤其对于育龄期女性以及孕妇应当谨慎选择。对于绝经后妇女或盆腹腔有较大肿块时可行 CT 检查,为临床诊断和治疗提供更多有价值的信息。

1. 平扫　空腹状态并排空大便,检查前 2~3 小时分多次口服稀释阳性对比剂、等渗甘露醇或清水,以充盈和识别盆腔肠管,条件许可时经直肠注入对比剂充盈直肠和乙状结肠,已婚妇女阴道内需放置纱布或卫生棉条(低密度并含气)。检查时,膀胱需适度充盈。扫描范围通常自髂嵴水平至耻骨联合下缘水平。检查后行薄层多平面重建并进行多方位观察,以进一步显示病变尤其是肿块性病变的全貌及其与周围结构的关系。

2. 增强扫描　常规平扫发现异常后,尤其是发现肿块性病变后,应行多期增强检查。即用高压注射器经静脉快速团注非离子型碘对比剂后,于不同延迟时间对病变区进行多次扫描。

(三) MRI 检查

MRI 检查无电离辐射且有高软组织分辨力,可进行多参数、多平面及功能成像等,有利于女性生殖系统的显示及疾病的诊断,已逐步成为一些疾病首选和主要的影像学检查技术,如先天性子宫发育畸形和子宫内膜癌等。

1. 平扫 检查采用体部相控阵多通道线圈,常规行 SE 序列 T_1WI 和 FSE T_2WI(最好行薄层高分辨力 T_2WI)横断位及矢状位检查,必要时增加其他方位检查。其中,T_2WI 检查非常重要,不但能显示子宫体及子宫颈的各解剖带,且能显示卵巢,易于发现病变,有助于确定盆腔病变的起源和范围。弥散加权成像(diffusion weighted imaging,DWI)对发现病灶、鉴别病变的良恶性、判断疗效及复发有较高价值。

2. 增强扫描 平扫发现病变后,通常需行多期动态增强 MRI 检查。即经静脉快速注入顺磁性对比剂 Gd-DTPA,注入完毕后对病变区行脂肪抑制 T_1WI 多期动态增强检查。

(四)超声检查

超声检查多采用彩色多普勒超声诊断仪,可采用线阵、凸阵探头及阴道探头。检查途径包括经腹、经阴道及经直肠扫查。

1. 经腹扫查 是最常用的检查途径,探头首选凸阵探头,频率为 3.0~5.0MHz,检查时膀胱需适度充盈,以子宫矢状切面为标准,充盈膀胱推开肠管,能清晰显示包括子宫底在内的子宫长轴完整轮廓。

2. 经阴道扫查 用于已婚妇女及无阴道畸形者,多用端式凸阵探头,频率为 5.0~7.5MHz,检查前需排空膀胱。经阴道扫查能清楚显示子宫、卵巢和肿块结构,但因穿透力所限而远场显示欠佳。

3. 经直肠扫查 主要用于未婚女性、阴道萎缩或畸形等经腹扫查图像模糊但又不适宜经阴道扫查的情况,患者检查前需排空大、小便,探头选择及优缺点与经阴道扫查相同。

4. 彩色多普勒血流成像 能显示子宫和卵巢病变的血流情况。

二、基本病变影像表现

(一)子宫基本病变

1. 子宫体

(1)大小和形态的改变:超声、CT 或 MRI 检查均易于发现子宫大小和形态的改变。单纯子宫大小、形态异常而不伴回声、密度或信号强度改变者较为少见,主要见于各种类型的先天性子宫发育异常,例如单角子宫、双角子宫等,同时可伴有宫腔形态改变。临床更为常见的是肿瘤或其他病变所致的子宫大小和形态改变,在影像学检查中可发现肌层和内膜的病变,如子宫肌瘤或子宫腺肌病等。

(2)内膜的改变:主要表现为内膜的增厚,育龄期妇女子宫内膜厚度>10mm,绝经后妇女子宫内膜厚度>3mm,即可考虑有内膜异常。超声可见子宫增大,内膜均匀或不均匀增厚,宫腔内回声均匀或不均匀,有时可见回声不均匀的实性肿块。彩色多普勒血流成像显示肿块周边及内膜有丰富的血流信号。CT 可见子宫体中心低密度区扩大,增强后均匀或不均匀强化。在 T_2WI 上可见子宫内膜高信号区扩大,信号均匀或不均匀,结合带完整与否是判断内膜病变是否侵犯肌层的依据。常见病因有子宫内膜增生和子宫内膜癌。

(3)肌层的改变:包括子宫肌层厚度、密度、信号和回声的改变及子宫肌层内肿块。影像学表现为子宫肌层局限性或弥漫性增厚。超声显示子宫肌层增厚、回声不均。CT 除见子宫增大、轮廓不光整外,增强扫描有时可见子宫肌层内密度不均匀。MRI 显示结合带增宽,肌层内局限或不均弥漫分布的、边缘不清的病灶,T_1WI 和 T_2WI 可见点状高信号,以上多见于子宫腺肌病(图 8-1)。子宫肌层内较大的肿块常使子宫增大、轮廓不规整,宫腔受压变形或移位,肿块的密度等于或低于正常子宫肌,T_2WI 信号可由低至高不等,有时可见假包膜,超声呈低回声或等回声,此表现多见于子宫肌瘤。

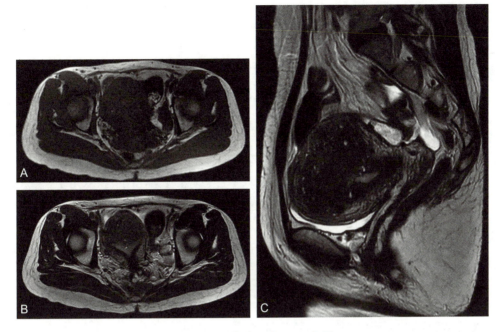

图 8-1　子宫腺肌病 MRI 表现

A. 横断位 MRI 平扫 T_1WI，显示子宫增大，形态不规整，子宫体见多发点、线状高信号。
B、C. 横断位及矢状位 MRI 平扫 T_2WI，显示子宫体肌层不均匀增厚，结合带不清，肌层内见边缘不清的点、片状弥漫分布的低信号灶与结合带连续；肌层内 T_1WI 高信号仍为高信号；此外，尚可见其内夹杂多发高信号灶。

2. 子宫颈　子宫颈的占位性病变表现为子宫颈内囊性或不规则的实性肿块。囊性肿块常见于子宫颈腺囊肿（Naboth cyst）。子宫颈实性肿块边界常不清，超声呈不均匀低回声，CT 呈不均匀低密度，T_2WI 呈不均匀高信号；动态增强扫描早期肿块可见明显强化，晚期强化减弱，较大的肿块会使子宫颈增大变形，以上改变常见于子宫颈癌。

（二）卵巢和输卵管基本病变

1. 卵巢基本病变

（1）女性盆腔肿块常来自卵巢。超声和 MRI 检查有助于判断盆腔肿块是否来源于卵巢，双侧卵巢显示正常可除外肿块来源于卵巢，反之，则提示肿块可能来源于卵巢。

（2）卵巢肿块内组织成分的不同决定了影像学回声、密度及信号的不同，检查时常有一些特征性表现，可帮助确定其起源，还可进一步推断肿块的性质，常见的肿瘤为囊性或囊实性肿块。例如，类圆形或椭圆形肿块、壁薄而均一、单房或多房、呈均匀液性回声或水样密度或水样信号，多见于卵巢囊肿和囊腺瘤。

（3）超声检查显示肿块呈混杂回声、内有"脂-液"分层，CT 图像呈混杂密度肿块，内有明确脂肪性低密度灶和钙化，MRI 显示类圆形或分叶状混杂信号肿块，内有脂肪高信号，为卵巢畸胎瘤的影像学特征。分叶状或不规则肿块，多房状表现，呈囊、实性混杂回声、密度或信号，实性部分不均一强化，常为卵巢囊腺癌。

2. 输卵管基本病变

（1）输卵管病变较为少见，子宫输卵管造影检查可显示输卵管僵硬、狭窄、扩张或不通，常为结核或非特异性炎症。

（2）邻近卵巢的长圆形病灶，呈类似游离水的 T_1 低信号和 T_2 高信号，见于输卵管积水；若其形态不规则且壁较厚，提示为输卵管脓肿可能。

三、常见疾病影像表现

（一）先天畸形

【概述】

女性生殖道先天性畸形（congenital anomaly of female reproductive tract）发生率为 0.1%~0.5%。其中，以子宫先天畸形最常见。

【临床与病理】

1. 临床表现　常可导致不孕、流产和早产等表现。

2. 病理　女性生殖道先天性畸形包括：①双子宫、双宫颈、单角子宫、双角子宫、纵隔子宫、鞍状子宫、子宫发育不良等；②单侧或双侧卵巢发育不良或缺如；③输卵管重复畸形、先天性憩室和管腔闭塞等。

【影像学表现】

1. X 线表现

（1）子宫输卵管造影可显示子宫内腔，根据显影的内腔形态、有无纵隔及长度可诊断大多数子宫畸形并明确畸形类型。

（2）X 线造影不能显示子宫外形，限制了某些畸形的诊断。

2. CT 表现

（1）可发现先天性无子宫、较小的幼稚子宫和双子宫。

（2）不能确切显示宫腔形态，难以发现局限于宫腔内的子宫畸形，如纵隔子宫。

3. MRI 表现

（1）能清楚显示子宫外形、内部各解剖带及宫腔，同时发现有无卵巢异常及并存的其他畸形，是目前显示女性生殖道先天性畸形的最佳影像学检查方法。

（2）子宫被分割成两个分离的子宫体和子宫颈为双子宫；单角子宫呈"香蕉"状表现；双角子宫的子宫底外缘有明显切迹（图 8-2）；纵隔子宫的子宫底外缘无明显压迹；鞍形子宫宫腔呈心形表现。

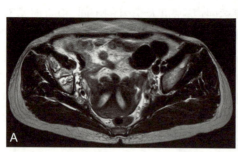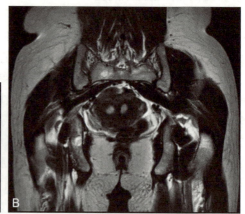

图 8-2　双角子宫 MRI 表现

横断位及冠状位 MRI 平扫 T_2WI，显示子宫底稍内凹，子宫被分为左右对称的 2 个子宫体。

4. 超声表现

（1）能显示子宫外形和内膜。

（2）可发现和诊断大多数子宫畸形的同时还可发现卵巢缺如等异常。

超声和MRI检查均能较好地显示子宫腔内、外结构形态,对各种子宫先天性畸形作出明确诊断,特别是MRI检查可清楚显示子宫壁各层结构,排除并存的其他子宫病变的干扰,同时可发现合并的卵巢缺如等畸形。

(二)子宫平滑肌瘤

【概述】

子宫平滑肌瘤(uterine leiomyoma)又称子宫肌瘤,是女性生殖系统最常见的良性肿瘤。好发于30~50岁育龄期女性,约占绝经期前妇女的70%~80%,多发生于宫体,根据其与子宫肌壁的关系可分为浆膜下、肌壁间和黏膜下肌瘤,以子宫肌壁间肌瘤最为多见。肌瘤常多发,大小不一。

【临床与病理】

1. 临床表现 与肌瘤生长部位、速度及大小等有关,最常见的症状为月经量过多、白带过多,也可出现阴道流血、腹部肿块、不孕、腹痛或出现相应的压迫症状等。

2. 病理 由漩涡状排列的平滑肌细胞构成,并有不等量纤维结缔组织分隔。较大的肌瘤由于血供相对不足可发生多种变性,包括透明样变性、黏液样变性、脂肪变性、红色变性及钙化。

【影像学表现】

1. X线表现 平片仅能发现子宫肌瘤的堆积颗粒状钙化或较大肌瘤产生的盆腔肿块影。

2. CT表现

(1)平扫:较小的肌瘤CT平扫不易发现。较大的肌瘤可致子宫增大呈分叶状改变,为等密度或略低于正常子宫肌密度。

(2)增强扫描:可有不同程度强化,程度略低于正常子宫肌。若瘤内发生钙化,对子宫肌瘤的诊断更有意义。

3. MRI表现

(1)平扫:能发现小至3mm的子宫肌瘤。肌瘤的T_1WI信号强度类似于子宫肌,多呈等信号;在T_2WI上呈边界清晰的均一低信号结节,具有特征性(图8-3)。小的肌瘤不引起子宫轮廓的改变,多发、大的肌瘤常使子宫增大、轮廓变形,肌壁间肌瘤可使子宫呈分叶状增大,黏膜下肌瘤常突入宫腔使宫腔变形。肌瘤发生变性时,依变性类型不同,在T_1WI和T_2WI上瘤内可出现等、高或混杂信号灶。

(2)增强扫描:呈不均匀强化。

4. 超声表现

(1)子宫增大,形态不整,尤见于多发者。

(2)肌瘤结节呈圆形低回声或等回声,周边有假包膜形成的低回声晕。

(3)子宫内膜移位和变形,肌壁间肌瘤子宫内膜移向对侧且发生形变,黏膜下肌瘤内膜增宽、回声增强或显示出瘤体。

【诊断与鉴别诊断】

超声检查作为子宫肿瘤的筛查手段,能发现大多数子宫肌瘤,然而难以识别较小的肌瘤。MRI是发现和诊断子宫肌瘤最灵敏的方法,能准确发现肌瘤,并显示其大小、位置和数目,还可确定肌瘤有无变性和变性的类型。

(三)子宫颈癌

【概述】

子宫颈癌(cervical carcinoma)是我国女性生殖系统最常见的恶性肿瘤,多见于45~55岁,目前有年轻化的趋势。

【临床与病理】

1. 临床表现 早期症状主要为接触性出血,晚期则出现不规则阴道出血和白带增多,肿瘤

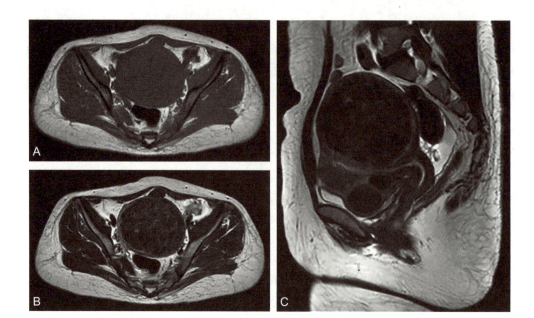

图 8-3　多发子宫肌瘤 MRI 表现

A. 横断位 MRI 平扫 T_1WI，显示子宫体积增大，局部见结节状凸起突出于表面，子宫体信号尚均匀；B. 横断位 MRI 平扫 T_2WI，显示子宫肌层内及浆膜下边界清楚的明显低信号肿块；C. 矢状位 MRI 平扫 T_2WI，显示子宫体积增大，形态不规则，子宫肌层内及浆膜下多发大小不等、边界清楚的明显低信号肿块，与子宫肌层分界清楚，宫腔受压变形。

侵犯周围组织、器官可出现继发症状如血尿、便血、剧烈疼痛等。妇科检查可见宫颈口糜烂及菜花状或结节状肿物。

2. 病理　多发生于宫颈管柱状上皮与鳞状上皮的移行处，病理类型多为鳞状上皮癌，约占90%，余为腺癌和腺鳞癌。子宫颈癌具有较强侵袭性，转移途径主要为淋巴转移，血行转移少见。临床分期如下：① Ⅰ期：肿瘤完全限于宫颈；② Ⅱ期：肿瘤延伸超过宫颈，但未达盆壁或阴道下 1/3；③ Ⅲ期：肿瘤延伸至盆壁或阴道下 1/3；④ Ⅳ期：肿瘤延伸超过真盆腔或侵犯膀胱、直肠。

【影像学表现】

1. CT 表现（图 8-4A、B）

（1）平扫：肿瘤较小时，可无异常发现。肿瘤较大明显侵犯子宫颈基质时，表现为子宫颈增大，呈不均匀低密度。

（2）增强扫描：强化程度低于邻近正常宫颈组织。

子宫颈癌浸润宫旁组织时表现为肿瘤侵犯超出子宫颈范围，子宫颈纤维基质环断裂，子宫颈外侧缘不整或模糊，宫旁低密度脂肪间隙密度增高或呈软组织影。晚期肿瘤侵犯盆壁、膀胱和直肠等可出现相应结构的密度及形态改变，并可有盆腔、腹膜后淋巴结增大和其他脏器转移表现。

2. MRI 表现（图 8-4C~E）

（1）平扫：局限于子宫颈部间质浸润，表现为子宫颈正常或增大，T_2WI 呈不均匀高信号，边界不清。

（2）增强扫描：动态增强扫描早期可见明显强化，晚期强化减弱。当肿瘤侵犯周围组织、器官时，相应结构的形态及信号发生改变。

（3）弥散加权成像：肿瘤及其周围受浸润组织 DWI 信号增高，ADC 值减低，DWI 可较灵敏地显示病灶的范围，ADC 定量测量可对治疗效果进行评估。

3. 超声检查

（1）早期病灶较小时，声像图可无异常。

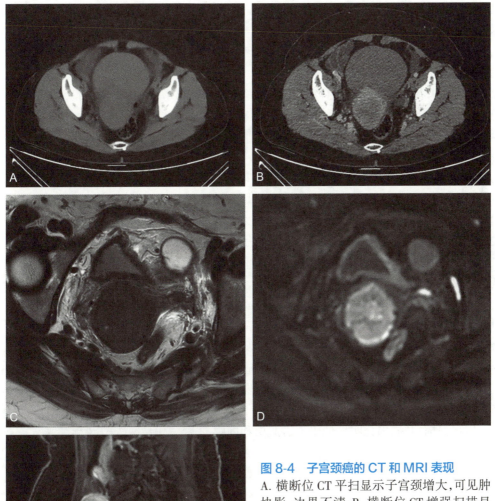

图 8-4 子宫颈癌的 CT 和 MRI 表现

A. 横断位 CT 平扫显示子宫颈增大,可见肿块影,边界不清;B. 横断位 CT 增强扫描显示子宫颈明显强化,子宫颈肿块呈不均匀强化,程度低于周围正常组织;C. 横断位 MRI 平扫 T_2WI 显示子宫颈增大,肿块呈不均匀稍高信号,侵犯子宫颈基质;D. 横断位 DWI 扫描(b 值为 1 000)显示肿块呈明显高信号;E. 矢状位 MRI 增强扫描显示子宫颈明显强化,子宫颈肿块呈不均匀强化,程度低于周围正常组织,宫颈管闭塞,宫腔积液。

(2)中晚期肿瘤侵犯子宫颈基质时,可见宫颈体积增大、形态不规则,边缘模糊。

(3)宫颈回声不均,内有不规则形强回声斑和无回声区。

(4)肿瘤侵犯宫体或宫外其他器官时,则出现相应器官的回声异常。

【诊断与鉴别诊断】

子宫颈癌的早期诊断主要依靠细胞学检查及病理活检。影像学检查主要用于子宫颈癌的分期诊断,判断肿瘤侵犯范围,明确有无宫旁侵犯、盆壁或周围器官受侵及淋巴结转移情况。MRI 是子宫颈癌分期首选影像学检查方法,还有助于鉴别治疗后肿瘤复发与纤维化。

(四)子宫内膜癌

【概述】

子宫内膜癌(endometrial carcinoma)是女性生殖系统常见的恶性肿瘤,发病率仅次于子宫颈癌,多见于绝经期和绝经后妇女,以55~65岁为发病高峰。

【临床与病理】

1. 临床表现 早期无明显临床症状,阴道不规则流血、白带增多且有血性和脓性分泌物为常见症状,晚期出现下腹痛及全身症状。

2. 病理 来源于子宫内膜腺体的腺癌最常见。肿瘤早期局限于子宫内膜,晚期病灶可侵犯子宫肌层、宫颈,当肿瘤突破浆膜后,能直接累及宫旁组织、膀胱和邻近肠管。主要转移途径为直接蔓延、淋巴转移。

【影像学表现】

1. CT 表现

(1)平扫:早期子宫内膜癌 CT 难以发现病灶。肿瘤侵犯子宫肌层时,子宫常呈对称性或分叶状增大,可见宫腔积液。

(2)增强扫描:肿瘤强化程度低于邻近正常子宫肌层,呈较低密度肿块,边界多不清楚。

CT 对肌层浸润深度的评估价值有限。肿瘤侵犯宫旁组织和邻近器官时,相应结构的密度发生改变,并可发现淋巴结和远处转移。

2. MRI 表现

(1)平扫:有助于发现早期内膜异常。常表现为内膜增厚,在 T_2WI 上信号从低至高不等,可观察低信号结合带的连续性,判断肌层是否受累或肿瘤侵犯肌层的深度,结合带的中断提示肿瘤向子宫肌层浸润(图 8-5)。

(2)增强扫描:肿瘤强化明显低于子宫肌层和内膜而易于显示。

(3)弥散成像:在 DWI 上呈较高信号,ADC 值低于正常内膜,有助于更为准确地评价肿瘤浸润深度,还可灵敏地发现形态、大小正常的转移淋巴结。

3. 超声表现

(1)早期仅表现为内膜稍增厚,厚度大于 6mm。

(2)随着病情进展,子宫内膜增厚呈局灶性或弥漫性不均匀混合回声。

(3)病变累及肌层时,局部内膜与肌层界限不清,呈低而不均匀回声,受累范围较大时肌层回声普遍减低而不均匀。

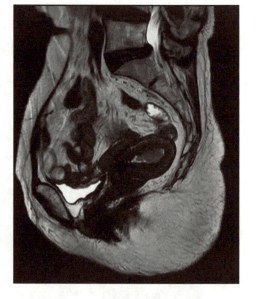

图 8-5 子宫内膜癌 MRI 表现

矢状位 MRI 平扫 T_2WI 显示子宫腔明显增大,内膜增厚,信号欠均,结合带(内膜与肌层间的低信号带)信号尚连续,病变与子宫肌层界限清晰。

【诊断与鉴别诊断】

子宫内膜癌的诊断主要依靠刮宫和组织细胞学检查,影像学检查主要用于确定肿瘤范围、观察治疗效果及判断肿瘤是否复发。其中,MRI 检查最具诊断价值,能较好地显示内膜及肿块、肿瘤的浸润深度及周围组织侵犯等,可用于肿瘤的分期,监测肿瘤的复发,评价治疗后的并发症。

(五)卵巢囊肿

【概述】

卵巢囊肿(ovarian cyst)包括单纯性囊肿和功能性囊肿,后者可为滤泡囊肿、黄体囊肿和黄素化囊肿等。

【临床与病理】

1. 临床表现 临床上较为常见,表现为附件区肿块,常无症状,功能性者可有月经异常,多囊性卵巢表现为多毛和不孕。

2. 病理 多数囊肿为单侧性,部分为双侧性,大小不等,多为单房、薄壁、无分隔。多囊性卵巢呈双侧、多房表现,为下丘脑无周期性活动所致。

【影像学表现】

1. CT表现

(1)典型表现为附件区或直肠子宫陷凹处均一水样低密度肿块,呈圆形或卵圆形,边缘光滑,壁薄,无内隔。

(2)多囊性卵巢常与肠管难以区分。

2. MRI表现

(1)根据囊液成分不同,T_1WI可表现为低、中或高信号,T_2WI上为明显高信号。

(2)多囊性卵巢MRI表现为双侧卵巢增大,其内囊性病变大小不一,呈蜂窝状表现。T_2WI表现为双侧卵巢被膜下多发类圆形高信号小囊,中心基质肥大。

3. 超声表现

(1)一侧或双侧附件区边缘光滑、薄壁且均一的圆形病变。

(2)直径一般为3~6cm,呈液性无回声表现。

【诊断与鉴别诊断】

表现典型的卵巢囊肿诊断不难,但多不能鉴别其类型。部分壁较厚的囊肿或多房性囊肿则难与卵巢囊腺瘤相鉴别。多囊性卵巢在MRI和超声检查时,具有一定特征,结合临床和实验室检查,常可作出诊断。

(六)卵巢良性肿瘤

常见的卵巢良性肿瘤包括卵巢囊腺瘤和卵巢囊性畸胎瘤。

1. 卵巢囊腺瘤

【概述】

卵巢囊腺瘤分为浆液性囊腺瘤(serous cystadenoma)和黏液性囊腺瘤(mucinous cystadenoma),分别占卵巢全部肿瘤的23%和22%。

【临床与病理】

(1)临床表现:易发生于中年女性,主要临床症状为腹盆部肿块,较大肿块可产生压迫症状。

(2)病理:为单房或多房性,囊壁和分隔较薄且光滑,内为稀薄或黏稠液体。浆液性囊腺瘤可含有钙化,恶变率高,可达30%~50%。

【影像学表现】

(1)CT表现

1)平扫:肿瘤一般较大,尤其是黏液性囊腺瘤,直径多大于10cm。典型者为多房性囊性肿块,壁和分隔薄而均匀,黏液性者壁可较厚,可有壁结节。囊内呈液性密度影。囊内液体蛋白质含量较高时,可表现为高密度影。

2)增强扫描:囊壁及内隔强化。

(2)MRI表现

1)平扫:表现为边界清楚的肿块,大小不等,常为多房状。浆液性囊腺瘤表现为T_1WI低信号、T_2WI高信号;黏液性囊腺瘤含有黏蛋白而致肿瘤T_1WI信号增高,T_2WI仍为高信号。

2)增强扫描:囊壁及内隔强化。

(3)超声表现:盆腔内附件区类圆形肿块,内部呈液性回声,内部见分隔及乳头状壁结节,边界清楚。

【诊断与鉴别诊断】

卵巢浆液性囊腺瘤和黏液性囊腺瘤具有一定特征性的CT和MRI表现,不难作出诊断。当卵巢囊腺瘤较小且为单房时,需与卵巢囊肿相鉴别。浆液性囊腺瘤可有小的壁结节,黏液性囊腺瘤壁较厚,有时要注意与卵巢癌相鉴别。

2. 卵巢囊性畸胎瘤

【概述】

卵巢囊性畸胎瘤(cystic teratoma)是卵巢常见的良性肿瘤,约占全部卵巢肿瘤的 20%。

【临床与病理】

(1)临床表现:可见于任何年龄,通常无症状,大者可触及肿块,发生扭转时产生疼痛。

(2)病理:呈囊性,壁较厚,由 3 个胚层组织构成,内含皮脂样物、脂肪、浆液、牙齿或骨组织。约 10% 为双侧发病。恶变率低,不足 2%。

【影像学表现】

(1)CT 表现(图 8-6)

1)盆腔内边界清楚的混杂密度囊性肿块,内含脂肪、软组织密度成分和钙化。

2)肿块内可见脂肪-液面。囊壁可有局限性增厚,呈结节状突向腔内,称皮样栓。

3)少数囊性畸胎瘤可仅含蛋白样液体而呈均一的略高密度影。

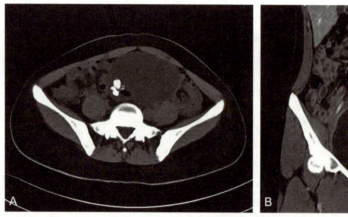
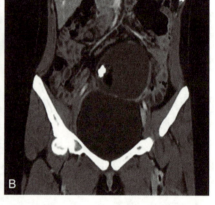

图 8-6　卵巢囊性畸胎瘤 CT 表现

A. 横断位 CT 平扫;B. 冠状位 CT 多平面重组。显示左侧附件区类圆形混杂密度肿块,其内可见脂肪密度和多发结节状钙化。

(2)MRI 表现

1)盆腔内混杂信号肿块。

2)特征是肿块内含有脂肪信号,即 T_1WI 和 T_2WI 高信号,各序列上均与皮下脂肪信号相同,压脂序列上该高信号明显下降。

3)可见脂肪-液面、皮样栓等。

(3)超声表现

1)液性无回声肿块内有线状、团状高回声或出现"面团征"(囊内壁处的高回声团,由脂类颗粒聚集而成)。

2)可有脂-液分层表现。

【诊断与鉴别诊断】

囊性畸胎瘤均可见如上 CT 和 MRI 特征性表现,不难作出诊断。注意与骶前畸胎瘤相鉴别。

(七)卵巢恶性肿瘤

【概述】

浆液性囊腺癌(serous cystadenocarcinoma)和黏液性囊腺癌(mucinous cystadenocarcinoma)是

最常见的卵巢恶性肿瘤。卵巢较为常见的恶性肿瘤还包括卵巢转移瘤（ovarian metastasis），可来源于体内任何部位的恶性肿瘤，其中来自消化道印戒细胞的肿瘤称为克鲁肯贝格瘤（Krukenberg tumor），又称库肯勃瘤。

【临床与病理】

1. 临床表现 卵巢恶性肿瘤早期常无症状，晚期症状主要为腹胀、腹部肿块及胃肠道症状。实验室检查肿瘤标志物 CA125 常明显升高。

2. 病理 囊实性肿瘤，瘤内有大小不等的囊性区，囊壁上有明显乳突状突起。

【影像学表现】

1. 卵巢囊腺癌

（1）CT 表现

1）平扫：盆腔内较大肿块，多呈囊实性，单房或多房，囊壁及间隔厚薄不均，有明显软组织密度的实性成分。多数患者合并大量腹腔积液。肿瘤腹膜转移可造成大网膜增厚形成饼状，有时可见腹膜和肠系膜多发结节、肿块。肿瘤淋巴结转移表现为腹腔、盆腔的肿大淋巴结。

2）增强扫描：肿瘤间隔、囊壁及实性部分显著强化。

（2）MRI 表现（图 8-7）

1）平扫：肿瘤形态学表现类似 CT，囊性部分由于所含成分不同，在 T_1WI 上呈低至高信号，在 T_2WI 上呈高信号。

2）增强扫描：强化表现、转移及腹腔播散征象同 CT。

（3）超声表现

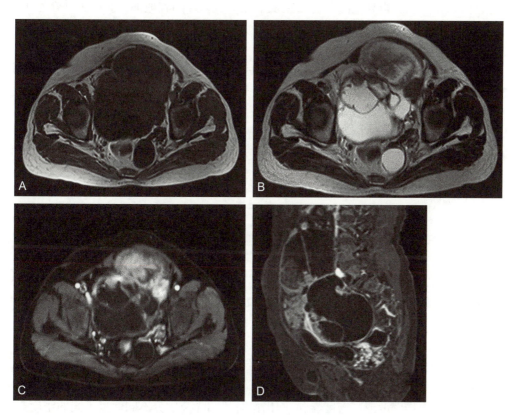

图 8-7　卵巢囊腺癌 MRI 表现

A. 横断位 MRI 平扫 T_1WI，显示盆腔内巨大多房囊性肿块，呈混杂信号，以中等偏低信号为主，囊壁和分隔厚薄不均，可见形态不规则的壁结节、肿块突入囊腔内；B. 横断位 MRI 平扫 T_2WI，显示肿块囊内呈高信号（液性信号）；C、D. 横断位及矢状位 MRI 增强，显示囊壁、分隔及壁结节、肿块明显强化，囊液无强化。

1）肿块回声杂乱,呈不均匀实性回声与无回声区相间,分隔形成的带状回声厚薄不均,有较大的乳头状或菜花状强回声突起。

2）CDFI 显示肿块实性成分有丰富的血流信号。

3）超声检查也可发现肿瘤的播散和转移。

2. 卵巢转移瘤

（1）影像学表现缺乏特征,常表现为双侧或单侧附件区肿块,呈混杂回声、密度或信号强度。

（2）超声造影、CT 和 MRI 增强检查显示肿块呈不规则强化。

（3）CDFI 显示肿块内及周围血流丰富。

（4）常有胸腔积液和/或腹腔积液,可同时发现原发肿瘤征象。

【诊断与鉴别诊断】

女性盆腔内单侧或双侧囊实性肿块,壁厚薄不均,有明显的壁结节或实性成分,多伴腹腔积液,可发现腹腔种植转移和淋巴结转移是诊断卵巢囊腺癌的主要依据。CT、MRI 和超声可诊断并显示侵犯范围及有无转移征象。不典型病变的影像学所见与卵巢囊腺瘤有重叠,有时不易鉴别,需细致观察有无肿瘤的直接蔓延或转移征象,为诊断提供证据。原发肿瘤不清的卵巢转移瘤与囊腺癌鉴别常十分困难,实验室检查、相关肿瘤标志物的检查对鉴别有一定帮助。

（八）子宫内膜异位症

【概述】

有功能的子宫内膜出现在子宫腔以外的任何其他部位时称为子宫内膜异位症（endometriosis）。当异位的子宫内膜出现在子宫体的肌层时称为子宫腺肌病（adenomyosis）,也称内在性子宫内膜异位症。当异位的子宫内膜发生在子宫以外的其他部位时称为外在性子宫内膜异位症（external endometriosis）,以盆腔器官组织最为常见。

【临床与病理】

1. 临床表现　子宫内膜异位症是一种常见的妇科病,多见于 30~35 岁妇女。其中,子宫腺肌病常见于多产妇女,临床表现为下腹痛、经血过多和子宫增大。外在性子宫内膜异位症主要症状有继发性和渐进性痛经、月经不调、不孕、肠道及尿路症状,一般多表现为周期性发作。

2. 病理　子宫腺肌病指子宫内膜基部直接侵入相邻子宫肌层,分为弥漫型和局限型。外在性子宫内膜异位症可位于盆腔组织器官表面,呈大小不等的蓝紫色病灶,最常累及卵巢（80%）。

【影像学表现】

1. 子宫腺肌病

（1）X 线表现:多无诊断价值。

（2）CT 表现:CT 仅可显示子宫体轻度增大,增强扫描有时可见子宫肌层内密度不均匀,内见散在点状低密度影。

（3）MRI 表现:T_2WI 可见子宫体的低信号结合带局限性或弥漫性增厚,内见弥漫或散在的、边缘不清的病灶,较具特征性的表现为在 T_1WI 和 T_2WI 上,增厚的结合带内有散在点状高信号灶。

（4）超声表现:子宫肌层增厚,回声不均,呈粗粒状不均匀强回声或低回声区。

2. 外在性子宫内膜异位症　通常表现为盆腔内囊性肿块、囊腔内积血。

（1）CT 表现

1）平扫:可为水样密度或高密度囊肿,因出血时间和囊液成分不同而呈不同的密度。

2）增强扫描:显示囊肿周围粘连带,囊壁和腔内分隔可见强化。

（2）MRI 表现

1）平扫:可表现为 T_1WI 高信号、T_2WI 高信号,T_1WI 低信号、T_2WI 高信号或混杂信号,囊液和细胞成分出现分层时,可形成液-液平面（图 8-8）。病变常合并纤维组织增生及粘连,多数囊肿

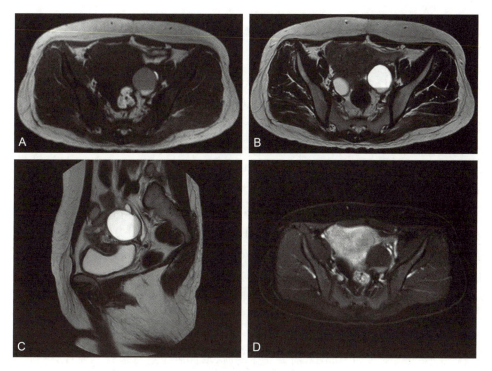

图 8-8 卵巢子宫内膜异位症(巧克力囊肿)MRI 表现
A. 横断位 MRI 平扫 T_1WI，左侧卵巢区类圆形混杂信号肿块，呈稍低至高信号；B、C. 横断位及矢状位 MRI 平扫 T_2WI，左侧卵巢区病变内可见高、稍高信号液-液平面；D. 增强扫描后无强化。

边缘与子宫周围组织形成不规则软组织粘连带而轮廓不清。

2）增强扫描：显示囊肿周围粘连带，囊壁和腔内分隔可见强化。

（3）超声表现

1）有圆形或不规则形、张力较大的囊肿形成。

2）囊内有陈旧性出血的典型表现，即囊内有散在或密集光点，改变体位可见光点移动。

【诊断与鉴别诊断】

对于子宫腺肌病，MRI 检查最具诊断价值，其次为超声检查。根据 MRI 表现并结合临床症状，多可作出诊断并明确病变的位置、范围和深度。超声为外在性子宫内膜异位症的首选检查方法，CT 及 MRI 检查主要用于鉴别诊断。卵巢子宫内膜异位症需与卵巢囊肿、卵巢囊腺瘤和卵巢囊腺癌相鉴别，卵巢周围广泛粘连是卵巢子宫内膜异位症的特征性表现，诊断困难时可随诊复查，若病变随月经周期变化则应考虑本病。

第二节 男性生殖系统

男性生殖系统最常见的疾病是良性前列腺增生和前列腺癌，影像学检查的价值在于发现病变、准确分期和治疗后随访。超声可作为男性生殖系统疾病的初查方法，尤其是外生殖器病变的首选检查方法。普通 X 线和 CT 检查应用相对较少。MRI 具有多参数、多平面和高分辨力的优点，结合磁共振波谱成像（magnetic resonance spectroscopy，MRS）、DWI 等多种功能成像技术，可显著提高前列腺疾病诊断的灵敏度和特异度，为男性生殖系统疾病提供重要的分期依据，为今后的个体化治疗奠定基础。

一、检查方法与要求

(一) CT 检查

需为空腹状态,CT 检查前 2~4 小时口服 1.5% 泛影葡胺 800~1 000ml,以充盈和识别盆腔肠管。检查时应使膀胱处于充盈状态。扫描范围从髂前上棘水平至耻骨联合下。增强检查时用高压注射器经静脉快速推注对比剂 80~100ml,对病变区进行多期或连续动态扫描。

(二) MRI 检查

MRI 检查可采用体部多通道线圈或直肠内表面线圈。使用直肠内表面线圈时患者检查前一天应少渣饮食,晚间口服缓泻剂,前列腺的 MRI 检查尽量在活检前进行,以避免活检后出血对诊断造成干扰。常规行 FSE 序列 T_1WI、T_2WI 及 $FS-T_2WI$ 横断位检查、矢状位 T_2WI 检查,必要时增加其他方位成像检查。增强检查是经静脉快速注射顺磁性对比剂 Gd-DTPA,剂量为 0.1~0.2mmol/kg,对病变区进行多期动态增强检查。弥散加权成像是前列腺疾病检查常用的序列,具有较高的灵敏度。^{1}H-MRS 检查可分析前列腺病变内枸橼酸盐(citrate,Cit)、胆碱(choline,Cho)和肌酸(creatine,Cr)浓度变化,在前列腺癌的鉴别诊断中有较高价值。

(三) 超声检查

在男性生殖系统疾病检查中应用广泛,超声成像可经腹或经直肠扫查。经腹扫查常选用凸阵或线阵探头,探头频率多为 10MHz,需要充盈膀胱,取仰卧位进行检查。经直肠扫查常选用双平面或多平面高频探头,需要清洁直肠并适度充盈膀胱,检查时采用膀胱截石位或左侧卧位,可用于引导前列腺针刺活检。CDFI 可以辅助评估病变组织血流灌注水平。

二、基本病变影像表现

(一) 前列腺基本病变

前列腺基本病变主要是前列腺增大,分为对称性增大和非对称性增大。前列腺增大表现为前列腺横径>5cm 或上缘达耻骨联合上 2cm。前列腺对称性增大多见于良性前列腺增生,中央腺区增大且内部回声/密度/信号不均匀,周围带受压变薄。前列腺非对称性增大多见于前列腺癌,局部结节状膨隆、分叶状改变,包膜不完整;增强 CT 和 MRI 显示病变在动脉早期强化,呈现快进快出的强化模式;CDFI 显示结节内部及周围有丰富血流,血流方向紊乱。前列腺内局灶性异常回声(密度、信号),可见于前列腺增生结节、脓肿、囊肿或肿瘤坏死等,各自具有特征性的影像学表现。老年人前列腺内钙化多见。良性前列腺增生的 ^{1}H-MRS 表现与正常组织类似,Cit峰较高,Cho 峰和 Cr 峰较低,(Cho+Cr)/Cit 比值正常或略增高。前列腺癌 ^{1}H-MRS 表现为 Cit峰明显下降,(Cho+Cr)/Cit 的比值显著增高。DWI 示前列腺癌区域 ADC 值低于正常外周带组织的 ADC 值。

(二) 精囊腺基本病变

精囊肿块多引起单侧精囊增大,出现低回声肿块,多见于精囊肿瘤;囊性病变多见于精囊囊肿。双侧精囊增大常由液体潴留所致。精囊肿块以膀胱癌和前列腺癌直接侵犯多见,而精囊原发肿瘤罕见。膀胱癌或前列腺癌侵犯精囊或精囊肿块均可导致精囊角消失。

(三) 阴囊和睾丸基本病变

睾丸肿块表现为睾丸体积增大,正常回声消失,呈强弱不均或混杂回声肿块,CDFI 显示丰富血流信号,见于各种类型的睾丸肿瘤。睾丸周围带状无回声区,而内部有正常睾丸,为睾丸鞘膜积液。阴囊内无睾丸,常为隐睾,常可于同侧腹股沟探及未降睾丸。睾丸肿块多为睾丸肿瘤,T_2WI 信号较低,其中精原细胞瘤信号均一,而非精原细胞瘤多信号不均,内部继发坏死、出血可为更高信号。

三、常见疾病影像表现

（一）良性前列腺增生

【概述】

良性前列腺增生（benign prostatic hyperplasia，BPH）是由前列腺细胞增生导致的前列腺体积增大，是老年男性常见疾病，60岁以上的发病率高达75%，并且发病率随年龄增大而上升，可能与性激素水平有关。

【临床与病理】

1. 临床表现　常表现为尿频、尿急、夜尿、排尿困难及膀胱尿潴留，严重时可伴发肾、输尿管积水。其临床表现严重程度与尿道梗阻程度、病变进展快慢以及是否合并感染等因素有关，而与前列腺体积大小不成正比。直肠指诊可触及前列腺体积增大和增生结节。血清前列腺特异性抗原（prostate specific antigen，PSA）正常或略高于正常水平。

2. 病理　多发生于尿道两侧与后方的移行区，压迫尿道。前列腺体积和重量都增加，质韧。增生组织内包括不同比例的腺体、结缔组织和平滑肌并形成增生结节，周围有假包膜。增生区由于纤维肌肉组织增生形成交错花纹，中间有蜂窝状或囊样结构。前列腺增生致膀胱出口梗阻，容易导致膀胱慢性炎症和结石形成。膀胱逼尿肌代偿肥厚形成小梁、憩室。逼尿肌失代偿后导致膀胱内高压，随着病情加重成为无张力性膀胱，出现充溢性尿失禁和膀胱输尿管反流，引起肾后性功能损害。

【影像学表现】

1. X线表现

（1）平片诊断价值不大，仅仅可显示前列腺结石，容易与尿道结石、静脉石混淆。

（2）膀胱造影可以发现膀胱底部和颈部的受压以及膀胱形态的改变，IVP可辅助观察肾盂、输尿管积水。

2. CT表现

（1）平扫：前列腺对称性增大，横径大于5cm或上缘超过耻骨联合上方2cm，并突入膀胱底部。前列腺密度均匀，可见前列腺内圆形、小片状、小砂粒状高密度钙化。

（2）增强扫描：多期增强扫描显示前列腺增生区延迟明显均匀强化。

3. MRI表现

（1）平扫：对于前列腺增生的诊断价值较高，能较好区分前列腺解剖结构和增生结节。前列腺均匀对称性增大，T_1WI呈均匀低信号，边界清晰。T_2WI显示前列腺解剖结构清晰，中央腺区对称性增大，信号不均匀（图8-9），包括高信号的腺体结节和低信号基质增生结节，边缘见低信号假包膜。周围带受压变薄。在增大的中央腺区与周围带之间可见环形线状低信号的外科包膜。矢状位T_2WI显示前列腺压迫推移膀胱、精囊，膀胱壁和精囊信号正常。

（2）功能成像：DWI显示增生区无弥散受限，^{1}H-MRS显示前列腺增生区（Cho+Cr）/Cit比值与正常组织类似或略高。

4. 超声表现

（1）前列腺均匀对称性增大，以中央腺区增大为主。内部回声均匀减低或稍强，有时内部可见高回声钙化影。

（2）增生结节单发或多发，形态规则，界限清晰，回声增强。周围带回声稍强，包绕在移行区两侧和后方。

（3）超声测量前列腺大小的公式为：总体积（cm^3）= 横径 × 前后径 × 长径 × 0.52。

【诊断与鉴别诊断】

老年人好发，临床表现为尿频、尿急、夜尿及排尿困难。影像学表现为前列腺体积对称性增

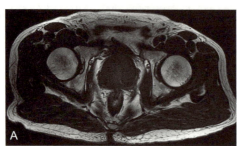
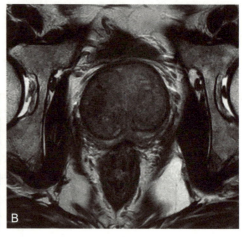

图 8-9 前列腺增生 MRI 表现

A. 横断位 T_1WI；B. 横断位 T_2WI。前列腺增生区呈不均匀 T_1WI 低信号、T_2WI 高信号，中央腺区与周围带分界清晰，周围带受压变薄。

大，以移行区增生为主，伴有增生结节形成，周围带受压变薄。BPH 最佳检查方法为 MRI 和经直肠超声检查（TRUS）。需要鉴别的疾病包括前列腺癌、前列腺炎症和前列腺脓肿，有时还需与膀胱癌鉴别。

（二）前列腺癌

【概述】

前列腺癌（prostate carcinoma）是前列腺恶性上皮肿瘤，多发生于老年男性，是较常见的恶性肿瘤之一，我国部分地区超过 50 岁的男性前列腺癌检出率高达 0.74%。

【临床与病理】

1. 临床表现 早期前列腺癌多无明显临床症状，常在 BPH 手术标本中发现。前列腺癌进展后出现尿频、尿急、尿流缓慢、尿流中断、排尿不尽，甚至出现尿潴留或尿失禁等。晚期肿瘤侵犯导致膀胱和会阴部疼痛，骨转移后引起骨痛、脊髓压迫和病理性骨折等症状。直肠指诊可触及前列腺表面不规则硬结，血清 PSA 水平增高，且游离 PSA/总 PSA 比值减低。

2. 病理 原发性前列腺癌约 95% 为腺癌，约 70% 发生于周围带。根据前列腺癌腺泡分化和间质浸润程度进行 Gleason 评分。前列腺非对称性增大、质硬。前列腺癌可直接侵犯膀胱底、精囊、尿道等，由于直肠膀胱筋膜的保护较少直接侵犯直肠。淋巴结转移常见，常有闭孔、髂内、髂外、腹主动脉旁、腹股沟等淋巴结转移。前列腺癌是亲骨性肿瘤，容易发生成骨性转移。

前列腺癌分期主要应用国际抗癌联合会 TNM 分期和美国泌尿外科协会（AUA）的临床分期（Whitmore-Jewett 分期），见表 8-1。

表 8-1 前列腺癌临床 Whitmore-Jewett 分期和 TNM 分期与病理表现对照

Whitmore-Jewett 分期	TNM	病理表现
A	T_1	组织学检查偶尔发现前列腺癌
B	T_2	肿瘤局限于腺体内
C	T_3	肿瘤侵犯顶部或侵犯包膜以外、膀胱颈部或精囊，但肿瘤尚未固定
D	T_4	肿瘤已固定或侵犯 T_3 以外的邻近器官或结构；出现淋巴结转移或骨转移

【影像学表现】

1. X线表现 对早期前列腺癌诊断无价值。造影检查可见尿道变形狭窄、僵硬。累及膀胱示膀胱下缘不规则充盈缺损。前列腺骨转移瘤多为斑片状或结节状的高密度影。

2. CT表现

（1）平扫：早期前列腺癌CT常难以显示病灶，仅表现为前列腺体积增大。进展期前列腺癌表现为前列腺不规则增大，形成分叶状软组织肿块，前列腺周围脂肪密度增高。精囊腺受累表现为精囊增大、不对称和精囊角消失。膀胱受累及表现为膀胱底壁增厚，出现突向膀胱腔内的分叶状肿块。

（2）增强扫描：有助于检出前列腺癌，强化早于邻近正常前列腺组织。

3. MRI表现

（1）平扫：典型表现为T_2WI上在正常较高信号的周围带内出现低信号病灶，边界清楚；T_1WI难以分辨前列腺癌（图8-10）。少数前列腺癌起源于移行区和中央区，其信号强度与周围组织类似而难以发现。包膜局部隆起而表面光滑提示包膜侵犯；包膜不规则隆起、周围静脉丛不对称、信号异常，前列腺精囊角消失、神经血管束不对称提示肿瘤穿破包膜。包膜穿破最易发生的部位在前列腺腺体的后外侧、邻近神经血管束的位置。

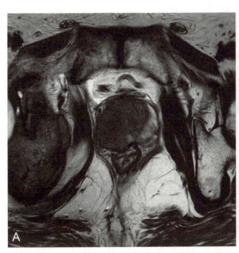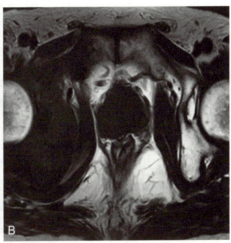

图8-10 前列腺癌MRI表现

A. 横断位MRI平扫T_2WI，显示前列腺癌病变位于右侧周围带，T_2WI信号低于周围带，病变累及中央腺区并向包膜外侵犯；B. 横断位MRI平扫T_1WI，显示病变与正常腺体分界不清。

（2）功能成像：MRS表现为病变区域的Cit峰值明显下降和/或（Cho+Cr）/Cit比值明显增高。前列腺癌属于富血供肿瘤，MRI动态增强或灌注成像显示前列腺癌区血流灌注明显高于正常前列腺组织，早期强化。DWI提示前列腺癌弥散受限，ADC值降低。

4. 超声表现 典型表现为周围带内的低回声结节，少部分前列腺癌为等回声或非均匀性回声增强。根据前列腺癌超声表现将其分为3种类型。

（1）单纯结节型：表现为前列腺内单个偏圆形低回声病灶，边界清晰，病灶相对较小。

（2）结节浸润型：结节病灶向周围浸润生长，边界不清，形态欠规则，回声欠均匀，以低回声为主。

（3）弥漫浸润型：前列腺内无明显结节样病灶，整个前列腺失去正常形态，内部结构紊乱，呈混合性回声，分布极不均匀，正常内外腺分界消失。进展期前列腺癌超声表现为前列腺不规则分叶状增大，包膜不完整，回声连续性中断，病变部位回声强弱不均。彩色多普勒血流成像显示局部血流增加,血管走行紊乱,迂曲扩张,血流紊乱呈多方向。可侵及精囊、膀胱、直肠等周围组织器官。

【诊断与鉴别诊断】

直肠指诊可触及不规则硬结,PSA 增高;影像学检查见周围带出现低回声或低信号结节,前列腺不对称性增大,边缘不规整。超声检查可作为筛选方法,MRI 是目前诊断早期前列腺癌的理想检查方法。需要鉴别的疾病主要包括良性前列腺增生、慢性前列腺炎及血肿、前列腺肉瘤和进展期直肠癌。

第三节　乳腺

乳腺良恶性疾病的早期诊断和准确鉴别诊断是决定疗效的关键因素,影像学检查对乳腺疾病早期诊断和鉴别诊断至关重要。各种成像技术具有各自的优势和不足,相互之间有较好的优势互补。乳腺 X 线摄影和超声检查是乳腺疾病首选的影像学检查方法,MRI 对于乳腺疾病的鉴别诊断、疾病分期和生物学特性评估具有明显优势。

一、检查方法与要求

(一) X 线检查

乳腺 X 线摄影是乳腺疾病重要的筛查方法,应包括双侧乳腺以利于两侧对比观察。常规标准投照体位为乳腺侧斜位和轴位,根据病变情况可进一步行垂直侧位摄影、旋转摄影、局部压迫点片及全乳或局部压迫点片放大摄影等。乳腺导管造影适用于非妊娠、哺乳期乳头溢液的患者,经乳腺导管在乳头开口处注入对比剂,观察乳腺导管有无阻塞、侵蚀及扩张。

数字乳腺断层摄影(digital breast tomosynthesis,DBT)从不同角度投照,将所获得的一系列低剂量的二维图像重组为一系列类似三维的容积断层影像,使乳腺中不同位置、高度、形态的病变得以在不同层面进行显示。DBT 可以有效地减少组织重叠的影响,提高病变的清晰度,有利于病变与正常组织的区分,增加乳腺癌的检出率,降低召回率。

DBT 适用于筛查性人群和诊断性患者,其和乳腺 X 线摄影的适应证相同,禁忌证亦相同。①对于无症状、年龄≥40 岁的一般风险人群,每年进行 X 线筛查时,可考虑 DBT 筛查;②对于高风险人群(乳腺癌病史、一生患乳腺癌风险≥20%、10~30 岁行胸部放疗病史),每年进行 X 线筛查时,可考虑 DBT 筛查。

(二) MRI 检查

乳腺 MRI 检查具有优良的软组织分辨力、对良恶性病变鉴别效能较高、无辐射等优点,能为乳腺疾病提供更详尽的信息,目前在临床中应用日趋广泛。MRI 检查采取俯卧位和乳腺表面线圈,双乳自然悬垂于线圈的双孔内,常规行矢状位、横断位 T_1WI 和 T_2WI,结合脂肪抑制技术提高诊断灵敏度,动态增强扫描有利于鉴别乳腺良恶性病变,静脉内快速团注 Gd-DTPA,结合快速扫描序列完成动态和三维数据采集。

(三) 超声检查

超声具有无辐射、方便、经济的优点,所以较适合妊娠期、哺乳期妇女乳腺疾病的普查。选用高频探头(7~13MHz)可提高探测图像的对比度。检查时可对乳腺腺体进行横切、纵切和斜切扫查,且对于腋窝及锁骨上淋巴结检查极为方便。超声对于液性回声灵敏,是鉴别乳腺囊性或实性肿物的首选检查方法。CDFI 根据病变血流情况进行半定量分析,有利于乳腺癌的早期诊断和鉴别诊断。超声对小于 1cm 的乳腺癌检出率不如乳腺 X 线摄影。

二、基本病变影像表现

（一）乳头和乳晕基本病变

乳头内陷和乳晕增厚常见于恶性肿瘤浸润、手术、炎症、外伤后所致瘢痕牵拉乳头或乳晕区皮肤，致其异常增厚。X线表现为乳头或乳晕区皮肤密度增高。恶性肿瘤浸润可使皮肤局限性增厚并向肿瘤方向回缩，形成典型"漏斗征"。

（二）皮肤和皮下脂肪层基本病变

影像学可发现局部皮肤增厚、回缩。乳腺癌淋巴浸润可导致皮下脂肪层网状略高密度影，范围多比较局限。炎症多引起局部皮下脂肪中出现边界不清的片状略高密度影，范围弥漫。MRI结合脂肪抑制序列能较好地显示皮下脂肪病变。

（三）腺体组织基本病变

主要为腺体内肿块和钙化。乳腺肿块的良恶性征象应包括形态、边缘、回声（密度、信号）、大小以及钙化等（表8-2）。

表8-2　乳腺良、恶性肿块影像学特征比较

肿块性质	径线	形态	边缘	回声（密度、信号）	血供特点	钙化
良性肿块	无必然联系，多较小	规则	光滑	与正常腺体类似，可含有脂肪	轻度延迟强化	粗大分散的条状、新月状或环状高密度钙化
恶性肿块	多较大	不规则	分叶和毛刺	致密，不均匀	显著强化，早期强化	簇状、细沙粒状钙化，密度高低不一，肿块内、外皆可出现

（四）乳腺导管和乳腺小梁基本病变

乳腺导管为单层柱状上皮的管状结构，堵塞或者增生性病变可导致密度增高。良性病变时导管密度均匀，边缘光滑，与周围组织分界清晰。恶性病变时容易粘连变形，边缘毛糙，甚至伴有毛刺形成。导管征常见于导管扩张症、大导管乳头状瘤或为乳腺癌的间接征象。乳腺小梁受病变浸润后出现扭曲、增粗，恶性病变时小梁不规则增粗且常合并肿块、钙化以及异常血管等，良性小梁改变多表现为形态较细，边界清晰。

（五）乳后基本病变

乳腺后间隙消失多见于乳腺癌，提示肿瘤已侵犯胸壁。

（六）血管基本病变

恶性肿瘤和瘤周出现异常血管网，血管增粗、迂曲，边缘毛糙。

（七）淋巴结基本病变

异常肿大淋巴结多表现为腋窝淋巴结增大、增多或密度异常，淋巴结脂肪或切迹消失提示恶性肿瘤淋巴结转移可能。淋巴结钙化常见于风湿免疫病、结核或转移瘤、淋巴瘤等。

三、常见疾病影像表现

（一）乳腺炎性病变

【概述】

乳腺炎性病变是乳腺的常见疾病，常见类型为急性乳腺炎（acute mastitis）、慢性乳腺炎、乳腺脓肿、乳晕下区无菌性炎症和肉芽肿性乳腺炎，结核和结节病等相对少见。

【临床与病理】

1. 临床表现　急、慢性乳腺炎和乳腺脓肿多见于哺乳期女性。常为金黄色葡萄球菌感染，

少数为链球菌。急性期乳腺炎初期可无全身反应,严重时临床表现为高热、寒战,患乳肿大,皮肤发红、皮温增高,并有跳痛及触痛,常有同侧腋下淋巴结肿大。若治疗不及时脓肿形成则有波动感,脓肿可向外破溃,也可穿入乳管。慢性乳腺炎时乳房内可触及肿块,质硬,有压痛,边界不清。

2. 病理 急性期炎性渗出且有细胞变性、坏死,可形成脓肿。慢性期炎性渗出吸收,纤维组织增生,伴不同程度淋巴细胞、单核细胞浸润,乳管不规则狭窄或堵塞。

【影像学表现】

1. X 线表现

(1)急性期乳腺炎:累及乳腺的某一区段或全乳,表现为片状致密影,乳腺小梁增粗,边缘模糊,结构紊乱,血管增多,患处皮肤增厚,皮下脂肪密度增高、混浊呈网格状影。

(2)脓肿:圆形、类圆形的边界清晰的低、中及高密度肿块,局部皮肤增厚、凹陷。

(3)慢性期乳腺炎:病变范围较局限,可见边界不清的肿块或局限性不对称的致密表现。

2. CT 表现

(1)急、慢性期乳腺炎:与 X 线片大致相同。

(2)脓肿:类圆形的边界清楚或部分清楚的低、中密度灶,壁较厚,脓腔内坏死则密度增高,可见气体密度影;增强扫描示脓肿壁环形强化。

3. MRI 表现

(1)急性期乳腺炎:乳腺组织弥漫水肿,边缘模糊,信号不均,皮肤增厚,皮下脂肪层 T_2WI 信号增高。

(2)脓肿:乳腺内肿块,边缘多清楚,中心液化坏死区形成。脓肿边缘炎性增生的纤维呈粗大的毛刺,可引起皮肤收缩,脓肿壁明显强化,腋窝可见肿大淋巴结。脓液在 DWI 显示弥散受限具有一定鉴别价值。

(3)慢性乳腺炎:T_1WI 等信号、T_2WI 稍高或高信号肿块或片状影。

4. 超声表现 急性期可见患乳增大、回声不均匀增强、血管增多,也可见患侧腋下淋巴结增大,脓肿表现为类圆形的厚壁低回声区;慢性期可见腺体组织局限性增厚或不规则稍高回声肿块,边界不清。

【诊断与鉴别诊断】

乳腺炎影像学检查首选超声,必要时辅以乳腺 X 线摄影和 MRI 检查。急性乳腺炎多见于哺乳期女性,乳房肿痛伴有发热、白细胞升高,乳腺弥漫分布病变,边界不清。其他类型乳腺炎症罕见,但容易与炎性乳腺癌混淆。

(二)乳腺增生

【概述】

乳腺增生(hyperplasia of mammary gland)又称乳腺纤维囊性增生病、乳腺小叶增生和乳腺结构发育不良等,乳腺增生在乳腺疾病中发病率最高,发病年龄多在 30~40 岁,单侧或双侧发病,其病因与卵巢内分泌功能失调有关。

【临床与病理】

1. 临床表现 主要临床症状为乳房胀痛,可触及多发肿块和结节,质韧、与周围无粘连,其临床症状与月经周期有关。

2. 病理 病理学改变主要是乳腺小叶内末梢导管、腺泡及纤维组织不同程度的增生,根据增生成分不同分为腺性增生、纤维性增生、囊性增生和混合型增生。表现为小叶增大、增多,纤维组织增生,导管扩张,腺泡囊性扩张等。

【影像学表现】

1. X 线表现 乳腺 X 线摄影表现为弥漫性或局限性片状、絮状或大小不等的结节影,边界模糊不清,内可见散在的颗粒状或条状钙化。纤维囊变表现为略高密度圆形结节,边缘光滑,周围可见很薄的一圈透亮带,称晕圈征(halo sign)。

2. CT表现 可见乳腺组织增厚,呈片状或块状多发致密影,其内可见索条状低密度影。可见囊肿形成。

3. MRI表现 T_1WI上增生的腺体组织表现为多发低或中等小片状信号,T_2WI上信号强度与组织增生性质有关,含水量多的信号增高。动态增强扫描示病变中等延迟强化,囊肿无强化。

4. 超声表现 两侧乳腺腺体增厚,伴粗大的光点状及斑状回声,囊性病变后方回声增强。

【诊断与鉴别诊断】

超声和乳腺X线摄影是本病基本和首选的检查方法,CT、MRI应用较少。乳腺增生的诊断应密切结合患者的年龄、临床症状及体征。发病年龄多为30~40岁,疼痛与月经周期有关,双侧乳腺体积增大,实质增厚,内部回声弥漫增强且密度增高。主要与浸润性乳腺癌进行鉴别,根据皮肤增厚、乳头内陷、毛刺等恶性征象容易区分。

(三)乳腺良性肿瘤

【概述】

乳腺良性肿瘤较常见,以纤维腺瘤(fibroadenoma)最多,其次是导管内乳头状瘤,其他肿瘤如脂肪瘤、表皮样囊肿较为少见。

【临床与病理】

1. 临床表现 乳腺纤维腺瘤多见于30岁以下的青年女性,患者多无自觉症状,为偶然查体发现,月经周期对肿块无影响。导管内乳头状瘤可见于任何年龄的成年女性,临床表现为间歇性乳头溢液,可有胀痛和肿块。

2. 病理 乳腺纤维腺瘤常为单发,由乳腺小叶内纤维和腺上皮组成。导管内乳头状瘤多位于近乳头处的导管内,瘤体血管丰富,易出血,局部导管扩张。

【影像学表现】

1. 乳腺纤维腺瘤

(1)X线表现:圆形或椭圆形肿块,边缘光整,密度均匀,周围可有薄层的晕环。肿块内可见粗大环状、斑点状或块状钙化(图8-11)。

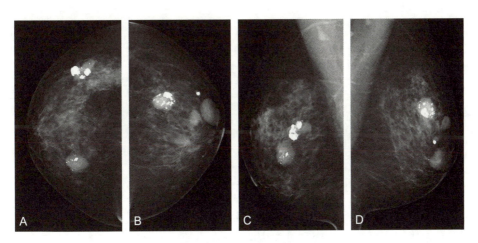

图8-11 乳腺纤维腺瘤X线表现

双乳内见多发、大小不等的卵圆形肿块,部分病灶内见"爆米花样"及粗大、不规则的钙化。

(2)CT表现:与X线表现大致相同。

(3)MRI表现:T_1WI呈低或中等信号,T_2WI上以纤维组织增生为主的信号较低,以腺管增生为主的信号较高,增强扫描表现为不同程度的均匀强化。

（4）超声表现：常表现为内部均匀的弱光点回声，后方回声轻度增强，包膜清晰，钙化灶的后方有声影。CDFI 显示多无明显血流。

2. 导管内乳头状瘤

（1）X 线表现：导管内乳头状瘤容易引起导管扩张形成导管征，乳腺导管造影可见大乳管内圆形或卵圆形充盈缺损，管壁光滑，扩张的导管呈杯口状截断（图 8-12）。

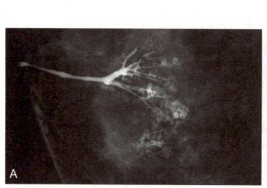
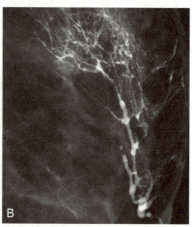

图 8-12　导管内乳头状瘤乳腺导管造影表现
A. X 线导管造影表现为乳导管突然中断，断端呈光滑杯口状；B. 大导管近侧的乳腺导管扩张，其内可见光滑圆形或卵圆形充盈缺损。

（2）CT 表现：CT 不是乳头溢液的首选检查方法。由于肿瘤较小且靠近乳晕，CT 平扫常难以显示。较大肿瘤或形成囊肿时，可显示为圆形或卵圆形肿块，边缘光滑。

（3）MRI 表现：MRI 不是乳头溢液的首选检查方法。T_1WI 多呈低或等信号，T_2WI 呈中等或高信号，边界清楚但不光滑。

（4）超声表现：扩张的导管内可见中等回声的肿物，边界清楚。

【诊断与鉴别诊断】

乳腺良性肿瘤影像学表现具有边缘光滑、无毛刺、良性钙化和强化均匀等特点，发病年龄相对较轻，临床症状与月经周期无明显相关性。超声和乳腺 X 线摄影是本病基本和首选的检查方法，MRI 对于良恶性鉴别具有优势。需同乳腺癌、乳腺增生相鉴别。

（四）乳腺恶性肿瘤

【概述】

乳腺恶性肿瘤绝大多数为乳腺癌（breast carcinoma），间叶组织来源的恶性肿瘤和转移瘤相对少见。乳腺癌好发于 40~60 岁妇女，男性亦可发生乳腺癌。近年来，我国乳腺癌发病率明显上升，在女性恶性肿瘤中居首位。

【临床与病理】

1. 临床表现　早期临床表现为乳房肿块、乳头溢液。进展期乳腺癌广泛浸润使乳房病变区质地坚硬并出现"橘皮样"皮肤改变和乳头内陷，腋窝或锁骨上淋巴结转移。

2. 病理　病理组织学主要分类包括：非浸润性癌、浸润性癌和特殊扩散方式的乳腺癌（如 Paget 病等）。乳腺癌最常发生于乳腺的外上象限，其次为乳腺中央区和内上象限。

【影像学表现】

1. X 线表现

（1）常见 X 线表现为肿块和钙化，肿块呈圆形、椭圆形及不规则形，可有分叶或毛刺（图 8-13）。

（2）肿块密度高于腺体，均匀或不均匀。钙化多为不规则细微钙化，密集呈簇，密度不均匀。

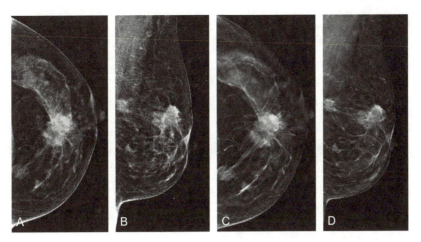

图 8-13　乳腺浸润性导管癌 X 线表现
左乳内上象限肿块呈高密度,边缘分叶伴毛刺形成。

（3）可见乳头内陷、皮肤增厚、淋巴结肿大及肿块周围血管增粗、迂曲等征象。

2. CT 表现

（1）平扫:乳腺癌的 CT 平扫表现与 X 线表现基本相同。

（2）动态增强扫描:乳腺癌多有明显强化,表现出"快进快出"的强化类型。

3. MRI 表现

（1）多表现为边界不清、不规则的肿块,边缘呈毛刺征或蟹足状。

（2）T_1WI 为低信号,T_2WI 可表现为低、中等和高信号（图 8-14A、B）。

（3）胶原纤维较多时信号强度降低,细胞和水分比例较大时信号强度增高。

（4）动态增强扫描示不同程度强化,时间-信号强度曲线呈流出型（图 8-14C~F）。

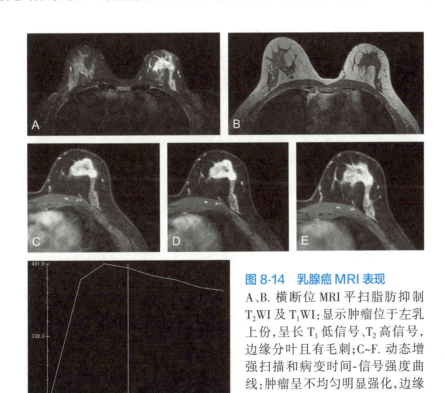

图 8-14　乳腺癌 MRI 表现

A、B. 横断位 MRI 平扫脂肪抑制 T_2WI 及 T_1WI:显示肿瘤位于左乳上份,呈长 T_1 低信号、T_2 高信号,边缘分叶且有毛刺;C~F. 动态增强扫描和病变时间-信号强度曲线:肿瘤呈不均匀明显强化,边缘有毛刺,病变时间-信号强度曲线呈流出型。

4. 超声表现

（1）多为不均匀的低回声肿块,形态不规则,边缘不光整,内有强回声光点,肿瘤较大时坏死后可见液性暗区,周围无包膜。

（2）肿瘤后方回声衰减。

（3）CDFI 示肿瘤内及周边丰富的斑片状或线状彩色血流信号,为高速低阻的动脉频谱。

【诊断与鉴别诊断】

根据好发年龄和特征性影像学表现可鉴别。乳腺癌好发于 40~60 岁女性,影像学表现为形态不规则、边缘有毛刺的不均匀信号或高密度肿块,内有细微泥沙样钙化。增强扫描可见明显强化且对比剂廓清较早,可伴有皮肤增厚、乳头内陷以及淋巴结肿大等征象,均有助于作出诊断。超声和乳腺 X 线摄影是基本和首选的检查方法,MRI 对于良恶性鉴别、多发病灶的显示及乳腺癌分期有明显优势。需与乳腺纤维腺瘤相鉴别。

（丁莹莹　于广会）

第九章 骨骼肌肉系统

骨骼肌肉系统由骨、关节和骨骼肌构成。其中骨组织作为一种结缔组织,是人体内最坚韧的组织,亦有一定的弹性和韧性。全身骨凭借关节连接形成骨骼,构成人体的支架,具有保护内脏器官和作为肌肉支点完成运动的功能;此外,骨作为人体离子特别是钙离子的储备库,在相关激素调节下,保持机体电解质平衡。骨骼肌跨越关节依附于骨,在神经支配下进行收缩,牵引骨使其位置发生改变而产生运动。

骨骼肌肉系统的影像学检查方法包括 X 线平片、超声、CT、MRI、DSA、PET/CT 及核素扫描等,不同检查方法所获得的信息量和信息类型有所不同。综合运用各种影像学检查手段,可对多数病变作出正确诊断。但是,由于病变的病理性质或解剖位置的差异,以及临床需要的不同,选择合适的影像学检查方法十分重要。

第一节 检查方法与要求

一、X 线检查

X 线检查包括普通 X 线摄片及数字 X 线摄影等。

(一)普通 X 线摄片

普通 X 线摄片是骨骼肌肉系统最常用的影像学检查方法,不仅能显示骨骼病变的范围和程度,而且对于一些病变可作出定性诊断,特别是对钙化和骨质破坏的显示以及对病变的随访很有价值。

骨关节摄片的基本要求如下。

1. 摄片体位 骨关节摄片最常用的体位是正位及侧位。根据不同的临床需要还可摄斜位、切线位和轴位片。

2. 摄片范围 检查四肢长骨时,至少应包括邻近一个关节;两侧对称的骨关节,常需同时投照双侧以利于对比观察。

(二)数字 X 线摄影

数字 X 线摄影(DR)作为 X 线成像的新技术,现在多数医院已替代了普通 X 线摄片,所有 DR 摄片要求与普通 X 线摄片相同。

二、CT 检查

CT 在骨骼肌肉系统中的应用弥补了 X 线摄影的影像重叠及软组织结构分辨不清的缺点,提高了病变的检出率和诊断的准确性。目前,常用的是螺旋 CT 检查,由于其具有扫描速度快、图像质量好、图像后处理功能强大等优点,在骨关节系统的应用越来越多。

(一)基本扫描参数与技术

1. 扫描范围及位置 依据病变部位或范围而定,常同时扫描双侧以利于对照观察。由于 CT 具有强大的后处理功能,因此,多采用横断位扫描,然后根据需要进行冠状位、矢状位及其他

331

各种斜面图像重建,以最大限度显示解剖结构和病变以及空间位置关系。

2. 窗宽与窗位 骨骼窗宽一般采用1 000~2 000Hu,窗位200~250Hu;软组织窗宽多采用400~600Hu,窗位0~100Hu。

3. 扫描技术与方法

(1)长骨、四肢或脊柱区域常规扫描层厚为3~5mm,螺距1.2~1.5。

(2)细小病变或细微解剖结构区域如腕、踝等,一般采用1~2mm层厚,螺距小于或等于1。

(3)需要二维或三维图像重建的病例,可根据实际情况采用更薄的层厚和较小的螺距进行扫描。重建间隔采用50%~60%有效层厚,以达到满意的图像质量。

(4)采用高分辨力CT及骨算法扫描,重建图像可更好地观察骨结构。

(二)CT平扫

CT平扫已成为骨骼肌肉系统最常用的检查方法之一,尤其是螺旋CT图像后处理技术,如多平面重建、最大密度投影、表面遮盖显示和容积再现等,有利于显示解剖复杂、结构重叠较多的部位,了解三维空间关系。可用于显示骨松质、骨皮质、骨髓腔及部分周围软组织结构,如皮肤、皮下脂肪、肌肉、肌间隙及较大的神经、血管结构,但对韧带、滑膜、半月板及关节软骨的显示不够理想。

(三)CT增强扫描

1. CT常规增强扫描 指应用高压注射器经外周静脉注入含碘对比剂(一般用量80~100ml,注射速率2.5~3.5ml/s)后,分别进行动脉期、静脉期或延迟期扫描。动脉期扫描一般延迟时间为25~30秒,静脉期扫描延迟时间为60~70秒。主要用于显示病变血供情况,确定病变范围,发现有无坏死等,以利于定性诊断。

2. 动态CT增强扫描 主要用于了解组织、器官或病变的血液供应状况。

(四)CT血管成像

主要用于观察骨关节病变血供情况的是CT血管成像(CTA)。目前CTA在疾病诊断方面的临床应用已逐步取代了DSA。

(五)CT关节造影

CT关节造影可更清晰地观察关节的解剖结构,如关节骨端、关节内结构及关节囊等。

(六)CT引导下穿刺活检

CT引导下穿刺活检主要用于定性诊断。

三、MRI检查

MRI具有软组织密度分辨力高,任意平面、多参数成像等优势,显示骨髓、关节软骨、肌腱韧带及关节内结构和软组织等方面优于CT。但对骨皮质、细小骨结构及钙化的显示不如X线和CT。

(一)MRI平扫

扫描方位除横断位外,还可直接进行冠状位、矢状位或其他任意平面扫描。扫描序列多种多样,常用的序列如下。

1. 自旋回波(SE)序列 是MRI检查的基本序列,常用以下3种加权图像。

(1)T_1加权像(T_1WI):重复时间(TR)300~600ms,回波时间(TE)10~30ms,可显示肌肉、骨骼的解剖结构。

(2)质子密度加权成像(PDWI):TR 1 800~3 000ms,TE 10~30ms,常与预饱和脂肪抑制技术合用,对显示骨髓、软骨及软组织病变有价值。

(3)T_2加权像(T_2WI):TR 1 800~3 000ms,TE 80~120ms,常与预饱和脂肪抑制技术合用,利于显示病变的形态和范围。

2. 梯度回波（GRE）序列　扫描速度快,可获得准 T_1WI 和准 T_2WI 图像,还可进行三维扫描,利于显示软骨结构,但信噪比差,磁敏感伪影明显。

3. 脂肪抑制序列　常用技术包括反转恢复脂肪抑制序列和预饱和脂肪抑制技术,后者常与 T_1WI、PDWI 或 T_2WI 联用,对骨髓、软组织病变的显示有价值。

（二）MRI 增强扫描

1. 常规增强扫描　常使用 SE T_1WI 联合预饱和脂肪抑制技术,主要用于检查肌肉骨骼病变血供情况、确定病变与水肿的界限、区分肿瘤活性成分和坏死成分,也可用于早期发现肿瘤术后复发,是肿瘤治疗前后疗效观察的有用方法之一。

2. 动态增强扫描　常使用平面回波成像（echo planar imaging,EPI）序列,主要用于了解组织、器官或病变的血液供应状况。

（三）MR 血管成像

时间飞跃法（time of flight,TOF）是常见的 MR 血管成像,肌肉骨骼系统非增强血管成像常使用 2D TOF 技术,多用于四肢动脉成像,但成像时间长,图像质量较差,目前已较少应用。增强法血管成像常使用 3D TOF 技术联合应用对比剂快速团注技术进行成像,可用于体部及四肢血管成像。本方法成像速度快、对比分辨力高,是目前肢体血管的主要 MR 成像技术。

（四）MRI 引导下穿刺活检

MRI 软组织分辨力高,可选择肿瘤活性成分进行取材,以得到更准确的病理结果,但价格昂贵且费时。

（五）MR 关节造影

关节内注射 1∶250 Gd-DTPA 稀释液或生理盐水后,进行 MR 成像,利于观察关节内结构。

四、数字减影血管造影检查

常规数字减影血管造影（DSA）摄影体位为正位,为避免血管的重叠,可加照不同角度的斜位像。因 DSA 为有创性检查且价格昂贵,CTA 和 MRA 有逐渐取代 DSA 在显示四肢血管病变及肌肉骨骼系统病变血供等方面应用的趋势。目前,DSA 主要用于骨骼肌肉系统疑难病例的诊断或介入治疗。主要技术有动脉数字减影血管造影术和静脉数字减影血管造影术。

（一）动脉数字减影血管造影术

一般采用经股动脉进路的 Seldinger 技术。做一侧下肢动脉造影时,从对侧股动脉插管入腹主动脉,借助导丝使导管入患侧髂外动脉,相继可入股动脉、腘动脉;若同时观察双侧下肢血管,可直接在腹主动脉注射对比剂;做上肢检查时,导管可上行至主动脉弓,再作进一步选择。使用对比剂浓度不超过 40%,注射速率 6~15ml/s,注射总量 15~30ml。

（二）静脉数字减影血管造影术

主要用于显示静脉阻塞和静脉曲张。

第二节　基本病变影像表现

一、X 线及 CT 表现

（一）骨骼

1. 骨质疏松　骨质疏松（osteoporosis）是指单位体积内骨组织的含量减少,即骨组织的有机成分和无机成分都减少,但两者的比例仍正常。组织学变化是骨皮质变薄、哈弗斯管扩大和骨小梁变细、减少甚至消失。

X 线及 CT 主要表现为骨质密度普遍性减低,皮质变薄,骨小梁变细、数量减少,或骨端骨小梁减少,骨小梁间隙增大,骨性关节面变薄等(图 9-1)。主要见于老年退行性变、营养不良、炎症或肿瘤等。

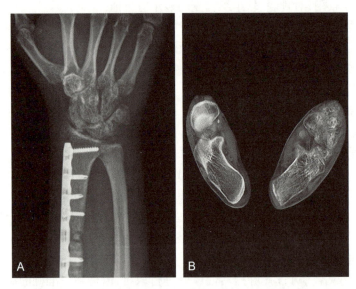

图 9-1 骨质疏松 X 线和 CT 表现

A. 左侧桡骨中下段骨折内固定术后:X 线可见左侧腕关节失用性骨质疏松;B. 左侧胫腓骨骨折:CT 显示左足各骨失用性骨质疏松。

常规 X 线检查简单易行,为首选的检查手段。但骨内矿盐减少 30% 以上才能在 X 线平片表现出阳性征象,且不能准确衡量骨量丢失的程度。影像学骨矿物质定量的方法可用以早期诊断和定量。常用的方法有定量 CT 法(quantitative computed tomography,QCT)、双光子 γ 射线吸收法(dual photon absorptiometry,DPA)、双能 X 线吸收法(dual energy X-ray absorptiometry,DXA)等。

2. 骨质软化 骨质软化(osteomalacia)是指单位体积内骨组织有机成分正常而钙化不足,因而骨内钙盐含量降低,骨质变软。组织学显示未钙化的骨样组织增多,常见骨小梁中央部分钙化而周围见未钙化的骨样组织。

X 线及 CT 主要表现与骨质疏松有类似之处,如骨密度减低、骨皮质变薄和骨小梁减少、变细等,所不同的是骨质软化因含大量未钙化的骨样组织而边缘模糊。由于骨质软化,在儿童可见干骺端和骨骺的改变,成人承重骨骼常可发生各种变形。此外,还可见假骨折线(looser zone),表现为宽约 1~2mm 的规则透亮线,与骨皮质垂直,边缘稍致密,好发于耻骨支、肱骨、股骨上段和胫骨等。常见的病因包括:维生素 D 缺乏或代谢障碍、血磷减低等。

3. 骨质破坏 骨质破坏(bone destruction)是指局部骨质被病理组织所替代而造成的骨组织缺失,由病理组织的直接溶骨作用和/或其引起的破骨细胞增生及活动亢进所致。

X 线表现为局部骨质密度减低、骨小梁稀疏和正常骨结构破坏,可同时累及骨松质及骨皮质(图 9-2),根据边界情况可分为 3 种类型:①类圆形:病灶与宿主骨之间边界清晰且光滑,可伴或不伴有硬化边。提示病灶生长速度缓慢,低度侵袭性,常见于骨囊肿、骨脓肿等。②虫蚀状:松质骨病灶边界模糊呈筛孔状,骨皮质内外受累时表现为不规则的虫蚀样改变。常提示病灶发展较快,具有侵袭性,是恶性肿瘤最常见的骨质破坏类型,常见于各类恶性肿瘤,亦见于生长较快的良性肿瘤。③浸润性:病灶与周围骨边界模糊,难以区分,其中正常骨、异常骨及骨质破坏结构混杂在一起。反映病变生长迅速,具有高度恶性及侵袭性,常见于高度恶性的肿瘤,亦见于急性骨髓炎。

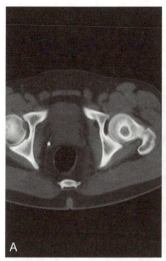
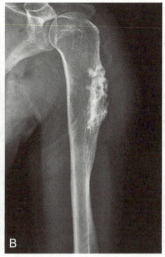
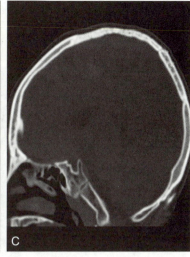

图 9-2 骨质破坏 X 线和 CT 表现

A. 左侧股骨头骨囊肿:CT 显示左侧股骨头内可见一类圆形囊状骨质破坏区,周边可见硬化边;B. 左侧肱骨上段软骨肉瘤:X 线显示左侧肱骨上段外侧可见片状骨质破坏区,局部可见不规则高密度影;C. 颅骨嗜酸性肉芽肿:CT 矢状位重建示顶骨局部骨质变薄,可见多发虫蚀样骨质破坏。

CT 有利于发现早期较小的病变,能区分松质和皮质的骨质破坏,同时更容易发现软组织肿块。

4. 骨质增生硬化 骨质增生硬化(hyperostosis osteosclerosis)指单位体积内骨量增多,是成骨活动增加和/或破骨活动减少的结果,组织学上表现为骨皮质增厚、骨小梁增多增粗。

X 线平片表现为骨质密度增高,可为片絮状、磨玻璃样,也可以呈象牙质样密度;骨皮质增厚,骨小梁增多、增粗、密集,严重者难以区分骨皮质、骨松质及髓腔,伴有或不伴有骨骼的增大变形。骨质增生硬化的 CT 表现与 X 线表现相似,但 CT 更易发现不明显的、小片状的骨质密度增高(图 9-3)。

骨质增生硬化主要见于先天性疾病、成骨性肿瘤、慢性炎症、骨内钙化以及骨质坏死等。

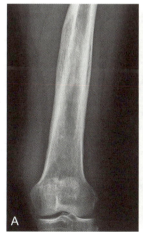
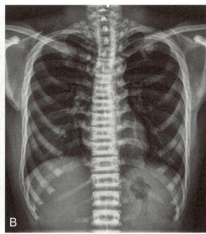
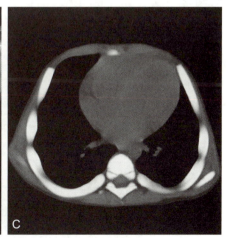

图 9-3 骨质增生硬化 X 线和 CT 表现

A. 左侧股骨中段慢性骨髓炎:X 线可见股骨中段局部斑片样高密度影;B、C. 石骨症:X 线及 CT 显示所及胸廓诸骨普遍性密度增高。

335

5. 骨膜反应 骨膜反应（periosteal reaction）是在各种病理作用刺激下，骨膜外层水肿、增厚，内层的成骨作用活跃导致骨膜新生骨的过程。根据骨膜形态分为以下 5 种类型（图 9-4）。

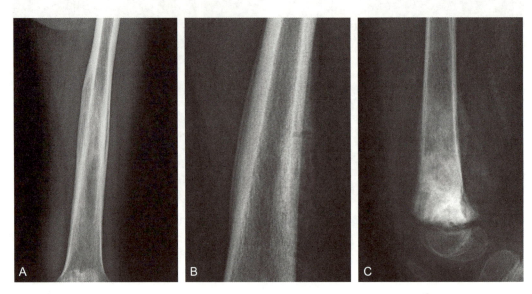

图 9-4 骨膜反应 X 线表现

A. 左侧股骨中段慢性骨髓炎：X 线显示左侧股骨中段片状密度不均匀，相应部位可见单层骨膜反应；B. 左侧股骨中段骨肉瘤：X 线显示左侧股骨中段葱皮样骨膜反应；C. 右侧股骨下段成骨性骨肉瘤：X 线显示右侧股骨下段局部见片状密度增高影，其后方可见 Codman 三角。

（1）单层骨膜反应：为与骨皮质平行的细线样致密影，与骨皮质间有狭窄的透亮间隙，两端多与皮质相连续，为早期改变。

（2）实性骨膜反应：为与骨皮质融合的厚层骨膜，可呈与骨皮质分界不清的厚层致密影，亦可表现为局限性的椭圆形、波浪状致密影。常提示病变发展缓慢或愈合过程，多见于骨样骨瘤等。

（3）葱皮样骨膜反应：为呈同心圆排列的多层细线状骨膜，提示病变发展快慢不均。常见于骨髓炎、张力性骨折等，亦见于骨髓腔内的恶性肿瘤。

（4）日光放射状骨膜反应：表现为近乎垂直于骨皮质的细线状新生骨改变，是恶性肿瘤的征象，提示肿瘤生长迅速，最常见于骨肉瘤。

（5）Codman 三角：在已形成骨膜新生骨的基础上合并骨质破坏，破坏区残留的骨膜新生骨常呈坡形或袖口状，平片上呈三角形影像，称为 Codman 三角，提示肿瘤进展迅速，最常见于骨肉瘤，亦见于其他生长迅速的良、恶性病变。

CT 能够显示扁平骨的骨膜新生骨，此方面优于传统 X 线。但 CT 空间分辨力不如 X 线，不易显示多层状的骨膜新生骨。

（二）关节

1. 关节肿胀 关节肿胀（swelling of joint）常由关节积液或关节囊及其周围软组织充血、水肿、出血和炎症所致。常见于炎症、外伤和出血性疾病。

X 线平片表现为关节膨隆，脂肪垫和肌肉间脂肪层移位或模糊消失，关节区密度增高；大量关节积液时尚可见关节间隙增宽（图 9-5）。CT 可直接显示软组织密度的关节肿胀和/或增厚；关节腔积液常呈均匀的水样密度影，如合并出血或积脓，其密度可较高。

2. 关节退行性变 关节退行性变（degeneration of joint）是指关节软骨变性、坏死，逐渐被纤维组织代替，并继发一系列病理变化的疾病。随着关节退行性变的进展，病变从软骨逐渐累及软

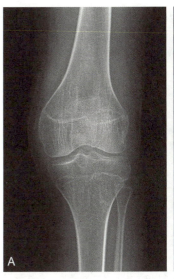
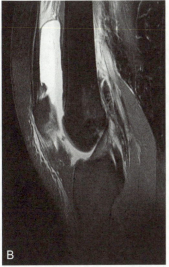
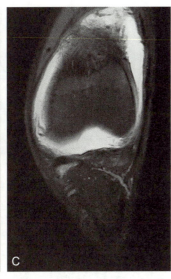

图 9-5 关节肿胀 X 线和 MRI 表现

右侧膝关节外伤。X 线（A）及 MRI（B、C）显示右侧膝关节周围软组织明显肿胀，MRI 可见关节腔内大量积液及积血。

骨下的骨质，继而导致关节间隙狭窄、骨性关节面骨质增生硬化及凹凸不平、关节边缘骨赘形成、骨端增大变形、关节囊肥厚及韧带骨化等。

早期关节退行性变 X 线表现并不明显。中晚期表现为关节间隙狭窄，骨性关节面增厚、不光滑，关节面下骨质增生硬化及囊变区，关节边缘骨赘形成。单纯关节退行性变不发生明显的骨质破坏，亦无骨质疏松（图 9-6）。CT 表现与 X 线表现大致相仿，但对于 X 线显示不佳的椎间小关节的退行性变，CT 显示更好。

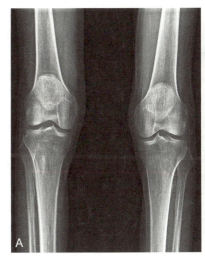
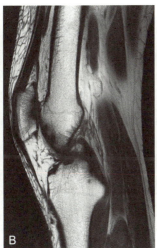
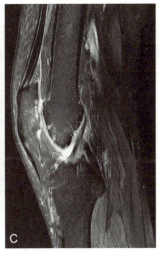

图 9-6 膝关节退行性变 X 线和 MRI 表现

双侧膝关节退行性变。X 线（A）及 MRI（B、C）显示双侧胫骨粗隆骨质增生影，右侧膝关节 MRI 示右侧股骨下端关节面下多发囊状异常信号影，T_1WI 呈低信号，T_2WI 呈高信号。

3. 关节强直 关节强直（ankylosis）是指关节固定，失去正常活动功能，可分为骨性及纤维性。多由关节破坏引起，关节两侧骨端由骨性组织或纤维性组织连接。

骨性强直的 X 线平片及 CT 表现为关节间隙闭塞或消失，并有骨小梁贯穿连接两侧骨端，多见于化脓性关节炎愈合后及强直性脊柱炎。纤维性强直是指关节破坏后,虽然关节的活动功能消失,但 X 线平片及 CT 上仍可见狭窄的关节间隙,但无骨小梁贯穿连接两侧骨端,常见于关节结核。纤维性强直的诊断要结合临床,不能仅靠 X 线平片及 CT 检查(图 9-7)。

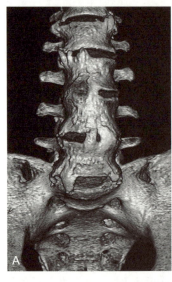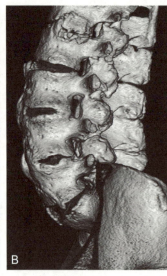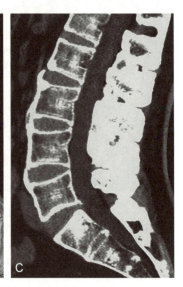

图 9-7 关节强直 CT 表现(数字彩图)

强直性脊柱炎。CT 三维重建(A、B)及矢状位重建(C)显示双侧骶髂关节见骨性融合,各腰椎椎体呈方形椎改变,其前缘可见骨性融合。

4. 关节破坏 关节破坏(destruction of joint)指关节软骨及其下方的骨质为病理组织侵犯取代,常见于各种关节感染、肿瘤及痛风等疾病。

当破坏只累及关节软骨时,可出现关节间隙狭窄;当关节面骨质破坏时,可出现相应的骨破坏征象,严重者可引起关节脱位、半脱位或变形。关节破坏的部位因疾病而异。急性化脓性关节炎的破坏常开始于关节持重面,进展迅速,范围可很广泛。关节结核的破坏常开始于关节的边缘,进展缓慢,表现为虫蚀状骨破坏。类风湿关节炎到晚期才引起关节破坏,表现为关节边缘小囊状骨破坏。CT 表现与 X 线所见相仿,二者均不能显示关节软骨改变,但 CT 对于关节间隙狭窄及关节软骨下的骨质破坏显示清晰,更易于显示细微的改变。

5. 关节脱位 关节脱位(dislocation of joint)是指构成关节的两个骨端的正常相对位置改变或距离增宽,正常对合关系消失。从病因上可分为外伤性、先天性和病理性 3 种。

根据关节构成骨的相对位置,可分为半脱位及全脱位。半脱位影像学表现为相应部位的部分关节面仍有对合,而全脱位则为两关节面完全脱离。X 线及 CT 均能显示对合关节的相互移位及关节周围结构的变形。CT 避免了组织的重叠,三维重建更有利于观察关节构成骨的相应位置关系(图 9-8)。

二、MRI 表现

MRI 图像具有良好的组织对比,能较好地显示 X 线平片甚至 CT 不能显示或显示不佳的关节软骨、关节囊内外韧带、椎间盘和骨髓等组织结构。MRI 显示软组织的病变也比 CT 灵敏,能较清楚地显示软组织水肿、骨髓病变、肌腱和韧带变性等病理变化。因此,MRI 在骨骼肌肉系统的应用越来越广泛。

(一)骨髓

1. 正常骨髓信号改变 黄骨髓与红骨髓中水和脂肪含量不同,MRI 能进行很好的区分。

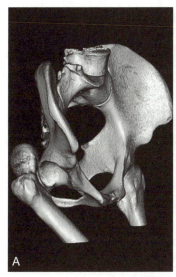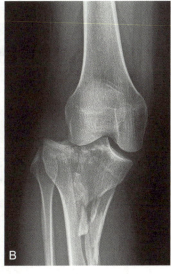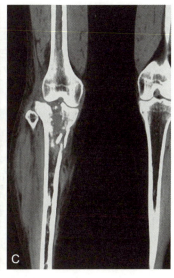

图 9-8 关节脱位及半脱位 X 线和 CT 表现（数字彩图）

A. CT 骨三维重建显示右侧髋臼全脱位,右股骨头位于右侧髋臼后方;B、C. X 线及 CT 冠状位重建显示右侧胫骨平台粉碎性骨折伴右侧膝关节半脱位。

MRI 能很好地评价生长发育中红骨髓转化为黄骨髓的过程,也能很好地反映生理性和病理性过程中黄髓红髓化,以及造血疾病累及骨髓时病变的范围和程度。黄髓红髓化见于体内造血功能活跃时,表现为正常部位黄骨髓信号转变为红骨髓信号,即 T_1WI 信号减低但高于肌肉,T_2WI 信号稍高但低于水,异常信号区域可以为片状、岛状,边界多模糊。

2. 骨挫伤及隐匿性骨折 骨挫伤(bone contusion)是一种隐匿性骨创伤,X 线平片不能显示,通常认为是骨小梁的微骨折所致的骨髓水肿和出血。骨挫伤可由直接暴力所致,但更多继发于关节韧带、关节囊等支持结构损伤而导致的关节面之间的撞击。MRI 上,骨挫伤 T_1WI 表现为骨髓内地图样或网状分布的低信号区,相应 STIR 或脂肪抑制 T_2WI 及 PDWI 上表现为高信号。累及关节面下的骨挫伤,往往高度提示有关节软骨的损伤。

MRI 可以显示平片不能发现的隐匿性骨折和软骨骨折,同时还可以显示周围软组织(如半月板和韧带)损伤的情况。

(二) 软骨

骨关节系统的软骨分为关节软骨及纤维软骨。关节软骨又称透明软骨,覆盖在关节表面,仅含少量胶原纤维,基质比较丰富;关节内纤维软骨基质中含有大量成束的胶原纤维,分布于椎间盘、关节盂、关节软骨盘(如半月板)等区域。

1. 关节软骨变性、损伤 关节软骨退行性变早期表现为软骨带 T_2WI 及 PDWI 信号增高,逐渐演变为光整的关节软骨出现局限性缺损、变薄,关节间隙变窄,常伴关节退行性变的其他改变,如关节面下骨质信号异常、囊变及骨赘形成等。

2. 纤维软骨变性、损伤 退行性变半月板、关节盘及盂唇表现为结构内部出现 T_2WI 及 PDWI 线状或球状高信号影。若退行性变信号到达关节面,提示退行性变性撕裂,这时可在关节镜下观察到。以膝关节半月板为例,如发现半月板中明确出现达关节面的异常信号影,或半月板正常三角形或弯弓形形态异常,可以诊断为半月板撕裂。

(三) 肌腱和韧带

1. 肌腱退行性变 MRI 上,肌腱退行性变可表现为肌腱大小、轮廓和信号强度的异常。最常见征象为肌腱局限性或弥漫性肥大,多见于跟腱;少见情况下,退行性变使肌腱失去弹性,在肌肉收缩的牵拉下,表现为肌腱萎缩拉长,多见于胫骨后肌腱。退行性变肌腱的信号可以正常,亦可发生改变,通常表现为退行性变肌腱内部 T_2WI 及 PDWI 信号增高。

2. 肌腱断裂 肌腱断裂见于穿通伤、牵拉伤或自发性断裂,常发生于有基础异常(如退行性变、炎症)的肌腱。完全性断裂表现为肌腱纤维连续性完全中断、缩短移位,如果断裂间隙中充有液体,T_2WI 及 PDWI 显示为高信号带。肌腱修复期,可见瘢痕或肉芽充填于两端之间,表现为相应信号变化。

3. 韧带损伤 韧带损伤可发生于韧带内部,也可见于韧带-骨附着处。MRI 可以明确损伤的有无、损伤的严重性及并发的异常。急性韧带损伤可以表现为韧带肿胀增粗,韧带内部及韧带周围软组织水肿、出血,在 T_2WI 及 PDWI 图像上信号增高。完全撕裂表现为韧带纤维连续性中断,韧带残端回缩,断裂纤维之间出现 T_2WI 水样高信号。慢性韧带损伤则多形成瘢痕组织,韧带萎缩变细甚至消失。

(四)肌肉及软组织

1. 肌肉萎缩和肌肉肥大 肌肉体积较正常小者称为肌肉萎缩,较正常大者称为肌肉肥大,往往需要双侧对比来识别。MRI 上仅显示肌肉体积改变,其信号与正常肌肉信号一致。MRI 上依据典型肌肉纹理和信号特征可以确定诊断。

2. 脂肪浸润 肌肉内脂肪成分明显增加而肌纤维绝对或相对减少,见于包括先天性肌肉疾病和肌肉失神经分布在内的各种肌肉疾病。MRI 表现为肌肉断面 T_1WI 与 T_2WI 上脂肪高信号增加而肌纤维等信号减少,呈花斑状。

3. 肌肉水肿 肌肉创伤、炎症、肿瘤浸润、邻近组织压迫都会造成肌肉水肿,表现为沿着肌间隙呈羽状分布的 T_2WI 及 PDWI 高信号。仔细分析水肿部位、范围及邻近组织状况有助于寻找病因。

4. 肿块 可源于软组织本身,或周围骨肿瘤侵犯。MRI 易于观察肿块的部位、形态、边界、性质、邻近组织的受累情况,仔细分析肿块信号特征及分布特征有助于肿块的定性,MRI 增强扫描有利于区分肿瘤边界及瘤周水肿。

第三节 常见疾病影像表现

一、骨与关节损伤

(一)骨折

【概述】

骨折(fracture)是在直接或间接暴力作用下,导致骨结构连续性或完整性中断。

【临床与病理】

1. 临床表现 临床表现为患处疼痛、肿胀及功能丧失,体检可发现肢体畸形、骨摩擦音和异常活动。

2. 病理 骨内、外膜及附近软组织被撕裂,骨膜下、断端之间、骨髓腔内及附近软组织间隙形成血肿。约在骨折后 2~3 天形成桥接骨折断端的纤维骨痂,并逐渐转变为软骨,以软骨内化骨方式形成骨性骨痂。骨性骨痂形成后进一步改建,不成熟的编织骨逐渐变为成熟的板层骨。由于年龄的差异,一般改建过程需要 1~2 年或更长时间。

【影像学表现】

1. X 线表现 X 线平片是诊断、观察骨折,并指导临床治疗的最简便有效且常用的方法。在骨关节损伤摄片中,应注意以下原则:①需多个角度成像,必要时采用特殊体位成像,如腕舟骨骨折时常需加拍外展位成像;②确定病变性质困难时,可加拍对侧对比;③需包括至少一个邻近关节。

平片诊断骨折主要依据是骨折线,表现为锐利而透明的骨裂隙。诊断中,首先要判断有无骨折,其次要判断骨折移位情况,以骨折近侧段为标准,描述远侧段向何方移位;还要观察骨折断段的成角,长骨两断段成角的尖端所指的方向即为成角的方向;最后需观察骨折碎片有无压缩、重叠、分离或旋转。

骨折复位后复查时,应着重分析骨折对位对线情况。以完全复位最理想,但不同部位骨折对复位要求不同。一般要求对线正常,在不影响功能及外观前提下,允许一定程度移位的存在。

正确评价骨折愈合必须依赖于临床和X线的综合应用,故需定期复查骨折固定的位置和骨痂形成的情况。早期骨痂为软骨性或纤维性,X线不显影,此阶段表现为骨折线仍可见,但较模糊。一般在骨折整复后2~3周开始出现骨性骨痂,表现为骨折线内及邻近骨折处环绕骨皮质的高密度骨化影。骨性愈合则表现为骨折线消失,骨折断端间有骨小梁通过。

影像学通常对骨折进行如下分类:①根据骨折线延伸情况,骨折可分为完全性骨折和不完全性骨折,后者包括裂缝骨折及青枝骨折;②根据骨折线方向和形态,骨折可分为横形骨折、斜形骨折、粉碎性骨折、螺旋形骨折、压缩骨折等(图9-9);③根据病因,骨折可分为创伤性骨折、病理性骨折及疲劳骨折。

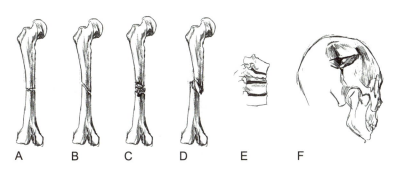

图9-9 常见骨折类型示意图
A. 横形骨折;B. 斜形骨折;C. 粉碎性骨折;D. 螺旋形骨折;E. 压缩骨折;F. 凹陷骨折。

以下介绍几类较特殊骨折。

(1)青枝骨折(greenstick fracture)属于不完全骨折的一种,多见于儿童。幼儿、青少年因长骨有机成分比例大,钙盐沉积较少,骨柔韧性较大,在轻中度外力作用下易发生青枝骨折,常见于四肢长骨骨干,表现为骨皮质出现皱褶、凹陷或隆起而不见骨折线。

(2)骨骺骨折(epiphyseal fracture)指骨折线通过骺软骨板的骨折。发生于骨干、骨骺愈合之前,约30%的骨骺损伤继发肢体短缩或成角畸形等后遗症,正确的影像学诊断,对早期治疗有重要意义。

X线通过显示骨化的骨骺移位或骺板增宽作出诊断,但不能显示二次骨化中心未骨化前骨骺的损伤。MRI可直接显示骺板及骺软骨,T$_2$WI显示骺板较好,表现为高信号,与周围低信号的骨形成明显的对比,骺板损伤则表现为局灶线性低信号影。对临床高度怀疑骨骺骨折而平片阴性的患者,应采用MRI做进一步检查。

骨骺骨折可以是单独骺板软骨损伤,也可为软骨和干骺端、骨骺骨质同时断裂。临床一般采用Salter-Harris分型,将其分为5型(图9-10)。

(3)疲劳骨折(fatigue fracture)指长期、反复的外力作用于骨的某一部位所导致的慢性骨折。好发于第2~3跖骨和胫腓骨,也见于肋骨、股骨干和股骨颈等处。

X线早期可无异常发现,3~4周后典型表现为横形的骨质密度减低或增生硬化,常有骨痂形

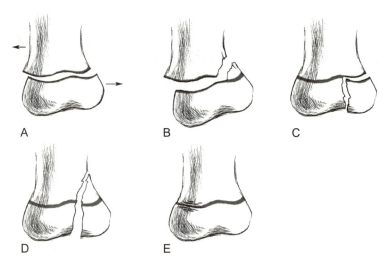

图 9-10　骨骺骨折 Salter-Harris 分型示意图
A. Ⅰ型：骨骺分离；B. Ⅱ型：骨骺分离伴干骺端骨折；C. Ⅲ型：骨骺骨折；D. Ⅳ型：骨骺和干骺端骨折；E. Ⅴ型：骺板挤压性损伤。

成，有时不能显示骨折线，通常无移位。MRI 可较早发现病变，表现为骨内低信号骨折线，骨髓广泛水肿及骨外软组织肿胀。

2. CT 表现　CT 能较好显示较细微结构，发现平片上不能发现的隐匿性骨折，同时能解决平片重叠的问题，适于检查解剖复杂部位和有骨性重叠部位的骨折。但骨折线与 CT 扫描层面平行时，易遗漏骨折，需结合平片或三维重建作出诊断。

3. MRI 表现　骨折线在 T_1WI 上表现为线样低信号影，在 T_2WI 上表现为高信号。MRI 可更灵敏地发现隐匿性骨折，同时可清晰显示骨髓和软组织改变，有助于显示肌肉、韧带和半月板的损伤。

【诊断与鉴别诊断】

根据外伤史和 X 线平片，大部分骨折可以明确诊断，但应根据骨折的类型、部位、新旧和累及范围选用合适的检查方法。应熟悉各骨正常 X 线表现、先天变异及骨骺闭合之前的 X 线表现，避免误诊，对外伤不明显的患者，需除外原发病变基础上的病理性骨折。

（二）关节脱位

【概述】

关节脱位（dislocation of joint）指关节组成骨之间的正常解剖关系丧失。根据发病机制，关节脱位可分为先天性关节脱位、创伤性关节脱位、习惯性关节脱位及病理性关节脱位，其中创伤性关节脱位最为常见。

【临床与病理】

1. 临床表现　患者常有明显外伤史，临床表现为关节疼痛、肿胀变形和功能丧失。

2. 病理　创伤性关节脱位大多发生于活动范围较大、关节囊较宽松和结构不稳定的关节，四肢中以肩、肘、髋、踝关节常见，膝关节相对少见。有时合并关节囊和韧带撕裂、血管或神经损伤。受累关节常肿胀并出现明显畸形，肢体可缩短或延长。关节脱位可造成骨内血运中断，晚期出现骨缺血坏死或骨关节炎。

【影像学表现】

1. X 线表现（图 9-11）

（1）根据关节对位关系是完全脱离还是部分脱离，关节脱位分为完全性关节脱位及半脱位。

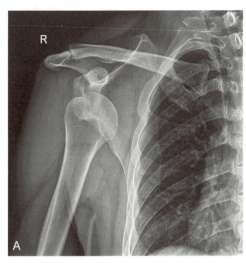
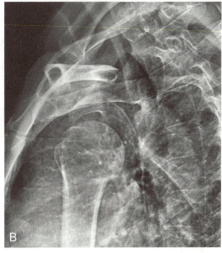

图 9-11　右肩关节脱位 X 线表现
A. 正位；B. 侧位。右肱骨头离开关节盂向前下脱位。

（2）完全性脱位表现为关节组成骨之间关节对位关系完全性分离或脱离，常伴发邻近关节肌腱附着部的撕脱骨折（图 9-12），临床诊断不难。

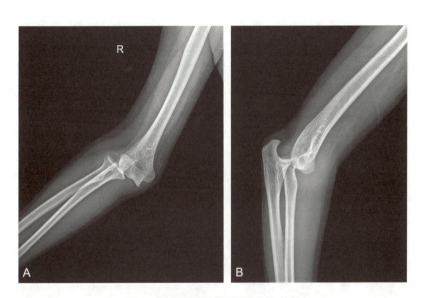

图 9-12　右肘关节脱位 X 线表现
A. 正位；B. 侧位。尺桡骨相对肱骨后方脱位，可见肱骨小撕脱骨折。

（3）半脱位表现为关节间隙正常的均匀弧度消失，宽窄不均，X 线征象常不明确。

（4）在诊断困难时，常需加拍特殊位置摄片，进行关节测量或加拍对侧同一位置图像对比，以求得出确切结论。

2. CT 表现　创伤性关节脱位可伴发关节囊内骨折，CT 可以帮助显示解剖关系复杂部位的关节半脱位和小撕脱骨折。

3. MRI 表现　关节脱位可伴发关节囊、肌腱及韧带撕裂伤，关节积血，骨挫伤及关节周围软组织损伤。对这些合并损伤，X 线诊断作用有限，应首选 MRI 进行检查。

【诊断与鉴别诊断】
关节脱位常有明确的临床表现及影像学表现，诊断不难。影像学以 X 线平片为基础，CT 可提示关节骨折损伤,MRI 可显示软骨、韧带和肌腱损伤,提供更多信息。

（三）椎间盘突出

【概述】

椎间盘突出（disc herniation）是指髓核通过破裂的纤维环向外突出。椎间盘中央部分是胶冻状髓核,周围部分为有弹性的纤维环,椎间盘的上下方在儿童为透明软骨板,在成人为终板。椎间盘前方与侧方纤维环较厚且坚韧,与前纵韧带紧密附着,后方纤维环较薄,与后纵韧带疏松相连。

【临床与病理】

1. 临床表现　大多数病变均为后纤维环破裂,髓核向后突出超过椎体边缘时,因其化学性刺激作用和/或压迫周围组织、神经根和脊髓,引起临床症状。髓核也可经相邻上下椎体软骨板的薄弱区突入椎体松质骨内,形成椎体上下缘压迹,称为 Schmorl 结节。

2. 病理　椎间盘突出可发生于脊柱的任何部位,多见于活动度较大的部位,其中腰椎间盘突出最多见,颈椎间盘次之。

【影像学表现】

1. 椎间盘退行性变　髓核脱水、变性、弹性减低,纤维环出现裂隙,周围韧带松弛,终板凹陷断裂等,均为椎间盘退行性变,是椎间盘突出的内因。

X 线常可显示椎间盘退行性变的间接征象,如椎间隙变窄、椎体边缘骨质增生及骨赘形成,小关节间隙变窄及关节面骨质增生、骨赘形成,椎间盘"真空征"等。MRI 可显示椎间盘变扁、T_2WI 上髓核信号降低、终板炎等表现。

根据髓核突出位置和程度的不同,椎间盘退行性变又可分为:椎间盘膨出、椎间盘突出及脱出、椎间盘游离碎片、Schmorl 结节。

2. 椎间盘膨出　指椎间盘向周围弥漫性膨隆,膨出椎间盘在各方向上都超过相邻椎体的边缘,常提示纤维环松弛但尚完整。影像学上膨出常呈对称性,可显示硬脊膜囊切迹样改变及双侧椎间孔,椎间孔脂肪对称性弧形受压。

3. 椎间盘突出及脱出　椎间盘突出指椎间盘组织局限性突出,超过椎体的边缘,移位的椎间盘组织基底部宽于其他径线。椎间盘脱出指移位椎间盘组织基底部小于突出组织直径,突出部分与髓核以窄颈相连,提示纤维环变性及纤维断裂。影像学上表现为椎间盘局限性突入椎管,局部硬膜外脂肪移位,硬膜囊局限性受压变形,同时需注意脊髓受压及受压节段脊髓水肿或缺血改变（图 9-13）。

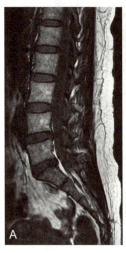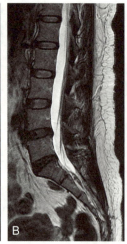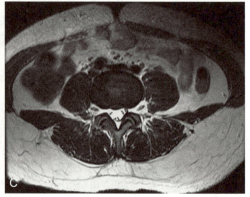

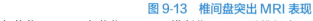

图 9-13　椎间盘突出 MRI 表现

A. 矢状位 T_1WI；B. 矢状位 T_2WI；C. 横断位 T_2WI。示椎间盘 T_2WI 信号降低,腰 5~骶 1 椎间盘向后突出。

4. 椎间盘游离碎片　指椎间盘组织突破后纵韧带,与椎间盘本体分离,可向上或向下移位。影像学表现为后纵韧带后方不规则形结节,部分可伴钙化,MRI 的 T_1WI 常表现为低信号,T_2WI 信号不一,有时需与椎管内肿瘤鉴别。

5. Schmorl 结节　指椎间盘向上或向下突入相邻椎体形成的骨内突出。影像学表现为椎体上面或下面的圆形或半圆形凹陷,其边缘有硬化线,常对称见于相邻椎体的上、下面且可累及数个椎体。

【诊断与鉴别诊断】

CT 是目前临床最常用的影像学方法,但诊断效用不如 MRI。MRI 是最推荐的影像学诊断方法,通常采用压脂 T_1WI、T_2WI 序列,横断位及矢状位扫描。

(四) 膝关节半月板损伤

【概述】

半月板损伤(injury of the meniscus)是引起膝关节疼痛和功能障碍的常见原因。半月板有增加关节接触面、稳定膝关节的作用,在膝关节运动过程中能有效地分散作用于膝关节的负荷,对于保持关节的完整性十分重要。

【临床与病理】

1. 临床表现　多数患者有膝关节扭伤史,关节伸屈活动发生障碍。

2. 病理　半月板由纤维软骨组成,切面呈三角形,外侧半月板较小且较肥大,近似呈"O"字形;内侧半月板较大,近似呈"C"字形。内侧半月板较外侧半月板薄而大,较紧密地附着在内侧副韧带上,活动度小,负荷更大,更容易损伤。

【影像学表现】

1. X 线及 CT 表现　传统的 X 线平片及 CT 扫描对半月板病变的显示能力均不足。

2. MRI 表现　MRI 具有软组织分辨力高,可以多方位、任意面成像等特点,是目前半月板损伤的最佳检查方法。

正常半月板在自旋回波序列和梯度回波序列上均呈低信号,在矢状位成像时,两侧半月板在关节的边缘层面上呈"蝴蝶结"状形态;在中间层面,半月板的前后角相互分离,呈小尖端相对的楔形。

在半月板中发现高信号是 MRI 诊断半月板病变的主要依据。根据半月板内 MRI 信号异常表现,可将半月板损伤分为 0~Ⅲ级。

0级:为正常的半月板,呈均匀的低信号,半月板形态规则。

Ⅰ级:表现为不与半月板关节面相接触的灶性的椭圆形或球状的信号增高影。

Ⅱ级:表现为线性的半月板内信号增高,可延伸至半月板的关节囊缘,但未达到半月板的关节面缘。Ⅰ、Ⅱ级信号在无症状的人群中亦常见,随着年龄的增长,其出现率明显增加,常提示早期改变及半月板退行性变。

Ⅲ级:半月板内的高信号达到半月板的关节面,提示半月板的撕裂。根据半月板撕裂形态特点,可分为水平撕裂、垂直撕裂、斜行撕裂、放射状撕裂、纵行撕裂及桶柄状撕裂(图 9-14)。

【诊断与鉴别诊断】

MRI 能够显示半月板撕裂的方向、范围、部位等,对临床决定治疗方案和判定预后具有重要价值。诊断半月板损伤需密切结合临床病史和体征,仔细观察损伤的部位和程度,并需注意有无膝关节其他结构的合并损伤。

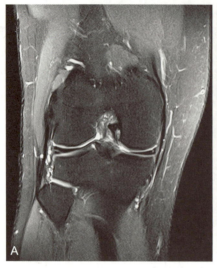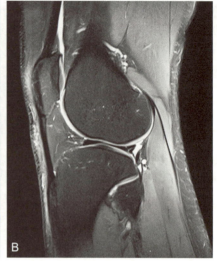

图 9-14　半月板撕裂 MRI 表现

A. PDWI 冠状位图像, B. PDWI 矢状位图像。显示外侧半月板后角内线状高信号影贯穿半月板,与关节面连通,提示半月板撕裂(Ⅲ级损伤)。

二、骨与关节化脓性感染

(一) 急性化脓性骨髓炎

【概述】

急性化脓性骨髓炎是临床骨科常见的急性感染性疾病,好发于 10 岁以下儿童,是由各种感染因素造成的骨髓化脓性炎症,涉及骨髓、骨和骨膜。

【临床与病理】

1. 临床表现　急性化脓性骨髓炎(acute pyogenic osteomyelitis)致病菌多为金黄色葡萄球菌。感染途径包括:①血行感染;②附近软组织或关节感染的直接延伸;③经开放性骨折或火器伤进入。其中以血行感染最多,好发于儿童和少年,男性较多。

急性期多发病突然,表现为高热、寒战、患肢剧痛、红肿、有压痛及活动障碍。实验室检查示血液白细胞计数增高。

2. 病理　血行感染时,细菌栓子经滋养动脉进入骨髓,常停留在干骺端邻近骺板的松质骨区域,形成局部化脓性炎症。病灶常蔓延发展,侵犯较广区域,甚至涉及整个骨干。蔓延途径包括:①向髓腔方向直接延伸;②也可由病灶向外扩展,突破干骺端的骨皮质,在骨膜下形成脓肿,再经哈弗斯管进入骨髓腔;③穿过骨膜扩延至软组织内形成软组织脓肿。

骺软骨对化脓性感染有一定的阻挡作用,故在儿童,除少数病例外,感染一般不能穿过骺软骨而侵入关节。但在成年,由于已无骺软骨,所以感染可侵入关节而引起化脓性关节炎。若干骺端位于关节囊内,则感染可以侵入关节,如股骨上端骨髓炎就常累及髋关节。

【影像学表现】

1. X线表现(图 9-15)

(1)软组织肿胀:骨髓炎发病 7~10 天内,骨质改变常不明显,主要为软组织充血、水肿,表现为肌肉间隙模糊、消失,皮下组织与肌肉间的分界不清,皮下脂肪层内出现致密的条纹状和网状阴影。

(2)骨质破坏和骨质增生:发病早期,可出现局限性骨质疏松。约半个月后,可出现多数分散不规则骨质破坏区,骨小梁模糊或消失,破坏区边缘模糊。其后骨质破坏向骨干发展,小的破坏区融合成为大的破坏区,可达骨干2/3或全骨干。骨皮质也遭受破坏。有时可引起病理性骨折。骨破坏的同时,开始出现骨质增生,表现为骨破坏周围密度增高。

（3）骨膜增生:由于骨膜下脓肿的刺激,骨皮质周围出现骨膜增生,表现为在骨皮质表面形成层状、花边状致密影,与骨干平行。骨膜新生骨围绕骨干的全部或大部,即称包壳。骨膜增生范围一般与骨病变范围一致。

（4）死骨:由于骨膜掀起和血栓动脉炎,骨皮质血供发生障碍而出现骨质坏死,沿骨长轴形成长条形死骨,密度高于周围骨质,其周围可见低密度环,系隔离死骨与正常骨组织的肉芽组织或脓液。

2. CT表现 能更容易发现X线不易发现的小的骨质侵蚀破坏、骨周软组织肿胀及脓肿形成,但常难以发现薄层骨膜反应。

3. MRI表现 在确定急性化脓性骨髓炎的髓腔侵犯和软组织感染的范围方面,MRI明显优于X线和CT,可显示骨质破坏前的早期感染。

【诊断与鉴别诊断】

急性化脓性骨髓炎影像学特点是以骨质破坏为主,伴有骨膜新生骨形成和死骨,修复反应轻微。主要应与恶性骨肿瘤如骨肉瘤、尤因肉瘤鉴别,需结合影像学特点、临床和病理综合分析诊断。

（二）慢性化脓性骨髓炎

【概述】

慢性化脓性骨髓炎是急性化脓性骨髓炎未得到及时而充分治疗的结果,也可是感染初期即为慢性炎症。

【临床与病理】

1. 临床表现 可见局部软组织肿胀,患处疼痛。

2. 病理 病变可迁延数年甚至数十年,局部窦道流脓,有时可流出死骨,时好时坏,长期不愈合。患肢可有畸形。

【影像学表现】

1. X线表现（图9-16）

（1）骨外膜的新生骨增厚,并同骨皮质融合,外缘呈分层状、花边状,致骨干增粗,轮廓不整。骨内膜增生,致使骨密度明显增高,甚至使骨髓腔闭塞。仍可见骨质破坏和死骨,因有广泛骨硬化,常需CT才能显示。

（2）慢性硬化性骨髓炎:又称Garre骨髓炎,一般认为是低毒力骨感染,表现为骨质硬化。好发于长骨骨干如胫骨、腓骨、尺骨等处。患者一般无全身症状,仅见局部软组织肿胀、疼痛,反复发作。

主要表现为骨膜增生、皮质增厚、髓腔狭窄或闭塞,呈局限或广泛的骨质硬化,与正常骨质无明显界限。在骨质硬化区一般无骨质破坏,亦无死骨形成。

（3）慢性骨脓肿:又称Brodie脓肿,为慢性局限性骨髓炎,一般认为是低毒性化脓性感染,并与个体因素有关。本病常发生在干骺端骨松质中,以

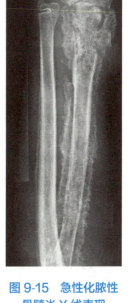

图9-15 急性化脓性骨髓炎X线表现

左侧桡骨远端干骺端及骨干广泛骨质破坏,左侧桡骨骨膜大量增生,左侧尺骨中段亦见骨膜增生,骨质硬化不明显。

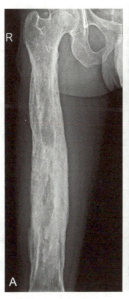
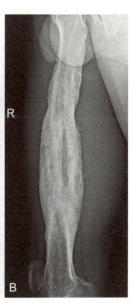

图9-16 慢性化脓性骨髓炎X线表现

A. 正位;B. 侧位。右侧股骨增粗,密度增高,外形不规则,可见骨质缺损。

347

胫骨上端和桡骨下端常见。临床症状一般比较轻微,无瘘管形成。

骨破坏呈圆形或卵圆形,位于干骺端中央或略偏一侧,边缘较整齐,周围绕以骨硬化带,后者逐渐移行于正常骨质。骨膜反应与死骨均少见。

2. CT 表现 比 X 线更容易发现死骨和骨内脓肿。

3. MRI 表现 可以很好地显示炎症组织、脓肿、窦道和瘘管。

【诊断与鉴别诊断】

慢性化脓性骨髓炎影像学特点是以骨质修复增生为主,但仍有脓腔和死骨存在,可见经久不愈的瘘管。慢性化脓性骨髓炎主要需与硬化性骨肉瘤鉴别,后者有软组织肿块为重要鉴别点;骨皮质或骨膜为主的不典型骨髓炎,需与骨样骨瘤相鉴别。

(三)化脓性关节炎

【概述】

化脓性关节炎(pyogenic arthritis)是细菌感染滑膜而引起的关节化脓性炎症。

【临床与病理】

1. 临床表现 以婴儿和儿童多见,患者常急性发病,局部关节有红肿热痛及功能障碍,并可有全身症状如寒战、发热等。

2. 病理 病变可以累及任何关节,但以承重的大关节,如膝关节和髋关节较多见,多为单关节发病。

【影像学表现】

1. X 线表现(图 9-17)

(1)早期表现为关节周围软组织炎性水肿;关节积液,致关节囊增大,密度增高,并推挤周围脂肪垫移位,关节间隙增宽,局部可见骨质疏松。

(2)随后,因关节软骨破坏,关节间隙变窄。软骨下骨质破坏以关节持重部出现早而明显,可出现大块骨质破坏和死骨,并可继发病理性脱位。在儿童还可引起骨骺分离。

(3)晚期可出现骨性强直,软组织内也可发生钙化。

2. CT 表现 适用于检查一些解剖结构复杂的关节,如髋、肩及骶髂关节等,显示化脓性关节炎的关节肿胀、积液及骨质破坏比 X 线灵敏。

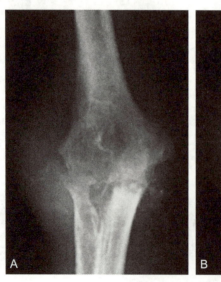
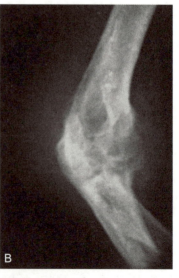

图 9-17 左侧肘关节化脓性关节炎 X 线表现

A. 正位;B. 侧位。左侧肘关节骨性关节面有明显的骨质破坏,以承重
面明显,可见病理性脱位表现,关节囊肿胀明显,有软组织钙化表现。

3. MRI 表现　显示化脓性关节炎的滑膜炎症、关节面下软骨和关节面下骨质破坏、关节周围软组织改变都比平片和 CT 灵敏,能同时显示关节囊、韧带、肌腱、软骨等的破坏情况。

【诊断与鉴别诊断】

主要根据临床及影像学表现诊断,关节内抽出脓液,经镜检及细菌培养可确诊。主要与关节结核相鉴别,后者病程长,无急性症状,以骨质疏松及关节边缘性侵蚀破坏为特点,晚期多出现纤维性强直。

三、骨与关节结核

骨与关节结核(tuberculosis of bone and joint)大多数是由体内其他部位结核灶内结核分枝杆菌经血行播散,停留在血管丰富的松质骨内或关节滑膜而导致。骨与关节结核好发于儿童和青年,以脊柱结核发生率最高,约占 50%,其次为关节结核,骨结核相对少见。

(一) 四肢骨结核

【概述】

四肢骨结核发生于长骨和短骨,可合并窦道的软组织脓肿及腱鞘炎。

【临床与病理】

1. 临床表现　以骨质破坏、骨质疏松和局部软组织肿胀表现为主。骨质增生硬化、骨膜反应较少,死骨亦较少出现,且较小。但少数病例也可明显增生硬化,或形成大块死骨。

2. 病理　在病理组织学上,四肢骨结核可分为干酪样坏死型和增生型。其中干酪样坏死型可有干酪样坏死和死骨形成,邻近软组织内脓肿形成,局部无红、热、痛,亦称为"寒性脓肿";增生型以结核性肉芽肿组织形成为主。

【影像学表现】

1. X 线表现

(1)长骨结核(图 9-18)

1)常侵犯骨骺和干骺端,病变常可穿越骺板。病变早期,患骨即可见骨质疏松现象。

2)X 线片可见骨松质中出现局限性类圆形骨质破坏区,边缘较清楚,骨膜反应少见,即使有也较轻微,邻近无明显骨质增生现象。

3)在骨质破坏区有时可见碎屑状死骨,密度不高,边缘模糊,称为"泥沙状"死骨。

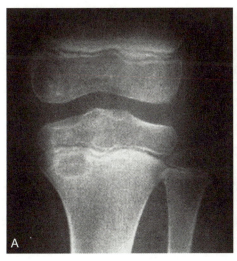
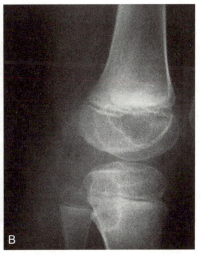

图 9-18　长骨结核 X 线表现

A. 正位;B. 侧位。胫骨内侧干骺端见类圆形透亮影,穿破骺板,侵犯骨骺;未见明显骨质增生;无骨膜反应。

4）病变发展易破坏骨骺而侵入关节,形成关节结核。或破坏骨皮质和骨膜,穿破软组织而形成瘘管,并引起继发感染,此时则可出现骨质增生和骨膜增生。

（2）短骨结核

1）多发于10岁以下儿童的掌骨、跖骨、指(趾)骨,常可双侧多发。

2）初期改变为骨质疏松,继而在骨内形成囊性破坏,骨皮质变薄,骨干膨胀,骨膜新生骨较明显,故又有骨囊样结核和骨"气鼓"之称。较少侵及关节。

2. CT表现 可显示低密度的骨质破坏区,其内常见多数小斑片状高密度死骨。可见周围软组织肿胀,结核性脓肿。

【诊断与鉴别诊断】

骨结核需与内生性软骨瘤相鉴别,后者好发于骨骺,膨胀性生长,可见条状及斑点状钙化,无骨膜反应。

（二）脊柱结核

【概述】

脊柱结核(tuberculosis of spine)发病部位以腰椎最多,胸椎次之。脊柱结核的首发部位多为椎体,椎弓很少累及。原发感染病灶可以位于椎体中心(椎体型)、边缘(椎间型)或前方骨膜下(韧带下型),亦可为三者混合型。

【临床与病理】

1. 临床表现 发生脊柱结核时,常有腰背疼痛,劳累后加重。

2. 病理 脊柱结核的病理改变以干酪样坏死多见,椎体边缘及中心形成死骨,吸收后出现空洞。增生型较少见,以形成结核性肉芽肿为主,无明显干酪样坏死和死骨形成。

【影像学表现】

1. X线表现

（1）椎体结核主要引起骨松质的破坏。由于骨质破坏和脊柱承重的关系,可见椎体塌陷变扁或呈楔形。

（2）由于病变开始多累及椎体的上下缘及邻近软骨板,较早就引起软骨板破坏,而侵入椎间盘,使椎间隙变窄。

（3）受累的脊柱节段常出现后凸或侧弯畸形。

（4）干酪样物质流入脊柱周围软组织中,形成寒性脓肿,表现为椎旁软组织增宽,向两侧膨出呈梭形肿胀。根据受累位置不同,可能表现为腰大肌脓肿、椎旁脓肿或咽后脓肿。时间较长的寒性脓肿可有不规则形钙化。

2. CT表现 CT能更清楚地显示骨质破坏,特别是较隐蔽和较小的破坏;能更容易发现死骨及病理性骨折,能更好地了解脓肿的位置及大小,与周围大血管、组织器官的关系;可显示椎管内受累情况。

3. MRI表现（图9-19） 可发现椎体内早期炎性水肿,对脓肿蔓延的部位、大小、形态和椎管内侵犯的显示优于X线平片和CT。

【诊断与鉴别诊断】

多椎体溶骨性骨质破坏,椎间隙变窄、消失,脊柱畸形,椎旁脓肿及钙化是脊柱结核影像学特点。脊柱结核需与下列疾病相鉴别:①化脓性脊柱炎,多单节或双节发病,骨质增生明显,骨赘形成;②脊柱转移瘤,很少累及椎间盘,常以椎体后部及椎弓根破坏为特点;③椎体压缩性骨折,无明显骨质破坏及椎间隙狭窄,常见椎体上缘及前中部压缩,椎旁软组织影局限。

（三）关节结核

【概述】

关节结核(tuberculosis of joint)多见于少年和儿童,常单发,好侵犯持重较大关节,如髋关节

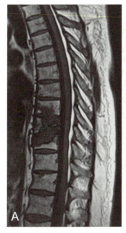
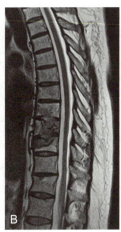
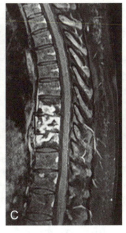
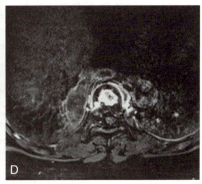

图 9-19　脊柱结核 MRI 表现

A. 矢状位 T_1WI；B. 矢状位 T_2WI；C. 矢状位 T_1WI 增强；D. 横断位 T_1WI 增强。胸椎相邻多个椎体骨质破坏，椎间盘破坏，椎间隙变窄，椎旁脓肿形成。

及膝关节。

【临床与病理】

1. 临床表现　临床上，发病缓慢，症状轻微。活动期可有全身症状，如盗汗、低热、食欲减退，逐渐消瘦。关节肿痛，活动受限。

2. 病理　依据发病部位分为骨型和滑膜型。前者先为骨骺、干骺端结核，进而蔓延至关节，侵犯滑膜及关节软骨。后者是结核分枝杆菌经血行先侵犯滑膜，再波及关节软骨和骨端。在晚期，关节组织和骨质均有明显改变时，则无法分型，此时称为全关节结核。

【影像学表现】

1. X 线表现（图 9-20）

（1）骨型关节结核：在骨骺与干骺结核骨端破坏的基础上，又出现关节周围软组织肿胀、关节骨质破坏及关节间隙不对称狭窄等，此型较易诊断。

（2）滑膜型关节结核：早期表现为关节囊和关节软组织肿胀膨隆，密度增高，软组织层次模糊，关节间隙正常或稍增宽，邻近关节骨质疏松。可持续几个月到一年以上。因 X 线表现无特点，诊断比较困难。

病变发展，侵犯软骨和关节面，首先在关节非承重面，亦即骨端的边缘部分出现虫蚀状或鼠咬状骨质破坏，边缘模糊，且关节上下边缘多对称受累。

关节软骨破坏出现较晚，虽已有关节面骨质破坏，但关节间隙可较长时间改变不明显。待关节软骨破坏较多时，则关节间隙变窄，且多为非匀称性狭窄，此时可发生关节半脱位。

骨端骨质疏松明显，周围肌肉萎缩变细。关节周围软组织常常形成寒性脓肿。若穿破皮肤则形成瘘管，亦可继发化脓性感染，引起骨质增生硬化。

晚期，病变修复，关节面及破坏边缘变清楚并可出现硬化；骨质疏松也逐渐消失。严重病例，病变愈

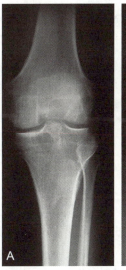
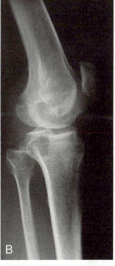

图 9-20　长骨结核及关节结核 X 线表现

A. 正位；B. 侧位。胫骨骨骺及干骺端局限性骨质破坏，无明显死骨，骨质增生及骨膜反应，膝关节的关节间隙稍变窄，非承重面骨质破坏。

合后产生关节强直,多为纤维性强直。

2. CT 表现 滑膜型关节结核在 CT 上可清楚地显示关节囊增厚、关节腔积液和周围软组织肿胀,能早期发现细微的骨破坏,确定寒性脓肿的部位和范围。

3. MRI 表现 MRI 信号变化能全面地显示关节结核的病理改变,如关节腔积液、滑膜肿胀充血、结核肉芽组织、软骨及软骨下骨破坏、关节周围的寒性脓肿等,对其诊断和鉴别诊断有很大帮助。

【诊断与鉴别诊断】

关节结核多为单关节发病,慢性发展,局限性骨质疏松明显,破坏先从关节边缘开始,关节间隙变窄出现较晚,且常为非匀称性,周围肌肉明显萎缩。主要与化脓性关节炎相鉴别,后者起病急,关节软骨破坏早,骨破坏多发生于承重面,常伴骨质增生,骨质疏松不明显。

四、慢性骨关节病

(一)类风湿关节炎

【概述】

类风湿关节炎(rheumatoid arthritis,RA)指以多发性、非特异性慢性关节炎症为主要表现的全身性疾病,以对称性手足小关节炎症为特征。

【临床与病理】

1. 临床表现 病因不明,倾向是在遗传易感因素的基础上由环境等外部因素诱发,属于自身免疫炎性疾病。在我国,类风湿关节炎的患病率为 0.24%~0.50%,男女比例约 1∶(2~3),任何年龄均可发病,以 20~50 岁最多。本病为一种反复发作性疾病,致残率较高,预后不良。临床上发病隐匿,对称性侵犯周围关节,以手(足)小关节为主,中轴骨受累少见。表现为手指关节梭形肿胀、疼痛。少数病例为急性发病,有发热、不适、乏力和肝脾大等症状与体征,多见于幼年型类风湿关节炎(juvenile rheumatoid arthritis,JRA)(指 16 岁以下发病者)。晚期由于腕、指等关节的滑膜炎侵蚀骨质并使韧带拉长和撕裂,表现为多关节畸形,如手指"尺侧偏移"、指间关节屈曲和过伸畸形,并常伴有肌肉萎缩。

关节外表现:15%~25% 的病例有类风湿结节,好发于肘关节附近。可累及动脉、心包、心肌、心内膜等,还可引起胸膜病变、肺间质纤维化等。

实验室检查:类风湿因子阳性、血沉加快等。

2. 病理 主要病理变化为关节滑膜的非特异性慢性炎症。初期以渗出为主,随后滑膜血管翳形成,并侵蚀软骨及骨等关节结构,造成关节面下囊性变和关节纤维性强直。患者常有滑膜囊炎、肌腱炎和腱鞘炎。

【影像学表现】

1. X 线表现

(1)手足小关节是最早、最常受累的部位,少数可侵犯膝、肘、肩和髋等关节。中轴骨受累少见,其中以颈椎为多,可引起寰枢关节半脱位。

(2)早期,手足小关节多发对称性的梭形软组织肿胀,关节间隙正常或略变宽(图 9-21)。骨端骨质疏松,边缘呈虫蚀状骨破坏,此为类风湿关节炎的一个重要的早期征象。

(3)进展期,关节软骨破坏,关节间隙常呈一致性变窄,关节面骨皮质侵蚀性破坏,骨性关节面模糊、中断,骨端出现多发边界不清的小囊状透亮区,骨质疏松加重(图 9-22),可继发骨折。

(4)晚期,骨质疏松显著,关节面可出现明显骨硬化,形成纤维性或者骨性强直。严重骨破坏和肌肉萎缩可引起骨与骨之间的压迫性侵蚀,多见于承重性关节,如髋关节(图 9-22)。另外,类风湿关节炎还可导致关节半脱位,以指间关节、掌指关节半脱位多见,且造成指向尺侧偏斜畸形,其他关节比较有特征的表现包括类风湿关节炎导致的寰枢关节半脱位。

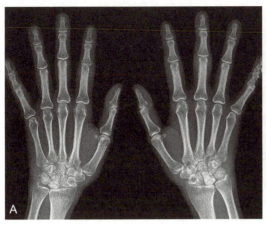
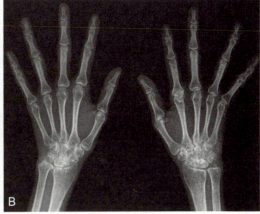

图 9-21 类风湿关节炎 X 线表现

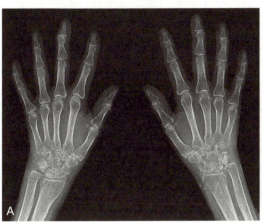
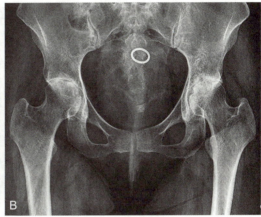

图 9-22 类风湿关节炎 X 线表现

2. CT 表现 CT 显示关节骨侵蚀优于 X 线平片,可见骨性关节面锯齿样破坏,骨板局限性中断和骨板下囊性破坏等。但显示骨质疏松不如 X 线平片。

3. MRI 表现 MRI 对比病变显示比平片及 CT 更灵敏,在骨及软骨侵蚀灶出现之前,MRI 即可显示炎性滑膜的强化及充填在侵蚀灶内的血管翳,后者 T_1WI 呈低信号,T_2WI 呈高信号,有明显强化,与关节内血管翳相延续,根据动态测量滑膜体积及骨侵蚀灶的改变可以判断病变的活动性。

【诊断与鉴别诊断】

本病的主要诊断依据是临床表现、类风湿因子阳性和影像学表现。早期诊断要结合临床表现,MRI 有可能成为早期诊断的重要检查方法。

类风湿关节炎应与下列疾病鉴别。

1. 关节结核 多为单关节发病,关节软骨和骨质破坏发展相对较快而严重,可伴有其他部位的结核病变。抗结核治疗有效。

2. 痛风性关节炎 呈间歇性发作,以男性多见,半数以上先侵犯第 1 跖趾关节,早期关节间隙不变窄,发作高峰期高血尿酸为其特点,晚期形成痛风结节。

3. 增生性关节炎 发病年龄多在 40 岁以上,无全身疾病。关节局部无红肿现象,受损关节以负重的膝、脊柱等较常见,无游走现象,肌肉萎缩和关节畸形边缘呈唇样增生或有骨疣形成,血沉正常,类风湿因子阴性。

4. 银屑病性关节炎 多有皮肤银屑病病史,好发于手足的远侧指(趾)间关节,以病变不对称和指(趾)骨的肌腱、韧带附着部骨质增生为特征。

(二)退行性骨关节病

【概述】

退行性骨关节病(degenerative osteoarthritis)即骨关节炎(osteoarthritis,OA),是以关节软骨退行性变、关节软骨完整性破坏和关节边缘关节面及其边缘形成新骨为特征的非炎性骨关节疾病。

【临床与病理】

1. 临床表现 退行性骨关节病分为原发性和继发性。原发性多见,无明显原因,见于老年人,为随年龄增长关节软骨退行性变的结果。进展缓慢,累及多数大关节,以关节活动不灵活、疼痛为主要症状,还可出现骨刺、骨质增生、关节游离体等。继发性者继发于任何原因引起的关节软骨破坏或损伤。

2. 病理 关节软骨退行性变时,水含量减少,表面粗糙、变薄、断裂,骨性关节面因骨质受力不均匀而受到破坏,进而反应性硬化,形成边缘骨赘。骨端假囊肿形成,周围是致密纤维组织和反应性新生骨,内有黏液。晚期可见关节腔内游离体,多由软骨退行性变形成的碎片脱落而来,可发生钙化或骨化。

【影像学表现】

1. X线表现

(1)本病几乎可以侵犯全身任何关节,以膝、髋、踝、手和脊柱多见。

(2)关节间隙变窄是最常见的早期征象。

(3)软骨下反应性硬化,以邻关节面区最为明显,向骨干侧逐渐减轻。关节面周缘可见骨性突起,形成唇样或鸟嘴样的骨性突出、骨赘(图9-23)。关节面下可出现单个或者多个囊性透亮区,表现为圆形、类圆形透光区,边缘清楚,常有窄硬化带。关节软骨退行性变碎片脱落后可形成关节腔内游离体。

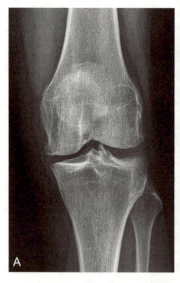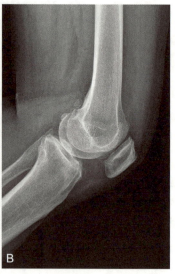

图9-23 退行性骨关节病X线表现

(4)晚期,关节破坏加剧,以致关节失稳,甚至形成关节畸形,但不会出现关节强直。

2. CT表现 检查复杂关节的扫描面与关节垂直时,更有利于病变的显示,如脊柱和髋股关节等。

3. MRI表现 MRI是唯一可以直接清晰显示关节软骨的影像学方法。早期软骨肿胀,

T_2WI 上为高信号；随后软骨内可出现小囊、表面糜烂和小溃疡；后期软骨变薄甚至剥脱，局部纤维化在 T_2WI 上表现为低信号。

【诊断与鉴别诊断】

本病应与以下疾病相鉴别。

1. 类风湿关节炎 常侵蚀腕、掌指及近侧指间关节，逐渐累及大关节，为多发对称性病变。

2. 骨与关节结核 病变多累及关节非承重面，以骨质破坏为主，无明显增生硬化。

（三）强直性脊柱炎

【概述】

强直性脊柱炎（ankylosing spondylitis，AS）是一种以中轴关节慢性炎症为主要症状的病因不明的全身性疾病。几乎全部病例均有骶髂关节受累，常导致脊柱韧带广泛骨化而致骨性强直。

【临床与病理】

1. 临床表现 AS 在我国的发病率约为 0.3%，好发于 10~40 岁，以 20 岁左右发病率最高，男女之比约为 5:1，有遗传倾向。本病发病隐匿、缓慢。早期主要表现为下腰痛或骶髂部不适、疼痛和发僵，也可表现为臀部、腹股沟酸痛或不适，可向下肢放射。脊柱受累后，会出现疼痛、活动受限或脊柱畸形。晚期常伴有骨质疏松，极易骨折。可伴发关节外表现，侵及眼、心、大血管、肺及肾。

实验室检查：急性期，部分病例可有 C 反应蛋白升高，血沉加快。90% 的病例 HLA-B27 阳性，但正常人群中 4%~8% 可出现 HLA-B27 阳性。类风湿因子多为阴性，故本病属于血清阴性脊柱关节病（seronegative spondyloarthropathy）。

2. 病理 AS 的主要病理学改变为关节滑膜的非特异性炎症，以非特异性肉芽肿性滑膜炎及纤维蛋白沉积为主，伴以纤维化和骨化、滑膜增厚，巨噬细胞、淋巴细胞和浆细胞浸润，可出现滑膜炎症、软组织水肿及骨质疏松。

【影像学表现】

1. X 线表现

（1）骶髂关节常为最早受累的关节，多为双侧对称性受累。骨质破坏以髂侧关节面为主，关节面受侵蚀破坏呈鼠咬状，边缘增生硬化，关节间隙先出现假增宽（图 9-24）后变窄，最后形成骨性强直，硬化消失。其影像学分级见表 9-1。

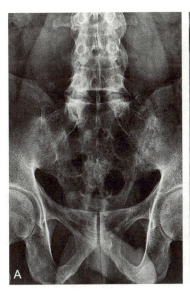
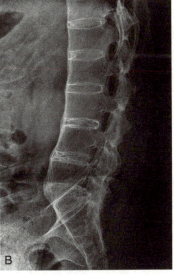

图 9-24 强直性脊柱炎 X 线表现

表 9-1 骶髂关节炎影像学分级

分级	定义
0 级	正常
1 级	可疑异常
2 级	轻度异常,可见局限性侵蚀、硬化,但关节间隙无改变
3 级	明显异常,含以下一项或多项改变:侵蚀、硬化、关节间隙增宽或变窄、部分强直
4 级	严重异常,关节完全骨性强直

（2）脊柱为第 2 常见受累部位。病变起初侵蚀椎体前缘上、下角（Romanus 病灶）及骨突关节,加重后可致椎体前的凹面变平直,甚至凸起,形成"方椎";炎症引起纤维环及前纵韧带深层骨化,形成平行于脊柱的韧带骨赘,脊柱小关节破坏,椎体间隙变窄,使脊柱呈"竹节样"改变(图9-24);晚期,骨突关节囊、黄韧带、棘间和棘上韧带均可骨化;广泛的骨化使脊柱强直,但其强度下降,轻微外伤即可导致骨折,早期普遍性骨质疏松者预后多不良。

（3）髋关节是最常受累的周围关节,多双侧对称性出现,表现为关节间隙变窄、关节面侵蚀、关节面下囊变、反应性骨硬化、髋臼和股骨头关节面外缘骨赘及骨性强直。

（4）肌腱、韧带及关节囊与骨的附着部可有与骨面垂直的骨化,呈粗胡须状,也可有骨侵蚀,即为末端病(附丽病)。坐骨结节、股骨大转子、髂嵴、脊柱的棘突和跟骨结节等为常见发病部位。

2. CT 表现 主要行骶髂关节检查,可消除前后重叠干扰,能比平片更早期发现关节面侵蚀灶,多呈锯齿状破坏伴硬化。同时能更清晰地显示关节的轮廓。

3. MRI 表现 MRI 是诊断 AS 最灵敏的影像学方法,早期常显示骶髂关节相邻骨质水肿。关节间隙的血管翳在 T_1WI 呈低信号,在 T_2WI 呈高信号,增强扫描明显强化,与侵蚀灶相延续。MRI 对于发现脊椎后骨折及脊髓受压较灵敏。

【诊断与鉴别诊断】

根据临床病史、体征和影像学表现,提示双侧对称性骶髂关节炎可诊断。当临床高度怀疑本病,而 X 线平片正常时,可选用 CT 或 MRI 检查。

强直性脊柱炎应与以下疾病相鉴别。

1. 类风湿关节炎 好发于中、青年女性,类风湿因子阳性。X 线表现为对称性侵犯小关节,很少累及骶髂关节,骨质疏松较明显。

2. 致密性髂骨炎 多为女性,病变多累及髂骨,骶骨正常,关节间隙正常;无骨质破坏征象。

3. 骶髂关节结核 常为一侧发病,而强直性脊柱炎多为双侧,且前者以破坏为主,软骨下硬化不明显。病理检查可确诊。

(四) 痛风性关节炎

【概述】

痛风(gout)是嘌呤代谢紊乱性疾病,以体液、血液中尿酸增加及尿酸盐沉着于各种间叶组织内引起炎症反应为特征。

【临床与病理】

1. 临床表现 患病率随年龄增长而增高。急性痛风性关节炎好发于中老年男性。痛风可分为原发性和继发性。原发性痛风男性多见,为先天性嘌呤代谢障碍,而致使血中尿酸过多。继发性痛风血中尿酸增高的原因包括:①细胞核酸大量分解,如白血病、肿瘤化疗等;②肾功能障碍、药物(如氢氯噻嗪)抑制肾小管排泄尿酸等原因使其排泄减少。

临床上早期无症状,仅有高尿酸血症,可持续很长时间。典型急性痛风性关节炎起病急骤,患者多在睡眠中因关节剧痛而惊醒。早期多侵犯单关节,以第 1 跖趾关节最为多见,其次为踝、手、腕、膝和肘等。一般历时数日至 2 周症状缓解。间歇期可从数月到数年,以后每年可复发 1~2 次或数年复发 1 次,随病情发展发作愈来愈频繁,受累关节亦逐渐增多。慢性期可伴发关节畸形僵硬。

2. 病理　尿酸盐结晶常见的沉积部位为关节软骨、软骨下骨质、关节周围结构和肾脏,可引起局部坏死灶,诱发炎症反应,形成肉芽组织,纤维化后形成痛风结节。关节病变主要为软骨变性、滑膜增生和边缘性骨侵蚀,关节强直罕见。

【影像学表现】

1. X 线及 CT 表现　早期仅表现为关节软组织肿胀,多始于第 1 跖趾关节。随病情发展,痛风结节表现为关节周围软组织内出现偏心性结节状突起,后期痛风结节逐渐增多,常伴不规则或云雾状结节钙化。邻近骨皮质早期出现硬化或多处波浪状凹陷,或小花边状骨膜,后期表现为典型关节面不规则或穿凿状破坏,边缘锐利,周围无硬化,严重的多个破坏区相互融合,呈蜂窝状。部分病例可见隆起的骨性边缘或骨唇向外延伸至软组织,覆盖在痛风结节上,形成垂悬样边缘。严重者可出现脱位、骨折(图 9-25)。双能 CT 成像通过物质分离技术,可显示受累关节周围尿酸盐沉积,并可进行定量分析。

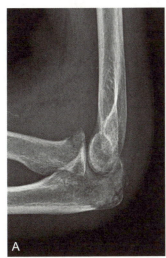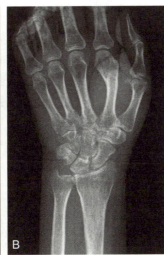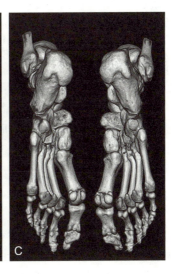

图 9-25　痛风性关节炎影像学表现(数字彩图)

2. MRI 表现　痛风结节信号多种多样,主要取决于钙盐的含量,一般 T_1WI 为低信号,T_2WI 呈均匀高信号到接近均匀的等信号。增强后几乎所有病灶均匀强化。

【诊断与鉴别诊断】

主要依据临床症状和实验室检查发现血尿酸高进行诊断,影像学检查为辅助性检查。

本病应与以下疾病相鉴别。

1. 假痛风　为焦磷酸钙晶体沉着于关节软骨和纤维软骨引起的关节疼痛,并可有关节积液。X 线片显示关节软骨和半月板有线形钙化。

2. 化脓性关节炎　关节肿胀、积液,关节间隙先增宽后变窄,软骨下骨质疏松破坏,晚期有增生和硬化,关节间隙消失,发生纤维性或者骨性强直,有时可见骨骺滑脱或病理性关节脱位。

3. 类风湿关节炎　往往侵犯小关节(以掌指关节、近端指间关节、腕关节最为常见),晚期通常可造成关节畸形。关节囊因软组织肿胀而出现阴影增大。关节周围骨质中的骨小梁减少、萎缩及变细。

4. 退行性骨关节病　关节间隙不等或狭窄,关节处的骨质疏松、增生,关节膨大,以致关节变形。软骨下骨板硬化和骨赘形成是退行性骨关节病的基本 X 线特征。

五、骨缺血坏死

骨坏死（osteonecrosis）的分类和命名比较混乱，有骨软骨病（osteochondrosis）、骨软骨炎（osteochondritis）、无菌坏死、软骨下骨坏死等，有的以最初报道者的姓氏命名。目前，倾向于将骨缺血坏死作为这一组疾病的总称，另外将波及干骺端和骨干的骨坏死称为骨梗死（bone infarction），但仍有部分为习惯命名。

骨缺血坏死的常见致病因素有创伤、嗜酒、血红蛋白病（镰状细胞贫血）、皮质激素治疗、胰腺炎、减压病、血管病变等。骨缺血坏死的病理改变为早期因缺血骨细胞坏死崩解，骨陷窝空虚。随着病程进展，坏死骨周围正常骨内肉芽组织增生，沿骨小梁间隙向死骨浸润，一方面在坏死骨小梁表面形成新骨，另一方面将坏死骨组织部分吸收。坏死骨因应力作用可发生骨折和塌陷。骨坏死区邻近软骨改变轻微，多因软骨下骨质的塌陷而发生皱缩和形成裂缝，偶可出现继发性斑块状坏死。病变邻近关节可有滑膜增厚、渗出。晚期，侵入坏死区的肉芽组织可化生成骨并重建为正常骨结构，亦可形成瘢痕组织。波及关节软骨，可继发关节退行性变。

（一）股骨头缺血坏死

【概述】

股骨头缺血坏死（ischemic necrosis of femoral head）为临床常见病。常见病因有创伤、皮质激素治疗和酗酒。股骨头缺血坏死是股骨颈骨折最常见的并发症。

【临床与病理】

1. 临床表现 股骨头缺血坏死好发于 30~60 岁男性，单侧或双侧发病，50%~80% 的患者最终双侧受累。主要症状和体征为髋部疼痛、压痛、活动受限、跛行及"4"字试验阳性。晚期关节活动受限加重，可出现肢体缩短、肌肉萎缩和屈曲、内收畸形。

2. 病理 病理上自坏死中心到正常活性骨质可分为 4 个带：细胞坏死带、缺血损伤带、充血反应修复带及正常骨组织。

【影像学表现】

1. X 线表现

（1）早期，股骨头内出现斑片状或条带状密度增高区和周围低密度骨质疏松区，局部骨小梁可变模糊，以股骨头前上方多见。股骨头形态、大小无明显的改变，关节间隙正常。

（2）随着病变发展，密度增高区域周边出现弯曲走行的更高密度硬化边，有时两者之间可见低密度带。病灶形态可以是椭圆形、三角形或楔形，是本病的特征性改变。

（3）病变继续发展，邻近股骨头关节软骨下骨反复微骨折，X 线上关节面下方出现与关节面平行的弧形低密度带，即为"新月征"，是诊断股骨头缺血坏死的重要征象。如果继续持重，股骨头塌陷，骨小梁断裂嵌插及骨质修复，股骨头局部密度更致密，此时髋关节间隙无变窄（图 9-26A）。

（4）关节软骨下骨塌陷引起关节软骨受力不均匀，关节软骨损伤、退行性变，关节间隙变窄，继而出现典型骨关节炎表现，为本病终末期表现（图 9-26B）。

2. CT 表现

（1）显示股骨头缺血坏死比 X 线灵敏。早期表现为股骨头内簇状、条带状和斑片状骨密度硬化影，边缘较模糊。条带状硬化粗细不均匀，主要有以下 3 种走行：①沿正常股骨头星芒状结构自股骨头中心向周围延伸；②与正常股骨头星芒状结构交叉走行；③伴行于股骨头边缘皮质下或表现为皮质增厚。斑片状高密度硬化区多呈扇形或地图形，其内骨小梁结构模糊或消失，可呈磨玻璃样改变，周围多有高密度硬化条带构成的边缘，颇具诊断特征。

（2）随病程进展，股骨头前上部高密度硬化周围和边缘部出现条带状或类圆形低密度区，内为软组织密度。条带状低密度区外侧多伴有并行的高密度硬化带，类圆形低密度区周围可伴有

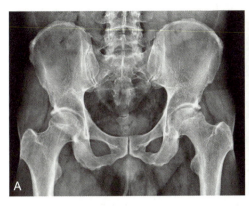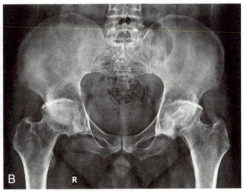

图 9-26　股骨头缺血坏死 X 线表现

A.进展期,X 线平片双侧股骨头前上部半月形较高密度,周围密度略低,外围高密度硬化边,左侧股骨头外上部皮质塌陷;B. 晚期,双侧股骨头塌陷变扁,密度增高伴囊状透光区,关节间隙变窄,边缘骨质增生,继发骨关节炎。

硬化缘和相邻骨皮质的局限性吸收缺失。低密度区所包绕的高密度硬化区随病程进展逐渐变小,或呈高低混杂密度改变。

（3）股骨头塌陷可发生于低密度区出现前后或二者同时出现,表现为股骨头皮质成角、台阶征、双边征、裂隙征和股骨头碎裂(图 9-27)。

（4）"新月征"多显示为股骨头前侧皮质下线性或新月形低密度区;"台阶征"和"双边征"亦多见于前侧皮质,"台阶征"为股骨头皮质断裂呈台阶样改变,"双边征"为股骨头边缘出现双皮质线影;"裂隙征"多出现于股骨头前上部高密度硬化区内,呈条状低密度线影。

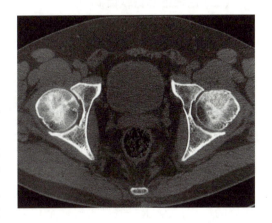

图 9-27　股骨头缺血坏死 CT 表现

CT 横断位,双侧股骨头前上方楔形高密度,边缘见低密度,外围明显硬化带,左侧股骨头前部皮质塌陷。

3. MRI 表现

（1）MRI 是股骨头缺血坏死比较灵敏的检查方法,对早期发现及分期具有重要意义。

（2）多表现为股骨头前上部异常条带影,也可呈环状、新月状或不规则地图样改变,病灶边缘 T_1WI 上为条带状低信号、T_2WI 为低信号或内高外低的两条并行信号带,此为"双线征"(double line sign),为特异性诊断征象,与 CT 上的硬化带或并行的透光及硬化带相对应(图 9-28)。

（3）条带影所包绕的股骨头前上部可呈 3 种信号特点:正常骨髓信号;T_1WI 低信号、T_2WI 高信号;T_1WI 低信号、T_2WI 低信号。随病变进展,波及整个股骨头甚至可延伸至转子间骨髓,T_1WI 上为混杂低信号,T_2WI 上为混杂高信号。

【诊断与鉴别诊断】

股骨头出现斑片状密度增高区伴周围硬化边、"新月征"及股骨头塌陷,髋关节间隙正常是股骨头缺血坏死典型 X 线表现,CT 比平片灵敏,MRI 是早期诊断股骨头缺血坏死比较灵敏和特异的方法,"双线征"为较特异诊断征象。

本病需与以下疾病相鉴别:①暂时性骨质疏松:MRI 上虽可出现 T_1WI 低信号、T_2WI 高信号区,但短期随访信号可恢复正常,不出现典型的双线征;②退变性假囊肿:局限于持重区骨性关节面下,形态规整,无明显股骨头塌陷;③骨岛:多为孤立的圆形硬化区,密度较高,边缘光整。

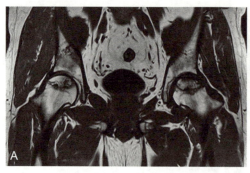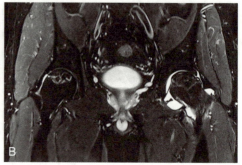

图 9-28　股骨头缺血坏死 MRI 表现

A、B 为 MRI 冠状位 T_1WI、T_2WI，显示股骨头前上方不规则 T_1WI 等低信号、T_2WI 混杂信号区，周边见线状 T_1WI 低信号、T_2WI 混杂高信号围绕，左侧股骨头前部皮质塌陷，左侧髋关节积液。

（二）胫骨结节骨软骨病

【概述】

胫骨结节骨软骨病（osteochondrosis of the tibial tuberosity）又称胫骨结节缺血性坏死（Osgood-Schlatter 病）。

【临床与病理】

1. 临床表现　好发于 10~14 岁爱好体育活动的青少年男性，多单侧发病，以右侧居多。常有明确的外伤史，通常为膝关节外伤史或髌韧带损伤史，局部轻度疼痛，尤其在股四头肌收缩时疼痛剧烈。局部明显肿胀，髌腱部增厚。胫骨结节明显肿大、突出及压痛，压痛点在髌腱的胫骨附着处。

2. 病理　既往认为是胫骨结节的软骨炎或缺血性坏死，现认为是胫骨结节骨折、髌韧带损伤后的钙化，实际上是髌韧带慢性牵拉损伤。胫骨结节在与骨干结合前主要是由髌韧带供血，当剧烈运动或外伤时，由于髌韧带及骨骺过度地被牵拉而引起部分结节撕脱骨折，从而影响血供，导致胫骨结节缺血性坏死，即胫骨结节骨软骨病。

【影像学表现】

1. X 线及 CT 表现

（1）早期胫骨结节软组织肿胀，髌韧带明显肥厚、增大，在髌韧带下可见多个碎骨片。

（2）随着病程的进展，髌韧带中出现游离的圆形、卵圆形或三角形骨化影或钙化影。

（3）胫骨结节骨骺不规则增大，密度不均匀增高，并与骨干分离，节裂形成大小及形态不一、排列不整的骨块，且常向上移位。

（4）胫骨干骺端前缘呈较大的骨质缺损区，偶可出现囊变，范围常大于骨碎块。

（5）在修复期，胫骨结节骨质可恢复到正常，撕下的软骨块可因软骨化骨继续长大，并与胫骨结节愈合形成骨性隆起，亦可长期游离于髌韧带内。

2. MRI 表现

（1）早期胫骨结节 T_1WI 呈低信号，T_2WI 呈高信号。

（2）随着病程发展，二次骨化中心部分撕脱，晚期撕脱的骨化中心完全分离，形成游离体。

（3）修复期大部分撕脱分离的骨化中心开始出现骨性愈合，胫骨结节骨质可恢复到正常或形成骨性隆起，碎裂的骨块也可形成游离体，长期游离于髌韧带内或下方。

【诊断与鉴别诊断】

若局部疼痛、肿胀以及有明显压痛，并且影像学表现为胫骨结节骨骺不规则增大、密度增高，髌韧带下多个排列不规整的游离碎骨片或钙化骨，即可诊断。

需与有多个骨化中心的正常胫骨结节相鉴别。后者由于正常发育期的胫骨结节骨骺骨化中心于11~12岁出现，表现为一个或数个肿块，骨化中心排列规整，无不规则透光区，间隙均匀，边缘光整，胫骨结节前软组织无肿胀，18岁左右与骨干愈合，少数骨骺永不闭合，所以在诊断时必须结合临床。还需与胫骨结节骨骺变异、胫骨结节撕脱性骨折、髌骨软化和膝关节积液相鉴别。

（三）椎体骺板缺血性坏死

【概述】

椎体骺板缺血性坏死又称休门病（Scheuermann disease）、椎骺炎、青年性脊柱后凸、青年驼背症等。

【临床与病理】

1. 临床表现 主要为腰背疲劳感与疼痛，长久站立可使疼痛加重，卧位休息后疼痛好转。脊柱呈典型的圆驼状，出现侧弯和后凸畸形，预后良好，但常遗留脊柱畸形。好发于10~18岁青年，14~16岁最多见，男性居多。常侵犯多个椎体，以胸椎下段、腰椎上段最为多发，多与外伤有关。

2. 病理 在负重、外伤的情况下，椎间盘薄弱处发生碎裂，髓核穿过椎间软骨板进入邻近椎体形成软骨疝。胸段髓核病变偏前，使软骨板前段生长延迟，发生楔形改变。最后发生骨性融合，脊柱侧弯或后凸持续终身不能恢复。椎间盘损伤常由剧烈运动或不正确坐姿和负重导致。

【影像学表现】

1. X线及CT表现

（1）胸腰椎连续多椎体发病，椎体骨骺出现疏松，分节或密度增高，边缘毛糙，形态不规则。骨骺环与椎体间正常均匀的透亮带增宽且不规则。

（2）受累椎体楔形变伴侧弯畸形或呈典型圆驼状后凸。

（3）部分患者的椎体前部上、下缘变薄，局限性凹陷，呈阶梯状。椎间隙正常或前部加宽。椎体有Schmorl结节形成，边缘硬化带。

（4）恢复期，骺板与椎体融合，椎体结构与外形趋于正常，脊柱侧弯和后凸永久存在。严重者可出现继发性脊椎肥大增生，或仅仅表现为椎间盘改变而无骨骺病变。

2. MRI表现

（1）椎体呈楔形变。椎体前缘不规整，上、下缘可见局限性凹陷，呈阶梯状变形，使脊柱呈典型的圆驼状侧弯或后凸。

（2）椎间隙变窄或正常，Schmorl结节形成，T_1WI呈低信号，T_2WI呈高信号，亦可均呈低信号，边缘围绕线环样低信号。

【诊断与鉴别诊断】

青少年胸椎侧弯、后凸畸形及疼痛，局部压痛、肌肉紧张及运动障碍等以及多个椎体楔状或阶梯状变形并有Schmorl结节形成，骨骺及相对椎体边缘形态不规则、密度异常、骺线增宽，并且骺板与椎体骨性融合，即可诊断。

（四）成人椎体缺血性坏死

【临床与病理】

1. 临床表现 成人椎体缺血性坏死好发于成年人，常见于骨质疏松和使用皮质激素的患者，也可为椎体压缩骨折的并发症。

2. 病理 发病机制可能与创伤有关。

【影像学表现】

1. X线表现 多仅显示椎体压缩变薄，难以与骨质疏松的压缩骨折相鉴别。

2. CT表现 椎体前中部可见液性和/或含气空洞、周围硬化边。

3. MRI表现 同CT表现，可见液性信号影，T_1WI呈低信号，T_2WI呈高信号或T_1WI、T_2WI

均呈低信号的气体影。

【诊断与鉴别诊断】

脊柱结核与椎体缺血性坏死的鉴别见表9-2。

表9-2 脊柱结核与椎体缺血性坏死鉴别

鉴别要点	脊柱结核	椎体缺血性坏死
性质	结核性炎症,可能并发其他脏器的结核病变	椎体一次骨化中心无菌性坏死或某些病变的病理表现
数目	累及一个或数个脊椎	一般只侵犯一个脊椎
病变椎体骨质	一个或数个椎体骨密度减低,其后破坏	病变椎体密度增高
塌陷形态	前部塌陷较显著	全部塌陷,可呈盘状,椎体前后径及横径增宽
脊椎皮质	侵蚀	无改变
椎间隙	变窄或消失	正常或加宽
脊柱畸形	治愈后椎体变形或融合,脊柱可见成角畸形	数年后完全恢复(自愈)
椎旁脓肿	常见,可见钙化	无

六、良性骨肿瘤及瘤样病变

(一)骨瘤

【概述】

骨瘤(osteoma)是一种良性成骨性肿瘤,占良性骨肿瘤的8%。骨瘤起源于膜内成骨,多见于膜内化骨的骨骼,也可见于其他骨骼有膜内成骨的部分。

【临床与病理】

1. **临床表现** 骨瘤可发生于各年龄组,以11~30岁最多。男性多于女性。好发于脑颅骨,其次为面颅骨,多见于颅骨外板和鼻窦。骨瘤多不引起症状,较大者可随部位不同引起相应的压迫症状,如位于鼻窦可堵塞鼻道引起鼻塞、流涕、头痛等;位于眼眶周围者可引起突眼、复视等症状。

2. **病理** 骨瘤可分为致密型、疏松型。致密型主要由成熟的板层骨构成,疏松型由成熟板层骨和编织骨构成。

【影像学表现】

1. **X线和CT表现** 颅骨骨瘤,一般单发,分为:①致密型:表现为半球形或分叶状边缘光滑的高密度影,内部密度均匀,多突出于骨表面,基底与颅外板或骨皮质相连(图9-29)。②疏松型:较少见,可长得较大,密度似板障或呈磨玻璃样改变。起于板障者可见内、外板分离,外板向外突出较明显,内板多有增厚。骨瘤突起时其表面的软组织也随之突起,但不受侵蚀、不增厚。位于鼻窦的骨瘤可呈带蒂骨性肿物突出于鼻窦腔内。CT可更好地显示骨瘤的位置、大小及继发改变。

2. **MRI表现** 致密型骨瘤在T_1WI、T_2WI上均呈边缘光滑的低信号影,信号强度与邻近骨皮质一致,与宿主骨皮质间无间隙,邻近软组织信号正常。

【诊断与鉴别诊断】

典型骨瘤X线即可确诊,发生于解剖复杂部位者可经CT确诊,一般不需要MRI检查。骨瘤需与以下疾病相鉴别。

1. **骨岛(bone island)** 是正常松质骨内的局灶性致密骨块。X线片上表现为骨内致密影,密度类似于骨皮质,边缘清楚但不锐利,常可见有骨小梁与周围正常小梁相连。

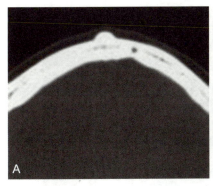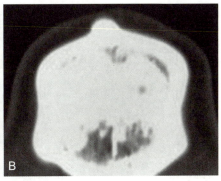

图 9-29　颅骨骨瘤 CT 表现

CT 横断位及冠状位重建示与额骨外板相连的半球形致密骨性影,表面光滑,密
度均匀。

2. 骨软骨瘤　发生于软骨内化骨的骨骼,多自干骺端或相当于干骺端的部位背离关节生
长。其基底部由外围皮质骨和中央松质骨构成,两者与母体骨对应结构相延续。

3. 骨旁骨肉瘤　多见于股骨远端后部,表现为位于骨表面的高密度肿块,一般较大,多无软
组织成分,外形可不规则,边缘多不光滑锐利。肿块有包绕骨干的倾向,与骨皮质相连或两者间
有一透亮间隙,部分病例骨皮质和髓腔可受侵犯。

(二)骨软骨瘤

【概述】

骨软骨瘤(osteochondroma)又称骨软骨性外生骨疣(osteocartilaginous exostosis),是最常见的
良性骨肿瘤,占良性骨肿瘤的 31.6%。骨软骨瘤属于软骨源性肿瘤,是骨表面覆以软骨帽的骨性
突出物。有单发与多发之分,单发者多见;多发者有家族遗传性。

【临床与病理】

1. 临床表现　骨软骨瘤多见于儿童和青少年,好发于 10~30 岁,男性多于女性。肿瘤可发
生于任何软骨内化骨的骨骼,多发生于长管状骨的干骺端,背向关节方向生长,以股骨远端、胫骨
近端最常见,约占 50%。早期一般无症状,仅局部扪及一硬结。肿瘤增大时可有轻度压痛和局部
畸形,近关节者可引起活动障碍。若肿瘤突然长大或生长迅速,应考虑有恶变可能。

2. 病理　肿瘤由骨性基底、软骨帽和纤维包膜三部分构成。骨性基底可宽可窄,内为骨小
梁和骨髓,外被薄层骨皮质,两者分别与母体骨相应部分相延续。软骨帽位于骨性基底顶部,为
透明软骨,其厚度随年龄增长而减退,至成年可完全骨化。软骨帽外覆盖纤维包膜,与骨干骨膜
相延续。

【影像学表现】

1. X 线表现

(1)肿瘤包括骨性基底和软骨帽两部分。

(2)骨性基底表现为自母体骨向外延伸突出的骨性赘生物,发生于长管状骨者多背离关节
生长,其内可见骨小梁,且与母体骨的小梁相延续。

(3)骨性基底以窄蒂或宽基底与母体骨相连,顶端略为膨大,或呈菜花状或丘状隆起,顶缘
为不规则致密线(图 9-30)。

(4)软骨帽在 X 线上不显影,当软骨钙化时,可显示点状或环形钙化影。

2. CT 表现　骨性基底的骨皮质和骨松质均与母体骨相延续,软骨帽呈低密度,边缘多光
整,其内可见点状或环形钙化。

3. MRI 表现　肿瘤骨性基底各部分信号特点与母体骨相同,软骨帽在 T_1WI 上呈低信号,

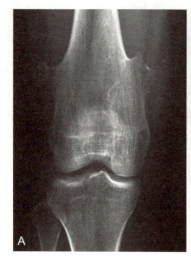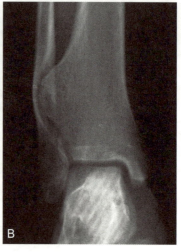

图9-30　骨软骨瘤 X 线表现

A. X 线平片示股骨远端干骺端窄基底骨性突起,背向关节方向生长,其皮质及松质与母体骨相延续;B. X 线平片示胫骨远端干骺端宽基底骨性突起,皮质及松质与母体骨相延续,表面光滑。

在脂肪抑制 T_2WI 上为明显高信号。

【诊断与鉴别诊断】

长管状骨干骺端背向关节生长的骨性突起,其皮质和内部小梁与母体骨对应成分相延续是骨软骨瘤典型 X 线征象,可明确诊断。MRI 可显示软骨帽情况,有助于早期发现恶变。骨软骨瘤需与以下疾病相鉴别。

1. 骨旁骨瘤　肿瘤来自骨皮质表面,其不与母体骨的髓腔相通。

2. 表面骨肉瘤　多有肿瘤骨形成,不具有骨皮质和骨松质结构的基底,瘤体的骨皮质和骨小梁不与母体骨对应成分相延续,其与骨皮质间有一透亮间隙。

3. 皮质旁软骨瘤和皮质旁软骨肉瘤　鉴别点同表面骨肉瘤。

(三)骨巨细胞瘤

【概述】

骨巨细胞瘤(giant cell tumor of bone)是一种局部侵袭性肿瘤,大部分为良性,部分生长活跃,少数一开始就是恶性。较常见,在良性骨肿瘤中仅次于骨软骨瘤,占所有骨肿瘤的 14.13%,居第三位。

【临床与病理】

1. 临床表现　骨巨细胞瘤好发年龄为 20~40 岁,男性略多于女性。肿瘤好发于四肢长骨骨端和骨突部,尤以股骨远端、胫骨近端和桡骨远端为多。主要症状是患部疼痛、肿胀和压痛,骨皮质膨胀变薄,压之可有捏乒乓球样感觉。肿瘤穿破骨皮质形成软组织肿块后,皮肤可呈暗红色,表面静脉充盈曲张。

2. 病理　肿瘤主要由单核基质细胞和多核巨细胞构成,前者是决定肿瘤性质的细胞。可分为Ⅰ、Ⅱ、Ⅲ级,对应良性、过渡类型、恶性。

【影像学表现】

1. X 线表现

(1)肿瘤多呈偏心性、膨胀性骨破坏。

(2)骨皮质变薄,形成薄层骨性包壳,其轮廓一般完整,其内可见纤细骨嵴形成大小不一的间隔,使病灶呈多房状或皂泡样改变。

（3）骨破坏区与正常骨的交界清楚但不锐利，无硬化边。肿瘤常直达骨性关节面下，但一般不穿破关节软骨。

（4）肿瘤有横向膨胀倾向，其最大径线常与骨干垂直。骨破坏区内无钙化和骨化影，一般无骨膜反应，或仅在骨壳与正常皮质交界处可见少量骨膜反应（图 9-31A）。

2. CT 表现

（1）可清楚显示骨性包壳，骨壳内面凹凸不平，外缘多光整、连续。

（2）骨破坏区内为软组织密度且不均匀，有时可见液-液平面。

（3）肿瘤突破骨性包壳可形成软组织肿块（图 9-31B）。

（4）增强扫描示肿块呈较明显强化，囊变区无强化。

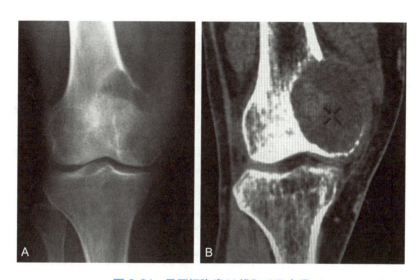

图 9-31 骨巨细胞瘤 X 线和 CT 表现

A. X 线平片示股骨远端偏心性、膨胀性溶骨破坏，皮质变薄；B. CT 冠状位重建示病灶为软组织密度且不均匀，皮质菲薄，包壳完整。

3. MRI 表现（图 9-32）

（1）MRI 优势在于可显示肿瘤周围软组织情况，与周围神经、血管的关系等。

（2）瘤体在 T_1WI 上呈低信号或等信号，在 T_2WI 上呈混杂信号，有时其内可见更高信号的囊变区，常显示液-液平面。

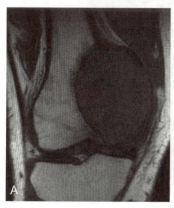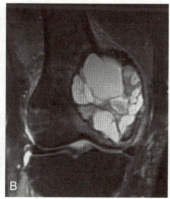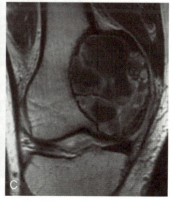

图 9-32 骨巨细胞瘤 MRI 表现

A~C 分别为同一患者 MRI 冠状位 T_1WI、T_2WI 及 T_1WI 增强扫描，肿瘤 T_1WI 呈低信号，T_2WI 呈多房、皂泡状高信号，增强扫描呈较明显不均匀强化、囊变区无强化。

（3）增强扫描示肿瘤呈不同程度强化。

【诊断与鉴别诊断】

典型骨巨细胞瘤为长骨骨端偏心性、膨胀性骨质破坏，骨包壳菲薄，病变边界清楚，边缘无硬化，无骨膜增生。本病需与以下疾病鉴别。

1. 骨囊肿　多在干骺愈合前发生，位于干骺端，沿骨干长轴发展，内部密度或信号均匀一致。

2. 软骨母细胞瘤（成软骨细胞瘤）　多发生于干骺愈合前的骨骺、骨突部，骨壳较厚且破坏区可见钙化影。

3. 动脉瘤样骨囊肿　发生于长骨者多位于干骺端，常有硬化边，病灶内可有分隔钙化，常可见多发液-液平面。

（四）骨囊肿

【概述】

单纯性骨囊肿（simple bone cyst）常简称为骨囊肿，是原因不明的骨内良性囊性病变。

【临床与病理】

1. 临床表现　病因不明，大多认为与外伤有关。骨囊肿多见于20岁以下青少年，好发于长管状骨干骺端，尤其是肱骨和股骨上段，随着骨生长可向骨干方向偏移。患者一般无症状，或仅有隐痛，多为偶然发现或因病理性骨折就诊。

2. 病理　骨囊肿内壁衬以疏松结缔组织，并有半渗透性，囊内含有黄色或褐色液体，其间可有纤维间隔。

【影像学表现】

1. X线表现

（1）平片上病变位于长管状骨干骺端骨松质或骨干髓腔内，不跨越骺板。

（2）随着骨的生长而移向骨干，骺线闭合后，即停止生长。囊肿一般为单发，病灶多为卵圆形，其长径与骨长轴一致，均居于中心，很少偏心生长。

（3）囊肿向外膨胀性生长，一般不超过干骺端宽度，皮质变薄，边界清楚，外缘光整，有薄的硬化边（图9-33A）。

（4）骨囊肿合并病理性骨折时，可见骨折碎片插入囊腔内，称为"骨片陷落征"（fallen fragment

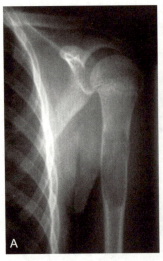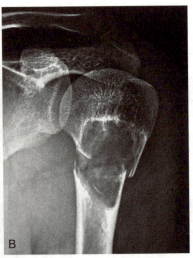

图9-33　骨囊肿 X 线表现

A. X线平片示肱骨近端长椭圆形囊状透亮区，且移向骨干方向，骨皮质变薄并轻度膨胀；B. 肱骨近端干骺端囊性病变伴病理性骨折，囊腔内见碎骨片影——骨片陷落征。

sign)(见图 9-33B)。

2. CT 表现　显示病灶内为均匀水样密度,骨壳完整,若合并病理性骨折,病变内有出血则密度较高(图 9-34A)。

3. MRI 表现　囊内容物在 T_1WI 上为低信号,在 T_2WI 上为高信号。如果其内有出血,则在 T_1WI 和 T_2WI 上均为高信号,并可见液-液平面(图 9-34B、C)。

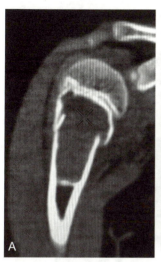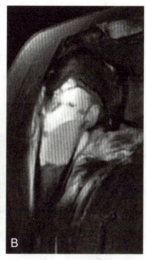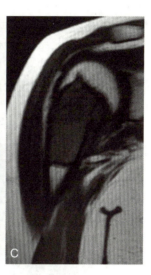

图 9-34　骨囊肿 CT 和 MRI 表现

A. CT 冠状位重建示肱骨近端干骺端病灶为水样低密度,沿骨长轴向骨干发展,不跨越骺板,伴病理性骨折;B、C. MRI 冠状位 T_2WI、T_1WI,肿瘤呈 T_1WI 低信号、T_2WI 高信号,可见液-液平面。

【诊断与鉴别诊断】

发生于儿童或青少年长骨干骺端的卵圆形轻度膨胀性骨破坏,边界清楚,病变呈水样低密度即可诊断。本病需与以下疾病相鉴别。

1. 骨巨细胞瘤　好发于干骺愈合后的长骨骨端,偏心性、膨胀性生长,多呈囊状或皂泡状结构。

2. 单骨单病灶骨纤维异常增殖症　病变区密度较高,髓腔内皮质内缘可呈多弧状改变,特征性表现为病灶呈磨玻璃样改变。

3. 动脉瘤样骨囊肿　多呈偏心生长,膨胀明显,常呈多房状,有时囊内可见点状钙化或骨化。

七、恶性骨肿瘤

(一)骨肉瘤

【概述】

骨肉瘤(osteosarcoma)亦称成骨肉瘤(osteogenic sarcoma),是指瘤细胞能直接形成骨样组织或骨质的恶性肿瘤,是最常见的原发性恶性骨肿瘤,约占恶性骨肿瘤的 34%。

【临床与病理】

1. 临床表现　原发性骨肉瘤多见于男性,男女之比为 1.7∶1,好发年龄为 11~30 岁。肿瘤好发于长骨干骺端,以股骨远端和胫骨近端最多见。恶性程度高,进展快,多早期发生肺转移。疼痛、局部肿胀和运动障碍是骨肉瘤的三大症状。实验室检查多有碱性磷酸酶明显升高。

2. 病理　骨肉瘤的肿瘤细胞具有形成骨样组织和骨质、软骨以及纤维组织的潜能,镜下主要成分是肿瘤性成骨细胞、肿瘤性骨样组织和肿瘤骨,还可见多少不等的肿瘤性软骨组织和纤维组织。

【影像学表现】

1. X线表现(图9-35)

(1)骨质破坏:多始于干骺端中央或边缘部分,骨松质呈小斑片状骨破坏,皮质边缘可见小而密集的虫蚀样破坏区,皮质内呈筛孔状破坏。以后融合呈大片的骨缺损。

(2)肿瘤骨形成:骨破坏区和软组织肿块内的肿瘤骨是骨肉瘤的本质表现,也是影像诊断的重要依据。肿瘤骨可以呈云絮状、斑块状、针状致密影。

(3)骨膜增生:可呈层状、葱皮状、放射状,且可被再破坏形成Codman三角。

(4)软组织肿块:肿瘤突破骨皮质可形成软组织肿块,肿块多呈圆形、半圆形,边界多不清楚,其内可见肿瘤骨。

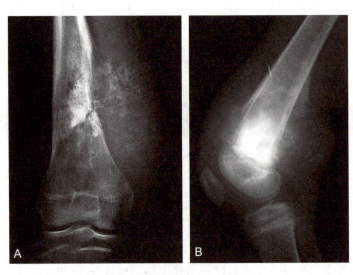

图9-35 骨肉瘤X线表现

A. X线平片示股骨远端干骺端髓腔骨质破坏,内侧骨皮质破坏,骨破坏近侧残留Codman三角,内侧有较大软组织肿块;B. 另一患者X线片示骨质破坏、软组织肿块、Codman三角及絮状肿瘤成骨。

2. CT表现

(1)可清楚显示骨质破坏和软组织肿块,肿块常偏于一侧或围绕患骨生长,内可见大小不等的坏死囊变区。

(2)CT发现肿瘤骨比平片灵敏,还可很好地显示肿瘤与邻近结构的关系(图9-36)。

(3)CT能较好地显示肿瘤在髓腔的蔓延范围,表现为正常时髓腔含脂肪的低密度骨髓被软组织密度的肿瘤所取代。CT增强扫描表现为肿瘤实质部分明显强化。

3. MRI表现

(1)骨质破坏、骨膜反应、肿瘤骨和软组织肿块在T_2WI上显示好,形态与CT相似。

(2)多数骨肉瘤在T_1WI上表现为不均匀低信号,在T_2WI上表现为不均匀高信号,外形不规则,边缘多不清楚(图9-37)。

(3)肿瘤周围骨髓常伴骨髓水肿,MRI可以清楚显示肿瘤与周围正常结构如肌肉、血管、神经等的关系,也能清楚显示肿瘤在髓腔内以及向骨骺和关节腔的蔓延。

(4)增强扫描肿瘤呈不同程度强化。

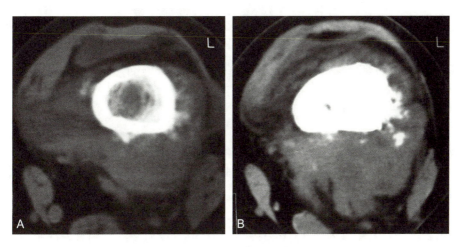

图 9-36　骨肉瘤 CT 表现

CT 横断位像显示髓腔内肿瘤骨、放射状骨针,周围软组织肿块围绕患骨。

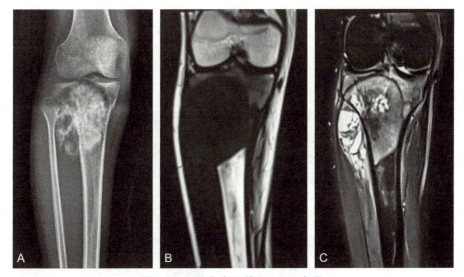

图 9-37　骨肉瘤 X 线和 MRI 表现

A. X 线平片:胫骨近端骨破坏伴大片肿瘤骨形成,外侧为软组织肿块;B、C. 冠状位 T_1WI、T_2WI:肿瘤呈不均匀 T_1WI 低信号、T_2WI 高信号,肿瘤骨信号减低,软组织肿块呈 T_1WI 低信号、T_2WI 高信号。

【诊断与鉴别诊断】

多数骨肉瘤 X 线即可诊断,典型表现为干骺端边界不清楚的骨破坏区,穿破骨皮质形成软组织肿块,破坏区及软组织肿块内有肿瘤骨形成、不同形状骨膜增生及破坏。本病需与以下疾病相鉴别。

1. 化脓性骨髓炎

(1)骨髓炎的骨破坏、新生骨和骨膜反应从早期到晚期的变化是有规律的,即早期骨破坏模糊、新生骨密度低、骨膜反应轻微,到晚期骨破坏清楚、新生骨密度高、骨膜反应光滑完整。

(2)骨髓炎的骨增生和骨破坏是联系在一起的,骨破坏周围有骨增生,而增生骨中有骨破坏。骨肉瘤的骨增生和骨破坏不一定具有这种联系。

(3)骨髓炎早期有较广泛的软组织肿胀,骨破坏出现后肿胀反而消退;而骨肉瘤在穿破骨皮质后往往形成软组织肿块。

369

2. 骨纤维肉瘤 发病年龄较大（25~45岁），好发于骨干，呈溶骨性破坏。少见骨质增生，骨膜反应一般较少，破坏区无肿瘤骨形成。

3. 骨转移瘤 发病年龄大，好发于躯干骨和四肢长骨骨端，常为多发，较少出现骨膜反应和软组织肿块。

（二）尤因肉瘤

【概述】

尤因肉瘤（Ewing sarcoma）由 Ewing 在 1921 年首先报道，是带有 *FET*（通常为 *EWSR1*）*-ETS* 基因融合的发生于骨与软组织的未分化的小圆细胞肉瘤，约占骨恶性肿瘤的 5%。骨外尤因肉瘤发生率约 12%。

【临床与病理】

1. 临床表现 好发年龄为 5~15 岁，5 岁以下及 30 岁以后很少发病。男性略多于女性。发生部位与年龄及红骨髓的分布有关。20 岁以前好发于长骨骨干和干骺端，以股骨、胫骨、肱骨和腓骨等多见；20 岁以上好发于扁骨，以髂骨、肋骨和肩胛骨等多见。全身症状似骨感染，如发热、白细胞增多；局部症状以疼痛为主，局部肿块有时早于骨骼改变出现。早期可发生骨骼、肺和其他脏器转移。肿瘤对放射线极为敏感。

2. 病理 肿瘤起源于髓腔，瘤组织富含小圆细胞和血管，无包膜，常被纤维组织分隔成不规则结节状，瘤内可出血、坏死及囊变。

【影像学表现】

1. X线表现

（1）发生于长骨骨干和干骺端者均可分为骨干中心型和周围型，以骨干中心型多见且典型。病变区呈弥漫性骨质疏松，斑点状、虫蚀状溶骨性骨破坏，边界不清，其内常有斑片状骨质硬化。周围型骨皮质呈筛孔样或花边状缺损。

（2）骨膜反应可呈葱皮样，可被破坏形成 Codman 三角，骨表面可见细小的放射状骨针（图 9-38）。病变早期即可穿破皮质形成较大软组织肿块，内可有针状肿瘤骨。发生于扁骨或不规则骨者，骨膜反应常表现为垂直于骨表面的密集、短小一致的细针状。

2. CT表现 CT 对骨破坏区、软组织肿块、肿瘤成骨显示更清楚。增强扫描示肿瘤有不同程度强化（图 9-39）。

3. MRI表现

（1）显示髓腔内浸润、骨质破坏及骨外侵犯早于平片和 CT。

（2）肿瘤呈不均匀 T_1WI 低信号、T_2WI 高信号，皮质信号不规则中断，骨膜反应呈 T_1WI 等信号、T_2WI 中低信号，软组织肿块呈 T_1WI 低信号、T_2WI 高信号（图 9-40），瘤内可见多发细薄的低信号间隔。

【诊断与鉴别诊断】

青少年发病，根据长骨骨干、干骺端溶骨性骨破坏，葱皮样骨膜增生及周围软组织肿块等典型表现可诊断。本病需与以下疾病相鉴别。

1. 急性化脓性骨髓炎 有明确急性病史，全身症状明显且较严重，局部软组织弥漫性肿胀，

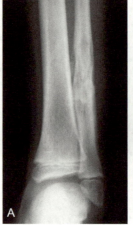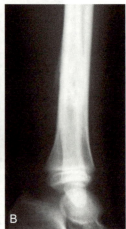

图 9-38 尤因肉瘤 X 线表现

X 线平片（A、B）示腓骨骨干髓腔骨质疏松、点片状溶骨破坏，骨皮质破坏呈花边样缺损，骨膜增生呈层状；侧位（B）见 Codman 三角。

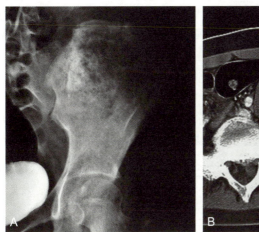
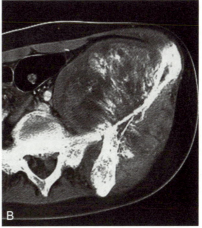

图 9-39　尤因肉瘤 X 线和 CT 表现
A. X 线平片示左侧髂骨点片状骨破坏伴高密度硬化;B. CT 横断位增强扫描示髂骨破坏、垂直于髂骨表面的密集骨针,周围巨大软组织肿块强化不均匀。

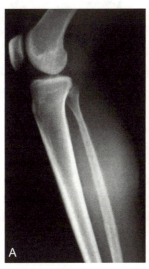
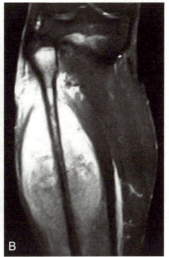

图 9-40　尤因肉瘤 X 线和 MRI 表现
A. X 线平片示腓骨中段骨皮质边缘模糊、后上部骨膜增生、周围软组织肿块;B. MRI 冠状位 T_2WI 示腓骨髓腔及周围软组织肿块呈高信号,腓骨中段外侧皮质部分侵蚀破坏。

破坏区有死骨形成,骨破坏与增生此消彼长,在时空上关系密切。

2. 骨肉瘤　一般位于长骨干骺端,骨破坏区和软组织肿块内常见肿瘤骨形成,骨肉瘤的针状瘤骨粗长、不规则。

(三)骨髓瘤

【概述】

骨髓瘤(myeloma)是一种以浆细胞大量增生为特征的恶性疾病,又称为浆细胞瘤(plasmacytoma)。有单发和多发之分,多发者占绝大多数。单发者少见,其中约 1/3 可转变为多发性骨髓瘤。

【临床与病理】

1. 临床表现　本病约占骨恶性肿瘤的 4.42%,40 岁以上多见,男女之比约 2∶1。好发于富含红骨髓的部位,如颅骨、脊椎、骨盆、胸骨、股骨和肱骨近端等。临床表现复杂,骨骼系统表现为全身性骨骼疼痛、软组织肿块及病理性骨折;泌尿系统表现为急、慢性肾衰竭(骨髓瘤肾);神经系统表现为多发性神经炎。其他表现包括反复感染、贫血和紫癜。实验室检查可见红细胞、白细胞及血小板减少,血沉加快,高蛋白血症,高血钙,本周蛋白尿(约占 50%),骨髓涂片可找到骨髓瘤细胞。

2. 病理 本病起源于红骨髓,在髓腔内呈弥漫性浸润,也可为局限性。初期为髓腔内蔓延,后期可破坏骨皮质,侵入软组织。瘤细胞可分为浆细胞型和网状细胞型,有时两者混杂存在。也可按免疫学方法分型,根据是否产生和分泌免疫球蛋白,分为分泌型和非分泌型两类,前者占90% 以上,后者不到 10%。

【影像学表现】

1. X 线表现

(1)广泛性骨质疏松:以脊椎和肋骨明显。

(2)多发性骨质破坏:生长迅速者,骨质破坏呈穿凿状、鼠咬状改变,边缘清楚或模糊,无硬化边和骨膜反应,多见于颅骨、脊椎和骨盆等,以颅骨最多见和典型(图 9-41);生长缓慢者,破坏区呈蜂窝状、皂泡状改变,伴有骨膨胀性改变,多发生于长骨、肋骨、胸骨和肩胛骨。

(3)骨质硬化:少见,又称为硬化型骨髓瘤,可为单纯硬化或破坏与硬化并存。

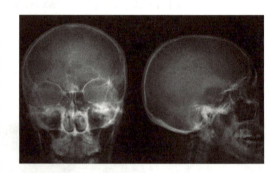

图 9-41 骨髓瘤 X 线表现
X 线平片示颅骨多发穿凿状囊状透亮区,边界清楚,边缘无硬化。

(4)软组织肿块:位于破坏区周围,椎旁软组织肿块很少跨越椎间盘水平至邻近椎旁,肋骨破坏后可形成胸膜下结节或皮下软组织肿块。

(5)病理性骨折:常见于脊柱和肋骨。椎体后缘骨质中断或破坏,为肿瘤侵犯硬膜外的可靠征象。

(6)X 线表现正常:约占 10%。

2. CT 表现 能比 X 线平片更早期显示骨质细微破坏、骨质疏松和骨外侵犯的程度,特别是脊柱、骨盆病变(图 9-42)。

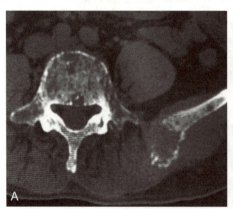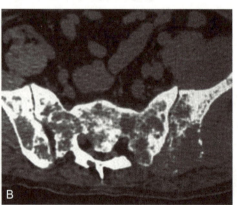

图 9-42 骨髓瘤 CT 表现
CT 横断位(A、B)示腰骶椎、双侧髂骨多发穿凿样骨破坏;左侧髂骨伴膨胀性改变(B)。

3. MRI 表现

(1)对检出骨髓内病变、确定范围非常灵敏。

（2）骨质破坏或骨髓浸润区形态多样,可呈弥漫性、局灶性、不均匀性浸润等,在 T_1WI 上呈低信号,多位于中轴骨及四肢骨近端。

（3）病变呈多发、散在点状或颗粒状浸润时,在骨髓脂肪高信号的衬托下,T_1WI 上呈特征性的"椒盐状"改变（图 9-43）;T_2WI 上病灶呈高信号。

（4）脂肪抑制 T_2WI 或 STIR 序列上,由于骨髓脂肪信号被抑制,病灶的高信号较 T_2WI 更明显。

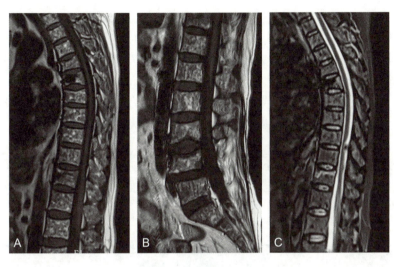

图 9-43　骨髓瘤 MRI 表现
A、B. MRI 矢状位 T_1WI 示胸腰骶椎椎体多发小点状低信号,在高信号脂肪背景衬托下呈"椒盐状";C. T_2WI 脂肪抑制病灶呈较高信号。

【诊断与鉴别诊断】

骨髓瘤的影像学表现在骨髓病变中较有特征性,但诊断主要依靠临床,确诊需骨髓穿刺活检。本病主要应与下列疾病相鉴别。

1. 骨质疏松　多见于老年人,尤其是女性,年龄越大越明显。X 线及 CT 示骨皮质完整,无骨小梁缺损区,无短期内进行性加重趋势。脊柱表现明显而广泛,颅骨一般无异常改变。血、尿实验室检查结果也与骨髓瘤不同。

2. 骨转移瘤　转移瘤大小不一,边缘模糊,多不伴有骨质疏松,病灶间骨质密度正常。出现阳性椎弓根征（椎体破坏而椎弓根保留）、肋骨和锁骨破坏伴有膨胀现象,骨髓瘤多于转移瘤。

3. 甲状旁腺功能亢进症　好发于青壮年,骨质疏松常伴有骨膜下骨吸收和牙槽硬板骨吸收,颅骨有颗粒状细小透光区。实验室检查有高血钙和低血磷,尿中无本周蛋白,肾脏可有多发结石。

（四）骨转移瘤

【概述】

骨转移瘤是指骨外其他组织、器官的恶性肿瘤转移至骨而发病。骨转移瘤颇为多见,仅次于肺和肝转移瘤,居第三位。骨转移瘤多见于中、老年人,多数报告以男性居多。

【临床与病理】

1. 临床表现　身体任何恶性肿瘤都有发生骨转移的可能。但有的很少转移至骨,称厌骨性肿瘤,如皮肤、消化道和子宫的恶性肿瘤;有的则常发生骨转移,称亲骨性肿瘤,如前列腺癌、肾癌、甲状腺癌、乳腺癌、肺癌和鼻咽癌等。全身任何骨骼都可发生转移瘤,但以骨盆、脊柱、颅骨和肋骨等红骨髓集中的中轴骨最多见。

骨转移瘤的临床表现主要是疼痛,多为持续性,夜间加重。有时出现肿块、病理性骨折和压迫症状。实验室检查,成骨性转移者碱性磷酸酶增高、血清钙磷正常或偏低;溶骨性转移者血清钙磷增高;前列腺癌转移者酸性磷酸酶增高。

2. 病理 转移途径主要是血行转移,少数可直接由邻近的原发灶蔓延发病。转移瘤可引起溶骨性破坏、骨质硬化或破坏与硬化混合性改变。镜下骨转移瘤的形态结构一般与其原发瘤相同。

【影像学表现】

1. X线表现

骨转移瘤的X线表现可分为溶骨型、成骨型和混合型,以溶骨型常见。

(1)溶骨型骨转移瘤:骨质破坏表现为松质骨和/或皮质骨的低密度缺损区,边缘较清楚,无硬化,常伴有局限性软组织肿块。

1)发生于长骨时,多位于骨干或邻近的干骺端,表现为骨松质中多发或单发的斑片状骨质破坏;病变发展,破坏区融合扩大,骨皮质也被破坏,但一般无骨膜反应和软组织肿块(图9-44A),常并发病理性骨折。

2)发生于扁骨时,多表现为大小不等的骨质破坏区,有融合倾向,或可见软组织肿块影。发生于脊椎者,则见椎体广泛性破坏,常因承重而被压扁,但椎间隙多保持完整,椎弓根受侵蚀、破坏常见(图9-44B)。

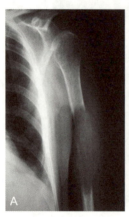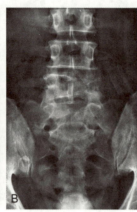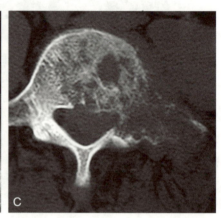

图9-44 溶骨型骨转移瘤X线和CT表现

A. X线平片示左肱骨骨干大片溶骨破坏,局部膨胀,无骨膜反应及软组织肿块;B. 腰椎X线示 L_5 椎体左半骨质破坏塌陷,左侧椎弓根破坏,上下椎间隙正常;C. CT横断位示椎体、左侧椎弓溶骨破坏,边缘模糊,周围软组织肿块。

(2)成骨型骨转移瘤:常常多发,表现为松质骨内斑点状、片状、结节状或棉团状高密度影,密度均匀,边界清楚或不清楚而逐渐移行于正常骨结构中,骨皮质多完整,骨轮廓多无改变,一般无软组织肿块,少有骨膜反应。

(3)混合型骨转移瘤:兼有溶骨型和成骨型转移瘤的骨质改变。

2. CT表现 显示骨转移瘤远比X线平片灵敏,还能清楚显示局部软组织肿块的范围、大小以及与邻近脏器的关系(图9-44C、图9-45、图9-46A)。

3. MRI表现

(1)大多数骨转移瘤在 T_1WI 上呈低信号,在高信号骨髓组织的衬托下显示非常清楚;在 T_2WI 上呈程度不同的高信号,脂肪抑制序列可以清楚显示(图9-46B、C,图9-47)。

(2)多数成骨型骨转移瘤在 T_1WI 和 T_2WI 上均呈低信号。

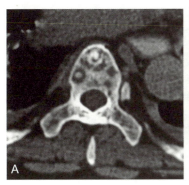
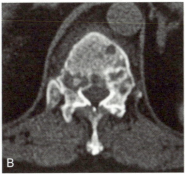
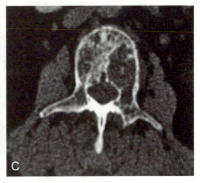

图 9-45　混合型骨转移瘤 CT 表现
CT 横断位示椎体、椎弓根多发溶骨破坏,部分病灶呈高骨密度硬化成骨。

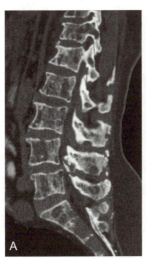
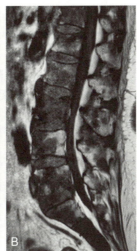
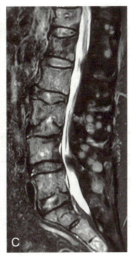

图 9-46　骨转移瘤 CT 和 MRI 表现
A. CT 矢状位重建示腰骶椎多椎体、椎弓、棘突多发大小不一的点片状溶骨破坏;B、C. MRI 矢状位 T_1WI、T_2WI 示病灶呈 T_1WI 低信号、T_2WI 高信号。

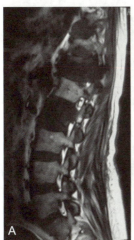
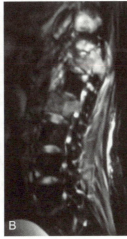
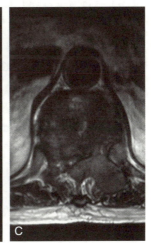

图 9-47　骨转移瘤 MRI 表现
A、B. MRI 矢状位 T_1WI、T_2WI 示胸腰椎多椎体、椎弓骨破坏,呈 T_1WI 低信号、T_2WI 高信号;C. T_2WI 横断位示左侧椎弓根、椎板及横突溶骨破坏并膨胀。

【诊断与鉴别诊断】

骨转移瘤主要发生于中老年人,红骨髓相对集中的中轴骨区域多见,MRI 检出肿瘤比 X 线平片和 CT 灵敏。骨转移瘤需与多发性骨髓瘤相鉴别。

骨转移瘤的病灶多大小不一,边缘模糊,常不伴有明显的骨质疏松,病灶间的骨质密度正常,发生于脊椎者,椎体多先受累,病变发展常累及椎弓根;而多发性骨髓瘤的病灶大小多较一致,呈穿凿样骨质破坏,常伴有明显的骨质疏松,患者血清球蛋白增高,骨髓穿刺涂片示浆细胞增多,可找到骨髓瘤细胞,尿中可出现本周蛋白。

八、软组织肿瘤

软组织肿瘤种类繁多,根据肿瘤组织的生物学行为和分化不同,分为良性和恶性肿瘤两大类,较常见的几种软组织肿瘤介绍如下。

(一)脂肪瘤

【概述】

脂肪瘤(lipoma)由分化成熟的脂肪组织构成,是临床中最常见的良性软组织肿瘤。

【临床与病理】

1. 临床表现 多发生于成年人,尤以中年最多,女性略多于男性;多位于皮下组织,多发于颈、肩、背、臀及大腿等。脂肪瘤常为单发,生长缓慢,质地柔软,临床症状多不明显。

2. 病理 大多包膜完整,呈扁圆形或分叶状,大小不一,体积较大者可出现脂肪坏死、液化、囊变和钙化。镜下,瘤细胞分化成熟,也可含有其他间叶组织成分。

【影像学表现】

1. X 线表现 脂肪瘤表现为圆形或类圆形低密度区,边界清晰。

2. CT 表现(图 9-48)

(1)平扫:表现为软组织内圆形或类圆形脂肪密度影,CT 值范围为 –100~–40Hu,偶见不规则钙化,病灶边界清楚,其内可见分隔,形态随肌肉收缩而发生变化。

(2)增强扫描:病变无强化,其内分隔可见强化。

3. MRI 表现(图 9-49)

(1)平扫:T_1WI 呈高信号,T_2WI 呈中高信号,在脂肪抑制序列上呈低信号,具有特征性;形态规则,呈圆形或类圆形,边界清楚;瘤内纤维分隔呈略低信号,厚度常小于 2mm。

(2)增强扫描:肿瘤本身无强化,瘤内分隔可轻度强化。

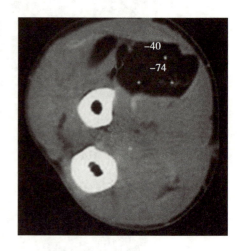

图 9-48 肌内脂肪瘤 CT 表现

右前臂横断位 CT 平扫。右前臂前侧肌群内见分叶状、脂肪样低密度病灶,CT值为 –74Hu,边界清楚,内部可见实性网格样软组织密度影。

【诊断与鉴别诊断】

脂肪瘤 CT 的密度和 MRI 的信号均具有特征性,诊断不难。主要应与含脂肪组织的其他病变相鉴别。

1. 分化良好的脂肪肉瘤 病灶内含有较多脂肪组织,呈团片状分布,其内含有少量软组织可资鉴别。

2. 畸胎瘤 含 3 个胚层组织结构,除脂肪外,还含有其他组织成分,如钙化、骨骼、牙齿和液体成分等,CT 和 MRI 鉴别不难。

(二)血管瘤

【概述】

血管瘤(hemangioma)是常见的良性软组织肿瘤之一,由异常血管构成,生长缓慢,可发生于

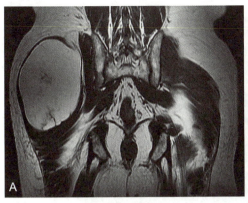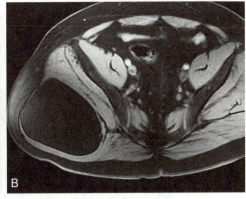

图 9-49 右侧臀部脂肪瘤 MRI 表现

A. 冠状位 T_1WI:右侧臀部见椭圆形肿块,T_1WI 呈高信号,边界清楚,病变内见少量纤细分隔;

B. 横断位脂肪抑制 T_1WI:肿块信号与皮下脂肪信号同步被抑制而呈低信号。

身体的任何部位,皮肤、肌肉、肌腱、滑膜及结缔组织较多见,婴幼儿多发,大部分发病年龄小于 30 岁,发病率女性为男性的 2~3 倍。

【临床与病理】

1. 临床表现 海绵状血管瘤由囊性扩张的管腔、管壁较薄的血管构成。切面呈腔隙状,内含大量淤滞的血液,多在 10cm 以下,质地相对柔软,有假包膜。可发生于任何年龄,多为单发,位于表浅部位者呈凹凸不平的蓝色隆起,位于深部者呈颜色较淡的弥漫性肿块。毛细血管瘤为紫红色肿块,边界清楚、光整,无包膜。肌间血管瘤是深部软组织中最常见的一种血管瘤,各型均可发生,好发于青少年下肢肌肉间。

2. 病理 按照血管腔的大小和血管类型可分为毛细血管型、海绵型、静脉型和混合型四型;按照发生部位可分为皮肤、皮下、肌肉和滑膜四型。海绵状血管瘤在血管瘤中最常见,本节将重点介绍。

【影像学表现】

1. X 线及 CT 表现

(1)海绵状血管瘤常伴有钙化及类圆形的静脉石,呈"纽扣样"高密度影(图 9-50A),具有一定特征性。

(2)CT 增强扫描示病灶呈逐渐强化的特点,延迟期病灶完全强化。

2. MRI 表现

(1)平扫:典型的海绵状血管瘤内有粗细不等的血管,其内充满淤滞的血液,T_1WI 呈等或稍高信号、T_2WI 呈明显高信号,钙化灶在 MRI 各序列均呈低信号(图 9-50B);此外,海绵状血管瘤常含有不同比例的脂肪、纤维、黏液、平滑肌、钙化或骨质等成分,信号通常不均匀;肌间血管瘤常大小不一、形态不规则,在 T_1WI 上呈等低或等高信号,在 T_2WI 上呈较高的混杂信号影。

(2)增强扫描:病灶强化明显,其特征与 CT 动态增强检查相同。

【诊断与鉴别诊断】

本病典型影像学表现是 X 线平片及平扫 CT 上可见到"纽扣样"静脉石,以及 CT 和 MRI 动态增强检查有逐渐强化的特点,诊断并不困难。

(三)神经源性肿瘤

【概述】

软组织神经源性肿瘤主要指发生于外周神经的肿瘤,包括良性的神经鞘瘤、神经纤维瘤和神经纤维瘤病,以及恶性神经鞘瘤和神经纤维肉瘤。本节主要介绍神经鞘瘤。

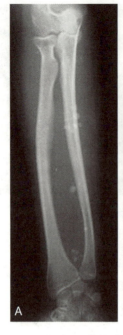
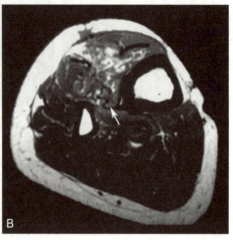

图 9-50 前臂软组织海绵状血管瘤 X 线和 MRI 表现

A. 前臂正位片：软组织内见多发纽扣样钙化；B. 前臂横断位 T₁WI：前臂背侧肌群内见不规则混杂高信号影，其内见扭曲血管样结构。

【临床与病理】

1. 临床表现 本病发病率男女相近，以成年人多见，以 20~40 岁多见。发生部位以四肢、颈部及躯干多见，尤其是四肢屈侧、大神经干周围，如肘、腋窝、腘窝及腕部等。肿瘤一般为无痛性，但压迫神经时可伴有放射性酸胀和麻木感，并沿神经分布区出现触电感。发生在大神经干者可引起神经支配肌群萎缩。

2. 病理 起源于神经鞘的施万（Schwann）细胞，病史长、生长慢，肿瘤沿神经干走行方向生长，常呈椭圆形，纵向活动受限而侧方活动度较大。

【影像学表现】

MRI 表现如下。

（1）平扫：肿瘤为椭圆形，边界清晰，T_1WI 呈等低或稍高信号，T_2WI 呈高信号，如肿瘤内有坏死、出血和胶原性退行性变，T_2WI 表现为小片状混杂信号（图 9-51A、B）。

（2）增强扫描：多呈均匀强化。可显示出肿瘤和神经干的邻接关系，有时可见神经分布区域肌肉萎缩改变（图 9-51C）。

【诊断与鉴别诊断】

MRI 是该病常用的检查方法，灵敏度较高。确诊仍需结合病理检查。

（四）脂肪肉瘤

【概述】

脂肪肉瘤（liposarcoma）是起源于原始间叶组织的恶性脂肪组织肿瘤，是最常见的软组织肉瘤之一，约占软组织肉瘤的 10%~18%。

【临床与病理】

1. 临床表现 好发年龄为 40~60 岁，男性多于女性。多发生于股部、腹膜后、肩胛区等的深部软组织区或血管丰富的部位，皮下脂肪层少见；可有肺及其他内脏转移。临床表现为深部无痛

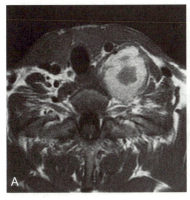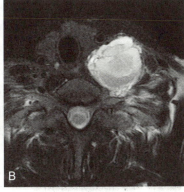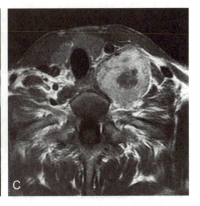

图 9-51 颈部神经鞘瘤 MRI 表现

A. 横断位 T_1WI：左侧颈部间隙内见囊实性肿块，实性部分呈高信号，多囊性部分呈低信号；B. 横断位脂肪抑制 T_2WI：肿块呈不均匀高低混杂信号；C. 横断位 T_1WI 增强扫描：肿块实性部分呈不均匀轻度强化。

性肿块，边界不清，位置固定。

2. 病理 根据组织学可分为高分化型、去分化型、黏液样型、圆细胞型和混合型，其中高分化型最为常见，组织学上，高分化型脂肪肉瘤与成熟的良性脂肪瘤组织和正常脂肪组织非常相似，主要由非典型基质细胞、成熟脂肪细胞和少量成脂肪细胞组成。

【影像学表现】

1. X线表现 病灶较大时表现为局限性稍高密度的软组织肿块影，边界不清；分化较好的病灶内可见低密度脂肪影。

2. CT表现

（1）分化较好者：病灶内含有脂肪成分，可与脂肪瘤相类似，但增强扫描时可有轻度强化。

（2）分化不良者：呈水样至软组织密度肿块影，瘤内脂肪组织常较少或无，形态不规则，边界不清，增强扫描可见强化。

3. MRI表现（图9-52）

（1）分化较好者：瘤内脂肪成分较多，T_1WI、T_2WI 均呈高信号；其内亦可见 T_1WI 低信号、

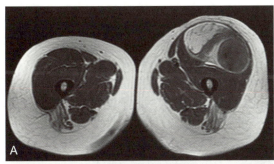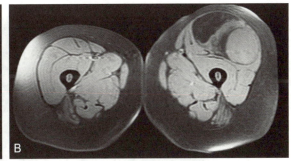

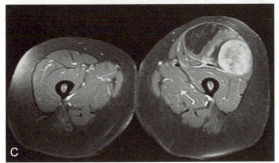

图 9-52 左侧股直肌脂肪肉瘤 MRI 表现

A. 横断位 T_1WI：左侧股直肌群内混杂信号肿块影，前半部呈脂肪样信号，后半部呈不均匀低信号，边界清楚；B. 横断位脂肪抑制 SPGR：病变前半部信号被抑制，与皮下脂肪信号均呈低信号，后半部呈高信号；C. 横断位脂肪抑制 T_1WI 增强扫描：肿块前半部信号被抑制而呈低信号，无明显强化，后半部呈明显不均匀强化。

T_2WI 高信号病灶。

（2）分化不良者：瘤内脂肪成分较少，T_1WI 呈中、低混杂信号，T_2WI 以中、高混杂信号为主，边界模糊；增强扫描常有显著强化。

【诊断与鉴别诊断】

CT 及 MRI 是脂肪肉瘤常用的检查方法，灵敏度较高。一般分化较好的脂肪肉瘤与脂肪瘤鉴别困难。脂肪瘤常发生于皮下，并以脂肪成分为主，增强扫描无强化，对鉴别诊断有一定帮助；分化不良的脂肪肉瘤内脂肪组织较少，与恶性纤维组织细胞瘤、纤维肉瘤、原始神经外胚层肿瘤等鉴别困难。

（五）滑膜肉瘤

【概述】

滑膜肉瘤（synovial sarcoma）约占软组织恶性肿瘤的 5%~10%，是具有一定程度上皮分化的间叶组织梭形细胞肿瘤。按照 WHO 第 5 版骨与软组织肿瘤分类，滑膜肉瘤属于分化不确定肿瘤的一种亚型。

【临床与病理】

1. **临床表现** 滑膜肉瘤多见于 15~40 岁，男性略多于女性。发病部位可以是四肢大关节附近，也可以是全身其他部位。临床症状包括局部隐痛、软组织渐进性肿胀，常伴压痛，病程数月至数年，易误诊为良性病变。如果肿瘤增长迅速，可出现局部皮温升高、皮肤静脉曲张、皮肤溃烂等。

2. **病理** 多数肿瘤紧密附着于周围肌腱、腱鞘或关节囊的外壁，肿瘤呈圆形或分叶状，边界清楚或不清，表面可由受压的邻近组织形成假包膜。切面呈褐色或灰白色，甚至呈鱼肉状，常见出血和坏死灶。按组织病理学特点，可分为非特指类型、梭形细胞型及双相型和差分化型。

【影像学表现】

1. **X 线表现** 软组织肿块、肿瘤钙化及局部骨质破坏是滑膜肉瘤的基本 X 线表现。

2. **CT 表现** 可较清楚地显示肿块的大小、范围，与周围组织的关系，以及 X 线片难以显示的钙化。

（1）平扫：呈圆形或分叶状肿块，边界清楚，密度多低于肌肉且多不均匀，内见更低密度的液化、坏死及高密度出血区；滑膜肉瘤钙化常位于病灶的周边，称边缘性钙化（图 9-53），是滑膜肉瘤

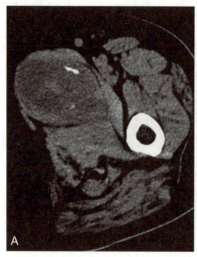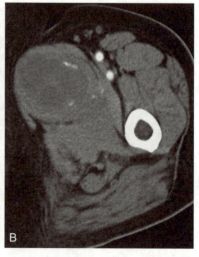

图 9-53 滑膜肉瘤 CT 表现

A. CT 平扫示左大腿内侧类圆形肿块，边界清楚，密度不均，以低密度为主，边缘见点、条状钙化；B. CT 增强扫描示肿块不均匀轻度强化。

CT 平扫常见的特征。

（2）增强扫描：肿瘤多呈不均匀强化，少数肿瘤周围可见异常增粗的血管。

3. MRI 表现　肿瘤多为类圆形或分叶状肿块，在 T_1WI 上信号多呈等低肌肉信号，肿瘤合并出血时见小斑片状早期低信号、后期高信号。在 T_2WI 上信号多不均匀，肿瘤内常呈现高、中、低三种信号混合存在的征象，也称为"三信号征"；有时在 T_2WI 脂肪抑制序列上能见到特征性"铺路石"征象，部分病例肿块内可出现液-液平面。MRI 增强检查示肿瘤呈片絮状不均匀强化（图9-54），其内也可夹杂点片状无强化的区域。

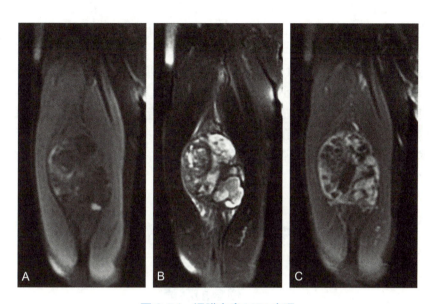

图 9-54　滑膜肉瘤 MRI 表现
A. T_1WI 示大腿背侧类圆形肿块，边界较清，呈低信号为主的混杂信号，内见小片状高信号；B. T_2WI 示肿块内高、中、低三种信号混合存在，呈"三信号征"；C. T_1WI 增强扫描示肿瘤不均匀明显强化。

【诊断与鉴别诊断】

滑膜肉瘤好发于青年人四肢关节旁软组织，影像学表现为关节旁软组织肿块，边缘性钙化、MRI 的"三信号征"、特征性"铺路石"征象具有一定特点，最后确诊需病理组织学检查。

滑膜肉瘤需与色素沉着绒毛结节性滑膜炎、纤维肉瘤、侵袭性纤维瘤、恶性神经鞘瘤等相鉴别。

1. 色素沉着绒毛结节性滑膜炎　可同时侵及关节内外组织；病灶内因有大量含铁血黄素沉积，且于 T_1WI、T_2WI 上均呈低信号，具有一定特异性；较少出现钙化。

2. 纤维肉瘤　发病年龄较滑膜肉瘤大，软组织肿块巨大而骨质破坏较轻，无明显钙化，免疫组织化学染色示 CK、EMA 表达阴性，Vim 表达弥漫阳性。

3. 侵袭性纤维瘤　多见于中年，好发于大腿、腹壁及腹膜后，密度低于肌肉，且多均匀；因富含纤维成分，T_1WI 及 T_2WI 多呈低信号；增强扫描多呈渐进性强化。

4. 恶性神经鞘瘤　多包绕神经束，且有"靶环征"，S-100 表达强阳性。

（王绍武　李欣　于静红）

第十章　儿科影像诊断

　　儿科影像学主要用于小儿疾病的检出、诊断、治疗和随访。近年来,儿科影像学发展迅速,已成为医学影像学的一个重要分支。儿童全身组织和器官处于成长阶段,该阶段遗传性、先天性疾病最为常见,感染性疾病亦有较高的发病率和死亡率。医学上小儿和成人有较多不同,如解剖方面,成人各器官均处于发育成熟阶段;生理方面,小儿的脉搏和呼吸频率均较成人快。值得注意的是,病理变化与年龄关系密切,如小叶性肺炎常见于婴幼儿,大叶性肺炎以成年人多见。小儿病情变化较快,可迅速痊愈,但也可进展迅速而猝死。部分疾病仅见于某一年龄段的儿童。有鉴于小儿疾病的特点以及医学影像学在儿科各系统疾病诊治中的地位,本章重点介绍儿科疾病影像学检查技术的特殊性以及小儿正常和异常的影像特点,并介绍一些仅见于或主要见于儿科的常见疾病的影像诊断内容。

第一节　检查方法与要求

一、检查前准备

　　由于儿童尤其是婴幼儿的生理特殊性,进行儿科影像学检查时除常规的准备外,还需特别注意以下两点。

(一)镇静

　　儿科影像学检查过程中,患儿保持不动是提供高质量影像片的前提条件。因此,根据检查需要给予患儿镇静剂是儿科检查中重要的一环。X线检查和患儿可以配合的CT检查,一般情况下不需要镇静。MRI检查时间较长,10岁以下不能合作的患儿必须镇静。常用镇静剂主要包括:①10%水合氯醛:检查前半小时内口服或者保留灌肠,剂量一般为50~100mg/kg;②苯巴比妥:5mg/kg肌内注射,效果不理想者可加用水合氯醛口服或灌肠。用药前需要仔细询问患儿病史,了解肝肾功能等,用药后需要密切观察。

(二)防护

　　儿童处于生长发育期,X线及CT检查中射线有一定的辐射损害,因此检查前必须应用铅皮对非检查部位进行遮挡,以避免对性腺、甲状腺等结构的损伤。此外,最大限度地缩短曝光时间、缩小片-物间距、选择低剂量CT扫描等均可有效减少患儿的辐射损害。由于MRI检查噪声较大,检查前需要为患儿佩戴防护耳机,避免听力受损。

二、X线检查

　　透视检查主要用于支气管异物的诊断。阳性异物诊断较容易,阴性异物可以通过观察吸气相与呼气相纵隔、膈肌、胸廓等位置的变化判断异物情况。

　　X线平片是小儿呼吸系统及骨关节系统疾病的首选检查方法。新生儿及婴幼儿正位片一般采用仰卧位,侧位片可选择仰卧侧位,3岁以上儿童可选择立位片。摄影范围应包含检查部位,并根据病情需要适当扩大视野。吸气末为曝光最佳时间,哭闹患儿可以选择一次哭声末与下一哭声间的间隔时间曝光。腹部 X 线检查多采用立位正位片,必要时拍摄倒立位片(如怀疑肛门或直肠闭锁)。

胃肠造影检查是小儿胃肠道疾病的首选检查方法。钡餐检查前准备同成人检查。对比剂可以选择医用硫酸钡或泛影葡胺注射液。新生儿一般用量为 20~40ml,可疑食管闭锁者,经食管插管注入少量 30% 泛影葡胺并动态观察病变情况,检查完成后及时吸出注入的对比剂。钡剂灌肠是小儿结肠病变的首选检查方法,检查准备及对比剂应用情况与成人基本一致,对于怀疑先天性巨结肠的患儿,检查时导管插入位置不宜过深,稍超过肛门即可。

小儿泌尿系统可选择静脉肾盂造影检查诊断先天性发育异常,对比剂一般选择非离子型有机碘对比剂。摄影时间选择与成人检查一致。

X 线检查在中枢神经系统无确切应用价值。创伤性脑室造影、气体造影等已被超声、CT 和 MRI 代替。X 线血管造影及 DSA 检查也逐渐被 CTA、MRA 代替。

三、CT 检查

CT 扫描技术与成人相同,主要包括平扫、增强扫描和造影扫描,注重低剂量扫描。扫描层厚一般为 5mm。增强扫描使用的对比剂为非离子型对比剂,依照千克体重适量应用。年龄较小不能配合者需要进行镇静,睡眠后检查。

中枢神经系统 CT 扫描适用于颅脑、椎管及椎管内病变的诊断,主要用于小儿脑疾病的常规筛查及诊断,如脑肿瘤、出血、颅骨及颅底骨折等,也可应用 CTA 诊断小动脉瘤或动静脉畸形,应用脑 CT 灌注早期诊断脑梗死,应用脊髓动脉 CTA 诊断脊髓血管病变等。CT 对病变内钙化及受累骨质改变也具有较独特的诊断价值,但是对脑白质、蝶鞍区、脑干及视交叉后病变等诊断不如 MRI。

呼吸系统及腹部 CT 扫描前需要对患儿进行呼吸训练,以减少伪影。胸部 CT 平扫主要观察肺窗、纵隔窗,观察骨质改变应选择骨窗。平扫发现病变后,增强检查能够更好地显示肺门与纵隔结构,了解病变血供及其与邻近血管等结构的位置关系。CT 强大的图像后处理技术也为病变观察与诊断提供重要支持。此外,高分辨力 CT 是常规 CT 的有效补充,对肺部细微结构及病变显示清楚,可用于肺小叶及肺间质病变的观察、诊断等。低剂量 CT 扫描在儿童胸部疾病诊断中的应用逐渐增多,通过降低扫描剂量能够有效降低辐射损伤。

腹部 CT 扫描一般需要口服水充盈肠管。多种图像后处理技术的应用有利于对占位性病变范围及周围侵犯作出准确判断。

心脏 CT 扫描主要用于儿童冠状动脉、心肌病、心包病变、心脏肿瘤、肺动脉血栓及各种先天性心脏病的诊断。年龄较小不能配合者需要进行镇静。扫描体位为横断位,扫描范围较成人大,需要包括主动脉弓上方至膈上,以便观察主动脉及肺动脉改变。

骨关节系统 CT 扫描一般需要薄层扫描,四肢病变尽可能双侧对称扫描,以提供正常解剖对照。血管及软组织源性病变需要进行增强检查,并且根据诊断需要应用多种后处理技术以协助诊断。

四、MRI 检查

MRI 组织分辨力高,无辐射损害,适用于儿科中枢神经系统各种疾病的诊断,尤其是新生儿缺氧缺血性脑病、脑白质病变、先天发育性疾病、鞍区及颅后窝病变等。MRA 对小儿脑血管发育畸形有重要诊断价值。其他脑功能成像技术如 DWI、DTI、SWI、MRS 在儿科中枢神经系统疾病诊断中也得到广泛应用。年龄较小不能配合者需要进行镇静,睡眠后检查。

MRI 在胸部主要用于心脏、纵隔、大血管病变诊断,观察病变与纵隔内结构的位置关系。心脏 MRI 扫描序列包括自旋回波 T_1WI、梯度回波电影序列、相位对比法电影序列,并可根据需要进行磁共振血管成像,成像方位包括横断位、前斜位、冠状位、长轴位、短轴位,主要用于各种先天性心脏病的诊断及术后随访。

腹部 MRI 扫描技术及应用与成人相似。MRCP 对小儿先天性胆道系统疾病诊断价值较高,对胆结石显示也较灵敏。MRU 能够较好地显示小儿以肾及输尿管积水为主要表现的泌尿系统疾病和肾脏多囊性疾病,且积水程度越重效果越好。但是,MRU 只能显示积水情况,不能作出直接诊断。

MRI 具有多方位成像、软组织分辨力高等优势,对肌肉、肌腱、韧带、软骨等结构的显示效果高于 CT。常规扫描图像即有良好的组织对比;脂肪抑制技术可用于鉴别脂肪与出血性病变;增强扫描有利于小病变的显示、病变范围和侵犯程度的确定,以及了解病变血供及协助定性诊断等。但是 MRI 对骨质及钙化的显示能力逊于 CT。

第二节　中枢神经系统

一、基本病变影像表现

(一) 形态改变

1. 病变的形态　病变的形态常提示病变的性质,常见的病变形态如下所示。

(1) 肿块:团块状病变,常见于肿瘤、炎性假瘤等。

(2) 片状病灶:斑片状、边缘清或不清的病灶,常见于炎症、梗死、脱髓鞘疾病等。

(3) 囊性病灶:类圆形含液体的病灶,有张力,常见于蛛网膜囊肿、表皮样囊肿、皮样囊肿等。

2. 脑与脊髓形态改变　脑与脊髓变形、增大、缩小甚至消失,可以是发育畸形、外伤、出血、肿瘤等。

(1) 脑萎缩:可为局限性或弥漫性。皮质萎缩显示脑沟、脑裂增宽,脑池扩大;髓质萎缩显示脑室扩大。

(2) 脑积水:显示脑室系统扩大。交通性脑积水时,脑室系统普遍性扩大;梗阻性脑积水时,梗阻近侧脑室扩大。

(二) 位置改变

1. 脑与脊髓位置改变　脑、脊髓由于病变影响可发生移位,表现为上、下、左、右、前及后移位,通常提示有占位性病变或畸形,结构移位的特点有助于病变的定位。

2. 占位效应　为颅内与椎管内占位性病变及周围水肿所致,表现为局部蛛网膜下腔、脑沟、脑池、脑室受压变窄或闭塞,中线结构或脊髓向对侧移位。

(三) 密度改变

CT 密度与病变组织特点相关,常与脑组织作比较,分为 4 类。

1. 高密度病灶　常见于急性期血肿、钙化和富血供性肿瘤等。

2. 等密度病灶　常见于一些肿瘤、血肿吸收期、血管性病变等。

3. 低密度病灶　见于某些肿瘤、炎症、水肿、囊肿、脓肿等。

4. 混杂密度病灶　为各种密度混合存在的病灶,见于某些肿瘤、血管性病变、脓肿等。

(四) 信号改变

1. 肿块的信号改变　一般肿块含水量高,T_1WI 呈低信号,T_2WI 呈高信号;脂肪类肿块 T_1WI 呈高信号,T_2WI 呈高信号,压脂后呈低信号;含顺磁性物质的黑色素瘤 T_1WI 呈高信号,T_2WI 呈低信号;钙化和骨化肿块 T_1WI 呈低信号,T_2WI 呈低信号。

2. 囊肿的信号改变　含液囊肿 T_1WI 呈低信号,T_2WI 呈高信号;而含黏蛋白的囊肿和类脂

性囊肿则 T_1WI 呈高信号, T_2WI 呈高信号。

3. 水肿的信号改变 T_1WI 呈片状低信号, T_2WI 呈片状高信号。

4. 出血的信号改变 与出血的时期相关,表现为:①急性期: T_1WI 与 T_2WI 呈等信号;②亚急性期:周围 T_1WI 呈高信号, T_2WI 呈高信号并向中心推进;③慢性期: T_1WI 呈高信号, T_2WI 呈高信号,周围低信号为含铁血黄素沉积;④囊变期: T_1WI 呈低信号, T_2WI 呈高信号,周围低信号环更加明显。

5. 梗死的信号改变 与梗死的时期相关,表现为:①超急性期:常规 MRI 常阴性,DWI 呈高信号;②急性期: T_1WI 呈低信号, T_2WI 呈高信号,DWI 呈高信号;③亚急性期: T_1WI 呈低信号, T_2WI 呈高信号,DWI 呈高、等、低信号;④慢性期: T_1WI 呈低信号, T_2WI 呈高信号,DWI 呈低信号。

(五) 骨质改变

1. 颅骨与脊椎本身病变 包括:①骨折;②骨质破坏:常见于肿瘤、炎症等。

2. 颅内与椎管内病变累及骨质 表现为骨质破坏和/或增生改变,常见于相应部位的肿瘤、炎症等。

(六) 血管改变

1. 血管形态改变 包括:①增粗、迂曲:常见于肿瘤、血管畸形的供血血管、动脉硬化等;②血管池:见于恶性肿瘤;③血管巢:常见于血管畸形。

2. 血管管腔改变 包括:①血管细与窄:常见于先天性发育不良、狭窄、血管痉挛、肿瘤侵犯等;②局限性膨大:常见于动脉瘤、动脉开口等。

3. 血管位置改变 包括:①推压与移位:常见于占位性病变;②血管穿行病变:常见于炎症、脱髓鞘等非肿瘤病变。

(七) 强化方式

1. 均匀强化 见于脑膜瘤、淋巴瘤、动脉瘤等。

2. 非均匀强化 多见于恶性肿瘤、血管畸形等。

3. 环形强化 见于脑脓肿、脑结核瘤、胶质瘤等。

4. 无强化 见于水肿、囊肿等。

二、常见疾病影像表现

儿科中枢神经系统疾病主要为感染性、先天性和肿瘤性疾病,新生儿期则以胚胎脑病和缺氧脑损伤为主。

(一) 胚胎脑病

【概述】

胚胎脑病(embryonic cerebropathy)为病原体通过胎盘感染胎儿造成的神经系统损害。临床常用先天性 "TORCH" 感染来归纳这一组胚胎期感染,常见病因即:①T:弓形虫(toxoplasma);②O:已知的其他病原体(other agents),如梅毒、埃可病毒、呼吸道合胞病毒、水痘-带状疱疹病毒、腺病毒等;③R:风疹病毒(rubella virus);④C:巨细胞病毒(cytomegalovirus);⑤H:单纯疱疹病毒(herpes simplex virus)。其中以风疹病毒和巨细胞病毒引起胚胎脑病较多见,临床常遗留中枢神经系统功能障碍或智力低下。母子两代血清学检查具有诊断意义。

【临床与病理】

1. 临床表现 临床上多表现为小头畸形、智力低下、癫痫、听力丧失和肌张力异常等。

2. 病理 病原体对神经系统的损伤程度取决于感染时的胎龄,感染发生得越早,脑损伤程度就越重。感染可导致生发基质坏死,神经元、神经胶质细胞减少和血管炎等,并可继发室管膜下或皮质下白质内营养不良性钙化。中早期感染(胎龄<6 个月)常合并无脑回畸形、巨脑回畸形、多小脑回畸形等大脑皮质发育畸形和小脑发育不良;晚期感染仅表现为髓鞘发育延迟或破坏

和神经胶质细胞增生。

【影像学表现】

室管膜下钙化伴脑发育不良、脑积水和脑发育畸形为典型影像学表现。

1. X线表现 平片诊断价值不大,临床上较少使用。

2. CT表现(图10-1)

(1)室管膜下和皮质下白质内多发斑点样钙化为本病特征性表现。

(2)中早期感染可见小头畸形,白质体积减少,脑室扩张,局部脑回粗大、皮质增厚,小脑发育不良。

(3)后期感染可见局部白质密度减低。

3. MRI表现

(1)MRI发现脑白质病变的灵敏度高,表现为白质内局灶性 T_1WI 呈低信号, T_2WI 呈高信号。

(2)钙化灶检出不灵敏。

4. 超声表现 经颅超声为新生儿期首选检查方法。

(1)室管膜下和皮质下白质内钙化呈强回声。

(2)部分患者可见基底节丘脑区线样或分枝状强回声,即豆纹血管病变(lenticulostriate vasculopathy)。

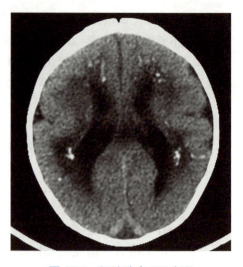

图10-1 胚胎脑病CT表现

女婴,出生25天。平扫CT示双侧脑室扩大,侧脑室周围室管膜下多发散在点条状钙化,巨脑回畸形。

【诊断与鉴别诊断】

室管膜下或皮质下白质内钙化合并脑先天发育畸形,应首先考虑本病;母子两代血清学检查具有诊断意义。本病需与结节性硬化、脑面血管瘤病相鉴别。

(二)新生儿缺氧缺血性脑病

【概述】

新生儿缺氧缺血性脑病(hypoxic ischemic encephalopathy,HIE)是由新生儿窒息引起的脑供血和能量代谢异常所致的一种全脑性损伤。

【临床与病理】

1. 临床表现 新生儿缺氧缺血性脑病可表现为宫内窘迫,出生后不久即出现以下异常神经症状:意识障碍,如过度兴奋(易激惹、肢体颤抖、自发动作增多、睁眼时间长及凝视等)、嗜睡、迟钝,甚至昏迷;常伴有肢体肌张力改变,原始反射异常。病情较重者可有惊厥。

2. 病理 足月儿与早产儿缺氧缺血性脑病有其各自的好发部位,因此,其病理改变不尽相同。早产新生儿缺氧缺血性脑病的主要病理改变包括生发基质出血、脑室旁出血性脑梗死、脑室周围白质软化、脑白质发育不良及脑梗死。足月新生儿缺氧缺血性脑病的主要病理改变包括选择性神经元坏死、矢状旁区脑损伤、基底节/丘脑损伤、颅内出血及脑梗死。

【影像学表现】

1. X线表现 平片诊断价值不大,临床上较少使用。

2. CT和MRI表现

(1)早产儿缺氧缺血性脑病

1)生发基质出血:分为以下4级。1级,室管膜下血肿;2级,血肿破入脑室内且不伴有脑室扩张;3级,血肿破入脑室内且伴有脑室扩张;4级,脑室旁出血性脑梗死。

2)脑室周围白质软化和脑白质发育不良:显示脑室周围多个小囊状病灶,形成瑞士奶酪样表现,小囊融合后,造成脑室周围白质减少和脑室扩张。

3）脑梗死和蛛网膜下腔出血：呈相应的影像学表现。

（2）足月儿缺氧缺血性脑病

1）矢状旁区脑损伤：表现为大脑镰旁脑皮质密度或信号异常，常对称，多见于顶枕叶。

2）基底节/丘脑损伤：为足月新生儿缺氧缺血性脑病的典型表现，表现为位于双侧基底节、丘脑的对称的异常密度或信号（图10-2）。

【诊断与鉴别诊断】

新生儿缺氧缺血性脑病受多种因素影响，目前仅据影像学检查进行早期评估尚存在一些不足，因此必须密切结合临床、实验室检查和跟踪随访，以比较客观地作出评价。

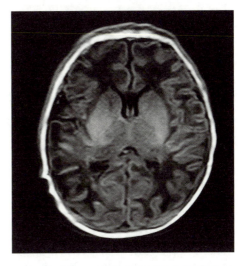

图 10-2　新生儿缺氧缺血性脑病（基底节区损伤）MRI 表现

MRI 平扫 T_1WI 可见双侧基底节区对称性、片状较均匀高信号，边缘模糊。

第三节　头颈部

一、基本病变影像表现

（一）形态改变

形态改变包括头颈颌面部结构变形、扩大、缩小甚至消失，通常提示外伤、畸形、肿瘤等病变。

（二）位置改变

各结构可发生移位，表现为上、下、左、右、前及后位置的改变，通常提示占位性病变或畸形。

（三）骨质改变

骨质中断为外伤骨折所致，骨质破坏提示原发恶性肿瘤或转移性肿瘤等。

（四）密度改变

病变呈低密度提示水、脂肪含量增多，或提示存在气体；呈等密度，多见于炎症或肿瘤性病变；呈高密度，见于骨瘤、钙化等。

（五）信号改变

MRI 信号异常见于炎症和肿瘤性病变，多表现为 T_1WI 低信号、T_2WI 高信号。

二、常见疾病影像表现

头颈部先天性病变比较常见，熟悉头颈部各器官正常胚胎发生、恰当选择影像学检查方法对小儿头颈部先天性疾病诊断很重要。识别正常结构和变异是准确诊断的前提，超声和 MRI 为首选检查方法。

（一）腺样体肥大

【概述】

腺样体又称咽扁桃体或增殖体，为鼻咽部淋巴组织，位于鼻咽顶壁与后壁交界处。约在出生后 6~12 个月时开始发育，2~10 岁为其增殖旺盛期，10 岁以后开始逐渐萎缩至成人状态。腺样体可因多次炎症刺激而发生病理性增生，称为腺样体肥大（adenoid hypertrophy，AH）。多见于儿童，常与慢性扁桃体炎并存。

【临床与病理】

1. 临床表现 鼻塞、张口呼吸、打鼾、听力减退和耳鸣。

2. 病理 腺样体位于鼻咽顶壁与后壁的交界区。儿童鼻咽腔狭小,肥大的腺样体常堵塞后鼻孔和咽鼓管咽口;常并发鼻炎、鼻窦炎和分泌性中耳炎。

【影像学表现】

1. X线表现 侧位平片表现为鼻咽顶壁与后壁软组织局限性增厚,表面较光滑,导致相应气道狭窄(图10-3)。

2. CT表现

(1)平扫:CT平扫宜作为常用检查方法,表现为鼻咽顶壁与后壁软组织对称性增厚,表面可不光滑,鼻咽腔狭窄;咽旁间隙等周围结构形态密度异常;颅底无骨质破坏;伴发中耳炎、鼻窦炎时出现相应改变。

(2)增强扫描:必要时进行CT增强扫描,鼻咽部增厚的软组织呈均匀强化,咽底筋膜表现为明显线样强化。

3. MRI表现 MRI宜作为首选检查方法,矢状位可清晰显示鼻咽顶后壁腺样体的肥大程度及鼻咽腔的狭窄程度,肥大腺样体呈均匀 T_1WI 等信号、T_2WI 高信号。

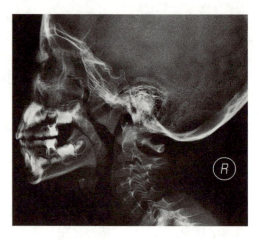

图10-3 腺样体肥大X线表现
男,5岁。鼻咽侧位片显示鼻咽顶壁与后壁软组织局限性增厚,表面光滑,相应气道狭窄。

【诊断与鉴别诊断】

本病依据临床症状、内镜检查,结合影像学表现可明确诊断。需与咽部脓肿、鼻咽纤维血管瘤相鉴别。

(二)先天性发育畸形

小儿头颈部疾病病种繁杂,以先天性和感染性疾病多见,影像学检查在诊断中起重要作用。CT特别是HRCT扫描是检出骨性结构先天畸形的首选检查方法,而软组织结构的先天发育畸形MRI检查应作为首选检查方法,对于颈部、颌面表浅病变应以超声检查作为首选检查方法。不同区域先天性发育畸形各不相同。

1. 小儿眼部先天发育畸形 包括早产儿视网膜病(retinopathy of prematurity,ROP)、外层渗出性视网膜病变(又称Coats病)、硬化性眼内炎(sclerosing endophthalmitis)、星形细胞错构瘤(astrocytic hamartoma)、先天性白内障(congenital cataract)等。

2. 小儿先天性耳部畸形

(1)先天性外耳畸形:多见于先天性小耳及外耳道闭锁或狭窄。

(2)先天性中耳畸形:常与外耳畸形同时发生,且外耳畸形程度可在一定程度上反映中耳畸形的严重程度。中耳畸形主要有鼓室倾斜、狭窄及听骨链畸形,主要症状为传导性耳聋。

(3)先天性内耳畸形:可局限于半规管和前庭,亦可与耳蜗畸形合并存在,或与外、中耳畸形同时存在。较为常见的先天性内耳畸形包括:Mondini型(骨及膜迷路的各种畸形)、Michel型(发育不全型)、前庭及半规管畸形、大前庭水管综合征。本病多为双侧,出生后均有轻重不等的感觉神经性耳聋。

3. 鼻先天性疾病 主要为先天性后鼻孔闭锁或狭窄(congenital atresia or stenosis of posterior nare)、脑膜膨出和脑膜脑膨出(meningocele and meningoencephalocele)。

4. 小儿颈部先天性病变 有甲状舌管囊肿(thyroglossal cyst)、鳃裂囊肿(branchial cleft cyst)等。淋巴管瘤(lymphangioma)、淋巴瘤(lymphoma)、血管瘤(hemangioma)和咽后脓肿(retropharyngeal abscess)也较常见。

（三）早产儿视网膜病

【概述】

早产儿视网膜病（retinopathy of prematurity，ROP）与出生时的胎龄和体重密切相关，尤好发于出生时胎龄<32周、体重<1 500g，并在出生后10天内长时间接受高浓度氧治疗的早产儿。

【临床与病理】

1. 临床表现　本病常发生于出生体重低于1 500g、出生后10天内接受高浓度氧气治疗的早产儿。主要症状为眼盲、瞳孔区白色反光等，可能会引起视网膜脱落、小眼症、白内障等并发症。

2. 病理　由于早产儿视网膜血管发育不完善，高浓度氧可引起视网膜血管收缩，造成视网膜缺氧，致血管生长因子呈高表达，进而导致新生血管形成并伴有纤维组织增生。在新生血管及纤维组织的牵拉下，导致视网膜下渗出、出血和视网膜脱离，并形成小眼畸形。

【影像学表现】

1. X线表现　X线诊断价值不大。

2. CT表现

（1）表现同其他病因引起的视网膜脱离，在视网膜下形成"V"形阴影，位置常局限在视网膜后部视盘附近。

（2）双眼发病，但双侧病变常不对称。

（3）病变轻微者眼球大小正常，严重时眼球变小。

3. MRI表现　MRI可清晰显示视网膜脱离和出血，T_1WI显示出血常呈均匀高信号，T_2WI依据时间不同可呈低或高信号。

【诊断与鉴别诊断】

双眼病变结合临床病史是鉴别本病与其他病因引起的视网膜脱离的依据。此外，本病还需与视网膜母细胞瘤相鉴别，本病常有眼球变小，而钙化少见，以资鉴别。

（四）视网膜母细胞瘤

【概述】

视网膜母细胞瘤（retinoblastoma，RB）为儿童最常见的眼球内恶性肿瘤，绝大多数发生在3岁以前，也可见于新生儿，部分病例有遗传倾向，为常染色体显性遗传。

【临床与病理】

1. 临床表现　多表现为"白瞳征"，即瞳孔区有黄光反射。部分患儿可双眼同时或先后发病。

2. 病理　肿瘤位于视网膜后部，呈白色或灰白色，质脆，形态多不规则，肿瘤内有丰富的血管网，常见坏死、出血和钙化。该肿瘤属于神经外胚层肿瘤，起源于视网膜的神经细胞或神经节细胞，肿瘤镜下病理特征为瘤细胞排列呈假菊形团状。

【影像学表现】

1. X线　平片诊断价值不大，部分患儿仅可见眶内钙化斑块影。

2. CT表现　CT检查诊断视网膜母细胞瘤的灵敏度和特异度均较高。眼球内不规则钙化性肿块是诊断的重要直接征象，钙化呈团块状、片状或斑点状（图10-4）。

3. MRI表现　与正常玻璃体信号相比，肿块T_1WI呈稍高信号、T_2WI呈低信号，并有明显强化（图10-5）。MRI观察视神经转移及颅内侵犯更灵敏，可作为超声和CT的补充检查方法。

4. 超声表现　超声检查可表现为玻璃体腔内肿块，起自眼底光带，回声强弱不均匀；常见强回声"钙斑"，其后有声影；CDFI可见瘤内有丰富血流信号。

值得注意的是，影像学检查可对肿瘤进行分期：①病变局限在眼球内为眼球内期；②病变局限在眼球内，伴有眼球增大为青光眼期；③病变局限于眶内为眶内期；④病变同时累及颅内或发

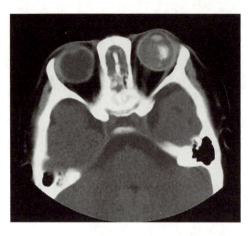

图 10-4 视网膜母细胞瘤 CT 表现
男,2 岁。CT 横断位平扫见左侧眼球玻璃体腔内肿块,有斑片状钙化,左侧眼球较对侧增大。

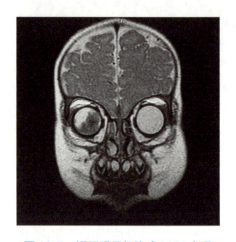

图 10-5 视网膜母细胞瘤 MRI 表现
女,8 个月。MRI 平扫冠状位 T_2WI 见右侧眼球玻璃体腔内不规则肿块,呈低信号。

生远处转移为眶外期。肿瘤的准确分期对选择治疗方案及评估预后均具有重要意义。

【诊断与鉴别诊断】

3 岁以下儿童发现"白瞳征"且有眼球内钙化性肿块,应首先考虑视网膜母细胞瘤。鉴别诊断包括永存原始玻璃体增生症和 Coats 病。

第四节 呼吸系统

一、基本病变影像表现

儿童胸部疾病的检查方法与成人一样,也有所区别;常规胸部平片由于空间分辨力较高、成本低、方法简单、检查时间短、射线损害小,是儿童胸部检查的首选方法。检查时要对儿童性腺进行特别保护。

儿童胸部影像学表现与成人相比有如下特点。

1. 早产儿因肺内充气不足,胸廓呈钟形;足月儿胸廓呈圆柱形;随年龄增长,胸廓逐渐呈上窄下宽的圆锥形。半岁内婴儿常采取仰卧位检查,因胃泡内充气较多,膈肌抬高。

2. 儿童胸腺在胸部正位片形态多样,可表现为帆形、圆形、弧形、锥形及波浪形等,并随儿童年龄及健康状况的不同而发生变化,3 岁以内多见,8 岁以后胸片极难发现胸腺。典型的胸腺具有以下特点:①典型形态呈帆形,约占 5%;②吸气像胸腺明显减小;③外缘呈波浪形。

3. 正常胸腺的 CT 检查横断位图像呈四边形或三角形,为位于上纵隔的均匀软组织密度影,接近肌肉密度,高于血管密度;正常胸腺的 MRI 表现为胸腺 T_1WI 信号低于脂肪,比肌肉稍高,T_2WI 高于肌肉和脂肪。

二、常见疾病影像表现

儿童呼吸系统常见疾病有新生儿肺疾病,气管、支气管和肺发育异常以及呼吸道异物。

新生儿肺疾病多引起新生儿呼吸困难,根据病因可分为机械阻塞、通气障碍和循环异常。临床常见疾病有新生儿呼吸窘迫综合征、吸入综合征(羊水、胎粪)、新生儿肺出血、未成熟肺、新生儿湿肺、持续性胎儿循环等。本节主要介绍新生儿呼吸窘迫综合征、吸入综合征。

儿童常见的气管、支气管和肺发育异常有气管性支气管、支气管狭窄/闭锁、支气管囊肿、肺不发育、肺隔离症、先天性囊性腺瘤样畸形等疾病。本节主要介绍先天性气管狭窄、肺不发育和肺发育不全、先天性囊性腺瘤样畸形。

（一）新生儿呼吸窘迫综合征

【概述】

新生儿呼吸窘迫综合征（neonatal respiratory distress syndrome，NRDS）也称为肺透明膜病（hyaline membrane disease，HMD），指由于肺发育不成熟，主要是Ⅱ型肺泡细胞表面活性物质缺乏而导致的进行性肺泡不张、肺液转运障碍、肺毛细血管充血、肺泡间质水肿、通透性增加而致透明膜形成。

【临床与病理】

1. 临床表现　主要表现为进行性呼吸困难、发绀、呼气性呻吟、吸气性三凹征和呼吸衰竭。多见于早产儿，尤其是胎龄小于32周或出生体重小于1 500g的早产儿。本病为早产活婴死亡的主要原因。

2. 病理　出现肺透明膜，故又称肺透明膜病。

【影像学表现】

1. X线表现（图10-6）

（1）肺充气不良伴细颗粒影：肺呈磨玻璃样改变，内可见弥漫稍低密度细颗粒影，分布均匀，边缘模糊。

（2）空气支气管征：肺泡广泛萎陷致两肺含气量减少，形成细颗粒背景下的空气支气管征。充气支气管末梢超出心影外。

2. CT与MRI表现　CT检查作为补充，MRI检查通常不用。

【诊断与鉴别诊断】

本病需与肺淋巴管扩张、湿肺鉴别，后者不伴有充气支气管征，呈磨玻璃样白肺。

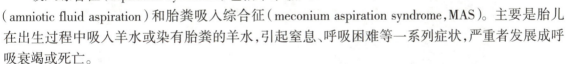

图10-6　新生儿呼吸窘迫综合征X线表现
胸部正位片见两肺野密度增高，呈磨玻璃样，内见空气支气管征，充气支气管超出心脏边缘，膈肌及心脏边缘不清。

（二）吸入综合征

【概述】

吸入综合征（aspiration syndrome）包括羊水吸入（amniotic fluid aspiration）和胎粪吸入综合征（meconium aspiration syndrome，MAS）。主要是胎儿在出生过程中吸入羊水或染有胎粪的羊水，引起窒息、呼吸困难等一系列症状，严重者发展成呼吸衰竭或死亡。

【影像学表现】

1. X线表现

（1）羊水吸入

1）轻度：两肺纹理增粗，两下肺为重，两肺轻到中度肺气肿。

2）中度：沿增粗肺纹理可见大小不等的斑片状影，边缘不清，伴肺气肿，以肺门区及两下肺为主。

3）重度：两肺野可见融合的斑片影，伴不同程度的肺气肿、气胸和肺不张。

（2）胎粪吸入综合征（图10-7）

1）轻度：两肺纹理增粗伴轻度肺气肿。

2）中度：两肺颗粒状、斑片状、团块状影，边缘不清；伴节段性肺不张或肺气肿。

3）重度：弥漫颗粒影、融合斑片影，伴有间质性肺气肿或气胸。

2. CT及MRI表现　CT及MRI检查少用。

【诊断与鉴别诊断】

本病X线检查为首选检查方法，可结合病史及临床表现作出诊断，并进行治疗前后的对比。

（三）先天性气管狭窄

【概述】

先天性气管狭窄（congenital tracheal stenosis）是由胚胎期前肠分隔气管与食管过程异常或气管软骨发育异常导致。

【临床与病理】

1. 临床表现　主要表现为出生后呼吸困难、持续喘憋及上呼吸道反复感染。

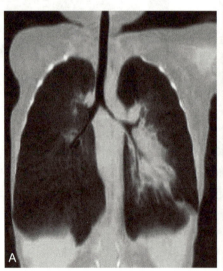

图10-7　胎粪吸入综合征X线表现

胸部正位片见两肺纹理增粗，两下肺可见斑片状影。

2. 病理　根据病因可分为：①气管纤维性狭窄或闭锁，可伴有气管内隔膜形成；②气管软骨环发育不全或畸形。根据病变范围分为局限性和弥漫性两种。多发生在主支气管。

【影像学表现】

1. X线表现　正位高千伏片或侧位片显示气管管腔狭窄，严重时气管直径可小于4mm。伴有患侧肺气肿及反复出现的肺炎、肺不张。

2. CT表现　横断位显示病变气管管径变小，呈椭圆形或圆形，常小于10mm，新生儿小于3mm。气管壁常不增厚，同时气管软骨环正常。MSCT容积扫描重建可显示气管狭窄程度、范围及与邻近组织的关系（图10-8）。

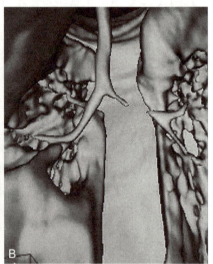

图10-8　先天性左主支气管狭窄CT表现（数字彩图）

MSCT多平面重建显示左主支气管局限性狭窄。

【诊断与鉴别诊断】

结合病史可鉴别手术及其他损伤引起的获得性气管狭窄。

（四）肺不发育和肺发育不全

【概述】

肺不发育（pulmonary agenesis）和肺发育不全（pulmonary hypoplasia）是由胚胎发育过程异常

所致的肺部先天畸形。

【临床与病理】

1. 临床表现　分为以下 4 期。

（1）第 1 期（最初的 2~3 天）：为急性窘迫阶段，患儿出现明显的呼吸困难和发绀。

（2）第 2 期（4~10 天）：肺充气减少，顺应性下降，呼吸困难与发绀进一步加重，患儿多在此期死亡。

（3）第 3 期（10~30 天）：转向慢性阶段，病情相对稳定，仍存在低氧血症和通气不足。

（4）第 4 期（1 个月以后）：为慢性期，可出现进行性呼吸衰竭，生长发育迟缓、停滞，呼吸急促伴三凹征，常继发呼吸道感染而导致死亡。病死率高达 40%。

2. 病理　肺不发育是指有残余盲囊样主支气管；肺发育不全是指患肺血管发育细小，肺组织容积及重量减小。

【影像学表现】

1. X 线表现

（1）一侧肺不发育：胸部正位片可显示患肺无充气肺组织及纹理；肺门小，肺野密度增高。

（2）一侧肺发育不全：胸部正位片可显示患肺纹理减少，肺容积减小，肺野全部或部分密度增高。

2. CT 表现

（1）一侧肺不发育表现为患侧无充气支气管及血管，可见主支气管盲端，健侧肺体积膨大，有代偿性肺气肿。

（2）一侧肺发育不全表现为患肺体积减小，肺动脉发育不良，肺血减少，纹理纤细纠集，健侧肺血管增粗。

（3）肺动脉 CTA 可以明确诊断，显示患侧肺动脉缺如或肺动脉及分支纤细。

【诊断与鉴别诊断】

本病应与肺不张相鉴别，肺不张多伴有实变区充气支气管征，肺动脉 CTA 肺血管正常。

（五）先天性囊性腺瘤样畸形

【概述】

先天性囊性腺瘤样畸形（congenital cystic adenomatoid malformation，CCAM）的原因不明，可能是由于某种缺陷引起支气管闭锁使支气管发育受阻，而致支气管间叶过度生长，形成囊性病变；或是支气管胚芽萌出及分支过程中出现局限性停滞引起。

【临床与病理】

1. 临床表现　临床病情轻重不一，胎儿期可出现呼吸困难、呼吸窘迫；婴儿期和儿童期表现较轻，可出现咳嗽、发热及反复肺部感染等。

2. 病理　局部肺组织发育不全，结构紊乱，终末细支气管过度生长，形成多囊性不成熟的肺泡组织，是肺内囊肿和腺瘤样改变混合存在的一种畸形。

【影像学表现】

1. X 线表现　多为单侧单叶发生的囊性病变，病变呈多发圆形多房性囊性改变，囊壁厚薄不均，其间及周围可伴有大小不等的软组织密度结节，可伴有占位效应。

2. CT 表现　表现为大小不等、多房性囊性低密度影，壁厚薄不一，有时伴气-液平面及囊实性改变。囊间可见软组织影（图 10-9）。

【诊断与鉴别诊断】

CT 是先天性囊性腺瘤样畸形的首选检查方法；有助于明确病变性质，本病需与先天性支气管囊肿相鉴别，两者鉴别困难，最终需病理学检查。

(六) 呼吸道异物

【概述】

呼吸道异物（airway foreign body）是指异物误吸入支气管内，是儿科常见急症，严重者可致死亡，以6个月至3岁的儿童多发。

【临床与病理】

1. **临床表现** 呛咳、呼吸困难、喘鸣，常伴肺炎、肺不张、支气管扩张等，症状多样，给临床诊断带来一定困难。

2. **病理** 异物按是否透X线分为不透X线异物（如钱币、钉子、石块、玻璃球等）和可透X线异物（如花生、瓜子等食物颗粒，塑料及木制品等）。异物在

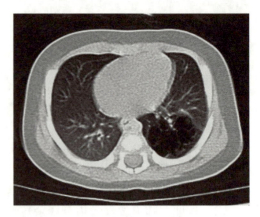

图10-9 先天性囊性腺瘤样畸形CT表现
CT显示左肺下叶多发、大小不等囊性改变，囊壁厚薄不均。

气道停留的位置取决于异物的大小、形态及气流动力学，由于右侧支气管管径大、走行直，与气管成角小，因此约有3/5支气管异物位于右侧支气管。

【影像学表现】

1. **X线表现** 胸部透视或拍摄吸气-呼气双相胸片为诊断本病的有效方法；可发现气道异物的直接征象及间接征象（图10-10）。

（1）不透X线异物：如钱币、金属笔帽、石子、牙齿等，可直接显示异物位置、形态及肺内并发症。

（2）可透X线异物：如花生、瓜子等食物颗粒，塑料及木制品等，可通过间接征象推断有无异物及异物的位置。

1）气管内异物X线可无异常，也可表现为双肺肺气肿、动态观察双侧膈肌活动幅度较小。

2）支气管异物可有不同的间接征象，如肺气肿、透视下纵隔异常摆动、肺不张及肺部感染等，有时可继发支气管扩张。

2. **CT表现** 结合多种后处理技术可直接显示异物，比较适合儿童呼吸道异物的急诊检查，能显示异物的直接征象和间接征象及其并发症（图10-10）。

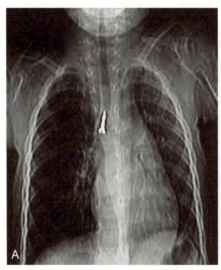
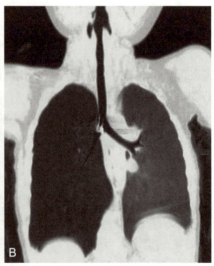

图10-10 气管与右主支气管交界处异物（金属钉）X线和CT表现
A. 胸部正位片；B. MSCT。气管与右主支气管交界处可见高密度金属影。

【诊断与鉴别诊断】

CT 对于不透 X 线的异物可明确诊断,可根据病史鉴别可透 X 线异物。

第五节　循环系统

一、基本病变影像表现

(一)心脏位置异常

1. 心脏位置常与胸膜疾病或畸形有关,而非心脏大血管的发育畸形。

(1)一侧肺体积缩小:肺不张、胸膜增厚、肺发育不全。

(2)一侧肺体积增大:气胸、胸腔积液。

(3)胸廓畸形:漏斗胸。

(4)脊柱畸形:直背综合征等。

2. 心脏位置异常是先天性异常,判断心脏异位应看内脏位置。

(1)镜面右位心:心脏与内脏均转位,循环功能正常,<10% 并发畸形。

(2)右旋心(单发右位心):内脏正位,心脏右位,心室转位,左右两心室并列。70%~80% 并发其他畸形。

(3)左旋心(单发左位心):内脏转位或异位,心脏左位,心房转位,左位或水平肝,后者多脾或无脾,95% 并发严重畸形。

(4)中位心:心尖居中,室间隔呈矢状位。

(二)心脏形态改变

心脏形态改变并不代表具体的心脏病,但可以揭示一定的病理变化,为进一步诊断提供线索(表 10-1)。

表 10-1　心脏形态改变表现及常见疾病

征象	病理生理改变	常见疾病(儿童)
二尖瓣型心	心尖上翘,肺动脉段突出,主动脉结缩小或正常	房间隔缺损、肺动脉瓣狭窄、肺动脉高压等
主动脉型心	肺动脉段凹陷和心尖下移,主动脉结增宽	主动脉瓣病变
普大型心	心脏向两侧均匀增大,肺动脉段平直,主动脉结多正常	心包或心肌病变

(三)胸部大血管异常

1. 位置异常　包括大血管与心室(腔)连接关系的异常、主动脉和肺动脉相对位置的异常及静脉回流异常。超声、MSCT、MRI 和血管造影检查均可以清晰显示,X 线平片则较难显示。

2. 形态异常　包括血管的迂曲、增宽、受压等改变。

3. 数量异常　血管的数目增多,或少于正常。

4. 管腔异常　管腔的异常扩张及狭窄,见于动脉瘤、动脉缩窄等疾病。

二、常见疾病影像表现

(一)主动脉缩窄

【概述】

主动脉缩窄(coarctation of aorta)是较为常见的先天性主动脉畸形,指在降主动脉上段邻近动脉导管处出现狭窄,并在狭窄的近侧端与远侧端产生明显的压力阶差,少数患者缩窄可位于主动脉弓部、降主动脉膈肌平面或肾动脉以下部位,缩窄范围可以较为局限,也可为长段缩窄,以前者居多。

【临床与病理】

1. 临床表现 轻度缩窄者可无症状,仅表现为上肢血压高于下肢血压。严重缩窄者上肢血压明显高于下肢血压,上肢脉搏有力,而下肢弱,甚至摸不到。可有头痛、头晕、耳鸣、鼻出血、失眠等与上肢血压升高相关的症状;患者可出现心力衰竭和脑血管意外。体征有心浊音界向左扩大,沿胸骨左缘、左侧背部闻及收缩中晚期反流性杂音,若有侧支循环,于胸骨旁、肩胛间闻及血管性连续性杂音。心电图主要表现为左心室肥厚伴或不伴劳损,但婴儿因右心室大,故生后前6个月可无左心室肥厚。

2. 病理 解剖分型主要分为单纯型和复杂型两类。

(1)单纯型:又称导管后型或成人型,约占主动脉缩窄的90%。缩窄部位位于动脉导管或动脉韧带附着处的远侧端及左锁骨下动脉起点远端。大部分病例动脉导管已闭合,狭窄段常较局限,有时呈隔膜状,可形成广泛的侧支循环。本型常不伴有重要的心脏畸形,系真性狭窄。

(2)复杂型:又称导管前型或婴儿型,约占主动脉缩窄的10%。缩窄部位在动脉导管的近侧端和左锁骨下动脉的远侧端。常伴有动脉导管未闭或其他并发畸形,如室间隔缺损、大动脉转位、房间隔缺损等。

【影像学表现】

1. X线表现 典型的表现为"3"字征,是指主动脉弓降部左侧缘呈"3"字改变:上部的弧形代表主动脉弓,中间凹形代表主动脉缩窄段,下部弧形代表狭窄动脉后的扩张。肋骨下缘切迹为主动脉缩窄的另一表现。

2. CT表现 CTA检查可以明确诊断,并且可以整体地观察升主动脉、主动脉弓和降主动脉,并可以直接显示狭窄的部位、长度。同时可以观察有无动脉导管未闭,头臂干、左侧锁骨下动脉、左侧颈总动脉的发出情况及增粗的侧支循环(图10-11)。

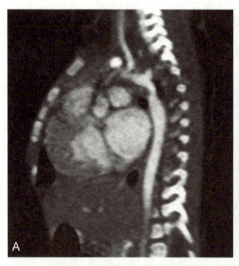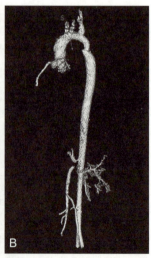

图 10-11 主动脉缩窄增强 CT 表现(数字彩图)
A. 增强 CT 矢状位重建,见主动脉峡部管腔明显缩窄,对比剂通过受阻;
B. 容积重建图,可清晰直观地显示主动脉缩窄部位。

3. MRI 表现 增强 MRI 表现与 CTA 表现相似。

4. DSA 表现 逆行主动脉插管,通过缩窄段准确作出血流动力学的评价,左心室或升主动脉造影可显示缩窄段部位、长度和严重程度以及并存的心内外畸形。

5. 超声表现 左心室长轴切面可见左心室后壁及室间隔增厚,主动脉增宽,搏动增强;胸骨上窝取主动脉长轴切面见升主动脉搏动幅度明显增强,并有降主动脉明显变窄(直径<10mm),需考虑主动脉缩窄。

【诊断与鉴别诊断】

典型的上下肢血压的显著差别及胸部杂音可提示主动脉缩窄的诊断,超声心动图及 CT 增强检查可确诊。鉴别诊断应考虑主动脉瓣狭窄、动脉导管未闭及多发性大动脉炎等。

(二)完全性大动脉转位

【概述】

完全性大动脉转位(complete transposition of great arteries,CTGA)指主动脉和肺动脉对调位置,主动脉瓣在肺动脉瓣的右前,接右心室;而肺动脉瓣在主动脉瓣的左后,接左心室。左、右心房及心室的位置,以及心房与心室的关系都不变。静脉血回右心房、右心室后出主动脉又到全身,而氧合血由肺静脉回左心房、左心室后仍出肺动脉进肺,使体循环与肺循环各走各路而失去循环互交的生理原则,其间必须有房间隔缺损、室间隔缺损或动脉导管未闭等所致的交换血流,患婴方能暂时存活。

完全性大动脉转位是新生儿期最常见的发绀型先天性心脏病,发病率约为 0.2‰~0.3‰,约占先天性心脏病总数的 5%~7%,居发绀型先天性心脏病的第二位,男女患病之比为(2~4):1。

【临床与病理】

1. 临床表现 发绀出现早,半数出生时即存在,绝大多数始于 1 个月内。随着年龄增长及活动量增加,发绀逐渐加重。常在出生后 3~4 周发现充血性心力衰竭,婴儿出现喂养困难、多汗、气促、肝大和肺部细湿啰音等进行性充血性心力衰竭的症状。患儿常发育不良。早期出现杵状指、趾。出生后心脏可无明显杂音,但有单一的响亮的第二心音,是出自靠近胸壁的主动脉瓣关闭音,若伴有大的室间隔缺损、大的动脉导管或肺动脉狭窄等,则可听到相应畸形所产生的杂音。婴儿期心电图示电轴右偏,右心室肥大,有时尚有右心房肥大。肺血流量明显增加时则可出现电轴正常或左偏,左、右心室肥大等。合并房室通道型室间隔缺损时电轴左偏,双室肥大。

2. 病理 根据是否合并室间隔缺损及肺动脉狭窄可将完全性大动脉转位分为 3 大类:①完全性大动脉转位并室间隔完整;②完全性大动脉转位合并室间隔缺损;③完全性大动脉转位合并室间隔缺损及肺动脉狭窄。

完全性大动脉转位的血流动力学改变取决于是否合并其他畸形、左右心血液沟通混合程度及肺动脉是否狭窄。

(1)完全性大动脉转位并室间隔完整:右心室负荷增加而扩大肥厚,随正常的肺血管阻力下降,左心室压力降低,室间隔常偏向左心室。两者仅靠未闭的卵圆孔及动脉导管沟通混合,故发绀、缺氧严重。

(2)完全性大动脉转位合并室间隔缺损:左右心血液沟通混合较多,使发绀减轻,但肺血流量增加可导致心力衰竭。

(3)完全性大动脉转位合并室间隔缺损及肺动脉狭窄:血流动力学改变类似法洛四联症。

【影像学表现】

1. X 线表现 由于主、肺动脉干常呈前后位排列,因此正位片见大动脉阴影狭小,肺动脉略凹陷,心影呈"卵圆形";出生后,心影进行性增大;大多数患者肺纹理增多,若合并肺动脉狭窄则肺纹理减少。

2. CT 及 MRI 表现 对完全性大动脉转位的诊断有一定帮助。T_1WI 可清楚显示心肌小梁的粗糙程度,据此可以判断心室位置,同时还可以判断双心室的大小、有无室间隔缺损及缺损部位,并可观察是否存在肺动脉狭窄等(图 10-12)。

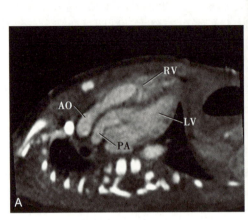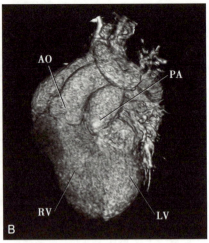

图 10-12　完全性大动脉转位增强 CT 表现（数字彩图）
A. 增强 CT 横断位,显示主动脉(AO)与右心室(RV)相连,而肺动脉(PA)与左心室
(LV)相连;B. 容积重建图,可清晰直观地显示主动脉、肺动脉和左、右心室的连接情况。

3. DSA 表现　选择性左心室造影时可见肺动脉发自左心室;肺动脉造影可见肺动脉发自左心室;选择性升主动脉造影可显示大动脉的位置关系,判断是否合并冠状动脉畸形。

4. 超声表现　若超声显示房室连接正常,心室大动脉连接不一致,则可明确诊断。主动脉常位于右前,发自右心室,肺动脉位于左后,发自左心室。彩色及频谱多普勒超声检查有助于心内分流方向、大小的判定及合并畸形的检出。

【诊断与鉴别诊断】

新生儿可疑出现发绀型先天性心脏病,若 X 线表现为肺部充血,应首先考虑完全性大动脉转位。完全性大动脉转位合并室间隔缺损及肺动脉狭窄时应与法洛四联症相鉴别,超声检查可明确诊断。

第六节　消化系统

一、基本病变影像表现

(一) 形态改变

1. 管腔形态改变　主要是狭窄和扩张,常见的原因是先天性的消化道狭窄或闭锁,以及狭窄或闭锁上段管腔的扩张。消化道造影可见病变部位管腔持续性狭窄,钡剂通过缓慢,近端管腔不同程度扩张。肿瘤病变侵犯黏膜层也会造成管腔变窄。

2. 瘘　食管气管瘘常见,胃泡及肠管的充气与否是判断有无气管瘘的重要征象,结合食管造影是否有对比剂进入气管,可判断有无瘘口,CT 三维重建可明确瘘口部位。

3. 黏膜形态的改变

(1) 肿瘤:黏膜突起或呈团块状。

(2) 误食所造成的损伤与炎症:儿童吞服或误服腐蚀剂造成的食管或胃的损伤与炎症病变表现为不同程度的痉挛,黏膜正常或增粗扭曲。

(二) 位置改变

常见疾病如胃扭转、乙状结肠扭转等,会有不同程度的梗阻症状及螺旋状改变。

（三）X 线异常表现

怀疑胃肠道病变时,先摄 X 线立位腹平片,观察有无胃肠道穿孔或梗阻,表现为膈下游离气体和气-液平面。X 线平片对明确畸形是否存在、估计病变部位和程度有重要价值。

（四）CT 异常表现

目前,CT 新技术如 FLASH 扫描、迭代重建等可以大大减少辐射剂量。若怀疑有腹膜炎、脏器病变及腹部创伤时可做 CT 检查。

二、常见疾病影像表现

（一）先天性食管闭锁和食管气管瘘

【概述】

先天性食管闭锁和食管气管瘘(congenital esophageal atresia and esophagotracheal fistula)是一类较为常见的胃肠道发育畸形,属于严重的先天性畸形,两者并存约占 90%。

【临床与病理】

1. 临床表现　表现为新生儿口吐白沫,特别是哺乳后出现呕吐、呛咳、发绀、吞咽困难。

2. 病理　本病分为 5 型(图 10-13):①Ⅰ型:食管上下均为盲端,中间无连接或以纤维组织条索连接,无食管气管瘘;②Ⅱ型:食管上段有瘘管且与气管相通,而下部呈盲端;③Ⅲ型:食管上段为盲端,下段上端有瘘管且与气管相通;④Ⅳ型:食管上下端均与气管相连,有瘘管形成;⑤Ⅴ型:食管畅通但有与气管形成的瘘管。其中Ⅲ型最多见。

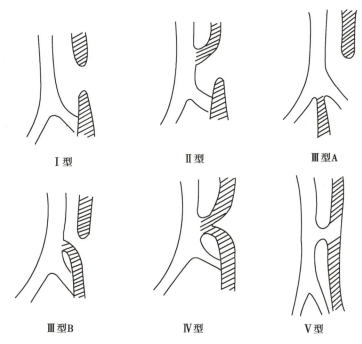

图 10-13　先天性食管闭锁和食管气管瘘分型
有斜纹部分是食管畸形,其他部分是气管和大支气管。

【影像学表现】

1. X 线表现

（1）平片:食管上段闭锁常表现为上纵隔内盲袋状充气扩张。若闭锁食管远端与气管相通,则腹部胃肠道充气;若闭锁食管远端与气管不相通,则胃肠道无气体影像。

（2）食管造影检查:经鼻(或口)插入鼻饲管,若导管顺利插入胃腔,则证实食管通畅,但不能排除食管气管瘘。如导管在闭锁食管的盲端折返,表明食管闭锁,可将导管上提至食管上端,注入 1~2ml 碘化油,可观察食管闭锁盲端的位置和形态(图 10-14)。上部食管无论是否闭锁,若下部食管与气管有瘘,均可见腹部消化道有气体充盈。若下部食管闭锁,则腹部消化道无气体充盈。

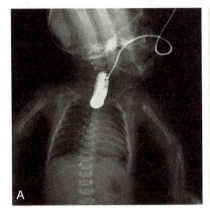 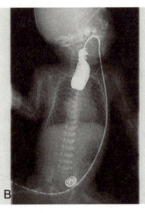 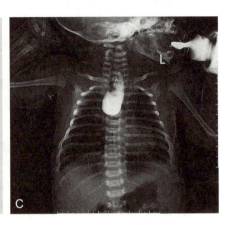

图 10-14　经鼻插入鼻饲管造影
女,4 天。平胸 4 椎体可见食管闭锁盲端,上段食管扩张。

2. CT 表现　MSCT 三维重建对于显示本病具有一定优势。可在不使用对比剂、不插入胃管的情况下对患儿进行检查。应用多平面重建图像,可提示食管气管瘘的位置、类型以及闭锁食管近端与远端的距离,为判断食管闭锁的分型和制订治疗方案提供依据。

3. MRI 表现　一般不用于本病的检查。

4. 超声表现　孕晚期对先天性食管闭锁或食管气管瘘有一定的提示作用,但难以确定类型。

【诊断与鉴别诊断】

本病经食管造影及 CT 检查即可作出明确诊断。

(二)十二指肠闭锁与狭窄

【概述】

十二指肠闭锁与狭窄(duodenal atresia and stenosis)为新生儿十二指肠梗阻的常见病因之一,常见于母亲羊水过多的早产儿或低体重儿。

【临床与病理】

1. 临床表现　呕吐为其主要症状,呕吐物大多含有胆汁。

2. 病理　可伴有肠旋转不良、食管或肛门直肠闭锁、先天性心脏病、唐氏综合征等其他先天畸形。

【影像学表现】

X 线表现

(1)平片

1)十二指肠闭锁的典型表现为"双泡征",即胃及十二指肠内各有一个气-液平面,而其余肠管内无气体。

2)若闭锁为十二指肠远段,则表现为"三泡征",即除胃泡外,在十二指肠降段和水平段各有一气-液平面。

3)若闭锁以上十二指肠内潴留液体,仅胃泡含气时,则呈"单泡征"。若呕吐造成十二指肠内缺少气体,可经鼻饲管注入适量的气体后观察,可明确诊断。

4)十二指肠狭窄见上腹部的胃泡明显扩大,狭窄以上十二指肠有不同程度扩张和气-液平面,狭窄以下肠管仅有少量气体,重度狭窄者表现与闭锁相似。

（2）上消化道造影

1）口服或经鼻饲管注入对比剂后可见胃及闭锁以上十二指肠明显扩张、蠕动增强,闭锁盲端边缘光滑、扩张显著,呈"风兜状",对比剂不能下行。

2）若为十二指肠狭窄,则狭窄以上肠管扩张、蠕动较强,对比剂可自狭窄小孔缓慢通过,若隔膜孔较小,仅少量钡剂下行,隔膜远侧肠管不能充分充盈,难以与管状狭窄区别。

（3）钡剂灌肠:十二指肠闭锁显示结肠细小呈胎儿型,宽径可达 1cm,盲端位置正常,直肠壶腹大致正常。十二指肠狭窄则显示结肠形态正常。

【诊断与鉴别诊断】

X 线检查是十二指肠闭锁与狭窄的首选检查方法,上消化道造影及钡剂灌肠检查可以明确诊断。钡剂灌肠用于了解结肠形态、位置是否正常,有无细小结肠。本病需要与先天性肠旋转不良相鉴别。

（三）先天性肛门直肠畸形

【概述】

先天性肛门直肠畸形为新生儿常见的先天性畸形,居先天性胃肠道畸形的首位。

【临床与病理】

1. 临床表现 先天性肛门直肠畸形临床症状出现的早晚与畸形类型有关,肛门闭锁者通常出生时即可发现;直肠闭锁而肛门正常者,则多因不排胎粪、出现肠梗阻症状时才被发现。

2. 病理 肛门直肠畸形可分为 4 种类型。

（1）Ⅰ型:肛门或肛管直肠交界处狭窄,为肛膜未全消失引起。

（2）Ⅱ型:肛门膜性闭锁,是肛膜存留未被吸收所致。

（3）Ⅲ型:肛门闭锁,直肠远端未完全下降,肛门凹与直肠盲端之间隔以一层较厚组织,此型最为常见。

（4）Ⅳ型:直肠闭锁,肛门与肛管正常,直肠下段形成盲端,与上段直肠不相连。

【影像学表现】

1. X 线表现 本病的 X 线检查临床已很少采用,X 线检查最适宜的时间为出生 20 小时后。对不伴瘘管形成者,常用的摄影方法为在新生儿肛穴处粘贴一金属标志,并在倒立 2~5 分钟后摄片,以使直肠内充气,应用此法可测量直肠盲端距肛穴闭锁处的距离（图 10-15）。

2. CT 表现 可以显示肛提肌群的发育状态及走向,也用于术后随访。

3. MRI 表现 用于观察肛门周围肌群的变化,同时判断畸形类型以及发现合并的骶尾椎畸形。

4. 超声表现 目前已成为本病的首选检查方法。超声检查不受时间限制、安全简便,测量的数据可靠。

【诊断与鉴别诊断】

根据会阴部肛门缺如、生后不排大便等临床表现可明确诊断。影像学检查可确定直肠闭锁盲端的位置,同时还可以发现合并的其他畸形。

（四）先天性巨结肠

【概述】

先天性巨结肠（congenital megacolon）是由直肠或结肠肠壁肌间和黏膜下神经丛内神经节细胞先天缺如所致的肠道畸形,为小儿常见的胃肠道先天畸形之一。病变肠管呈痉挛状态,粪便通过障碍,近端肠管肥厚、扩张。本病发病男性多于女性。

【临床与病理】

1. 临床表现 主要症状为便秘、腹胀和呕吐。临床上 90% 的患儿出生后 36~48 小时内无

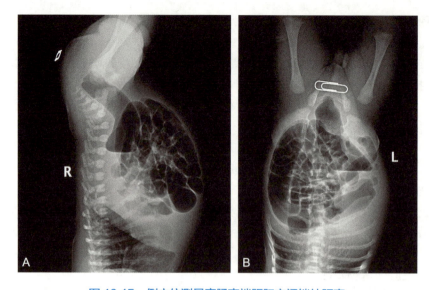

图 10-15 倒立位测量直肠盲端距肛穴闭锁处距离

男,1天。肛门闭锁,可见腹腔内肠管大量积气,直肠盲端距肛穴闭锁处距离约为 1.4cm。

胎粪排出,之后出现顽固性便秘及腹胀,需要灌肠或药物辅助排便。

2. 病理 病理改变包括 3 个部分:痉挛段(狭窄段)神经节细胞完全缺如、移行段神经节细胞稀少、扩张段神经节细胞正常。

【影像学表现】

1. X 线表现

(1) X 线平片:呈低位不全性肠梗阻表现。痉挛段以上肠管普遍性胀气扩张而以结肠显著,也可表现为局限性结肠胀气扩张。

(2) 钡剂灌肠:为本病确诊方法之一。先天性巨结肠钡剂灌肠的典型表现包括三部分肠段(图 10-16):①痉挛段:病变肠管,持续痉挛狭窄;②扩张段:为近端结肠,显示肥厚、扩张;③移行段:介于上述两者之间,呈漏斗状。

2. CT 表现

(1) 直接征象:结肠有不同程度的扩张,肠壁增厚,其内见大量的粪便及气体充盈。直肠肛管段管壁不规则增厚。

(2) 间接征象:邻近脏器受压变形移位,如胃受压上移、胰腺受压向后移位、肾脏及输尿管受

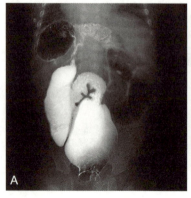
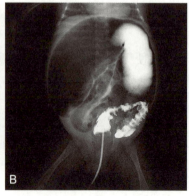
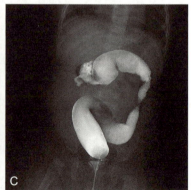

图 10-16 钡剂灌肠图像

男,6个月。经肛门插管注入适量稀钡,可见乙状结肠明显扩张。

压造成肾盂积水。

3. 超声表现　可见肠腔扩大,内径超过 6.5cm,肠壁变薄,肠腔内积粪,周围组织受累。

【诊断与鉴别诊断】

本病需与胎粪黏稠综合征相鉴别。后者为直肠及乙状结肠内多量胎粪,钡剂灌肠检查时结肠内有胎粪所致的充盈缺损,结肠无扩张,直肠无痉挛段,经洗肠胎粪排出后,症状消失。

(五)新生儿坏死性小肠结肠炎

【概述】

坏死性小肠结肠炎(necrotizing enterocolitis,NEC)发病急骤,多在出生后 1~10 天内发病,以早产儿或低体重儿多见,特别是胎膜早破产程延长或出生时有窒息的新生儿。在回肠远端和升结肠最常见,近端小肠较少受累。

【临床与病理】

1. 临床表现　临床表现不典型,主要表现为腹胀、腹泻、呕吐、血便和体温不稳定。血便常呈洗肉水样,量多,可有特殊腥臭味。

2. 病理　以回肠远端和升结肠近端的坏死为特点,早期表现为肠黏膜和黏膜下充血、水肿、出血和坏死,晚期肠坏死累及肌层和浆膜层,肠壁破损可致使肠腔内气体进入黏膜、肌层或浆膜层。

【影像学表现】

1. X 线平片表现

(1)肠管充气:肠管充气减少或充气不均匀,病变肠管形态僵直,位置较固定。

(2)肠间隙:肠间隙增宽。

(3)动力性肠梗阻:肠淤胀,肠管内可有分散的中小气-液平面。

(4)肠壁积气:显示为沿肠壁的线条状透亮影,或表现为围绕肠管的环状、半环状透亮影。

(5)腹腔渗液:在卧位片表现为整个腹部密度增高,两侧胁腹部向外膨隆,肠管漂浮在中央,充气肠管与腹壁的间距及肠间隙均增宽、模糊,并可见局限性肠管积气扩张、位置固定。

(6)门静脉积气:是 NEC 较有特征性的征象,显示为肝影内自肝门向外围伸展的树枝状透亮影,为肠壁内气体经肠系膜和/或淋巴管进入门静脉内的表现,通常在数小时后消失,重新出现则预示病情加重、预后差。

(7)肠穿孔。

2. CT、MRI 表现　一般不用于本病的检查。

【诊断与鉴别诊断】

本病影像学表现具有特征性,结合临床可作出正确诊断。本病需要与胎粪性腹膜炎鉴别。

(六)肠套叠

【概述】

肠套叠(intussusception)指部分肠管及其肠系膜套入邻近肠管,并引起梗阻的现象。国内发病率较高,是婴幼儿肠梗阻最常见的原因,以回肠结肠套叠最常见。肠套叠以 4 个月至 2 岁多见,男多于女。95% 以上为特发性,与饮食改变等多种因素有关;5% 以下为继发性,常继发于胃肠道炎症、肿瘤和畸形。

【临床与病理】

1. 临床表现　患儿阵发性哭闹、呕吐、血便及右下腹部包块,血便多为果酱样。

2. 病理　套叠导致肠系膜血管受压、肠管供血障碍,引起肠壁淤血、水肿、坏死。包块含有套入部和鞘部,为三层肠管结构。

【影像学表现】

1. X 线表现

(1)平片:①发病数小时内,由于呕吐和肠痉挛,肠管内生理积气减少;②发病 24~48 小时,出现不全性肠梗阻表现。

（2）空气灌肠检查：①回肠结肠型肠套叠时，当气体抵达套入部，可发现肠管内类圆形或马铃薯状软组织包块影（图10-17）；②在连续注气时，套入部阴影沿结肠向回盲部退缩，至回盲部停留片刻，随后套入部变小、消失；③大量气体进入小肠犹如沸腾状或礼花状，说明肠套叠已复位。

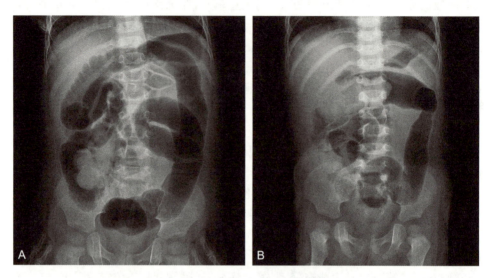

图 10-17　肠套叠空气灌肠图像

男，10个月。经空气灌肠机灌入气体后，直肠、降结肠、横结肠充盈，气体达升结肠见"杯口征"。

2. CT表现

（1）套叠肠管垂直于CT扫描层面时，表现为圆形或环形肿块样影，呈"靶征""同心圆征"。

（2）套叠肠管平行于CT扫描层面时，表现为柱状或椭圆形肿块样影，套入的肠系膜血管及脂肪偏于一侧。

（3）增强CT扫描：可反映肠壁血运情况，从而判断有无肠壁坏死。表现为肠壁环形增厚，大于2mm。肠壁异常强化，出现"双晕征"，梗阻越重，强化越差，提示肠壁血运障碍。

3. MRI表现　与CT表现相似。

【诊断与鉴别诊断】

肠套叠需与其他腹部肿物相鉴别，"同心圆"样或"套筒征"表现具有诊断意义，但有时某些肠腔内肿物如息肉，也可出现类似"同心圆"样表现，需结合临床病史加以鉴别。

（七）肝母细胞瘤

【概述】

肝母细胞瘤（hepatoblastoma，HB）是儿童最常见的肝脏原发性恶性肿瘤。肝母细胞瘤从胚胎期起病至临床发病需要2年左右时间，所以发病高峰年龄常为1~3岁，5岁以上很少见。

【临床与病理】

1. 临床表现　临床上小儿多以不规则局限性肝大、进行性腹胀或右上腹无痛性肿块就诊。可伴有食欲缺乏、呕吐或贫血。血清甲胎蛋白（AFP）对诊断有一定的特异价值，大多数病例明显增高。本病2年生存率为65%。

2. 病理　瘤体一般较大，呈圆形或类圆形，部分肿瘤有假性包膜，与肝实质分离。肿瘤切面呈结节状隆起，无肝硬化。WHO根据肿瘤细胞分化程度及是否含有肿瘤间叶组织将肝母细胞瘤分为：①单纯胎儿型；②混合性胎儿型和胚胎型；③粗大小梁型；④小细胞未分化型；⑤混合性上皮和间叶型；⑥伴有畸胎瘤特性的混合型。

【影像学表现】

1. X 线表现　本病 X 线检查价值不大。

2. CT 表现（图 10-18~图 10-20）

（1）平扫：通常瘤体较大，呈类圆形肿块，密度低于周围肝实质，且常不均匀，为肿瘤内出血、坏死囊变和钙化所致。

（2）增强扫描：肿瘤的强化程度通常低于正常肝实质，多呈不均匀强化，增强后肿瘤与正常肝组织的分界更加明显，瘤内坏死区无强化。

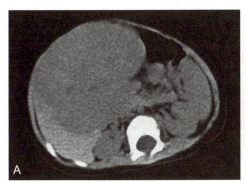
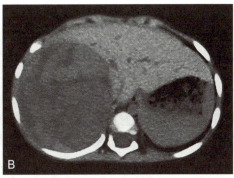

图 10-18　肝母细胞瘤 CT 表现
CT 平扫横断位像，显示肝右叶类圆形肿块，密度低于正常肝实质。

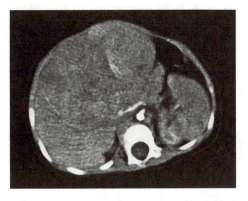
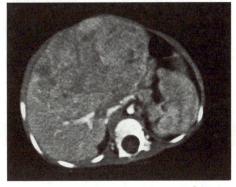

图 10-19　肝母细胞瘤 CT 增强动脉期表现
男，1.5 岁。肝右叶见一巨大占位，密度不均，呈不均匀强化，可见液化坏死区。

图 10-20　肝母细胞瘤 CT 增强静脉期表现
与图 10-19 为同一病例。

3. MRI 表现　瘤体形态、大小、分布与 CT 相同。瘤体表现为 T_1WI 呈低信号，T_2WI 呈高信号或混杂信号；钙化灶在 MRI 上常不易显示。瘤内出血或含有脂肪成分时，呈局灶性 T_1WI 高信号。T_2WI 见瘤内多个细小囊状高信号影，周围有低或等信号线样间隔，似"石榴样"改变。

4. 超声表现　肝脏增大，肝内可见圆形、类圆形或不规则实性包块，多位于肝右叶，内部回声因肿瘤组织成分不同表现为回声强弱不等，回声分布不均。若伴有坏死出血，其内部可见液性暗区；若肿瘤含有骨化组织或钙化，可见强回声团伴有声影。彩色多普勒显示肿瘤周边和肿瘤内部血供增加，但血供走向不规则，血管内径粗细不一，肿瘤中心血供偏少。当肿瘤压迫周围血管时，附近的血管绕行、抬高，血管壁有压迹、血管狭窄或中断。

【诊断与鉴别诊断】

需要与肝细胞癌、肝转移瘤及胚胎性肉瘤相鉴别。患儿的发病年龄、临床表现、实验室检查及典型影像学表现均有助于其鉴别，最终仍需组织病理学诊断。

第七节　泌尿系统与肾上腺

一、基本病变影像表现

（一）肾脏基本病变

1. 肾脏数目改变　先天性单肾表现为对侧肾缺如，单肾体积代偿性增大。重复肾多为一侧性，肾脏体积可增大或正常，伴有重复输尿管畸形。

2. 肾脏大小改变　肾脏体积缩小、轮廓凹凸不平可见于先天性肾发育不良、多种原因所致肾萎缩等。多囊肾、多囊性发育不良肾、肾肿瘤性病变、肾积水等均可引起肾脏体积增大、轮廓不规则性突出。

3. 肾脏形态改变　肾周围炎症性病变或肾创伤可引起肾脏形态不规则、轮廓模糊。融合肾表现为肾脏移位并与对侧肾脏融合。2~4 岁以前肾脏形态可呈分叶状，不要误认为病变。

4. 肾脏位置改变　婴儿肾脏位置较低，可达髂嵴水平以下，2 岁以后升至髂嵴以上，且有一定的移动幅度。肾脏位置异常可表现为发育过程中上升受阻形成盆腔异位肾、过度上升形成膈下异位肾或经膈肌薄弱区进入胸腔形成胸腔异位肾。此外，肾位置异常还可表现为肾轴旋转不良。

5. 肾脏密度改变　X 线平片能够显示病变肾投影区高密度结石或肿瘤内条絮状或不规则形钙化。CT 可观察钙化位置及其他病变密度改变。多囊肾、多囊性发育不良肾呈液体密度（信号）；肾肿瘤性病变可呈等密度（信号）或混杂密度（信号）；若病变内见脂肪提示血管平滑肌脂肪瘤或肾脂肪瘤可能性大。

6. 肾盂肾盏改变　包括肾盂肾盏积水、肾盂肾盏壁增厚及肾盂肾盏内肿块。肾盂肾盏积水多由远端尿路梗阻性病变引起；肾盂肾盏壁增厚常见于炎性病变；肾盂肾盏内肿块多为血凝块或结石。肾脏肿瘤侵犯肾盂也表现为肾盂内占位。

7. 肾脏周围改变　主要表现为肾周脂肪密度增高，筋膜增厚，出现积液或积血。多见于炎症、创伤或肿瘤侵犯。

（二）输尿管基本病变

1. 轮廓改变　输尿管内充盈缺损，多为输尿管腔内结石或血凝块，输尿管肿瘤少见。

2. 大小改变　输尿管狭窄与扩张，输尿管扩张表现为管腔增宽呈液体密度或信号，常见于各种原因引起的梗阻，如巨输尿管、输尿管远端狭窄、输尿管瓣膜、膀胱输尿管反流、输尿管炎等。CTU 及 MRU 对输尿管狭窄及扩张范围能够准确全程显示。

3. 管壁改变　输尿管管壁增厚，范围局限或广泛，多见于输尿管炎或结核。

（三）膀胱基本病变

1. 大小改变　膀胱体积缩小多见于炎性病变，体积增大多为各种原因所致的尿道梗阻。神经源性膀胱表现为膀胱体积增大，轮廓光滑；也可表现为体积缩小，壁厚毛糙。

2. 形态改变　膀胱憩室表现为局部轮廓囊袋状外膨。膀胱重复畸形分为完全性或不完全性重复畸形，也可表现为形态异常。

3. 膀胱壁改变　弥漫性增厚多见于炎症或结核；局限性增厚常见于膀胱肿瘤，如血管瘤、乳头状瘤、横纹肌肉瘤等，还可见于膀胱局限性炎症或盆腔病变侵犯。膀胱内肿块除肿瘤外，还可能是高密度结石或血凝块。

（四）肾上腺基本病变

肾上腺基本病变主要包括大小、形态及密度改变。

1. 大小改变　肾上腺增大可见于增生、血肿、囊肿、肿瘤性病变等。肾上腺体积减小代表肾上腺萎缩,常为垂体功能低下或特发性肾上腺萎缩所致。

2. 形态改变　可表现为肾上腺肿块。

（1）病变较小,X 线平片无确切异常;CT 及 MRI 可显示肾上腺局部膨隆及病变,病变可与肾上腺呈宽或窄基底相连,如先天性肾上腺皮质增生症、囊肿、血肿等。

（2）病变较大,X 线平片可表现为患侧肾影增大,形态不规则,向中线区延伸甚至跨过中线;CT 及 MRI 能够清楚显示病变形态、密度(信号),邻近结构受压移位,如肾上腺神经节瘤、神经母细胞瘤等。

（3）良性病变边缘较清楚,轮廓规整;恶性肿瘤性病变形态多不规则,易于侵犯邻近结构。

3. 密度改变　CT 上,肾上腺病变可以呈等密度(如先天性肾上腺皮质增生症)、低密度(囊肿、新生儿肾上腺血肿吸收期、新生儿肾上腺脓肿等)、高密度(新生儿肾上腺血肿急性期)或混杂密度(肿瘤性病变,坏死、囊变及钙化)。

二、常见疾病影像表现

（一）肾母细胞瘤

【概述】

肾母细胞瘤(nephroblastoma)又称为 Wilms 瘤、肾胚胎瘤(renal embryoma)等,是儿童最常见的腹部恶性肿瘤,居全身恶性肿瘤的第四位。男女发病率相似。90% 发病年龄在 7 岁以内,以 6 个月~3 岁最多;遗传性病例平均发病年龄为 2.5 岁,散发性病例平均年龄为 3.5 岁。

【临床与病理】

1. 临床表现　临床上约 10% 患儿无明显临床症状;有临床症状者以腹部肿块最常见(50%~90%),其他症状包括高血压、腹痛、镜下或肉眼血尿、发热或泌尿系统感染、恶心、呕吐或厌食等。腹部肿块往往发展迅速,可由一侧腹部发展至对侧,患儿消瘦迅速。此外,患儿还可出现由肿瘤引起的激素分泌过多的表现,如急性肾衰竭、肾病综合征、精索静脉曲张、胸腔积液、血红细胞增多症等。

2. 病理　肿瘤往往单发,可发生于肾脏任何位置,好发于肾包膜下皮质内,常常较大,直径多为 5~20cm。病变呈圆形或类圆形,膨胀性生长,有假包膜,容易侵犯肾实质,并突破肾包膜侵犯肾周结构,甚至发生淋巴结转移或远处血行转移。组织学上可见由胚芽、间叶和上皮组成的肾胚组织,常见坏死、囊变,少数病例可见钙化。

【影像学表现】

1. X 线表现

（1）平片

1）表现为患侧肾影明显增大,呈不规则形软组织密度,可越过中线或占据腹部大部分,病变侧腰大肌影显示不清。

2）邻近肠管结构受压移位,与病变间形成清楚的界限。

3）病变内散在钙化点在平片上呈斑片状高密度。

（2）静脉肾盂造影

1）肾组织被病变压迫表现为肾盂肾盏变形、移位、拉伸、分离及不同程度旋转等。

2）病变位置不同,肾盂肾盏压迫表现不同。病变压迫尿路或肾盂,可出现不同程度的肾盂、肾盏积水扩张。

3）肾盂肾盏破坏表现为轮廓不规则、边界模糊。

4）肾组织功能减低或者无功能,表现为显影变淡、延迟或不显影。

5）肾外型生长的肾母细胞瘤压迫肾移位,可仅表现为肾位置异常,肾盂肾盏显示完整。

2. CT 表现（图 10-21）

（1）平扫

1）肾母细胞瘤表现为肾实质内圆形或类圆形软组织密度肿块,体积较大,与正常肾实质分界不清。

2）肿瘤密度一般较正常肾实质低,其内可见不规则形出血、坏死、囊变及钙化,呈混杂密度。

3）病变部位肾轮廓多不同程度外膨。较大病变多跨越中线延伸至对侧,腹腔血管结构受压,一般不被病变包绕。

（2）增强扫描

1）肿瘤呈不均匀性强化,实性部分轻度强化,坏死、囊变及出血区无明显强化。推压移位的正常肾实质明显强化,呈"新月形",与病变分界清楚。

2）肾盂、肾盏增强后可显示被肿瘤明显地推压、变形、分离及拉伸等改变。

3）肾静脉或下腔静脉受累表现为血管腔内瘤栓形成的充盈缺损及局部管腔扩张等。

4）肾门及腹主动脉周围肿大淋巴结呈中度强化,内可见低强化区。

5）CT 容积扫描后,图像后处理技术有利于病变的清楚显示,提高诊断效果。

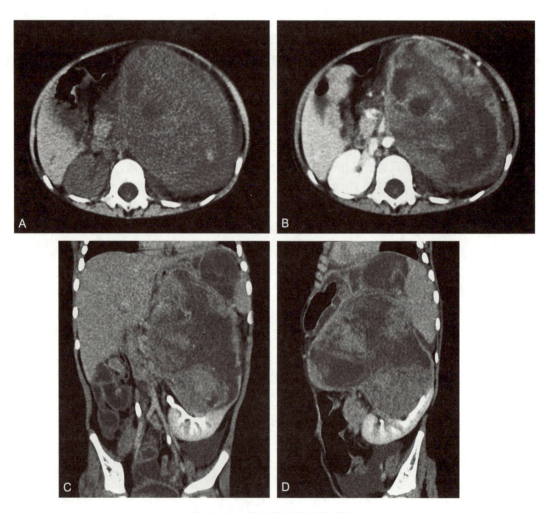

图 10-21　肾母细胞瘤 CT 表现

A. CT 平扫;B. 动脉期;C、D. MPR 图像。左肾门以上肾实质内见巨大软组织密度肿块,密度略低于肾实质,病变内见不规则低密度坏死囊变区及点状高密度;增强扫描实性部分明显强化;病变突出于肾轮廓外并跨越中线,邻近结构受压移位,腹膜后血管未被包绕;左肾轴横向倾斜,肾盂肾盏受压变形、移位。

3. MRI 表现

（1）平扫：一般呈 T_1WI 低信号、T_2WI 高信号，由于病变内出血、坏死、囊变及钙化，肿瘤信号不均匀，常呈混杂信号。

（2）增强扫描：强化特点与 CT 相似。

MRI 对肿瘤与肾组织的分界，肾盂肾盏受压、破坏，肾脏周围结构侵犯及转移等也能够清楚显示，并且多方位、多序列成像技术对疾病的定位及诊断均有重要的价值。

4. DSA 表现

（1）能够显示肿瘤的供血动脉、新生血管、侧支循环及动静脉瘘等表现，同时可显示腹腔血管的受压移位改变。

（2）肿瘤染色能够提供病变大小、形态等信息。

【肾母细胞瘤的分期】

根据美国国家肾母细胞瘤研究组（National Wilms' Tumor Study，NWTS-5）化疗前肿瘤累及范围制定标准分期。

Ⅰ期：肿瘤局限于肾脏，未穿破包膜，未累及肾窦脉管，可以完整切除。

Ⅱ期：肿瘤组织穿破肾包膜或侵及肾窦脉管或术前做过活检，可以完整切除（边缘无肿瘤、无淋巴结）。

Ⅲ期：肿瘤不能完整切除，有残存。有腹膜转移、淋巴结转移、血管瘤栓、术前或术中有破裂。

Ⅳ期：发生血行转移（如肺、肝、骨、脑等）或腹部以外远处淋巴结转移。

Ⅴ期：双侧肾母细胞瘤。

【诊断与鉴别诊断】

肾母细胞瘤需要与肾透明细胞肉瘤、肾横纹肌样瘤、先天性中胚肾瘤、肾细胞癌等相鉴别，这些肿瘤与肾母细胞瘤表现相似，仅依据影像学检查鉴别诊断较为困难，需结合病理组织学检查进行鉴别。

（二）神经母细胞瘤

【概述】

肾上腺神经母细胞瘤（adrenal neuroblastoma）又称肾上腺成神经细胞瘤，来源于肾上腺髓质或交感神经节，为有遗传倾向的先天性、高度恶性肿瘤。好发于 5 岁以下儿童，男性稍多见，为儿童最常见的恶性肿瘤之一。

【临床与病理】

1. 临床表现　患儿最常见的临床症状为偶然发现的腹部无痛性肿块，肿块质地硬、固定、不规则，发展迅速，常跨过中线累及对侧或下腹部，并可经膈肌裂孔侵犯胸腔脊柱旁区。病变压迫邻近结构，如压迫胃、肠、膀胱等，引起不同的症状。约 50% 患儿就诊时已经发生转移，临床上表现为不同的转移症状，如通过椎间孔累及脊髓引起相应的神经症状，骨转移引起明显骨痛、活动受限等。晚期，患儿可出现恶病质、贫血、低热等症状。

2. 病理　肿瘤体积相差巨大，早期为质地较硬的结节，晚期浸润累及周围组织形成巨大肿块。肿瘤多无包膜，表面呈灰紫色，切面呈灰红色，其内可有多发出血、坏死和/或囊变区，瘤内可见钙化。

【影像学表现】

1. X 线表现

（1）平片：腹部平片可见一侧上腹部甚至较大范围的软组织肿块，约 50% 病例内见点状钙化。病变侵犯脊椎表现为椎骨骨质破坏、椎间孔扩大等。

（2）静脉肾盂造影：病变肾脏受压移位、变形，肾轴倾斜等。

2. CT 表现（图 10-22）

（1）平扫

1）肿瘤表现为软组织密度肿块，形态不规则。

2）较小病变一般密度均匀，较大病变由于缺血坏死及钙化存在，病变密度不均匀。

3）约 80% 病例肿块内见细点状或不规则形钙化。

4）容易侵犯邻近结构，包绕血管生长，与腹膜后结构分界不清。

（2）增强扫描

1）肿瘤实性部分强化程度较低，可见包膜局部强化。

2）在血管内对比剂的衬托下，能清楚显示肿瘤组织对血管结构的包绕及侵犯。

3）能显示转移征象，如肝、骨转移及淋巴结转移等。

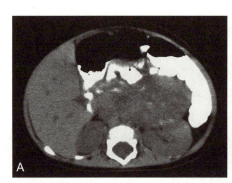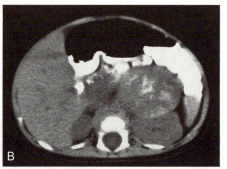

图 10-22　肾上腺神经母细胞瘤 CT 表现

CT 平扫（A、B）示左侧肾上腺区巨大卵圆形软组织肿块，密度不均匀，见散在条状及絮状钙化，病变向中线方向延伸，与腹部血管分界不清，邻近结构受压移位。

3. MRI 表现

（1）T_1WI 上肿瘤呈中等信号，在 T_2WI 上呈高信号，病变因坏死囊变、钙化、出血等呈混杂信号。

（2）对病变形态显示与 CT 相似，但是对病变周围结构侵犯显示优于 CT。

（3）对钙化显示能力较差。

【诊断与鉴别诊断】

肾上腺神经母细胞瘤需要与肾母细胞瘤、肾上腺转移瘤、神经节细胞瘤等相鉴别。

（三）新生儿肾上腺出血

【概述】

新生儿肾上腺出血（adrenal hemorrhage of newborn）通常发生于围生期，病因不明，可能与难产、产伤、新生儿缺氧、凝血机制异常等因素有关。

【临床与病理】

1. 临床表现　少量出血，患儿一般无明显症状；大量出血，可出现不同的临床症状，主要包括患侧胁腹部肿块、新生儿贫血，严重出血者可能会出现失血性休克等。

2. 病理　肾上腺出血一般单侧发病，且右肾上腺多见；双侧肾上腺发病较少，约占 10%。

【影像学表现】

1. X 线表现　目前，X 线检查临床少用。

（1）平片：患侧肾上腺区软组织肿块；晚期可见病变区环形或带状钙化。

（2）静脉肾盂造影：对病变显示价值有限，表现为患侧肾脏受压、移位及变形等。

2. CT 表现

（1）平扫：出血早期，表现为肾上腺区实质性肿块，轮廓饱满外凸，病变密度较高且均匀。随着血肿发展演变，病变密度减低，呈低密度囊性。一般 3 个月后病变多明显减小或消失。陈旧性病变可见边缘点状或环形钙化。

（2）增强扫描：血肿多表现为边缘强化，内部无强化。

3. MRI 表现

（1）血肿的 MRI 信号有明确的演变规律，因此 MRI 检查对于判断病变性质有重要价值。

（2）有助于与神经母细胞瘤相鉴别，后者一般 T_1WI 呈稍低信号、T_2WI 呈稍高信号。

【诊断与鉴别诊断】

结合病史和典型的影像学表现一般不难作出诊断，有时需要与肾上腺神经母细胞瘤、肾上腺囊肿等病变相鉴别。

第八节　骨骼系统

一、基本病变影像表现

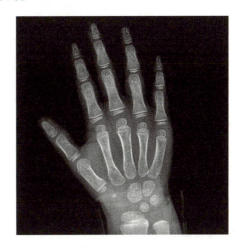

儿童的管状骨来源于软骨化骨，管状骨由骨干、干骺端及骨骺组成，骺位于长骨两端或骨的突出部位。骺为软骨时 X 线不显影，当骺软骨内出现骨化中心时，可表现为 1 个或多个点状骨化影（图 10-23）。X 线骺板为透亮带，骺线为骺板变窄形成的透亮线。

骨龄（bone age）是骺软骨内继发骨化中心出现的年龄，以及骺和干骺端结合即骺线完全消失的年龄。正常时男女各骨化中心的出现和骨骺与干骺端结合时期不同，可制定正常骨龄标准，根据受检者实际年龄与骨龄的差别判断儿童发育是过快或迟缓，提示一些疾病的存在。

儿童骨骼系统疾病多以先天发育畸形、外伤及感染为主，代谢性疾病及肿瘤也常有发生。

图 10-23　儿童右手 X 线平片

二、常见疾病影像表现

（一）发育性髋关节发育不良

【概述】

发育性髋关节发育不良（developmental dysplasia of the hip，DDH）又称为先天性髋关节脱位（congenital dislocation of the hip，CDH），是由于髋臼发育不良，髋臼内脂肪纤维组织充填，周围关节囊松弛，股骨头骨骺小，股骨头与髋臼失去正常的对合关系。本病病因不明，女性发病率高于男性，单侧发病多见，左侧较右侧多见，双侧髋关节发育不良者多伴有家族史。

【临床与病理】

1. 临床表现　临床可表现为出生后腹股沟皮纹不对称，患肢缩短，行走后，单侧脱位可出现跛行，双侧脱位可出现鸭步样步态。

2. 病理　病理改变包括髋臼发育不良、髋臼窝内脂肪纤维组织填充、圆韧带迂曲肥大、关节囊松弛、股骨前倾角增大、股骨头骨骺小等。

【影像学表现】

1. X 线表现　X 线平片是诊断 DDH 的主要方法，常规拍摄双髋正位和外展位片。股骨头是否位于髋臼是本病的诊断依据。

（1）髋臼发育不良：髋臼发育不良有 3 种情况（图 10-24）。

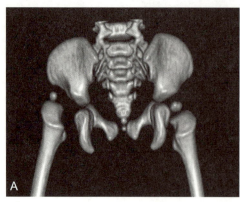
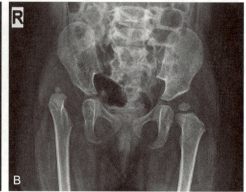

图 10-24 发育性髋关节发育不良 X 线平片及 MSCT VR 表现（数字彩图）
CT 三维重建（A）及 X 线平片（B）显示右侧髋臼平浅宽大，髋臼顶发育不良，呈斜坡状，髋臼角明显增大；右侧股骨近端向外上方移位，右侧股骨头与髋臼分离。

1）髋臼与股骨头不匹配：指髋臼与股骨头的球面关系失常，常表现为髋臼浅而陡峭，向外上方倾斜，形成臼扁而头圆的表现。

2）髋臼位置异常：髋臼面向前或向外上偏斜。

3）包容不充分：指髋臼的深度和宽度减小。

（2）股骨前倾角过大：为股骨颈与股骨髁间的夹角，正常出生时为 30°~50°，儿童期为 15°~30°，成人约为 12°。

（3）髋关节脱位：指股骨头与髋臼失去对合关系，头臼分离。

2. CT 表现　三维重建可以准确显示髋臼与股骨头间的关系、髋臼深度及股骨前倾角，同时可以观察关节囊、圆韧带及纤维脂肪垫的情况。

【诊断与鉴别诊断】

临床应与创伤性髋脱位、病理性髋脱位相鉴别，根据病史、髋臼发育情况、有无髋臼破坏可进行鉴别。

（二）维生素 D 缺乏症

【概述】

维生素 D 缺乏症（vitamin D deficiency）是指维生素 D 及其活性代谢产物缺乏，引起钙、磷代谢紊乱，从而导致钙盐沉着障碍，引起临床佝偻病（rickets）和骨软化症（osteomalacia）的发生。原因主要是食物中维生素 D 含量不足或日照量过少，维生素 D 缺乏导致钙磷代谢紊乱，使骨样组织钙化不良而导致骨质软化。儿童主要发生在干骺端，向两侧增宽、膨大，临时钙化带呈毛刷样改变，部分形成杯口样。后遗症期下肢可形成 "O" 形腿、"X" 形腿及弓形腿；胸廓可形成 "鸡胸""漏斗胸"；头颅可形成 "乒乓头""方颅"。

【临床与病理】

1. 临床表现　主要为神经精神症状、骨骼改变和肌肉松弛，依据病程分为初期、激期、恢复期和后遗症期。初期和激期常有神经精神症状，并伴有食欲减退、少动、睡眠不安、夜惊和多汗。骨骼改变多发生于维生素 D 缺乏数月后，表现为囟门闭合延缓，乳牙萌发迟缓、方颅和串珠肋等，为激期的典型表现。"O" 形腿或 "X" 形腿则为后遗症期表现。

2. 病理　主要的病理改变为骨内钙盐沉积减慢、停止，造成骨样组织集聚，使骨骼变软。

【影像学表现】

1. X 线表现（图 10-25）

（1）早期：干骺线模糊或呈不规则毛糙的毛刷状，骺端膨大增宽。

（2）活动期：干骺端临时钙化带不规则毛糙，有时可出现临时钙化带部分或全部消失，干

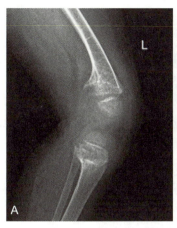
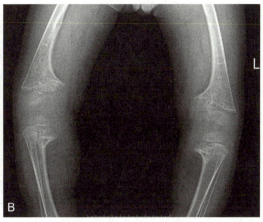

图 10-25　维生素 D 缺乏症 X 线平片表现

干骺端临时钙化带不规则毛糙,临时钙化带部分消失,干骺端膨大增宽,中部凹陷
呈"杯口样",可伴有骨皮质变薄、骨小梁模糊。

骺端膨大增宽更明显,中部凹陷呈"杯口样",可伴有骨皮质变薄,骨小梁模糊,严重者可出现骨折。

（3）愈合期:干骺端临时钙化带重新出现,杯口样凹陷逐渐消失,骨质密度和结构逐渐正常。

2. CT 及 MRI 表现　CT 及 MRI 检查临床少用。

【诊断与鉴别诊断】

佝偻病主要与成骨不全、原发性甲状旁腺功能亢进症等疾病鉴别,主要依靠临床病史及实验室检查相鉴别。

（三）维生素 C 缺乏症

【概述】

维生素 C 缺乏症（vitamin C deficiency）儿童期称为坏血病。儿童期维生素 C 缺乏症主要发生在人工喂养 7~18 个月的儿童。

【临床与病理】

1. 临床表现　主要表现为精神不振,皮肤苍白,皮肤和黏膜血管出血及瘀斑、血尿及血便等。

2. 病理　本病的病理改变是胶原组织缺乏引起的出血和骨骼改变:①毛细血管脆性和管壁渗透性增加导致出血,如骨膜下出血、牙龈出血;②成骨细胞和破骨细胞活性减弱,新生骨不足,骨皮质和骨松质萎缩,干骺端相对增厚增宽,骨骺边缘形成致密钙化带。

【影像学表现】

1. X 线表现

（1）骨皮质和骨松质萎缩,干骺端相对增厚增宽。

（2）干骺端临时钙化带向外突出形成骨刺,称为"角样"征。

（3）干骺端临时钙化带与萎缩的骨松质间可见低密度带,称为"坏血病线"。

（4）骨骺中央小梁稀薄,边缘骨皮质密度增加,称为"指环征"。

2. CT 和 MRI 表现　一般不用 CT 及 MRI 检查。

【诊断与鉴别诊断】

本病需与佝偻病及白血病骨改变相鉴别,根据病史、临床表现、喂养史、X 线表现及实验室检查可进行鉴别。

（四）股骨头骨骺骨软骨病

【概述】

股骨头骨骺骨软骨病（osteochondrosis of capitular epiphysis of femur）又称 Legg-Calvé-Perthes 病，本病好发于儿童及青少年（3~14 岁，尤其是 5~9 岁），男性多见；单侧多发，也可双侧先后发病。

【临床与病理】

1. 临床表现　主要症状为髋部疼痛、活动受限，部分伴有跛行，患肢外展、内旋受限，可有屈曲或内收畸形。

2. 病理　早期为骨骺软骨下缺血，骨内细胞坏死解体，引发周围组织的反应性改变，如骨组织充血、肉芽组织增生，以及肉芽组织内的巨噬细胞和破骨细胞对死骨进行吸收。同时由于重力作用，骨骺骨化中心发生压缩性骨折，骨小梁相互嵌插，致使骨骺呈扁平状改变。随着时间进展，坏死骨逐渐吸收，骨骺内肉芽组织可重组骨化中心，骨软骨结构逐渐恢复。

【影像学表现】

1. X 线表现（图 10-26）

（1）早期：股骨头骨化中心变小；骨骺密度增高或骨骺变扁平，部分出现骨折线或节裂；关节间隙变宽；股骨头骨骺与骨化中心间可出现新月形透亮区。干骺端骨质疏松、骨质内出现囊性变。

（2）进展期：骨骺更为扁平、密度增高，坏死骨质节裂成多个致密骨块，有时伴有中央坏死骨周围致密的新生外壳。骺板增宽，可伴有骨骺线早闭。骨骺部骨质疏松及囊性变更加明显。

（3）愈合期：早期治疗，骨骺、干骺端及关节囊病变可完全恢复正常。治疗不当或延迟，股骨头可出现蕈样或圆帽状畸形。股骨颈粗短、颈干角变小、髋内翻，可伴有髋关节半脱位。

2. CT 表现

（1）早期：股骨头骨化中心变小，骨骺密度增高，关节间隙增宽，干骺端骨质内可见囊性变，边缘硬化。股骨颈粗短，骨质疏松。

（2）进展期：骨骺节裂成多个高密度块，骺板增宽。

（3）愈合期：可出现髋内翻及髋关节半脱位。

3. MRI 表现

（1）MRI 检查灵敏度高，病变早期可发现骺软骨及骺板增厚，关节腔少量积液。

（2）随病情进展，骨骺变扁，T_1WI 呈低信号，T_2WI 呈低信号；干骺端可见 T_2WI 呈高信号的水肿区；股骨头骨骺软骨可见不规则骨坏死区。

【诊断与鉴别诊断】

应与髋关节结核相鉴别，后者坏死骨周围无硬化或少有硬化，无骺板及干骺端增宽，邻近关节骨质疏松广泛，较早出现关节间隙狭窄。

（高剑波　余永强　宋彬　杨中杰）

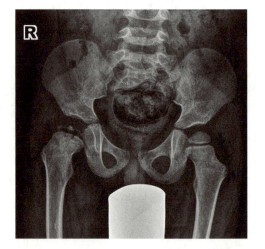

图 10-26　股骨头骨骺骨软骨病 X 线平片表现

右侧股骨头骨骺变扁、变小、碎裂，骨骺端囊性变，关节间隙变宽。

第十一章 介入放射学

第一节 总 论

一、介入放射学的基本技术

介入放射学（interventional radiology，IVR，IR）是以影像诊断学为基础，在数字减影血管造影（digital subtraction angiography，DSA）、超声、CT 及 MRI 等医学影像诊断设备的引导下，利用穿刺针、导管及其他介入器材，对疾病进行治疗或采集组织学、细菌学及生理、生化资料进行诊断的学科，属于微创医学，与内科学、外科学并列为三大临床治疗学。20 世纪 60—70 年代，Charles Dotter 首次使用同轴导管扩张技术成功治疗外周动脉粥样硬化；1973 年，Andreas Grüntzig 发明双腔球囊导管；此后，经皮腔内血管成形术开始在临床普遍应用。20 世纪 80 年代，DSA 设备的临床应用以及介入器材的不断创新完善，使得介入放射治疗技术获得了迅猛发展，应用领域不断扩大，治疗效果也得到进一步提高。介入放射学如今已成为应用范围广泛的由影像引导下侵袭性影像诊断和微创治疗技术构成的诊断及治疗专业，并且在肿瘤及血管与非血管腔道疾病的诊断和治疗中发挥着重要作用。

介入放射学按其目的可分为介入诊断学和介入治疗学，介入放射治疗技术按其临床引入途径和应用范围可分为血管介入技术和非血管介入技术（含肿瘤介入技术）。血管介入技术是以经皮腔内血管成形术（percutaneous transluminal angioplasty，PTA）、经导管血管栓塞术（transcatheter vascular embolization）和经导管血管灌注术（transcatheter vascular infusion）三大技术为基础，在医学影像设备引导下，利用相应介入器材经血管途径进行诊断和治疗的操作技术。非血管介入技术是指血管介入以外的其他介入诊疗技术，以经皮穿刺活检术（percutaneous biopsy）、经皮穿刺消融术（percutaneous ablation）、经皮穿刺引流术（percutaneous drainage）和管腔器官的成形术为基础。目前介入治疗技术在血管病变的治疗中已逐渐替代了某些外科手术方法。PTA 与血管内支架成形术已广泛应用于外周动脉、内脏动脉、冠状动脉及颈动脉等血管狭窄的治疗，并成为临床治疗血管狭窄、闭塞性疾病的首选方法；经导管血管栓塞术常用于对急性动脉出血性疾病、动静脉血管畸形、动脉瘤等血管疾病的治疗，对实体良、恶性肿瘤的术前栓塞或姑息性治疗，可降低手术风险或延长患者生命，器官灭活以消除脏器功能异常；经导管血管灌注术可用于对血栓的溶栓和清除等。在肿瘤治疗领域中，介入治疗作为肿瘤综合治疗的重要组成部分而被广泛应用，并已成为如原发性肝癌等恶性肿瘤非手术治疗的首选方法。

介入放射学的发展是建立在经皮穿刺血管造影基础上的，DSA 至今仍是显示血管解剖和相关血管病变诊断的"金标准"。血管造影术不仅对血管性病变和肿瘤性病变具有定性和定位诊断价值，而且是制订治疗方案和进行介入治疗的主要依据，主要用于诊断动脉狭窄与闭塞、动脉瘤、血管畸形等血管疾病，以及用于了解肿瘤性病变血管情况和胃肠道出血的病因及部位等，也是评价介入治疗效果的客观指标之一。1953 年由瑞典医生 Sven-Ivar Seldinger 首创的经皮穿刺血管技术奠定了当代介入放射学的基础，它避免了切开暴露血管，以直接经皮穿刺股动脉并运用导丝

415

与导管的配合将导管插入主动脉内行血管造影,明显提高了血管造影术的安全性。利用此项经皮穿刺技术可以建立体内深部组织器官与体外的通道,而且能应用于所有人体腔道的穿刺操作,包括血管与非血管性通道,极大地推动了介入放射学的发展。

二、介入放射学的常用设备与器械

(一)影像导引设备

介入放射学的影像导引设备包括 X 线电视透视与 DSA、超声、CT 和 MRI,不同影像导引设备各有其特点(表 11-1)。

1. X 线电视透视与 DSA X 线电视透视是介入放射学传统的、基本的监视手段,具有实时显像的优点,但是也有影像重叠、实质脏器多依赖对比剂的使用、X 线放射损伤等缺点。目前,DSA 作为血管介入放射学首选的监视方法,具有可减少对比剂用量、提高血管显示清晰度、明显减少 X 线剂量等优点。

2. 超声 超声具有实时、多方位显像,使用方便和无放射损伤的优点,进行穿刺定位具有良好的监视能力,但有平面成像致使整体观较差、部分脏器有相对的显示"盲区"等缺点。

3. CT CT 断层影像能够清晰显示病变,近年来在经皮穿刺技术中得到广泛应用,但有对患者放射损伤较大等缺点。

4. MRI MRI 无放射损伤、可多方位成像,且近年来开放型 MRI 具有实时监视的优点,在介入放射学操作中的应用逐渐增加,但是需配备专用的器材,且价格昂贵,尚未得到临床广泛应用。

表 11-1　各种影像导引设备的特点

影像导引设备	优点	缺点
X 线电视透视与 DSA	实时显像	重叠影像,多需要对比剂,有放射损伤
超声	实时、多方位显像,使用方便,无放射损伤	断层影像,整体感差,有"盲区"
CT	断层影像,显示病变清晰	除 CT 透视外,难以实时成像,放射损伤较大
MRI	断层、多方位成像,无放射损伤	需专用器材,价格昂贵

(二)专用器材

介入放射学有很多专用器材,主要的如下。

1. 穿刺针 是介入操作中最基本的器材,一般由锐利的针芯和外套管构成,用于建立操作通道。

2. 导管鞘 由外鞘和内芯组成,用于导管交接、引导导管进入血管,以避免导管反复出入组织或管壁对局部组织和血管造成损伤。

3. 导管和导丝 是介入放射学的主要器材(图 11-1),根据使用目的可分为造影导管、引流导管和球囊导管(图 11-2)等,分别用于造影、引流和扩张狭窄管腔。一般导管直径用 F(Franch,1 Franch= 0.335mm)表示,球囊长度和直径用厘米(cm)表示,导管内径用英寸(in,1 in=2.54cm)表示。导丝用于引入或引导导管行选择性插管。

4. 支架 用于支撑狭窄管腔以达到恢复管腔流通的功能。广义上包括用于非血管系统的内涵管和用于血管及非血管系统的金属支架。根据性质性能及扩张方式不同,支架可分为自膨式支架、球囊扩张式支架和热形状记忆式支架(图 11-3)。

5. 特殊器材 特殊器材种类多,用途广泛。如下腔静脉滤器用于预防下肢深静脉血栓脱落

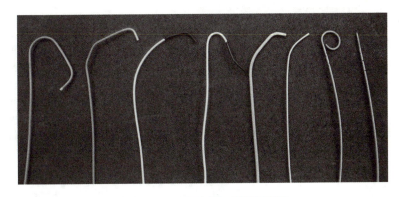

图 11-1　不同形态和功能的导管

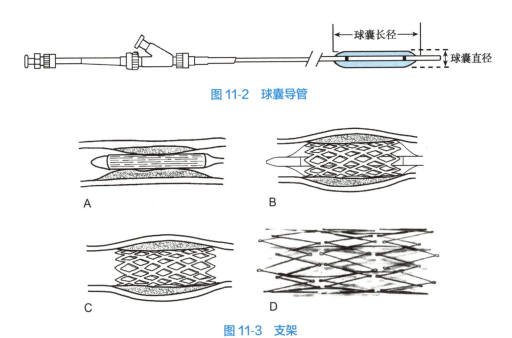

图 11-2　球囊导管

图 11-3　支架

A~C 为球囊扩张式支架,D 为自膨式支架。球囊与套在球囊之外的
支架置入血管狭窄处(A);充胀球囊使支架扩张且牢固地贴附于血
管内壁(B);退出球囊后支架支撑在血管壁上(C)。

引发的肺栓塞(图 11-4);活检针与活检枪用于深部组织和器官的活检;椎间盘切割仪用于治疗腰
椎间盘突出症;网篮导管用于取出异物和结石;激光、微波、冷冻器材用于肿瘤消融治疗;栓塞剂
及封堵器材用于对某些心血管的正常管腔或异常通道进行机械性堵塞。

(三)常用药物

目前,介入治疗技术已融入各个学科疾病的诊治中,在介入诊疗过程中经常要用到各种药
物,而且药物的使用又往往有其专业特殊性,不同于一般的临床应用。常用的药物有血管收缩
药、血管扩张药、促凝血药(止血药)、抗凝血药、溶栓药物、对比剂、抗肿瘤药物和抗生素等。

1. 血管收缩药　可以降低动脉血流速度或正常组织血流速度,常用于少量消化道出血的造
影、治疗或肿瘤栓塞。

(1)肾上腺素:用于肾脏和胰腺等的药物性血管造影。肾动脉造影前经动脉注入 3~6μg,肾
静脉造影及腹腔动脉、肠系膜上动脉造影注入 10~12μg。

(2)加压素:用于控制消化道出血。0.1~0.2U/min 持续灌注,最大 0.4U/min。

2. 血管扩张药 可以增加血管的血流量,可使图像显示更加清晰。

(1)罂粟碱:用于扩张血管和解除动脉痉挛。每次 30~60mg,用生理盐水稀释后经动脉缓慢注射或经静脉泵入。

(2)前列腺素:用于造影和解除插管所致的血管痉挛,每次 2mg。

3. 促凝血药 可配合血管收缩药使用,用于出血的治疗。

(1)氨甲苯酸(止血芳酸):抑制纤溶酶原的激活酶,使之不能激活转变成纤溶酶,从而阻断纤维蛋白的溶解,用于出血的全身治疗和穿刺等操作造成的出

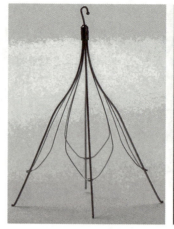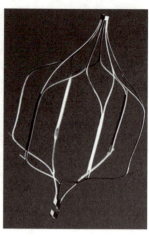

图 11-4 释放后的可回收式下腔静脉滤器

血。每次 0.1~0.3g,溶于 5% 葡萄糖注射液或生理盐水 10~20ml 中缓慢注射,每日最大量 0.6g。

(2)鱼精蛋白:在体内与肝素结合使其失去抗凝能力,用于抗凝治疗中肝素过量所引起的出血。按 1mg 中和 100U 肝素的剂量静脉缓慢注入。

(3)酚磺乙胺(止血敏):增强血小板积聚性及黏附性,并促使凝血活性物质从血小板中释放,从而缩短凝血时间,用于预防各种手术前后的出血。0.25~0.50g,用 5% 葡萄糖注射液稀释后肌内注射或静脉注射;或口服,0.5~1.0g,一日 2 次。

(4)凝血酶:直接作用于血液中的纤维蛋白原,促使其转变为纤维蛋白,加速血液凝固,用于肝硬化所致的消化道出血及穿刺局部的出血。局部喷雾或贴敷创面,消化道出血可适量口服。

4. 抗凝血药 通过阻止纤维蛋白形成或促进纤溶酶形成而加强纤维蛋白的溶解,主要用于深部动静脉血栓、肺血栓及其他血栓性疾病的防治,以及血管系统的球囊扩张或留置金属内支架后的抗凝治疗。

(1)肝素:阻止血小板凝集、破坏和妨碍凝血激活酶的形成、对抗凝血激活酶和妨碍凝血酶原变为凝血酶、抑制凝血酶从而妨碍纤维蛋白原变成纤维蛋白,用于导管冲洗、术中肝素化和术后抗凝。6 250U 加入 500ml 生理盐水用于导管冲洗或抗凝,6 250~12 500U 加入 10ml 生理盐水团注用于术中全身肝素化,术后抗凝 5 000U 加入 5% 葡萄糖注射液或生理盐水 100ml 中静脉滴注 3~7 天。

(2)华法林:竞争性抑制维生素 K 与肝脏有关酶蛋白的结合,阻碍其利用而抗凝,用于治疗血栓栓塞性疾病及溶栓、成形术后抗凝。口服,成人首剂 15~20mg,次日 5~10mg,3 日后可予维持量 2.5~5.0mg/d,根据凝血酶原时间进行个体调整。

(3)阿司匹林:抗血小板药,主要用于治疗血栓栓塞性疾病和血管成形术后抗凝。口服,40~100mg/d。

5. 溶栓药物 主要用于动脉血栓的介入治疗和部分静脉血栓的治疗。

(1)链激酶:溶解血栓,主要用于急性血栓栓塞性疾病。动脉灌注 100 万 U/h,静脉滴注首剂 5 万 U 团注,继以 2 500~5 000U/h 维持。

(2)尿激酶:最常用的高效血栓溶解剂,直接促使无活性的纤溶酶原变为有活性的纤溶酶,使组成血栓的纤维蛋白水解,比链激酶的不良反应小。首剂 3 万~6 万 U 团注,继以 25 万~50 万 U 加入 500ml 生理盐水中静脉滴注。

(3)组织纤溶酶原激活剂:促进纤溶酶原转化为纤溶酶,特异性溶解血栓,全身出血的不良反应少。首次剂量为 5~10mg,继以 0.5~1.0mg/h 动脉内灌注,总量一般最大为 50mg。

6. 对比剂 对比剂(contrast medium)是血管介入诊疗操作不可或缺的用药,可以显示血管

的形态及器官或病灶的血供特点。含碘的非离子型对比剂是最常用的类型。其不良反应主要表现为对比剂过敏反应及对比剂肾病。尽管对比剂的不良反应发生率不高,但应给予足够重视,尤其是在介入诊疗中常需使用较多量的对比剂,一旦发生不良反应需及时处理。

7. 其他 介入治疗中可通过镇静、镇痛和麻醉治疗使患者在术中的焦虑、不适、疼痛和躁动减轻至最低程度,使手术顺利进行;抗肿瘤药物用于肿瘤的治疗;抗生素用于预防感染。

(1)镇静药:常用的为地西泮,用于镇静和治疗癫痫。术前用药,5~10mg 口服或 2~3mg 静脉注射,老年人酌情减量。

(2)麻醉镇痛药:常用的为利多卡因,用于皮肤穿刺点局部麻醉、周围神经阻滞或动脉造影时与对比剂混合以减轻疼痛。皮下浸润麻醉时,应避免注入血管内;与对比剂混合,应配制为 0.2% 的浓度;最大量为 4mg/kg。

(3)抗肿瘤药物:根据不同原发病变和病理组织类型选用不同的肿瘤敏感药物,通常采用动脉灌注给药,此外抗肿瘤药物也可与碘化油混合成乳剂或采用加载于载药微球制成混悬液等方式注入肿瘤局部。在应用中,应遵循介入治疗中化疗药物的应用原则。

(4)抗生素:常规情况下不需要预防性应用抗生素,介入手术后应用抗生素,一般不超过 36 小时。

第二节　血管病变介入诊断和治疗

一、概述

血管介入放射学(vascular interventional radiology)是研究在医学影像设备监导下对心血管部位作介入诊治的学科。其发展基础为 Seldinger 技术(Seldinger technique),该技术要点为确定血管穿刺点、皮肤消毒、注射局部麻醉药、用尖头刀刺开皮肤 2~3mm、穿刺针呈 45° 角经皮穿刺血管、退出针芯、缓缓向外拔针直至血液喷出、引入导丝、退出穿刺针、通过导丝引入导管。穿透血管前后壁为经典 Seldinger 技术,只穿刺前壁而未穿透后壁为改良 Seldinger 技术(图 11-5)。

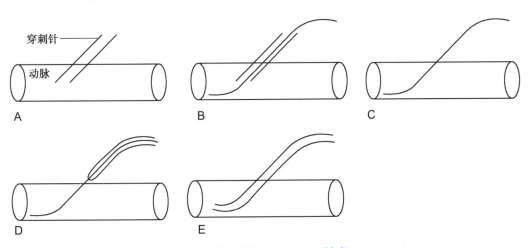

图 11-5　改良 Seldinger 技术
A. 穿刺针经皮穿入血管;B. 导丝通过穿刺针进入血管腔;C. 退出穿刺针,留置导丝在血管腔内;
D. 导管通过导丝进入血管腔;E. 退出导丝,留置导管在血管腔内。

临床上常用的经皮穿刺血管入路包括动脉入路和静脉入路。动脉入路包括股动脉入路、肱动脉入路和桡动脉入路等;静脉入路包括股静脉入路和颈静脉入路等。

该技术的禁忌证包括严重对比剂过敏,无法纠正的凝血功能障碍,严重的心、肺、肝、肾等功能不全和全身系统感染等。术后穿刺部位以加压包扎并辅以下肢制动来止血。并发症是穿刺部位血肿、血管痉挛、血管夹层或穿孔、血栓形成、假性动脉瘤或动静脉瘘、感染、导管或导丝打折断裂等。

血管介入放射学主要技术包括经皮腔内血管成形术(PTA)、血管栓塞术和血管灌注。主要应用于以下几个方面:①利用血管造影进行影像诊断;②利用成形术及栓塞术治疗血管狭窄、血管畸形、动脉瘤、动静脉瘘及血管破裂出血;③利用灌注/栓塞术对肿瘤性疾病进行治疗,如化疗药物混合碘化油加吸收明胶海绵栓塞肝动脉治疗肝细胞癌;④利用动脉栓塞术消除或降低器官功能,如部分性脾栓塞治疗脾功能亢进。

二、经皮腔内血管成形术

经皮腔内血管成形术(PTA)是指经皮穿刺,使用导管技术对动脉粥样硬化或其他原因所致的血管狭窄闭塞性病变进行扩张或再通的方法。主要包括球囊血管成形术与血管内支架成形术两种方法。主要的治疗原理是:球囊血管成形术是利用球囊对狭窄段血管进行有限度的挤压扩张,致血管内膜、中膜及动脉粥样硬化斑块撕裂和损伤,管壁张力下降使得管径扩大从而达到血管通畅的目的(图11-6)。血管内支架成形术是利用支架支撑力将狭窄的血管撑开,保持血管腔通畅光滑(图11-7);其相对于单纯球囊血管成形术降低了术后因血管弹性回缩和内膜损伤所致的再狭窄率。PTA技术成功的标志是:残存狭窄率小于30%;临床症状减轻或消失;无严重并发症发生。近年来,主动脉腔内修复术已成为主动脉夹层和胸、腹主动脉瘤的主要治疗方法,通过覆膜支架将扩大的血管腔或有异常通道的血管瘘口分隔开,形成人工通道而达到腔内隔绝治疗的目的。

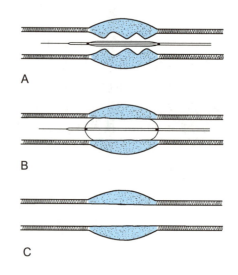

图11-6 球囊血管成形术

A. 球囊导管输送至血管病变段;B. 充盈球囊进行扩张;C. 撤出球囊后血管管腔通畅。

(一)适应证

1. 球囊血管成形术

(1)大多数动脉、静脉系统的狭窄闭塞性血管病变。其最佳适应证是大、中血管的局限短段狭窄或闭塞。

(2)血管搭桥、血液透析分流通道和血管移植术后的再狭窄。

(3)血管内支架成形术前的辅助措施。

2. 血管内支架成形术

(1)球囊血管成形术后出现并发症或无效者,如球囊血管成形术后内膜撕裂、急性血管闭塞或血管内膜夹层形成、球囊血管成形术后再狭窄者。

(2)颈动脉主干及其分支、腹主动脉及其分支、四肢动脉、腔静脉或较大静脉分支等动脉、静脉系统

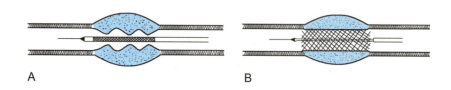

图11-7 血管内支架成形术

A. 自膨式支架输送至血管病变段;B. 释放支架。

的狭窄或闭塞性疾病。

（3）狭窄病变累及主动脉壁或粥样硬化明显者，如冠状动脉、肾动脉开口处狭窄等。

（4）重建血管通道并纠正血流动力学的异常，如经颈静脉肝内门体静脉分流术（transjugular intrahepatic portosystemic shunt，TIPS）治疗肝硬化门静脉高压所致的食管胃底静脉曲张破裂出血、顽固性腹腔积液等。

（5）对主动脉夹层、主动脉瘤及假性动脉瘤等可置入覆膜支架，对颅内宽颈动脉瘤可行血管内支架成形术辅助的栓塞治疗。

（二）禁忌证

1. 无法纠正的凝血功能障碍和严重的心、肺、肝、肾等功能不全和全身系统感染者。

2. 伴有溃疡性斑块、动脉壁有广泛致密钙化或长段狭窄、完全性闭塞的血管病变。

3. 广泛性血管狭窄与大动脉炎的活动期。

（三）操作技术

此处仅介绍一般原则，针对具体患者和疾病还有特殊性。首先行诊断性血管造影以明确血管狭窄部位、长度和程度以及分支血管情况。其次使用导丝、导管技术开通狭窄、闭塞段血管，这是PTA成功的关键。行球囊血管成形术时，所选球囊直径一般与狭窄邻近正常血管直径相当；行血管内支架成形术时选择合适的支架放置，支架直径应比病变血管邻近正常血管直径大10%~15%；对于狭窄严重者，先用球囊导管扩张后再置入内支架，支架准确置于狭窄段是手术成功的关键。最后行血管造影以评估狭窄血管扩张后的通畅情况（图11-8~图11-11）。介入围手术期使用抗血小板药、抗凝血药和血管扩张药治疗等。术后定期随访复查。

（四）并发症

主要为穿刺部位并发症、血管夹层、血管壁穿通或血管破裂、远端血管血栓栓塞、球囊破裂、支架移位、支架内急性血栓形成、远期支架内再狭窄等。严格掌握适应证、规范围手术期用药及手术过程中细心操作是降低不良反应和并发症发生率的关键。

（五）疗效评估

PTA术后通过再次造影和监测血管内压力来评估疗效。可将局部血流通畅、侧支血管显影消失、跨狭窄段压差小于10mmHg或残存狭窄小于30%（主要针对动脉病变）作为治疗成功的标

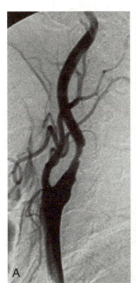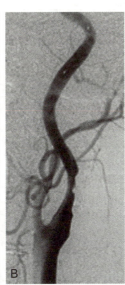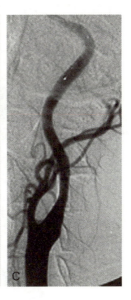

图11-8 颈动脉支架成形术

A. 左侧颈总动脉DSA示左侧颈内动脉起始段重度偏心性狭窄；B、C. 使用远端保护装置越过狭窄并置入支架，术后造影示管腔血流通畅。

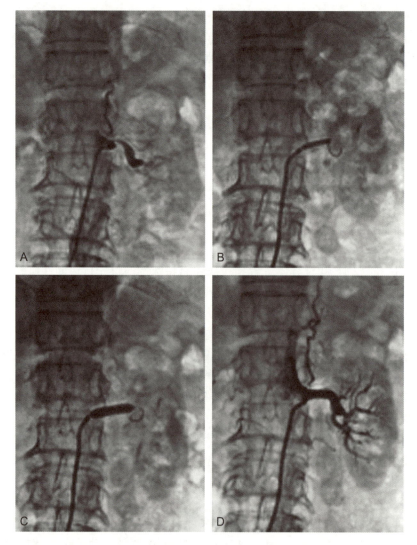

图 11-9　肾动脉支架成形术

A. 术前左肾动脉造影示开口约 90% 偏心性狭窄;B. 导丝通过狭窄段并予以球囊预扩张;C. 置入球囊扩张式内支架;D. 术后造影示狭窄消失,管腔血流通畅。

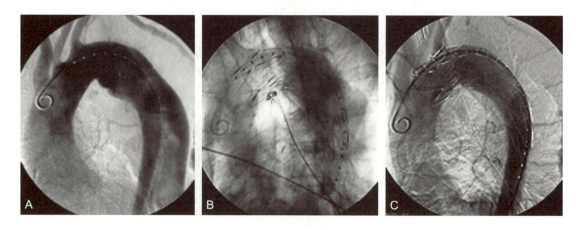

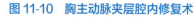

图 11-10　胸主动脉夹层腔内修复术

A. DSA 示胸主动脉夹层;B. 覆膜支架置入胸主动脉腔内;C. 术后造影示夹层破裂口完全封堵,血流通畅。

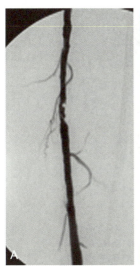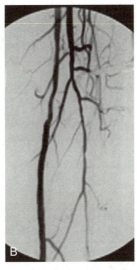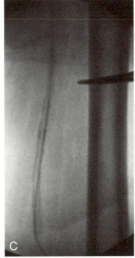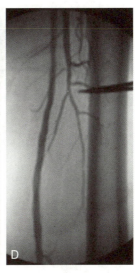

图 11-11　下肢动脉支架成形术

A. DSA 示左侧股动脉长段狭窄伴溃疡性粥样硬化斑块；B、C. 支架置入后造影示上段血管狭窄，置入第 2 枚支架与第 1 枚支架相连接；D. 术后造影示管腔血流通畅（C、D 中血管钳作为体外定位标志）。

准。在 PTA 术后进行血管造影评估时建议将导丝保留在通过病变段的位置，防止 PTA 过程中出现夹层或急性血栓形成后失去建立修复通道的机会。

三、血管栓塞术

血管栓塞术是在 X 线透视下经导管向靶血管内注入或置入栓塞物质，使靶血管发生暂时性或永久性闭塞，以达到控制止血、减少血供或治疗肿瘤性病变的目的。通常将经导管动脉栓塞术（transcatheter arterial embolization，TAE）简称为栓塞术，是介入放射学的基本技术之一。TAE 主要的治疗原理是：阻塞靶血管，使肿瘤或靶器官缺血坏死；阻塞或破坏异常血管床、腔隙和通道，使血流动力学恢复正常；阻塞血管，使远端压力下降或直接封堵破裂的血管，以利于止血以及用栓塞物填塞动脉瘤等血管病变，从而防止破裂出血。

（一）适应证

1. 止血　动脉性出血，主要适用于外伤、手术后、肿瘤等所致的颌面部、呼吸道、消化道、泌尿道、腹盆腔脏器等部位的出血以及大咯血。静脉性出血，如胃左静脉栓塞术治疗胃食管静脉曲张破裂出血。

2. 治疗血管性疾病　用于动脉瘤、动静脉畸形、动静脉瘘和静脉曲张等。

3. 治疗肿瘤　主要用于富血供的实体良、恶性肿瘤。

（1）治疗良性肿瘤：对于良性肿瘤如脑膜瘤、鼻咽纤维血管瘤，术前辅助性栓塞可以减少术中出血、完整切除肿瘤病灶；对于肝海绵状血管瘤和子宫肌瘤，栓塞治疗可以使肿瘤体积缩小、免除手术。

（2）治疗恶性肿瘤：对于恶性肿瘤如肝癌、肾癌，栓塞治疗常与局部化疗药物灌注结合进行，称为化疗性栓塞（chemoembolization），目的是术前辅助性栓塞提高肿瘤切除率或用于晚期肿瘤的姑息性治疗。对于不能手术切除的恶性肿瘤，栓塞治疗可以抑制肿瘤生长，改善患者生存质量及延长生存时间，或使病灶缩小从而获得手术切除机会（图 11-12）。

4. 器官灭活　对器官的栓塞治疗用于消除或抑制其亢进的功能、减少体积或使之彻底消除，如部分性脾动脉栓塞术治疗脾功能亢进、动脉栓塞术结合动脉灌注甲氨蝶呤终止异位妊娠等。

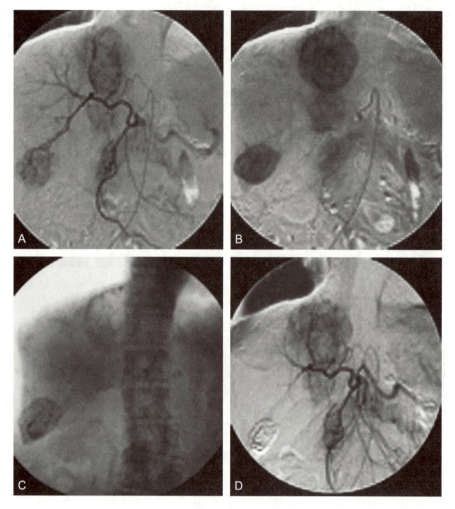

图 11-12　肝转移瘤的化疗性栓塞治疗

A、B. DSA 示动脉期和实质期肝内多发肿瘤病灶,血管丰富呈团块状染色;C. 碘化油化疗乳剂沉积在肿瘤内;D. 术后 2 个月造影示肿瘤缩小和碘化油沉积灶。

(二) 禁忌证

1. 无法纠正的凝血功能障碍,严重的心、肺、肝、肾等功能不全和全身系统感染者。

2. 导管不能稳定地深入靶动脉者。

3. 靶血管与供应邻近重要器官的非靶血管之间有交通,超选择插管不能避开者。

(三) 常用栓塞物质

理想的栓塞物质应具备的条件是:无毒、无抗原性、有良好的生物相容性、易获得、易消毒、不透 X 线、易经导管注入。常用的栓塞物质种类较多,根据栓塞血管时间的长短分为短期栓塞剂、中期栓塞剂和长期栓塞剂;根据物理性状分为液态栓塞剂(如无水乙醇、碘化油等)和固态栓塞剂(如金属弹簧圈等)。

1. **短期栓塞剂**　自体血凝块,作用时间 6~12 小时,主要用于控制小动脉出血,目前很少用。

2. **中期栓塞剂**

(1) 明胶海绵:作用时间 2~4 周,可机械性阻塞血管,造成继发性血栓形成而阻塞靶血管,主要用于止血、良恶性肿瘤的术前和姑息性栓塞。

(2) 碘化油:作用时间数天、数周至数月,在正常小动脉和肝组织内易于清除,作为化疗药物载体,主要用于恶性肿瘤、肝海绵状血管瘤等。

3. 长期栓塞剂

（1）无水乙醇：具有损伤血管内皮、溶血、诱导血栓形成的作用，可达到毛细血管水平栓塞，造成靶器官的缺血坏死，主要用于恶性肿瘤、动静脉畸形和静脉曲张。

（2）医用胶：如二氰基丙烯酸异丁酯（IBCA）、氰基丙烯酸正丁酯（NBCA），属于组织黏合剂，主要用于动静脉畸形。

（3）聚乙烯醇微粒［poly(vinyl alcohol) particle］和微球：主要用于良恶性肿瘤、动静脉畸形。

（4）金属弹簧圈：主要用于较大血管、动脉瘤和肿瘤。

（5）可脱性球囊：主要用于动静脉瘘。

（四）操作技术

操作技术、步骤如下所示（图 11-13、图 11-14）。

1. 诊断性血管造影 明确病变的诊断和靶动脉的血流动力学改变。

2. 靶血管插管 原则上要求导管应插入欲被栓塞的血管，尽量避开非靶血管。

3. 选择栓塞剂 根据病变性质、栓塞目的和靶血管情况选择适宜的栓塞物质。

4. 释放栓塞物质 在影像监视下准确释放栓塞物质，避免栓塞物质反流和误栓，控制栓塞范围和程度。栓塞范围和程度以及栓塞物质的选用应根据靶器官血供特点、靶血管部位和病变程度而定，一般以超选择性栓塞靶血管为宜。

5. 血管造影 以评估介入术后栓塞效果。

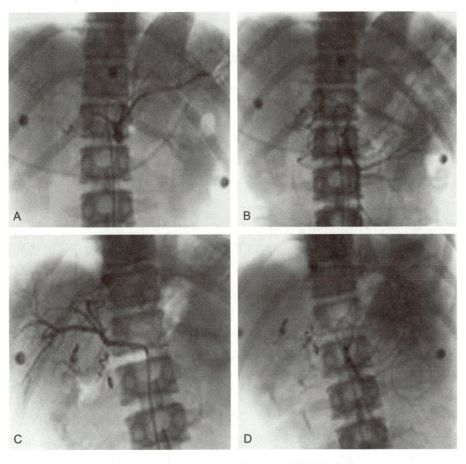

图 11-13　胃十二指肠动脉栓塞治疗消化道出血

A、B. 腹腔干和肠系膜上动脉造影示胃十二指肠动脉和肝动脉小分支对比剂外溢；
C、D. 以超选择性插管微型钢圈栓塞治疗后，造影示血管闭塞和对比剂外溢消失。

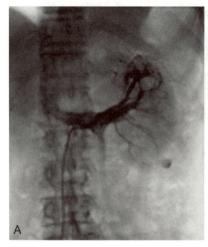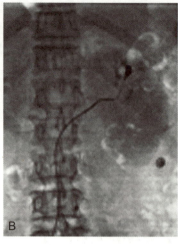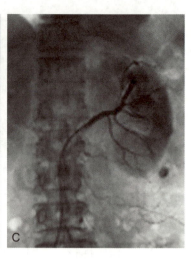

图 11-14　肾动脉栓塞治疗肾动静脉瘘

A. 左肾动脉造影示左肾上极动静脉瘘；B. 使用微型钢圈超选择性栓塞左肾动脉分支；C. 术后造影示动静脉瘘口闭塞。

（五）栓塞后综合征及并发症

1. 栓塞后综合征　是指靶器官动脉栓塞后，由组织缺血坏死引起的恶心、呕吐、局部疼痛、发热、反射性肠郁张或麻痹性肠梗阻、食欲下降等症状。对症处理后 1 周左右症状逐渐减轻、消失。

2. 并发症　包括所栓塞器官功能受损、血管损伤、误栓、感染等，其发生与栓塞剂的选择不当、过度栓塞、误栓、无菌操作不严、操作技术不熟练、术后处理不当等密切相关。

四、血管灌注术

血管灌注术是将导管选择性插入靶血管内，经导管注入血管活性药物或化疗药物以达到局部治疗目的的技术。主要用于动脉系统，常被称为经导管动脉灌注术（transcatheter arterial infusion，TAI）。主要的治疗原理是：药物直接作用于病变，使病变区域的局部药物浓度增高，延长药物与病变组织的接触时间，同时外周血浆药物浓度降低，从而提高疗效和减少药物的毒副作用。

（一）恶性肿瘤的化疗药物血管灌注治疗

适用于头颈部、胸部、腹壁、盆腔和四肢等各部位恶性肿瘤的治疗，包括术前局部化疗、术后预防性和复发灶的局部化疗或晚期姑息性化疗。禁忌证为恶病质，发生严重脑及全身转移，严重心、肺、肝、肾等功能不全以及无法纠正的凝血功能障碍。

操作方法是根据血管造影和肿瘤侵犯的范围，选择肿瘤供血动脉进行插管灌注化疗，给药方式包括一次性冲击灌注化疗和持续性灌注化疗。一次性冲击灌注化疗可每 2~3 周重复进行。持续性灌注化疗包括普通导管留置法和经皮导管药盒系统植入术。普通导管留置法的优点是操作简单、费用低；缺点是导管留置时间有限（一般不超过 1 周），且导管留置期间患者活动不便，穿刺部位有发生出血、感染的可能。经皮导管药盒系统可长期留置，由于全埋入的置管方式，患者行动方便，治疗可在门诊进行；缺点是靶动脉内导管周围易形成血栓，影响后续治疗。化疗药物配伍应根据肿瘤组织学类型选择 2~3 类联合使用，细胞周期非特异性药物如顺铂（cisplatin，DDP）、多柔比星（doxorubicin）、丝裂霉素（mitomycin，MM）等需一次性大剂量给药；细胞周期特异性药物如氟尿嘧啶（fluorouracil，FU）和甲氨蝶呤（methotrexate，MTX）等宜持续性灌注给药。并发症多为化疗药物引起的不良反应，其也与肿瘤所在脏器血供相关。恶性肿瘤灌注化疗有利于提高手术切除疗效,延缓肿瘤生长速度,提高患者生存质量。

(二)动静脉血栓的溶栓药物血管灌注治疗

适用于急性动脉血栓形成、急性深静脉血栓形成和急性肺动脉栓塞等的微创治疗,包括经导管溶栓治疗和经导管抽吸、血栓消融器清除血栓等机械性血栓清除治疗(图11-15、图11-16)。禁忌证是各种活动性出血。

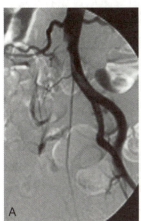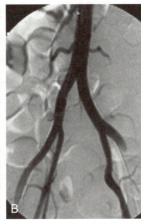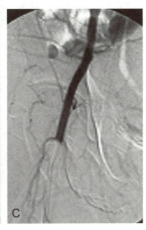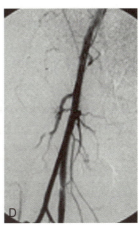

图 11-15　急性动脉血栓形成的溶栓治疗

A. DSA 示右侧髂总动脉闭塞、左侧髂总动脉血栓形成;B、C. 留置导管动脉溶栓治疗后血栓溶解,但右侧股动脉近段仍闭塞;D. 置入血管内支架后造影示管腔血流通畅。

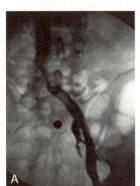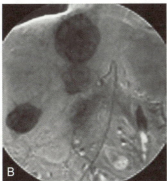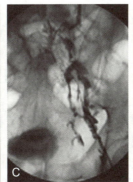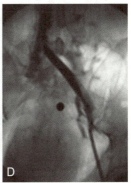

图 11-16　下肢深静脉血栓形成的溶栓治疗

A. DSA 示左侧髂总静脉内大量血栓形成;B. 于肾静脉开口以下置入下腔静脉滤器预防肺动脉栓塞(血管钳作为体外定位标志);C. 溶栓治疗后左侧髂总静脉血栓溶解,近端血管重度狭窄予以置入血管内支架;D. 造影示管腔血流通畅(A、D 中圆球作血管管径测量参照物)。

常用溶栓剂为尿激酶、重组组织型纤溶酶原激活剂和蛇毒剂等。操作方法是先行血管造影明确栓塞部位、范围和程度,了解血管有无狭窄和侧支循环情况。然后将导管选择性插入血栓处进行溶栓,最常用的药物是尿激酶。给药方式按药物浓度可分为小剂量慢速滴注法或大剂量快速滴注法,需要定时造影观察血管开通情况,适当调整溶栓药物的注入速度,严密监测凝血机制,一旦有严重的出血并发症,应停止溶栓。溶栓过程中和术后应配合抗凝血药、抗血小板药治疗,并且坚持介入治疗后长期全身用药,以减少血栓复发或介入术后再狭窄的发生。

并发症主要为出血,多发生于穿刺部位、消化系统和中枢神经系统。动静脉血栓的溶解成功率为76%~82%,急性期和亚急性期疗效较好,如动脉内溶栓可达92%以上,经导管溶栓与机械性血栓清除配合使用可明显提高疗效,缩短病程。血管狭窄病变的溶栓治疗后约30%可发生再闭塞,应联合使用 PTA 或血管内支架置入治疗防止血栓再形成。长段急性下肢深静脉血栓的溶栓治疗前置入下腔静脉滤器可有效预防肺动脉栓塞。

（三）缺血性病变的血管灌注治疗

缺血性病变是指由于动脉痉挛、狭窄或慢性闭塞而使受累器官处于低灌注状态，从而造成器官的功能障碍，甚至萎缩坏死。应用血管扩张药行 TAI 治疗，适用于由蛛网膜下腔出血所引起的脑血管痉挛，急性非闭塞性肠系膜血管缺血，由动脉粥样硬化、糖尿病、雷诺病，以及药物、损伤、冻伤等引起的四肢缺血性病变。禁忌证包括严重的心脏病变（特别是伴有严重低血压者），完全性房室传导阻滞和闭角型青光眼等不宜使用罂粟碱者。

常用的血管扩张药有罂粟碱、妥拉唑林和前列腺素等。操作方法是选择性插管行诊断性血管造影，显示动脉的狭窄或闭塞以及侧支循环情况，保留导管于靶动脉内行持续性药物灌注，灌注时间根据病情和血管造影复查的情况适当调整。药物灌注前应充分补足患者的血容量，灌注期间连续监测血压、心率、脉搏及液体出入量。该治疗方式对于脑缺血、肠缺血及肢体缺血等有很好的疗效。并发症主要为低血容量性休克和心律失常。

（四）血管收缩治疗

适用于控制食管贲门黏膜撕裂、出血性胃炎、食管静脉曲张、胃十二指肠溃疡、小肠和结肠炎症、憩室等引起的消化道出血。本法无绝对的禁忌证，但对老年人、冠心病和肾功能不全患者应慎用。

常用的药物是血管升压素。操作方法是采用超选择性插管，使导管尽量接近出血部位（注意有多支血管同时出血的可能），通过导管向动脉内灌注血管升压素。血管升压素灌注应自 0.1~0.2U/min 的小剂量开始，连续灌注 30 分钟后复查；如仍有出血，则加量至 0.4U/min，连续 30 分钟；如仍未奏效，应及时改用其他方法，如栓塞或手术治疗。此法多用于急救暂时控制出血，待患者病情稳定后，应针对出血病因采取积极的内外科治疗。并发症主要为抗利尿反应、心血管系统反应和内脏缺血反应等。

第三节　非血管病变的介入治疗

在介入治疗中，非血管病变泛指除血管病变以外可以应用介入技术进行治疗的疾病，包括体内非血管管腔如胆道、消化道、气管等的疾病，脓肿、囊肿、包裹性积液等疾病，以及其他部位如骨、关节、椎间盘等的疾病。不同于传统经血管介入治疗基本以 X 线设备作为引导，目前非血管介入技术所用影像学设备包括超声、CT、MRI 和 PET-CT 成像等设备，仅有少量操作如经皮穿刺胆道置管引流术等在 X 线引导下完成。非血管介入技术具有创伤小、疗效明显、患者恢复快等优点，包括经皮穿刺活检术、非血管管腔成形术、经皮穿刺引流术、放射性粒子植入术、腰椎间盘突出症的介入治疗、经皮穿刺局部肿瘤消融治疗等，现已广泛用于临床实践中。本节重点介绍经皮穿刺活检术、经皮穿刺引流术和管道器官成形术的临床应用。

一、经皮穿刺活检术

经皮穿刺活检术是在影像设备导引下，经皮穿刺人体深部组织与器官的病变，并取得组织学、细菌学、血液生化学等资料以达到明确诊断的目的，是介入放射学的重要组成部分。经皮穿刺活检有 3 种方式，即抽吸式活检、切割式活检、旋切式活检。经皮穿刺活检是制订治疗方案、评价治疗效果、判断疾病预后的基础，现已广泛应用于全身各部位。为了提高经皮穿刺活检的准确性及取材的阳性率，应根据不同的组织器官选择不同的影像监视设备及不同功能的穿刺针。本部分仅就胸部穿刺活检、肝脏穿刺活检及骨穿刺活检作简单介绍。

（一）胸部穿刺活检术

胸部穿刺活检包括肺活检、胸膜活检和纵隔活检。肺活检是胸部穿刺活检的主要内容。一些影像学难以明确性质的病变,通过活检取得细胞学、组织学、分子病理学资料可作定性诊断,对于治疗方案的选择、制订以及治疗后随访、疾病预后判断等方面均具有重要作用。

1. 适应证 包括:①需明确病变性质的肺结节、肿块及肺实变等;②肺内慢性浸润性病变;③怀疑恶性的磨玻璃病变;④来源于胸膜的肿块;⑤纵隔内肿块;⑥胸部已知恶性病变、疾病进展或复发,需明确组织学类型或分子病理学类型(再程活检)。

2. 禁忌证

(1)绝对禁忌证:①不能纠正的凝血障碍;②严重的心肺功能不全,如严重的肺动脉高压、血流动力学不稳定;③不能合作、剧烈咳嗽和躁动不安者;④孕妇。

(2)相对禁忌证:①解剖学或功能上的孤立肺;②穿刺路径有明显的感染性病变;③肺大疱、慢性阻塞性肺疾病、肺气肿、肺纤维化;④机械通气(呼吸机)患者。

3. 操作技术

(1)穿刺路径选择:术前仔细分析患者的 CT、MRI 及 PET-CT 等影像资料,确定进针方向、深度、进针部位等。在避开骨骼、血管、气管等重要解剖结构的前提下,选择最短穿刺路径,减少经过正常肺组织的距离。进针点应位于肋间隙中点或肋上缘,以避免损伤肋间血管及神经(图 11-17)。根据实际情况选择合适的影像导引设备。

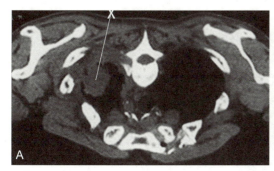 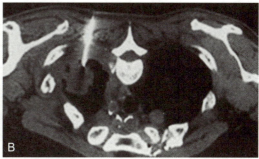

图 11-17 肺部肿块经皮穿刺活检术
A. 根据横断位 CT 扫描确定穿刺点、进针方向、深度;B. 根据计划的进针方向及深度穿刺病灶。

(2)穿刺病灶:穿刺点确定后,患者采取合适的体位(仰卧、俯卧、侧卧或斜卧位),常规消毒铺巾、局部麻醉,在影像导引设备的引导下根据计划的进针方向及深度穿刺,明确针尖的准确位置后推动穿刺针或同轴套管针。一般采用分步进针法,在患者屏气时经过正常肺组织。

(3)采取活检:穿刺针或同轴套管针到达病灶边缘或病灶内时,击发穿刺获取标本。若活检组织不够理想,可重复取材。

(4)术后处理:术后常规止血、加压包扎,并即刻行影像学检查,例如胸部 CT 扫描,观察有无并发症,必要时进行处理;无须处理的患者留观 30 分钟。

4. 并发症

(1)气胸:少量气胸可自行吸收,大量气胸应采取抽气或负压引流方法治疗。

(2)咯血:多发生于靠近肺门的病变穿刺活检,少量咯血常自行停止,无须治疗。

(3)局部肺出血:穿刺部位周围少量出血通常在数日内吸收。

另外,使用细针穿刺可明显减少并发症的发生。

(二)肝脏穿刺活检术

腹部实质性脏器如肝脏、脾脏、胰腺、肾脏、卵巢,以及腹膜后肿块和腹腔内肿大淋巴结均可进行经皮穿刺活检,操作方法相似,在此重点介绍肝脏穿刺活检。

1. 适应证 包括:①肝内单发或多发实质性或囊性结节;②弥漫性肝脏疾病;③不明原因的

肝大;④肝脏肿瘤性病变介入治疗后需要观察治疗效果;⑤肝移植术后。

2. 禁忌证 包括:①不能纠正的出血倾向者;②无安全的穿刺活检通道,如膈顶下肿块、前面有胃或肠道重叠者;③不能配合者;④大量腹腔积液;⑤高度怀疑为血管瘤或棘球蚴病;⑥穿刺路径有感染病灶。

3. 操作技术

(1) 穿刺路径选择:术前根据实时超声图像或 CT 影像资料,确定进针方向、深度、进针部位等,进针路径一般取最短距离,并避免穿过肺组织、胸膜、胆囊及胃肠道,同时穿刺通道应避开肝门和肝段以上的血管与胆管。

(2) 穿刺病灶:穿刺点确定后,患者取仰卧位或左侧卧位,常规消毒、铺巾、局部麻醉,患者屏住呼吸时,根据计划的进针方向及深度穿刺病灶,根据不同影像导引设备,明确针尖的准确位置后推动活检针或同轴套管针。

(3) 采取活检:穿刺针或同轴套管针到达病灶边缘或病灶内时,击发穿刺获取标本。若活检组织不够理想,可重复穿刺取材。

(4) 术后处理:术后常规止血、加压包扎,患者平卧观察 30 分钟。

4. 并发症

(1) 出血:是最常见的并发症,可发生于肝内、包膜下及腹腔内,通常为自限性。

(2) 胆汁性腹膜炎:由胆汁渗漏引起。

(3) 动静脉瘘形成:容易发生于穿刺通道在近肝门处的肝动脉和门静脉。

(4) 低血压与心动过缓:迷走神经反射所致。

(5) 肿瘤种植转移:偶见于穿刺针道的肿瘤种植性转移。

(三) 骨穿刺活检术

骨骼病变的穿刺基本方法与腹部脏器类似,只是由于骨骼组织较坚硬,使用的穿刺针有所不同,常用于骨骼系统活检的穿刺针有 Ackermann 针、Craig 针、Jamshidi 针。应根据 X 线平片或 CT 片所显示的病变性质、密度、部位,软组织是否侵犯受累等情况选择合适的穿刺针。

1. 适应证 包括:①临床与影像学诊断困难而临床治疗又需要组织病理学结论的各种骨骼病变;②原发性和继发性骨肿瘤;③急性或慢性化脓性骨髓炎、骨结核等;④需要鉴别椎体压缩性骨折的原因,确定嗜酸性肉芽肿与骨纤维异常增殖症等。

2. 禁忌证 无绝对禁忌证。相对禁忌证包括:①血供丰富的骨转移瘤;②有严重出血倾向者;③晚期极度衰弱者;④脊柱严重畸形者。

3. 操作技术

(1) 穿刺路径选择:在 X 线透视或 CT 导向下选择穿刺点及穿刺路径。脊椎进针点一般取脊柱中线旁开 1~6cm,病变侧或对侧进针。与人体矢状面成角分别为胸部 30°、腰部 45°,最好的方法是术前根据 CT、MRI 横断位图像测量来确定穿刺点及穿刺路径,应确保避开大血管、神经及其他脏器。颈椎常采用前侧方进针,穿刺路径在喉部与颈动脉鞘之间,应避开上下关节突的阻挡。进针角度与颈椎冠状面成 20° 角为宜。四肢骨及扁骨应选择显示病灶最清楚、距离最近的位置为进针部位。

(2) 穿刺病灶:穿刺点确定后,患者采取合适的体位(仰卧、俯卧、侧卧或斜卧位),常规消毒、铺巾、局部麻醉,根据计划的进针方向及深度穿刺病灶,根据不同导引设备,明确针尖的准确位置后推动活检针。若穿刺路径中具有较厚骨质,可先使用骨钻针打孔后再行穿刺。

(3) 采取活检:拔出活检针,取出针道内活检组织。若活检组织不够理想,可重复穿刺。

(4) 术后处理:术后常规止血、加压包扎,患者平卧观察 30 分钟。

4. 并发症

(1) 气胸:少量气胸可自行吸收,大量气胸应采取抽气或负压引流方法治疗。

（2）腰大肌旁血肿：少量可自行吸收，无须治疗。

二、经皮穿刺引流术

经皮穿刺引流术是通过穿刺针、导丝、导管、引流管等介入器材，在影像设备引导下，经皮穿刺到人体内液体潴留处并置入引流管进行引流的一种介入技术。穿刺引流术常用于全身各部位的脓肿、囊肿、腹腔积液、胆道或泌尿系梗阻、颅内血肿的穿刺引流。还可对抽出液进行细胞学、细菌学和生化检测，在鉴别诊断和指导用药的同时，还可以经引流管进行局部抗感染、引流等治疗，发挥减压、消炎与囊肿灭活等作用。在此仅就胆道梗阻、脓肿与囊肿经皮穿刺引流术作简单介绍。

（一）经皮肝穿刺胆道引流术

胆道梗阻是临床常见疾病，表现为全身及巩膜黄染，血液生化检查胆红素升高等。根据病因分为良性及恶性胆道梗阻：前者主要由胆道结石、胆管炎等疾病引起；后者多由胰头癌、胆管癌、肝癌及其他肝内及肝门部恶性肿瘤引起。经皮肝穿刺胆道引流术（PTCD）是通过穿刺针、导丝等器材，在影像设备的引导下，经皮经肝穿刺胆管，并置入引流管行胆道引流，起到胆道减压、改善症状的作用，为择期手术创造条件，也可作为永久性姑息引流，延长患者生命。引流方式有外引流和内外引流。

1. 适应证 包括：①无法手术切除的原发性或继发性恶性肿瘤所导致的黄疸；②胆道的良性狭窄；③胆道梗阻导致的胆道感染或败血症；④黄疸患者手术前胆道减压；⑤拒绝手术治疗的梗阻性黄疸。

2. 禁忌证 包括：①胆管广泛狭窄者；②严重的凝血功能障碍；③大量腹腔积液；④严重非胆道感染所致的败血症；⑤恶病质。

3. 操作技术

（1）入路选择：根据术前影像资料选择穿刺点，右肝管穿刺点位于右侧腋中线肋膈角以下的肋下缘（通常为第8~10肋间隙）；左肝管穿刺点常选择剑突下偏左侧，向偏右侧方向进针。随着超声设备的日益普及，可用超声直接定位穿刺。

（2）经皮穿刺肝胆管：患者平卧于手术台上，以超声或X线导向，常规消毒，局部麻醉或全身麻醉下患者屏气后穿刺肝内扩张胆管，拔出针芯，在负压下抽出胆汁，引入导丝，置换扩张管与导管鞘，经导管鞘引入超滑导丝。

（3）胆管引流：将导丝引入胆总管并越过狭窄段进入十二指肠内，置换内外引流管（图11-18），引流管远端位于十二指肠内，侧孔在近侧扩张胆管内，收紧内置线固定头端，体外采用敷贴固定，即行胆管内外引流。如果导丝不能越过梗阻段，则直接引入多侧孔猪尾型引流管，收紧内置线固定头端，接引流袋，即单纯行外引流。

（4）术后处理：术后常规止血、引流管冲洗治疗，观察外引流管引出胆汁的性状，记录胆汁引流量、患者黄疸消退情况，给予支持治疗，预防电解质紊乱及低蛋白血症的发生。术前存在感染者需使用抗生素治疗，必要时经引流管行抗生素冲洗。

4. 并发症

（1）胆道出血：出血量少时采用止血治疗可有效控制，否则需进行血管介入栓塞治疗甚至行外科处理。严格的操作是预防出血的关键，采用超声定位穿刺可有效减少胆道出血的发生。

（2）术后感染：胆道梗阻患者术前胆汁感染发生率较高，术中注入大量对比剂，胆管内压增高，胆汁逆流入血液引起脓毒血症。手术中操作规范、术后行抗生素冲洗引流管、关闭外引流阀以防肠道内容物逆流、及时使用抗生素在一定程度上可减少该并发症的发生。

（3）胆汁漏：胆汁漏入腹腔内引起胆汁性腹膜炎。给予对症治疗多数可自行缓解，必要时可腹腔置管行腹腔灌洗治疗。

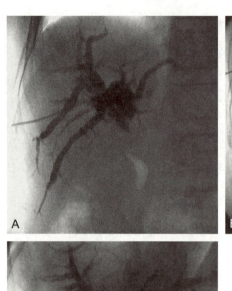
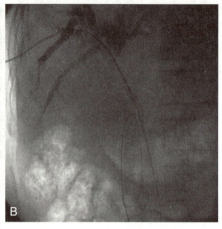
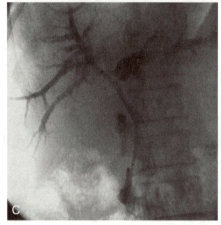

图 11-18　恶性胆道梗阻内外引流术

A. 经皮经肝穿刺右侧肝内胆管成功后造影检查,显示肝总管明显狭窄,左右肝管及肝内胆管明显扩张;B. 将导丝引入胆总管并越过狭窄段进入十二指肠内;C. 沿导丝引入内外引流管,引流管远端位于十二指肠内,侧孔在近侧扩张胆管内,对比剂经引流进入十二指肠内。

（4）引流管堵塞、脱位:表现为引流胆汁量突然减少,主要为术后患者无意识过度牵引引流管所致。透视下造影并作调整可减少此种情况的发生。

（二）囊肿与脓肿经皮穿刺引流术

　　肝囊肿和肾囊肿是临床常见的良性疾病,可单发或多发。目前囊肿穿刺引流硬化术可作为一种取代外科手术治疗的介入治疗技术。

　　腹腔脓肿是指化脓性急性腹膜炎局限后,未被吸收的脓液由周围脏器网膜包裹。当化脓性细菌进入肝肾等部位,可导致相应脏器的脓肿形成。经皮穿刺引流术凭借其创伤小、疗效快、并发症少等优点,已逐渐取代外科切开引流手术。

　　1. 适应证　　包括:①囊肿增大造成周围组织压迫或囊肿伴发出血等引起临床症状的肝肾囊肿;②较大的腹腔、盆腔或腹腔脏器脓肿;③需经肝、胃等较复杂通道进行引流的脓肿。

　　2. 禁忌证　　包括:①超声或 CT 提示无穿刺入路;②严重的凝血功能障碍;③脓肿未液化;④可疑肝棘球蚴囊肿;⑤大量腹腔积液。

　　3. 操作技术

　　（1）经皮穿刺囊肿或脓肿:可采用 CT 或超声下定位选择合适的穿刺点及穿刺路径。常规消毒,局部麻醉下嘱患者屏气,同时按照确定的穿刺点及路径穿刺囊肿或脓肿,穿刺到位后,先抽吸囊液或脓液 10ml 留作常规细菌学、血液生化学检查。

　　（2）囊肿穿刺引流并硬化术:抽空囊液后向囊内注入无水乙醇,分 3 次,每次注入量为抽出囊液量的 25% 左右,最多不宜超过 100ml,嘱患者在一定范围内转动身体以便无水乙醇与囊壁充分接触。一般 15 分钟后将乙醇抽出并注意颜色变化。若囊肿较大,最后注入 5ml 无水乙醇,以便囊肿充分硬化。术后嘱患者屏气并同时退针。

（3）脓肿穿刺引流术：可用 PTCD 穿刺套装或相应大小穿刺针，在穿刺成功后，交换导丝并引入 PTCD 外引流管，抽出脓液，用等渗盐水及抗生素进行冲洗，固定引流管并作脓腔冲洗。术后当患者体温、血白细胞恢复正常，超声或 CT 复查证实脓腔明显缩小（图 11-19），停用抗生素 3 天后未出现体温升高时可考虑拔管。

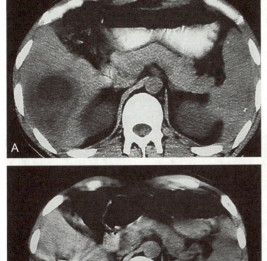
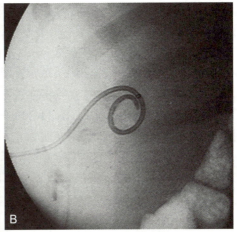

图 11-19　肝脓肿经皮穿刺引流术
A. CT 示肝右叶脓肿；B. 经皮经肝穿刺引入外引流管；C. CT 复查示引流管头端位于脓腔内，脓腔明显缩小。

4. 并发症

（1）疼痛和血尿：肝肾囊肿引流可能出现局部疼痛，肾囊肿也可出现镜下血尿，一般无须处理。

（2）气胸或脓胸：近膈穿刺时易发生，术前 CT 或超声下定位可避免其发生。

（3）局部腹腔炎或菌血症：常见于穿刺脓肿注入过多对比剂，引起脓腔压力过高，脓液逆流入血管内时。处理时以抗生素治疗为主。

（4）引流管阻塞或脱落：应及时冲洗，加强内外固定可有效防止该并发症的发生。

三、管道器官成形术

管道器官是指体内的消化道、气道、胆管、尿路以及输卵管等非血管组织的中空器官。管道器官成形术是指通过球囊、支架等介入器材，在影像设备导引下，将由外伤、肿瘤、放射损伤或手术瘢痕等引起的管道器官管腔狭窄通道扩大，使之通畅，包括球囊扩张成形术和支架置入术。随着球囊导管和支架的不断完善，球囊扩张成形术和支架置入术已广泛应用于消化道、气道、尿路以及输卵管等非血管管腔狭窄及梗阻性疾病。这里仅就消化道管腔成形术、输卵管阻塞再通术作简单介绍。

（一）消化道管腔成形术

消化道管腔狭窄、梗阻是临床常见疾病。引起消化道狭窄、梗阻的原因包括肿瘤、周围脏器组织病变造成的外压、外科术后局部瘢痕形成等。临床上根据介入治疗部位及技术的不同，主要包括食管球囊扩张成形和支架置入术、胃十二指肠支架置入术、直肠及乙状结肠支架置入术。

1. 适应证　包括：①食管癌不能手术切除者；②纵隔转移性肿瘤压迫、累及食管引起严重梗阻者;③外科术后胃食管吻合口狭窄或复发者;④由化学性、放射性损伤或贲门痉挛所致良性狭窄者;⑤恶性肿瘤浸润、压迫引起十二指肠、直肠及乙状结肠狭窄、梗阻者;⑥急性直肠、乙状结肠梗阻,外科手术前过渡期。

2. 禁忌证 包括:①食管梗阻位置超过第7颈椎椎体上缘水平;②食管下段、胃底、肛周静脉曲张者;③疑有小肠广泛、多发性粘连梗阻;④严重的凝血功能障碍;⑤严重的心、肺功能障碍;⑥恶病质患者;⑦食管气管瘘及化学性损伤后的急性期。

3. 操作技术

(1)食管球囊扩张成形和支架置入术:术前根据造影检查结果选择合适的球囊导管和/或支架,口咽局部麻醉后,在透视监视下,将导管经口通过食管狭窄段,送至胃腔内,交换超长硬导丝使其前端达胃窦部,沿导丝将球囊导管推送至狭窄部位,调整球囊位置使球囊中央覆盖狭窄段,向球囊内缓慢推注稀释碘对比剂(图11-20),间断充盈球囊直至压迹消失,每次扩张3分钟,间隔3分钟,重复3~5次,直到球囊容易扩张为止。若效果不满意,退出球囊导管,沿导丝将准备好的支架及其释放系统送至狭窄部位,调整支架释放系统使之覆盖狭窄段且超过病灶上下端20mm,确定支架位置合适后释放支架。术后口服碘对比剂行造影检查以了解狭窄段扩张后的通畅情况、支架位置、有无对比剂外溢等。

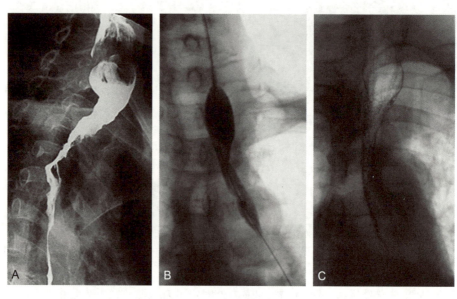

图11-20　食管癌食管支架置入术
A. 食管造影示食管癌;B. 经口腔引入球囊扩张导管对病变狭窄部行扩张术;C. 放置食管支架后造影显示支架位置。

(2)胃、十二指肠支架置入术:根据病变特点选择合适的支架,使超长超滑导丝通过狭窄段,以导管支撑,尽可能将导丝、导管输送至小肠内,其他操作过程类似食管支架置入术。

(3)直肠、乙状结肠支架置入术:透视监视下经肛门插入单弯导管及超滑导丝,分别使导丝、导管通过直肠、结肠狭窄段的近端,造影确定病变位置、长度及狭窄程度。交换超长硬导丝,使其通过狭窄段后退出导管,选择合适的支架及推送系统,将支架推送系统沿导丝推送至狭窄段并释放支架。术后再次送入导管行造影检查以了解支架位置及扩张情况。

4. 并发症

(1)消化道出血:通常在扩张过程中消化道黏膜损伤出血,术后可对症处理。

(2)消化道破裂穿孔:常与手术操作不当有关。术后出现纵隔气肿、血气胸和急腹症等临床表现提示消化道破裂穿孔,需行相关检查明确诊断,并及时采取禁食、胃肠减压、止血、抗感染等处理。

（3）支架移位、脱落：常发生于支架置入术后数天内。主要与支架直径偏小、支架位置不当、胃肠道蠕动有关，发现支架移位应及时通过内镜进行复位调整。

（4）再狭窄：可为食物梗阻，也可为支架近端黏膜增生或肿瘤长入造成。再狭窄发生时可再套入一支架使其再通。

（二）输卵管阻塞再通术

输卵管阻塞是造成不孕症的常见原因，临床以子宫输卵管造影、通液试验为主要诊断方法。20世纪80年代开始开展选择性输卵管造影及再通术，可确定输卵管是否真正阻塞、阻塞部位、原因，并对部分患者进行再通术，取得了较好效果。近年来，这种手术方法已经为许多因输卵管阻塞而难以自然受孕的患者提供了新的治疗选择。

1. 适应证 包括输卵管间质部、峡部、壶腹部阻塞。

2. 禁忌证 包括：①壶腹远端、伞部阻塞；②间质部严重闭塞；③结核性输卵管阻塞及盆腔炎症；④严重心力衰竭，活动性肺结核；⑤发热、月经期；⑥碘过敏者。

3. 操作技术 患者仰卧，取截石位，常规消毒铺巾，窥阴器扩开阴道，显示宫颈外口。经中心管注入对比剂行子宫输卵管造影以确定输卵管病变位置，经中心管插入同轴导管，将9F引导导管放置在宫颈内口处，并将5.5F导管前端送至子宫角部引入导丝，沿导丝送入5.5F导管于输卵管口行输卵管造影；插入0.015in软头导丝通过阻塞部，沿导丝推送3F导管通过阻塞部，注入对比剂见其呈线状通过输卵管伞部并进入盆腔，显示再通成功（图11-21）。术后抗感染治疗3~7天。

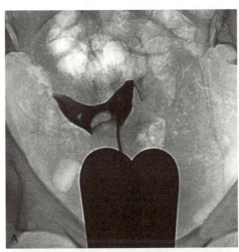
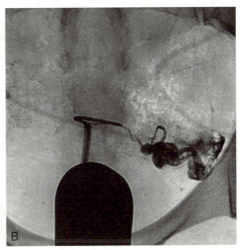
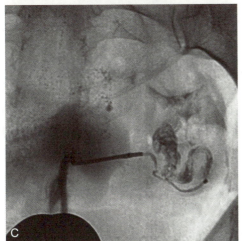

图11-21 输卵管阻塞再通术

A. 经球囊导管注入对比剂行子宫造影示双侧输卵管未显示；B. 将9F导管放置在宫颈内口，5.5F导管前端送至子宫角部引入导丝，并沿导丝送入5.5F导管于输卵管口行输卵管造影，示左侧输卵管峡部狭窄；C. 沿导丝推送3F导管通过阻塞部，注入对比剂，见对比剂呈线状通过输卵管伞部并进入盆腔。

4. 并发症 该技术并发症的发生率低,主要并发症为输卵管穿孔、静脉逆流和感染。输卵管穿孔、静脉逆流多不引起严重后果,无须处理;感染一般少见,需抗生素治疗。

第四节　肿瘤介入

介入治疗作为肿瘤综合治疗的重要组成部分,已经广泛应用于全身实质脏器恶性肿瘤(如肝癌、肺癌、肾癌、胰腺癌和盆腔肿瘤)的治疗,可使患者全身症状改善、局部疼痛缓解、生存期延长等。临床常用的介入治疗方法包括经导管动脉灌注术(TAI)、经导管动脉栓塞术(TAE)和经导管动脉化疗栓塞(transcatheter arterial chemoembolization,TACE)等血管性介入治疗,以及经皮穿刺局部肿瘤消融治疗和经皮穿刺肿瘤内放射性粒子植入等非血管性介入治疗,其中血管性介入治疗最常用。但是,如何使肿瘤细胞完全消失、控制肿瘤转移和长期抑制其生长仍是恶性肿瘤治疗领域的难题,因此,需采用多种肿瘤介入治疗方法协同配合,同时应根据肿瘤特点、分期和适应证等合理选择各种介入治疗方法,才能进一步提高介入疗效。肿瘤介入治疗常见的禁忌证有:病情终末期和恶病质者、重要脏器功能衰竭者、严重感染者、严重出血倾向和对比剂应用禁忌者。本节则重点介绍动脉灌注化疗栓塞术、放射性粒子植入术和经皮穿刺局部肿瘤消融治疗的临床应用。

一、动脉灌注化疗栓塞术

(一) 概述

动脉灌注化疗栓塞术是指将恶性肿瘤的 TAI 与 TAE 相结合的方法,也称为经导管动脉化疗栓塞(TACE),主要是使用含有化疗药物的栓塞剂栓塞肿瘤血管,以达到提高药物浓度和促进肿瘤缺血坏死的目的。常用作化疗药物载体的栓塞剂以微粒、微球与微囊等颗粒性栓塞剂为主,其中碘化油和化疗药物制成的碘化油化疗乳剂最常用。主要的治疗原理是:恶性肿瘤的血管发育不全,缺乏正常的淋巴系统及单核吞噬细胞系统,并且对脂质微粒具有特殊的亲和性,作为药物载体的栓塞剂不仅可以提高靶器官药物浓度和延长滞留时间,也阻断了肿瘤血供,从而对肿瘤细胞发挥最大限度的杀伤协同作用。TACE 的适应证广、创伤较小、可重复性强,能更有效地抑制肿瘤生长、缩小肿瘤体积、减轻肿瘤引起的症状和体征,如疼痛、食欲缺乏和体重下降等,提高了晚期患者生存质量并延长生存时间。

1. 适应证 常用于不能切除的中晚期恶性肿瘤的姑息性治疗,如肝癌、富血供肝转移瘤、肾癌、膀胱癌、前列腺癌、子宫颈癌、卵巢癌和骨肉瘤等。

2. 禁忌证 恶病质,严重的脑和全身转移者,严重的心、肺、肝、肾等功能不全和无法纠正的凝血功能障碍者。

3. 操作技术 主要操作技术同血管栓塞术(见本章第二节),包括诊断性血管造影、靶血管插管、选择化疗药物与栓塞剂、释放化疗药物及栓塞剂、术后血管造影。

TACE 的主要操作方法包括动脉内灌注化疗药物与动脉栓塞同时或先后进行、化疗药物与颗粒性栓塞剂混合进行动脉栓塞、单纯用碘化油化疗药物乳剂或加用颗粒性栓塞剂进行动脉栓塞。技术上要求尽可能地进行超选择性靶动脉插管。栓塞剂的选择以达到肿瘤血管床或小动脉栓塞的目的为准,在对存瘤器官损伤较小的情况下使肿瘤最大限度的坏死缩小。化疗药物的配伍通常选用细胞周期非特异性药物,如铂类、抗生素类化疗药物,2~3 种药物以适当的剂量配合进行化疗性栓塞(见图 11-12)。

4. 并发症 主要同血管栓塞术(见本章第二节),也包括化疗药物引起的不良反应。

(二) 原发性肝癌的 TACE 治疗

肝细胞癌(hepatocellular carcinoma,HCC)90% 以上的血供来源于肝动脉,而正常肝组织血供

70%~75% 来自门静脉,仅 25%~30% 来自肝动脉。TACE 为非手术治疗 HCC 的首选方法,适于巨块型肝癌(肿瘤占整个肝脏的比例小于 70%)、多发结节型肝癌、术后复发者和预防性介入治疗者,需除外肝功能 Child-Pugh C 级和门静脉主干完全癌栓且侧支血管形成少者。

化疗药物主要为蒽环类和铂类。常用的栓塞剂有碘化油化疗乳剂、明胶海绵和各种颗粒性栓塞剂。TACE 时应采用超选择性肝动脉插管,先用碘化油化疗乳剂行周围性栓塞,再用明胶海绵行中央性栓塞,碘化油用量一次以不超过 20ml 为宜(图 11-22)。肝癌伴动静脉瘘先予以动脉栓塞再行 TACE 治疗;肝癌伴门静脉癌栓,予以适量 TACE 治疗、门静脉支架置入和放射治疗,但仅限于门静脉主干癌栓并有大量的侧支循环形成者;肝癌伴下腔静脉癌栓,予以 TACE 治疗,若下腔静脉狭窄率>50%,伴有下腔静脉梗阻表现时,于狭窄部位放置金属内支架以开通下腔静脉和压迫癌栓以防脱落;肝癌伴梗阻性黄疸,先行经皮肝穿刺胆道引流术或于梗阻部位放置胆道内支架使黄疸减轻或消退,再予以 TACE 治疗。目前提倡多种手段联合的综合治疗,如 TACE 联合射频消融术(RFA)、放射治疗、外科 II 期手术切除和分子靶向治疗,以达到"长期带瘤生存"的目的。采用以 TACE 治疗为主的综合性介入治疗方法可使中晚期不能手术的肝癌患者 1 年、3 年和 5 年生存率分别达到 74.1%、43.5% 和 21.2%。

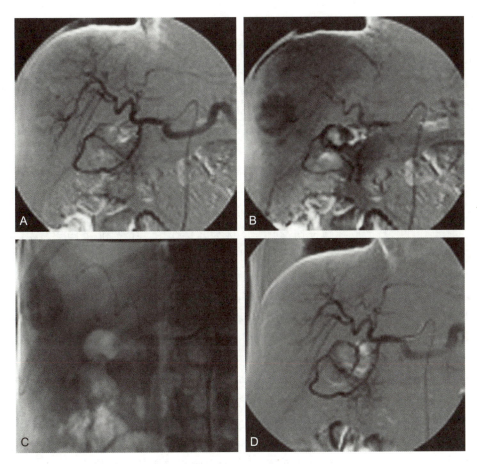

图 11-22 原发性肝癌的介入治疗
A、B. DSA 示动脉期和实质期肝右叶团块状肿瘤染色;C. 插管至肿瘤供养动脉分支,注入碘化油化疗乳剂后肿瘤内碘化油沉积良好;D. 再次造影示肿瘤染色消失。

(三)肝转移瘤的 TACE 治疗

肝转移瘤以消化系统恶性肿瘤转移常见。对于不适合手术的肝转移瘤患者,在常规的全身化疗中面临着局部化疗药物浓度低、不良反应多、患者由于个人体质对药物不敏感等问题,致使治疗效果差、患者生存状态不理想。TACE 是肝转移瘤的常用治疗手段,近期疗效肯定。但实验及临床资料表明,单纯 TACE 治疗后并不能完全灭活肝转移瘤,因为肝转移瘤除肝动脉供血外,门静脉供血占相当比重。因此,有必要将 TACE 联合微波或射频消融等治疗,能够达到局部根治性治疗肝转移瘤的效果。

(四)肝海绵状血管瘤的 TACE 治疗

1. 适应证 包括:①瘤体直径大于 5cm 且有明显压迫症状或疼痛者;②肿瘤位于肝脏表面且有破裂风险或已破裂出血者;③拒绝外科手术者。

2. 基本原理 基本原理是碘化油栓塞瘤体的供血动脉,平阳霉素抑制和破坏瘤体血窦的内皮细胞,导致异常血窦血栓发生机化,达到瘤体缩小的治疗目的。介入治疗方式是肝动脉栓塞术和经导管血管灌注术,对于较大的肿瘤多采用两者联合的方式进行治疗。常用栓塞物质是碘化油、无水乙醇、鱼肝油酸钠、明胶海绵和 PVA 等。治疗药物主要是平阳霉素,与碘化油混合制成的乳剂目前应用最广泛,控制剂量后并发症较少见。介入治疗可起到抑制瘤体增长、肿瘤体积数月持续缩小、临床症状减轻等效果。

二、放射性粒子植入术

(一)概述

放射性粒子植入术是将具有放射性的核素粒子直接植入肿瘤组织内或肿瘤周围,通过近距离放射性核素释放持续放射线对肿瘤细胞进行杀伤,达到治疗目的。

一些核素能自发衰变释放 α、β 等粒子的性质称为放射性,具有这些性质的核素称为放射性核素(radioactive nuclide),放射性核素的原子核自发释放 α、β 等粒子而转变成另一种核素的过程称为核衰变,是放射性核素的本身特征。根据核素释放放射线种类的不同,核衰变分为 α 衰变、β 衰变、γ 衰变。

核射线的生物学效应可分为直接作用和间接作用。一方面,核射线可直接作用于靶细胞,使 DNA 的键断裂致细胞损伤,称为直接作用。另一方面,核射线作用于组织细胞中的水分子,使水分子电离或激发成为离子和有一不配对电子的原子、分子自由基,自由基使细胞核、细胞膜和机体酶系统的化学键断裂,造成细胞损伤、凋亡等,称为间接作用。中子和粒子的生物学效应主要以直接作用为主,而稀疏的电离辐射(如 X 线)则以间接作用为主。

放射性粒子植入术已成为恶性肿瘤非血管性介入治疗的重要手段之一。目前该技术已广泛应用于多种晚期恶性肿瘤的治疗,并取得了良好的临床疗效。临床上常用的粒子放射源有多种,如 ^{103}Pd、^{192}Ir、^{90}Y、^{125}I 等。其中 ^{125}I 放射源半衰期长,发出的纯 γ 射线有很强的生物学杀伤效应,有利于杀伤肿瘤组织和保护周围正常组织,同时 ^{125}I 在局部产生处方剂量后,在外周组织中可迅速衰减,因此,^{125}I 是临床上最常用的放射性粒子。

放射性粒子种植治疗方式有 3 种,包括:①模板种植;②超声和 CT 引导下种植;③术中种植。根据放射性粒子作用时间分为短暂性植入治疗和永久性植入治疗。模板种植是目前临床上常用的方式,基本方法是通过放射性粒子治疗计划系统(treament plan system,TPS)为临床提供准确穿刺途径、安全照射剂量及具有计划验证等功能的计算机软件系统。术前可以与 CT、MRI 等影像设备相接,获取肿瘤断层信息并行三维重建,根据肿瘤体积确定放射性粒子的剂量;术中 TPS 可提供准确的穿刺路径以确保手术的安全;术后通过复查的影像资料再次与 TPS 进行图像链接、重建、对比,评价粒子植入分布是否符合术前 TPS 规划要求。

放射性粒子植入术后应注意外照射防护,基本原则为:①时间防护:^{125}I 半衰期为 59.6 天,经过 3 个半衰期后对周围人群就无伤害;②距离防护:离放射源 1m 以外,对于工作人员及家属一般是安全的;③屏蔽防护:医护人员在术中及术后处置患者时均需要穿铅衣、戴防护眼镜和手套。

放射性粒子植入可用于多种恶性肿瘤的治疗,主要包括实体肿瘤的组织间植入和腔道肿瘤内照射两方面。放射性粒子组织间植入主要应用于前列腺癌,脑胶质瘤等神经系统肿瘤,胰腺癌、胃癌、肝癌等消化系统肿瘤,肺癌,头颈部恶性肿瘤,恶性骨肿瘤及软组织恶性肿瘤等;腔道肿瘤内照射主要应用于食管癌放射性粒子支架植入、胆管放射性胆道支架植入或胆道粒子链植入。这里主要介绍前列腺癌 ^{125}I 放射性粒子植入术及食管癌 ^{125}I 放射性粒子支架植入术。

(二)前列腺癌 ^{125}I 放射性粒子植入术

^{125}I 放射性粒子植入治疗前列腺癌是近距离放射治疗应用最早且较成熟的技术,目前已成为治疗前列腺癌的重要方法。

1. 适应证 包括:①前列腺癌拒绝手术者;②预计生存期>10 年;③局限性前列腺癌,肿瘤未超过包膜;④无远处转移;⑤无经尿道前列腺切除史。

2. 禁忌证

(1)绝对禁忌证:①预计生存期<5 年的前列腺癌患者;②经尿道前列腺切除术(transurethral resection of prostate,TURP)后缺损较大或预后不佳;③有无法预测的严重手术风险;④伴远处转移。

(2)相对禁忌证:①前列腺中叶较大;②有盆腔放疗史;③有盆腔多次手术史;④有严重糖尿病。

3. 操作技术

(1)所有患者术前均需行 CT 或 MRI 等影像学检查,确定前列腺体积和进行三维重建,利用 TPS 确定植入粒子的数量、剂量及分布等。

(2)采用全身麻醉或硬膜外麻醉,在超声或 CT 的立体定位导向下,经会阴部通过模板经皮穿刺前列腺。

(3)通过植入枪将 ^{125}I 粒子植入病灶预定位置,并进行 TPS 检测以调整粒子位置,优化剂量分布。

(4)术后注意随访,防止粒子丢失。使用 TPS 进行验证,评估粒子的位置及剂量分布。

4. 并发症

(1)局部症状:如触痛、血肿等。

(2)泌尿系症状:血尿、排尿困难、尿潴留、尿失禁、尿急、尿频等。

(3)直肠症状:腹泻、便秘、排便疼痛、直肠出血、直肠炎、肠瘘等。

(4)性功能障碍:勃起功能减退等。

(5)放射性粒子迁徙和丢失。

(三)食管癌 ^{125}I 放射性粒子支架植入术

食管癌是临床常见的恶性肿瘤。中晚期食管癌支架植入术能有效缓解症状,但对局部肿瘤无抑制作用。应用 ^{125}I 粒子捆绑支架治疗晚期食管癌不仅能缓解症状,而且对局部肿瘤有较好的抑制作用,临床应用取得了较好的效果。

1. 适应证 ①食管癌失去外科手术机会或拒绝手术及放疗者;②无远处转移者;③外照射剂量不足,需作为局部剂量补充。

2. 禁忌证 ①有远处转移者;②临床生存期<3 个月;③病变范围>7cm;④病变上缘超过第 1 胸椎水平;⑤溃疡型食管癌;⑥食管气管瘘形成;⑦有出血倾向、全身衰竭。

3. 操作技术

(1)了解病史,完善检查,明确病变位置、形态、长度等,利用 TPS 确定粒子的数量、剂量及分布等,定制相应食管支架。

(2)患者侧卧位,口咽部局部喷雾麻醉,经口腔引入超滑导丝与导管,将导丝、导管送入并使其通过狭窄段进入胃内,注入对比剂了解病变部位、狭窄程度、狭窄范围及有无溃疡和食管气管瘘形成。

（3）交换硬导丝，判断食管病变部位狭窄程度，估计支架推送系统通过或撤出困难时，先送入球囊导管行扩张术，组装粒子支架，使粒子支架系统通过病变部位，确定定位准确后释放支架（图 11-23），要求支架上下端超出病灶 10mm 左右。

（4）术后退出支架推送系统并进行造影。

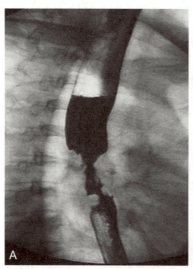
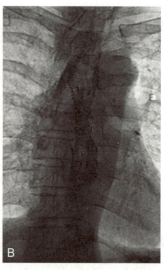

图 11-23　食管癌 ^{125}I 放射性粒子支架植入术
A. 食管造影示食管癌；B. 放置食管粒子支架，显示支架位置。

4. 并发症　主要并发症包括支架再狭窄，支架脱落、移位，消化道出血，疼痛，感染，反酸，异物感，粒子丢失。

三、经皮穿刺局部肿瘤消融治疗

经皮穿刺局部肿瘤消融治疗是在影像设备的引导下，采用经皮穿刺的方式对肿瘤进行物理或化学方式灭活，以达到肿瘤治疗目的。肿瘤消融治疗方式主要分为物理消融及化学消融两种。物理消融包括射频消融、激光消融、冷冻消融及微波消融等方法，化学消融主要是无水乙醇消融和乙酸消融。由于经皮射频消融术（radiofrequency ablation, RFA）具有微创、相对安全、疗效确切、可重复应用等优点，已成为不适合外科切除或肝移植的早期原发性肝癌的首选治疗方法。对于不适合外科切除的中晚期原发性肝癌及肝转移瘤，RFA 也是综合治疗方法之一。此外，RFA 也可应用于肝脏良性实体肿瘤的消融治疗，因而具有良好的发展前景。RFA 的主要治疗原理是：射频电极针穿刺至肿瘤部位后，发射的射频电磁波可使针尖周围 3~5cm 范围内的组织发生高频振荡，产生 80℃以上的高温，从而使肿瘤发生凝固性坏死。RFA 的治疗途径主要有经皮穿刺、经腹腔镜和开腹手术三种方式。下面介绍肝癌的 RFA 治疗。

（一）适应证

1. 单发肿瘤最大直径不超过 5cm，或肿瘤数目不超过 3 个，且最大直径不超过 3cm。

2. 无血管、胆管和邻近器官侵犯以及远处转移。

3. 肝功能 Child-Pugh A 级或 B 级。

4. 对于直径大于 5cm 的单发肿瘤或最大直径大于 3cm 的多发肿瘤，局部消融可以作为姑息性综合治疗的一部分。

（二）禁忌证

1. 肿瘤巨大或者弥漫型肝癌。

2. 伴有血管、胆管及邻近器官侵犯或远处转移。

3. 肝功能 Child-Pugh C 级者。

4. 不可纠正的凝血功能障碍。

5. 肿瘤邻近胆囊、肠管等重要器官,无法采取其他措施避免损伤者。

（三）操作技术

1. 制订治疗方案　根据超声或 CT 检查明确肝脏病灶情况,制订合理的穿刺部位、穿刺路径和布针方案等。选择的进针路径须经过部分肝组织,避开大血管、胆管及重要脏器。

2. 射频消融　首先采用穿刺点局部麻醉联合术中静脉镇静、镇痛的麻醉方式,在超声或 CT 引导下射频电极针沿进针路径穿刺至肿瘤消融靶区。然后参照射频消融治疗仪的说明,以及肿瘤大小、与周围组织结构的关系设置治疗参数,对肿瘤进行逐点消融治疗。消融范围应包括肿瘤及瘤周 0.5~1.0cm 范围的肝组织,以确保肿瘤消融的治疗效果。在确认消融区达到预消融范围后撤出射频电极针,最后行针道消融,以防止出血和肿瘤沿针道种植。

3. 影像学评估　再次行超声或 CT 检查以确定肿瘤已完全消融,并且保留安全消融边界,以避免发生肿瘤破裂、出血和血气胸等并发症(图 11-24)。

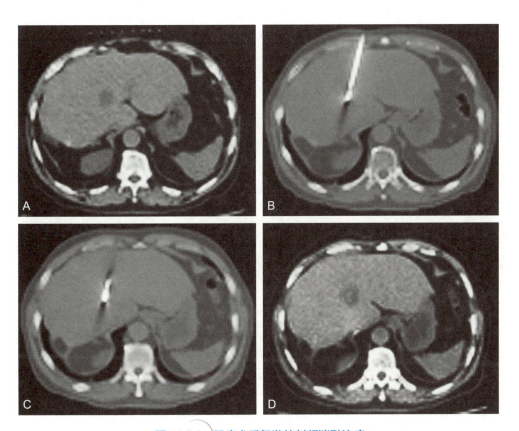

图 11-24　肝癌术后复发的射频消融治疗

A. 上腹部 CT 平扫示肝左内叶术后复发小病灶(腹部体表为定位栅);B、C. 射频电极针沿进针路径穿刺至肿瘤消融靶区,行射频消融治疗;D. 术后 CT 平扫示肿瘤已被消融区完全覆盖。

（四）并发症

轻度并发症主要包括发热、疼痛、皮肤浅Ⅱ度烧伤、少量胸腔积液和少量气胸等。严重并发症发生率约为 2.2%,主要包括感染、消化道出血、腹腔内出血、肿瘤种植、肝衰竭和肠穿孔等。

（丁莹莹　邱建星　王悍）

推荐阅读

［1］余建明,曾勇明.医学影像检查技术学.北京:人民卫生出版社,2016.
［2］龚启勇,刘士远.医学影像学.9版.北京:人民卫生出版社,2024.
［3］高剑波,王滨.医学影像诊断学.北京:人民卫生出版社,2016.
［4］龚启勇,卢光明,程敬亮.中华影像医学:中枢神经系统卷.3版.北京:人民卫生出版社,2019.
［5］于春水,马林,张伟国.颅脑影像诊断学.3版.北京:人民卫生出版社,2019.
［6］安妮·G.奥斯本.脑部影像诊断学:第3版.王任直,田蕊,译.北京:人民卫生出版社,2021.
［7］王俭,贾文霄,张雪宁.感染与炎症放射学:颅脑脊髓卷.北京:科学出版社,2021.
［8］于春水,郑传胜,王振常.医学影像诊断学.5版.北京:人民卫生出版社,2022.
［9］高剑波,杜勇.X线/CT医学影像诊断学.北京:科学出版社,2022.
［10］高剑波,吕滨,张明.医学影像学:英文.郑州:郑州大学出版社,2020.
［11］刘士远,高剑波.胸部放射诊断学.北京:人民卫生出版社,2018.
［12］高剑波.中华医学影像技术学:CT成像技术卷.北京:人民卫生出版社,2017.
［13］高剑波,丁昌懋.实用数字X线体层影像诊断学.北京:人民卫生出版社,2017.
［14］余建明,李真林.实用医学影像技术.2版.北京:人民卫生出版社,2021.

中英文名词对照索引